Practical illustrations of robot–assisted laparoscopic surgery in urology

实用泌尿外科机器人腹腔镜手术图解

主编 张雪培

河南科学技术出版社

·郑州·

图书在版编目（CIP）数据

实用泌尿外科机器人腹腔镜手术图解 / 张雪培主编 . —郑州：河南科学
技术出版社，2022.2
ISBN 978-7-5725-0732-8

Ⅰ . ①实… Ⅱ . ①张… Ⅲ . ①腹腔镜检－应用－泌尿系统外科手术－
图解②机器人技术－应用－泌尿系统外科手术－图解 Ⅳ . ① R699-39

中国版本图书馆 CIP 数据核字（2022）第 025746 号

出版发行：河南科学技术出版社
　　　　　地址：郑州市郑东新区祥盛街 27 号　　邮编：450016
　　　　　电话：(0371）65788628　65788613
　　　　　网址：www.hnstp.cn
责任编辑：任燕利
责任校对：崔春娟
封面设计：中文天地
责任印制：朱　飞
印　　刷：河南博雅彩印有限公司
经　　销：全国新华书店
开　　本：889 mm×1194 mm　1/16　印张：23.5　字数：558 千字
版　　次：2022 年 2 月第 1 版　　2022 年 2 月第 1 次印刷
定　　价：198.00 元

本书编写人员名单

主　编　张雪培

副主编　任选义　李学松

主　审　张　旭　黄　健　周芳坚　王共先

编写人员（排名不分先后）

张雪培	郑州大学第一附属医院	周芳坚	中山大学肿瘤防治中心
陶　金	郑州大学第一附属医院	李永红	中山大学肿瘤防治中心
于栓宝	郑州大学第一附属医院	危文素	中山大学肿瘤防治中心
范雅峰	郑州大学第一附属医院	王共先	南昌大学第一附属医院
朱照伟	郑州大学第一附属医院	黄　伟	南昌大学第一附属医院
王声政	郑州大学第一附属医院	孙　洵	昆明市第一人民医院
董　彪	郑州大学第一附属医院	李树欣	昆明市第一人民医院
朱阿丽	郑州大学第一附属医院	崔建春	昆明市第一人民医院
刘　磊	郑州大学第一附属医院	谭顺成	昆明市第一人民医院
李　鹏	郑州大学第一附属医院	张晓波	昆明市第一人民医院
闫泽晨	郑州大学第一附属医院	任选义	开封市中心医院
李学松	北京大学第一医院	李腾飞	开封市中心医院
杨昆霖	北京大学第一医院	周云飞	开封市中心医院
樊书菠	北京大学第一医院	刘建华	开封市中心医院
韩冠鹏	北京大学第一医院	师　鑫	开封市中心医院
许洋洋	北京大学第一医院	张会朋	开封市中心医院
李新飞	北京大学第一医院	邢绍强	威海市中心医院
刘　谦	天津市第一中心医院		

主编简介

张雪培，男，1970年生，河南省南阳镇平人，医学博士，教授，主任医师，博士研究生导师。现任郑州大学第一附属医院泌尿外科副主任，中华医学会泌尿外科学分会机器人学组委员，中国医师协会泌尿外科医师分会委员，中国医师协会医学机器人医师分会委员，中国抗癌协会泌尿男生殖系肿瘤专业委员会委员，河南省医学会泌尿外科分会副主任委员，河南省抗癌协会理事，河南省抗癌协会泌尿肿瘤专业委员会主任委员。

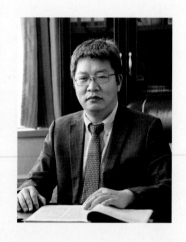

长期以来致力于泌尿外科疑难复杂手术的临床应用和技术研究，擅长腹腔镜手术、各种泌尿内镜手术、女性压力性尿失禁及盆底脱垂重建等技术及多种高难度开放性手术。自2003年在河南省率先开展泌尿外科腹腔镜手术以来，用心探索手术方法改进和理论创新，注重规范化操作，主刀实施普通腹腔镜手术逾万例。2014年在河南省开展首例泌尿外科达芬奇机器人手术，至2021年6月，单人完成机器人辅助腹腔镜手术2300余例，包括以泌尿器官肿瘤根治性切除和尿路重建为主的腹腔镜前列腺癌根治术、根治性膀胱全切除及尿流改道术、复杂性肾肿瘤保留肾单位的肾部分切除术、输尿管长段狭窄修复术等。多次受邀在国内进行机器人腹腔镜技术领域的手术演示、专题讲座和学术交流。

近年来主持完成河南省重点科技攻关计划项目3项，河南省教育厅科学技术研究重点项目2项，郑州大学临床医学重点项目1项，科技部"十二五"国家科技支撑计划横向项目1项。以第一完成人获得河南省科技进步二等奖2项，河南省教育厅科技成果一等奖2项，河南省医学科技进步一等奖1项。以第一或通讯作者在国内外核心期刊发表学术论文100余篇，其中SCI论文20余篇。主编《泌尿外科腹腔镜手术图解》，于2014年出版。

　　自 2014 年在河南省率先开展泌尿外科机器人辅助腹腔镜手术以来，张雪培教授快速完成了由腹腔镜技术能手到机器人手术专家的身份转变，年均单人完成机器人腹腔镜手术 300 余例，6 年来开展泌尿外科机器人手术超过 2300 例，其手术数量和难度系数位居全国前列，为泌尿外科机器人腹腔镜技术的发展做出了较为突出的贡献。

　　张雪培教授二十多年如一日，着力于国内外学术交流和新技术、新业务的应用和推广。他在主刀完成万例以上泌尿外科腹腔镜手术和 2300 余例机器人手术经验的基础上，认真总结并查阅最新文献，组织国内专家团队倾心编写了这本《实用泌尿外科机器人腹腔镜手术图解》，相信该书的出版将在泌尿外科机器人手术操作规范化和专业人才培养等方面，起到应有的推动和指导作用。

　　我仔细阅读了《实用泌尿外科机器人腹腔镜手术图解》的书稿，共 7 章 33 节，内容包括泌尿生殖系统器官的应用解剖，机器人腹腔镜手术的适应证和禁忌证、术前准备、手术步骤和操作要点、术后处理、并发症防治和技术进展等。全书结构清晰，文字简练，体现了主编本人机器人腹腔镜技术的操作经验和手术技巧，部分章节还包含了国内多名泌尿外科机器人手术专家的最新研究成果。书中附有 1000 余幅高清手术实景插图，以及 46 种达芬奇机器人腹腔镜手术录像，可供读者阅读和借鉴。

　　愿张雪培教授不忘初心，在机器人腹腔镜技术领域继续攻坚克难，锐意进取，为中原地区微创外科的跨越式发展做出更大成绩，为实现我国泌尿外科"亚洲领先，世界一流"的伟大梦想贡献河南力量。

河南省卫生健康委员会主任

郑州大学第一附属医院党委书记，教授，博士生导师

2021 年 7 月于郑州

序二

　　精准外科是外科学发展的方向之一。腹腔镜技术的普及应用，已经成为泌尿系统疾病手术治疗领域的重要组成部分。自大陆首台 da Vinci Si 机器人系统在北京 301 医院安装并运行以来，国内手术机器人的安装台数迅速增加，泌尿外科机器人腹腔镜技术的推广力度和临床应用范围逐年增大。近年来，国内泌尿外科机器人腹腔镜技术领域涌现了一大批学术造诣深厚的中青年才俊，他们在技术上精益求精，为微创外科事业的发展做出了突出贡献。

　　张雪培教授紧随国内外微创外科技术的最新进展并勤于实践，取得了多项技术创新和突破，成绩斐然。他在 2014 年主编的《泌尿外科腹腔镜手术图解》一书已多次印刷，该书对泌尿外科腹腔镜技术在基层医院的推广起到了重要的促进作用。雪培教授自 2014 年在河南省率先开展泌尿外科机器人腹腔镜手术以来，主刀完成的机器人手术已突破 2300 例，并多次受邀在国内外学术会议上进行机器人手术的演示和交流，其技术创新能力和独特的手术风格得到业界专家的广泛认可。

　　张雪培教授组织专家团队编写的《实用泌尿外科机器人腹腔镜手术图解》即将出版，该书以翔实的文字结合 1000 余幅手术照片并辅以手术录像的形式，全景展现了编者独到的手术理念和操作技巧。全书内容全面、新颖，是主编和编写人员对泌尿外科机器人腹腔镜技术不断探索和创新的结果。

　　我热切地向广大的泌尿外科同道推荐此书。

中国人民解放军总医院第一医学中心

泌尿外科主任，教授，博士生导师

2021 年 7 月于北京

前 言

腹腔镜技术是 20 世纪医学发展的重要里程碑之一，具有创伤小、痛苦少、恢复快和效果好等优点。进入 21 世纪，由 Intuitive Surgical 公司推出的达芬奇（da Vinci）机器人手术系统，进一步拓宽了腹腔镜手术的应用范围，自此微创外科迈入机器人时代。截至 2020 年底，全球共安装达芬奇手术机器人 5989 台，世界范围内由达芬奇手术机器人完成的微创手术数量超过 850 万台。2020 年，达芬奇手术机器人完成手术 120 余万台，全球每 26 秒就有一位术者开展达芬奇机器人手术。

我国在 2007 年由解放军总医院率先引入达芬奇手术机器人，截至 2020 年 12 月，中国大陆已装机 194 台，完成各类机器人手术超过 16 万台。国内学者将机器人手术系统与传统腹腔镜手术在泌尿外科的应用进行了有机结合和系统探索，形成了具有中国特点的泌尿外科机器人腹腔镜技术。

本人在临床实践中所积累的 2300 余例机器人腹腔镜手术经验的基础上，查阅国内外的最新技术进展，组建团队并邀请国内部分机器人腹腔镜手术专家，编撰了《实用泌尿外科机器人腹腔镜手术图解》一书，共 7 章 33 节。全书就机器人手术发展史、手术设备及操作通道的建立等方面进行了简要描述，并按照泌尿系统器官的顺序，依次介绍了机器人辅助腹腔镜肾上腺、肾脏、肾盂和输尿管、前列腺、膀胱手术以及一些其他类型疾病的机器人腹腔镜手术。全书配有彩色高清插图 1000 余幅，大多数图片采集于手术的视频实景，46 种手术录像均为近 1~2 年内录制。我们力求较为清晰、完整地再现常见的泌尿外科机器人腹腔镜手术的操作过程、技术要点等，供临床医生参考。

编者希望本书的出版能够对机器人腹腔镜手术的临床应用和推广普及略尽绵薄之力，并使这一新兴技术为更多的泌尿外科医生所理解和掌握。

感谢任选义博士为本书编写付出大量心血，感谢周芳坚教授、王共先教授、李学松教授、孙洵教授、刘谦教授等组织人员编写相关章节，感谢张旭教授、黄健教授、周芳坚教授、王共先教授对本书编审的支持，感谢阙全程教授、张旭教授在百忙之中为本书作序。

鉴于编者的能力有限，书中若有不足之处，期望读者多提宝贵意见，以待再版时改进。

张雪培

2021 年 7 月 郑州

CONTENTS **目 录**

第一章

泌尿外科机器人腹腔镜手术
简介和通道建立

第一节　机器人腹腔镜手术简介

一、概述

外科手术逐渐趋于微创化和精细化，腹腔镜外科技术的切口较传统开放手术显著缩小，并且视频辅助系统使手术操作部位的解剖结构显露得更清晰。随着微创技术需求的不断增加，人们对手术安全性和灵活性的要求更高，进而激发了通过智能化工程技术对微创手术机器人的系统性研究。作为腹腔镜外科学发展的标志性事件，机器人辅助手术系统通过器械的技术革新，克服了传统腹腔镜技术的固有缺陷，包括二维视野、镜头稳定性较差以及使用直杆器械操作灵活性不足等，使外科手术的微创化过程臻于完善。

达芬奇机器人手术系统（da Vinci surgical system，DVSS）在外科领域的应用和发展是当代临床医学发展的里程碑之一。DVSS 配备的高清晰度三维立体成像系统，可提供 10~15 倍的放大倍数，视野更加开阔清晰，克服了传统腹腔镜平面成像所带来的术野中器官组织相对解剖位置、手术器械移动方向之间的关系不够清晰的问题。手术机器人携带有 4 支 7 个自由度的交互手臂，使得手术操作更加灵活精细。目前，DVSS 的应用范围包括泌尿外科、心胸外科、普外科、心血管外科、妇产科、小儿外科和耳鼻喉科等，其中泌尿外科是 DVSS 最主要的应用领域之一，不但手术开展范围广，而且技术较为成熟。

二、手术操作机器人的发展和应用

早在 1985 年，美国人尝试用 Puma 560 工业机器人（图 1-1-1）辅助精确控制脑组织活检，这是手术机器人最初的雏形和探索。1988 年，Puma 560 被用于前列腺手术，该系统促成了专业机器人（Probot）的出现，Probot 也是真正意义上的第一台专门用于手术的外科机器人。1994 年，美国 Computer Motion 公司研制的持镜机器人 AESOP（伊索）开始应用于临床，实现了比人手控制更精确

1

和一致的镜头运动，可取代腹腔镜扶镜助手的工作，以保持手术视野稳定。尽管伊索持镜机器人迈出了机器人微创手术系统研发的关键一步，但它并不能独自执行指令进行手术操作。作为第一代操作机器人，采用主从手遥操作技术的 Zeus（宙斯）系统（图 1-1-2）于 1998 年研制成功，但该操作系统由于其自身的局限性，最终并未能应用于临床。

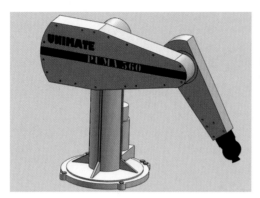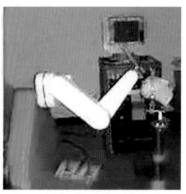

图 1-1-1　Puma 560 工业机器人

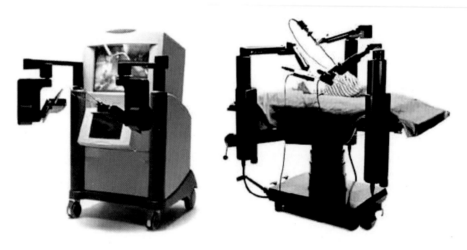

图 1-1-2　Zeus 机器人外科手术系统

　　作为第二代操作机器人，由 Intuitive Surgical 公司研发生产的 DVSS 于 2000 年开始应用于临床，也是第一个经美国 FDA 批准使用的商品化手术机器人。第一代 DVSS 系统为 3 个机械臂，其后换代为 4 个机械臂。第三代 DVSS 的体积更小，拥有双控制台和三维高清视野（图 1-1-3、图 1-1-4）。2014 年推出的第四代 DVSS 应用吊杆式安装和移动平台，使设备的安置过程更简捷，其视觉系统应用最新的晶诱 3D 高清摄像，提供的三维手术视野高度清晰化。第四代 DVSS 的机械臂更小、更薄、更灵活，可适应更多位置的套管穿刺需要，手术覆盖区域最大化，操作器械能够快速抵达手术所需的各个方向（图 1-1-5~ 图 1-1-7）。

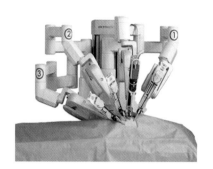

图 1-1-3　DVSS

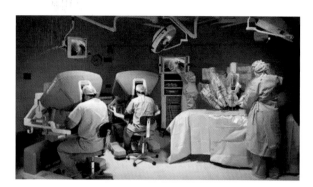

图 1-1-4　DVSS 操作场景

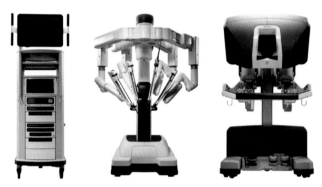

图 1-1-5　da Vinci Xi 手术系统

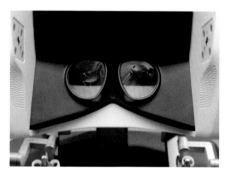

图 1-1-6　da Vinci Xi 目镜孔

机器人辅助技术的发展和应用推动了微创外科手术模式的不断变革。目前，机器人手术系统已经突破了传统腹腔镜技术发展瓶颈的限制，拓宽了泌尿外科腔镜手术的适应证，极大地提高了手术的可操作性和精准度。但不可否认，手术操作机器人仍处于进展期，在充分继承传统腔镜技术特点的基础上，其下一步的发展方向是小型、无创、智能和经济实用。

机器人外科手术最先用于心胸外科，然后才开始应用于普通外科、妇科和泌尿外科等。经过最初探索阶段的波折，

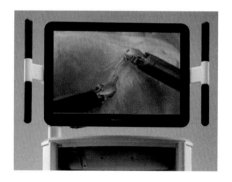

图 1-1-7　da Vinci Xi 高清显示器

一些问题如患者的接受程度、医生的学习曲线、医疗主体责任的划分等逐步得以解决。机器人手术系统在心脏外科、泌尿外科和肝胆脾胰外科等的临床应用和全球化推广，促进了 DVSS 在整个外科微创手术领域的创新性研究和发展。

2007 年，达芬奇（da Vinci Si）机器人手术系统进入中国，北京 301 医院成功实施了我国大陆首例机器人前列腺癌根治性切除手术。此后，北京、上海等地多家医院相继安装 da Vinci Si 手术机器人系统并投入使用。国内众多泌尿外科学者将机器人手术系统与传统腹腔镜手术的应用进行了系统探索与有机结合，形成独具特色的机器人腹腔镜微创技术。据统计，截至 2020 年底，全球共安装达芬奇手术机器人系统共 5989 台，已完成从前列腺切除到心脏外科手术等各种微创手术超过 850

万例。截至 2020 年 12 月，中国大陆已装机 194 台，共有 1000 余名医生具有 DVSS 操作资格，完成各类达芬奇机器人腹腔镜手术超过 16 万台。

三、手术操作机器人的发展方向

1. 智能化 智能化是机器人手术的核心部分，也是技术难点。相对而言，微创外科机器人的聪明度与人脑比较仍相对较低，机械臂的操作水准和人手相比仍略显笨拙。目前，手术操作机器人作为外科医生手的延伸，其智能化程度还需改进。随着先进技术整合集成时代的来临，微创外科手术机器人很快将具备人机交互、危险操作预警和思维控制等优越性能。

2. 触觉感知 触觉是医生获取靶病灶及其周围组织性质的重要知觉形式。与视觉不同，触觉可以其特有的敏感性感知术野器官和组织的多种信息特征。现有的手术机器人系统未能实现触觉反馈，因此在具体操作时对手术医生经验水平的要求较高。机器人外科需要医生、物理工程师和神经学家等共同合作，创造出主动触觉系统以实现机器人辅助系统与手术部位的直接反应，彻底解决机器人手术触觉反馈缺失的缺陷。

3. 远程操作 得益于机器人手术的快速发展以及网络通信技术的进步，远程手术不再遥不可及。远程外科（telesurgery）涉及多学科和多领域，这项尖端医疗技术使外科医生和那些远距离接受手术的患者之间建立联系，既节约了大量人力和物力，又可带动优质医疗资源的再分布。远程机器人手术不受地理位置的限制，通过其操作系统可以在全球范围内开展，这在未来的军事、航天以及太空探索等方面将具有重要的现实价值。

4. 图像导航 机器人的图像导航功能将计算机导航技术与机器人手术系统相结合，整合利用术前和术中的影像学信息，辅助医生完成对疾病部位的诊断、病灶范围的确定和周围血管走行路径的识别等，抛开了传统外科对于医生临床经验的过度依赖，有望最大限度地减轻对人体的创伤。

四、手术机器人在泌尿外科的技术优势和应用范围

DVSS 包括 1 个镜头臂、3 个操作臂和 1 个操作控制台。中央的镜头臂用于安装腹腔镜镜头，两侧的操作臂用于装卸各种外科手术器械。术者坐在控制台前完成手术的主要步骤，操作臂上的手术器械由助手负责更换。DVSS 的 "Insite" 视觉系统为术者提供了一个清晰的三维放大视野，术者可以根据自己的需要随意调整内视镜的角度，尤其有利于深部器官的切除和（或）重建手术。与传统腹腔镜直杆器械不同，达芬奇机械臂携带的肩、肘、腕三个关节可以上下左右任意移动。机器人提供了直径 0.5~0.8cm 的 Endowrist 操作工具，机械腕比人手更灵活，可以自由旋转 540°，能够在狭窄的人体胸腔、盆腔中自由弯曲、旋转，实施抓持、切割、缝合、打结等动作，使手术操作更加精确和灵敏。此外，机器人辅助系统让外科手术在相对放松、惬意的环境下进行，术者不易疲劳，可以全程保障手术质量。

DVSS 在泌尿外科应用广泛，其独特优势如下：①采用双摄像头、双通道光源独立采集同步视频信号来提供放大 10~15 倍的三维立体手术视野，且机械臂摄像头更加稳定。② DVSS 每个工作手

臂具有6个关节7个方向自由度，每个关节的活动范围超过90°，可以在术者指腕的控制下模拟人手灵活操作，完成各种动作的精确重复与操作定位，以及实现1∶1、3∶1、5∶1等比例的精细化动作（图1-1-8）。③人机分离，远程遥控，降低术者疲劳度（图1-1-9）。④滤除机械手的生理震动，避免人的呼吸和生理颤抖对操作的影响，增强手术稳定性。

相对普通腹腔镜技术而言，DVSS在以下类型的泌尿外科手术中，具有无可比拟的优势：在盆腔深部狭小空间内的重建类手术，如前列腺癌根治术等；在人体中线大血管周边纵深范围内的精细操作类手术，如腹膜后淋巴结清扫术；多维多角度缝合类手术，如肾盂成形、输尿管狭窄修复术；血管阻断的限时类手术，如复杂肾肿瘤的肾部分切除术；复杂性腹膜后肿瘤的微创治疗，如巨大肾上腺皮质癌或嗜铬细胞瘤切除术、大体积肾肿瘤根治性切除联合下腔静脉瘤栓切取术等。

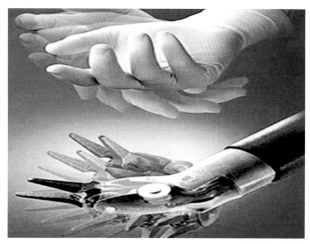
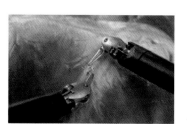
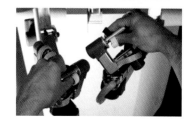

图1-1-8　机械腕模拟人手动作　　　　　　图1-1-9　指柄操控和动作传输

五、机器人辅助泌尿外科手术的法律问题

机器人辅助腹腔镜手术是一项全新技术，相关法律问题与临床行为密切相关。机器人技术本身具有高度繁杂性，因此其法律问题也相对复杂。站在整个医疗体系的角度，机器人辅助手术的主体还是人，因此医生的法律责任问题应该占主导地位。为避免操作机器人的医生在手术时因为对机器人的性能不熟悉而发生医疗不良事件，美国FDA要求机器人手术系统制造商对外科医生进行机器人手术相关的系统培训，并且医生必须持有培训合格的证书才能实施机器人辅助腹腔镜手术。

六、机器人辅助泌尿外科手术的伦理问题

对机器人手术实践中所涉及的医学伦理问题，医生应遵循现有的社会道德标准。进行泌尿外科机器人手术的医生应当熟悉普通腹腔镜下手术的规范，具有保护重要脏器、血管及组织的意识和操作技巧。腹腔镜基本技术和解剖知识是机器人手术安全性的基石，因此术者必须掌握。患者一般情况与手术复杂程度和手术质量密切相关，选择合适患者进行机器人手术是获得良好疗效并减少并发症的前提。伴有高血压、糖尿病和既往手术史的患者，以及极度肥胖的患者，其手术风险和操作难度相应增加，并且手术时间也会大大延长，尤其对于初学者而言，更应该谨慎选择这些高风险患者

进行手术。

机器人辅助手术中转为普通腹腔镜或开放手术是被允许的。术式转变并不应当被视为技术实施的失败，医务人员有责任根据患者术中的具体情况来选择更为合适的手术方式。在机器人手术的实施过程中，术者必须评估手术时间、出血量、生命体征变化，必要时应果断转变术式。但是在术前必须得到患者和家属对可能转变术式的书面同意，麻醉医师和器械护士也应当做好在手术中有可能转变术式的准备。

七、展望

机器人辅助手术系统对传统的外科腹腔镜手术操作进行了技术革新，并成为目前最尖端的主流技术之一。DVSS 的优势主要体现在三维高清的视觉系统，使术者对术野的感受等同于开放手术，其裸眼三维效果优于 3D 腹腔镜系统，更优于普通腹腔镜的平面视野。因其镜头具有 10~15 倍的放大功能，对局部手术视野的观察更加精细。术者通过机械臂对窥镜镜头的主动控制有利于主刀思维的运用，也降低了助手的劳动强度。机器人操控系统的专用器械具有 7 个自由度、可以 540° 转动的腕部关节，手部颤抖过滤功能使操作更精确，这些优势为手术带来的灵活性远远高于传统腹腔镜手术。此外，机械臂的操作空间及力度全面强于人手所能控制的力量及范围，机器人第 3 臂的使用使手术器械更能贯彻术者的意图，且长时间操作不存在疲劳感。

机器人手术系统通过更优化的组织切除和精准重建，可以获取更理想的肿瘤控制率，该技术微创的特点使患者术后康复更快，并降低肿瘤远期复发的风险。尽管相对高昂的设备价格限制了机器人手术在国内的广泛开展，但随着机器人微创外科时代的来临，以及我国自主知识产权的手术机器人的面世，这一先进医疗技术必将惠及更多患者，体现出更大的价值。

（于栓宝，朱阿丽，任选义，张雪培）

【主编按】达芬奇手术机器人携有 7 个自由度的交互手臂，手术操作更加精细灵活。机器人系统在泌尿外科手术领域的应用广泛，尤其是对盆腔深部空间内的切除重建、腹部纵深范围或中线大血管周边的解剖分离、多维度多角度裁剪缝合以及血管阻断限时类手术等，具有传统手术无可比拟的优势。今后，手术操作机器人的发展方向包括智能化、触觉感知、远程操作和图像导航等，使得外科医生在比较轻松的环境下工作，并最大限度地减轻创伤、提高疗效。

第二节 机器人辅助腹腔镜手术通道的建立

一、da Vinci Si 手术机器人系统简介

1. 系统构成

（1）外科操控台：操控台的重要组件有 3 个，包括三维立体视觉器、手指操控柄和操控踏板。

术者在操作台旁坐位操作，头部伸入由红外线感受器控制的操控台视觉器后，术野图像自动开启；术者手指伸入手指操控柄的指环内，所释放的手指和腕部动作即被系统转换为电子信号，这些信号经过计算机系统的处理，变换为腹腔镜下的长柄手术器械在术野内的 7 个自由度的活动。操作面板简单快捷，可调节操控台的高度、内窥镜的移动、电凝装置的使用以及机械臂之间的转换使用等。da Vinci Si 手术系统操作台见图 1-2-1 和图 1-2-2。

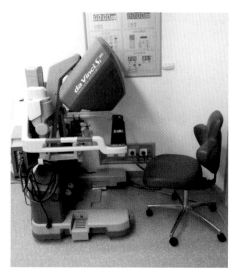

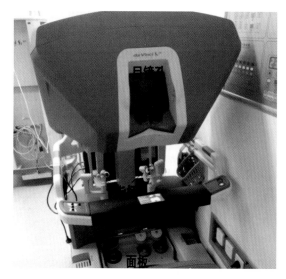

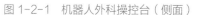

图 1-2-1　机器人外科操控台（侧面）　　　　图 1-2-2　机器人外科操控台（正面）

（2）影像视频系统：包括一对视频摄像控制器，一对光源和左、右眼视频信号同步器。内镜摄像头提供左、右两个图像，在左、右眼视频信号同步器作用下整合形成一个三维图像，为操作者提供双信号的立体手术视野。

（3）外科车：放置于手术台侧方的 DVSS 外科车有 4 个机械臂，机械臂有 7 个自由度的末端关节，通过适配器连接到特制的手术器械上。外科车中间的机械臂（镜头臂）用于把持内镜摄像头，右侧为 1 号臂，左侧为 2 号臂，手术中可以通过操控台上的转化键完成机械臂之间的转换。3 号臂可根据手术的需要进行放置，其连接的手术器械常为专业无创抓钳，扮演着传统腹腔镜手术中助手的重要角色。携带机械臂的外科车实景见图 1-2-3 和图 1-2-4。

2. 工作原理　da Vinci Si 手术机器人基于"切身实景式接触"的理念，该手术系统的机械原理和技术特点如下：①机器人主仆软件系统实现了远程操控的精准高效，减轻了术者的身体疲劳。②术者一人操纵腹腔镜内窥镜和 2~3 个机械臂，避免了普通腹腔镜手术中术者与扶镜手和助手之间配合不协调所带来的不利影响，并可减少助手人数，节约人力成本。③DVSS 的三维立体视觉是术者精细完成腹腔镜下操作的重要前提。这些技术特点有利于开展盆腔深部狭窄部位复杂性肿瘤切除和脏器重建手术，以及在腹部中线大血管和盆腔主要血管周边的精细操作手术等，最大限度地保障手术安全。

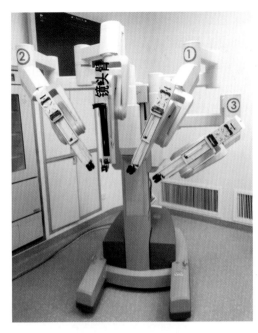
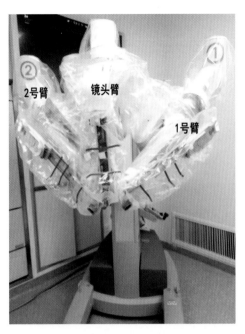

图 1-2-3　机器人外科车　　　　　　　　图 1-2-4　机器人机械臂

二、da Vinci Si 手术机器人的常用器械

1. 专用套管　达芬奇手术机器人系统专用金属套管的腹腔端标记有两细一粗的横线，其插入腹壁深度较传统腹腔镜浅，这是因为机器人手术系统与传统腹腔镜的工作原理虽相近，但其杠杆力矩却有所不同。除了内镜摄像头通道使用直径 12mm 的通用工作套管之外，其他操作通道均使用直径 8mm 的专用套管。

2. 无菌机械臂袖套　为一次性使用的塑料薄膜袖套，无菌机械臂袖套的套装上面载有适配器，适配器正是机器人机械臂与手术器械之间的联动点。

3. da Vinci Si 机器人手术器械　每一把特制的机器人手术器械均由碟盘、轴杆和腕关节组成。碟盘连接于无菌机械臂袖套套装上的适配器，适配器连接于机器人机械臂末端的腕关节滑轮组。基于上述连接，术者远程操控机器人系统的电子信号，通过工作状态下机械臂滑轮组的运动，最终转换为机械臂腕关节的多自由度运动。

4. 专用手术器械　泌尿外科常用的机器人手术器械包括：单极弯剪（monopolar curved scissors），用于切割和锐性解剖。马里兰双极钳（Maryland bipolar forceps），其尖头的特征适用于较精细的组织解剖，还可进行出血点的电凝和组织分离等。有孔双极钳（fenestrated bipolar forceps），其钝头的特征使组织损伤较小，可用以夹持和分离组织，以及电凝止血和钝性解剖分离。专业抓钳（prograsp forceps），用于抓持和牵引组织，特别是较坚韧或厚重的器官或组织，如肠管、膀胱、前列腺或子宫及其韧带等。大号持针器（large needle driver），用于夹持缝针或完成腔内的缝线打结。超大号持针器（mega needle driver），较多地用于腔镜下器官、组织或血管等的缝合修复等操作。常用的机器人手术器械见图 1-2-5 和图 1-2-6。

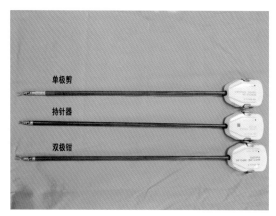

图 1-2-5　机器人专用手术器械

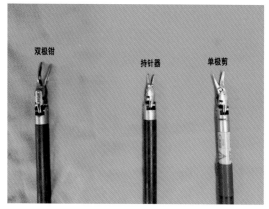

图 1-2-6　机器人专用手术器械（头部）

三、泌尿外科机器人辅助腹腔镜手术的路径

1. 经腹腔入路上尿路手术机器人辅助腹腔镜操作通道的建立

（1）手术种类：主要包括肾根治性切除术、下腔静脉瘤栓切取术、肾肿瘤保留肾单位的肾部分切除术、腹膜后淋巴结清扫术、肾上腺肿瘤切除术、腹膜后巨大肿瘤切除术、肾盂成形术和输尿管中上段狭窄修复术等。这类手术的患者体位、套管放置和分布以及工作套管与 da Vinci Si 机器人系统的连接方式等基本类似。

（2）手术体位：静吸复合气管插管全身麻醉，可留置经鼻胃管，保留导尿管。取 70°~90° 健侧卧位，以专用托架固定躯干或肢体，用软垫保护四肢关节和骨隆突部位，头颈部用枕垫维持于自然姿态，腋下铺衬软布垫以防止臂丛神经损伤。上肢手臂肘部略弯曲，以手臂托板或支架向头部展开约 110°，关节应处于功能位并保护骨骼着力点。分别于骨盆股骨大转子和胸部乳头上方用宽绷带将患者固定于手术台。

（3）气腹建立：推荐经脐旁入路刺入 Veress 气腹针（以下简称 Veress 针）。于脐部头侧两横指处腹直肌旁，以尖刀纵行切开皮肤约 10mm，两把布巾钳提起切口两侧皮下的腹直肌前鞘，右手拇指和示指持 Veress 针垂直于皮肤的方向穿过腹壁各层，当针尖突破腹膜进入腹腔时有明显的落空感。将 Veress 针连接气腹管，充入 CO_2 气体 2~3L/min，观察气腹机流量和压力变化，气腹压力设定在 12~14mmHg（1mmHg ≈ 0.133kPa）。如果气腹机压力报警，提示 Veress 针未能进入腹腔，或者针孔可能被肠壁或大网膜组织等堵塞，可稍向外拔出气腹针观察，必要时重新穿刺并调整 Veress 针的位置。对于穿刺不顺利的患者和既往有腹腔感染或腹部大手术史者，可以采用 Hassan 技术取腹壁小切口，直视下逐层切开腹壁组织进入腹腔，留置套管并建立气腹。

（4）套管分布（经脐旁入路）：气腹建立满意后，拔出 Veress 针，取大号布巾钳于脐部头侧的腹直肌旁切口提起皮肤及腹壁肌肉层组织，垂直穿刺置入 12mm 通用套管，连接气腹管，充入 CO_2 气体，气腹压力设定为 12~14mmHg。该套管为机器人内窥镜镜头通道，其后直视下放置其他套管。于距离镜头孔套管 8~10cm 的位置，在头侧锁骨中线肋缘下约两横指切口置入 8mm 机器人专用套管，在尾侧肋缘下腋前线附近放置 8mm 专用套管，分别通过 1 号、2 号机械臂，为主操作通道。头、尾侧的 8mm 套管具体位置可根据患者体型加以调整，形成一个以镜头通道为顶点的等腰三角形，顶角要大于 100°。3 号机械臂通道可选择在脐下两横指的腹直肌旁。为便于右侧上尿路手术中牵拉肝脏，可在剑突下放置 1 个 5mm 或 10mm 套管。腹腔入路上尿路手术体位及套管位点和实景见图 1-2-7~ 图 1-2-11。

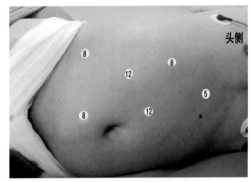
图 1-2-7　经腹腔右上尿路手术通道建立（6孔3臂）

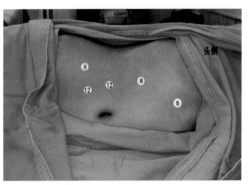
图 1-2-8　经腹腔右上尿路手术通道建立（5孔2臂）

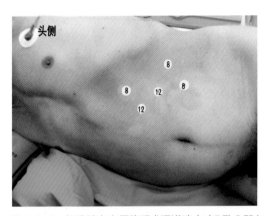
图 1-2-9　经腹腔左上尿路手术通道建立（5孔3臂）

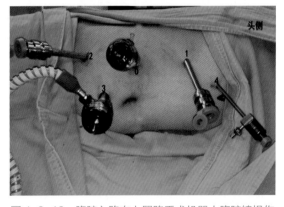
图 1-2-10　腹腔入路右上尿路手术机器人腹腔镜操作通道 5 孔 2 臂法套管实景
0. 腹腔镜窥镜通道；1. 1 号机械臂通道；2. 2 号机械臂通道；3. 辅助通道；4. 抬肝通道

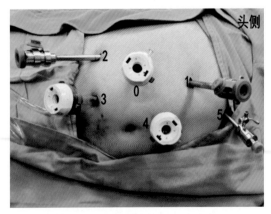
图 1-2-11　腹腔入路右上尿路手术机器人腹腔镜操作通道 6 孔 2 臂或 3 臂法套管实景
0. 腹腔镜窥镜通道；1. 1 号机械臂通道；2. 2 号机械臂通道；3. 辅助通道，或留置 8mm 专用套管用以通过 3 号臂；4. 辅助通道；5. 抬肝通道

（5）对接 da Vinci Si 手术机器人系统：以镜头通道与1、2号机械臂通道中点的连线为轴，推动机器人手术车靠近患者背侧，分别连接相应通道的机械臂。首先对接机器人的镜头臂和套管，让镜头臂上的三角形指示标位于蓝色条带内，使镜头与镜头臂位于一条直线，这样术中在显示器上呈现的是腹腔内视野的正中位置。然后直视下对接1、2、3号机械臂到相应的套管，1号臂连接单极弯剪，2号臂连接双极钳，3号臂连接专业抓钳。机器人系统连接完毕、各机械臂进入腹腔后，要确保没有压迫身体其他部位，并可适当向外牵拉各个机械臂，使腹壁向外凸出以扩大各穿刺套管之间的距离，减少机械臂在体内互相碰撞的机会。在手术过程中，2号和3号机械臂的器械可以相互对调，各机械臂所连接的器械也可以根据实际需要更换。

2. 经后腹腔入路上尿路手术机器人辅助腹腔镜操作通道的建立

（1）手术种类：主要包括肾根治性切除术、肾肿瘤保留肾单位手术、肾上腺肿瘤切除和肾盂成形术等。这类手术的患者体位、套管的体表分布和置入方法及其与 da Vinci Si 手术机器人系统的连接方式等基本类似。

（2）手术体位：静吸复合气管插管全身麻醉，留置导尿管。取90°完全健侧卧位，腋下垫软垫以防止臂丛神经损伤。升高腰桥，双臂固定于支臂板和专用托架上，用软垫保护躯干和四肢关节的隆突部位，头颈部垫枕。于骨盆股骨大转子和胸部乳头上方水平用宽绷带固定患者。

（3）气腹建立和套管分布（以右侧为例）：第1切口位于腋后线肋缘下长2~3cm，用大弯钳钝性扩开腰背部肌肉和筋膜，右手示指伸入其中推开腹壁下脂肪。置入自制气囊，充气600~800mL，扩张腹膜外空间，该切口是1号臂通道。第2切口位于肋缘下腋前线上，切开皮肤长0.5~0.8cm，示指引导置入8mm机器人专用套管，为2号臂通道；第3切口位于髂嵴上两横指，切开皮肤1.0cm，示指引导置入12mm通用套管，为腹腔镜窥镜通道。1、2号臂套管和镜头孔之间的夹角在90°以上。全层缝合第1切口，留置8mm机器人专用套管，连接气腹机维持气腹压力在12~14mmHg。另在镜头孔和2号臂连线中点的外下方6~8cm处切口1.0cm，直视下置入12mm套管作为助手辅助通道。根据手术实际需要，于2号臂的腹侧偏下方置入8mm机器人专用套管，为3号臂通道。后腹腔入路手术体位及套管位点和实景见图1-2-12和图1-2-13。

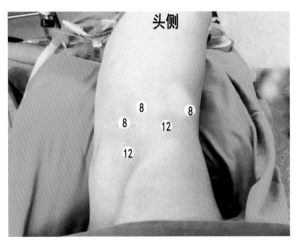

图1-2-12　后腹腔入路左上尿路手术机器人腹腔镜操作通道的建立

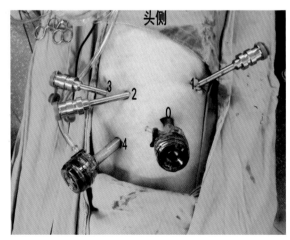

图1-2-13　后腹腔入路左上尿路手术机器人腹腔镜操作通道5孔3臂法套管实景

0. 腹腔镜窥镜通道；1. 1号机械臂通道；2. 2号机械臂通道；3. 3号机械臂通道；4. 12mm 辅助通道

（4）对接 da Vinci Si 手术机器人系统：机器人手术车从患者头侧，沿身体长轴方向进入。首先对接机器人镜头臂和镜头套管，前后微调机器人设备使镜头臂上的三角形指示标位于蓝色条带的中央，这样镜头与镜头臂在一条线上时可使手术视野位于显示器的中央。安装腹腔镜镜头，依次对接 1、2、3 号机械臂到相应套管。直视下将各器械放入腹膜后腔，1 号臂连接单极弯剪，2 号臂连接双极钳，3 号臂连接专业抓钳。助手坐或立于患者的腹侧操作。

3. 经腹腔入路下尿路手术机器人辅助腹腔镜操作通道的建立

（1）手术种类：主要包括前列腺根治性切除术、全膀胱根治性切除术、盆腔淋巴结清扫术、输尿管膀胱再植术和膀胱阴道瘘修补术等。这类手术的患者体位、套管分布及其与达芬奇机器人系统的连接方式基本接近。

（2）体位准备：静吸复合气管插管全身麻醉，可留置经鼻胃管。为方便机器人手术车进入会阴区，可按半截石位用 Allen 脚蹬固定下肢。术区和会阴部消毒、铺单。留置 F18 气囊尿管，气囊注水 10mL。

（3）气腹建立：于脐上方弧形切开皮肤 10mm，用两把布巾钳于切口两侧提起皮肤，持 Veress 气腹针垂直于皮肤穿刺，突破腹壁各层后进入腹腔。将 Veress 针连接气腹管，充入 CO_2 气体，腹腔压力设定为 12~14mmHg。充气过程中观察气腹机流量和气腹压变化，可叩诊肝区或脾区，必要时适度调整气腹针位置。

（4）穿刺套管：气腹建立满意后，拔出 Veress 针。于脐上切口垂直穿刺置入 12mm 套管并连接气腹管，该通道为镜头孔，然后直视下放置其他套管。两个 8mm 专用套管分别位于脐下 1~2cm 水平线的两侧、距离镜头孔 8~10cm 的位置，其中右侧为 1 号臂通道，左侧为 2 号臂通道。3 号机械臂的 8mm 专用套管位于 2 号臂通道的外下方 6~8cm 处。于镜头孔水平线的外上方 6~8cm 处放置 12mm 套管，1 号臂通道的外下方 6~8cm 处放置 5mm 或 12mm 套管，为助手辅助通道。腹腔入路下尿路手术及套管位点和实景见图 1-2-14 和图 1-2-15。

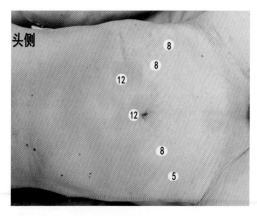

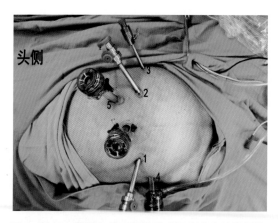

图 1-2-14　腹腔入路下尿路手术机器人腹腔镜操作通道建立（6 孔 3 臂）

图 1-2-15　腹腔入路下尿路手术机器人腹腔镜操作通道 6 孔 2 臂或 3 臂法套管实景
0. 腹腔镜窥镜通道；1. 1 号机械臂通道；2. 2 号机械臂通道；3. 5mm 助手辅助通道，亦可留置 8mm 专用套管用以通过 3 号臂；4. 12mm 助手辅助通道；5. 5mm 或 12mm 助手辅助通道

（5）da Vinci 机器人系统的对接：患者取 25°~30° 的 Trendelenburg 体位，机器人手术车以脐正中线为轴向患者叉开的两腿间移动。首先对接机器人镜头臂和镜头套管，微调机器人设备使镜头臂上的三角形指示标位于蓝色条带中央。然后将其余 3 个机械臂依次对接于相应套管，直视下放置 1 号臂单极弯剪、2 号臂马里兰双极钳或有孔双极钳、3 号臂专业抓钳进入腹腔。可以向外适度牵拉各套管使腹壁外凸，扩大手术空间，减少机器臂之间的碰撞。

4. 经腹膜外入路下尿路手术机器人辅助腹腔镜操作通道的建立

（1）手术体位：经腹膜外入路的机器人下尿路手术主要应用于前列腺根治性切除术或膀胱根治性切除术。静吸复合气管插管全身麻醉，留置胃管，穿弹力袜。为便于机器人手术车进入会阴区，可按半截石位用 Allen 脚蹬固定下肢。术区和会阴部消毒、铺单。留置 F18 气囊尿管，气囊注水 10mL。

（2）气腹建立和套管分布：沿脐下正中线纵行切口 3~4cm，切开皮肤和皮下组织，拉钩暴露，尖刀切开腹直肌前鞘 2~3cm，右手示指伸入腹直肌及其后鞘之间分离腹膜外空间，置入自制气囊，充气 1000~1200mL 扩张分离。在脐下 3cm 左、右旁开距离脐部 6~8cm 处分别切口 0.8cm，示指引导置入 8mm 专用套管，为 1、2 号机械臂通道。套管位点见图 1-2-16。

经脐下切口置入 12mm 通用套管，为腹腔镜镜头通道，全层缝合腹直肌前鞘和皮肤，连接气腹机，充入 CO_2 气体，气腹压力 12~14mmHg。在距离 1、2 号臂外下方 6~8cm 处切口直视下分别置入 8mm 和 12mm 套管，分别为 3 号臂和助手辅助通道。套管实景见图 1-2-17。

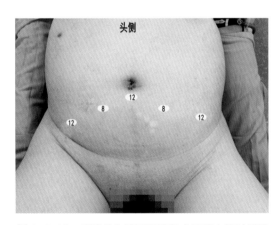

图 1-2-16 腹膜外入路下尿路手术机器人腹腔镜操作通道建立（5孔2臂）

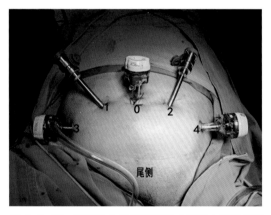

图 1-2-17 腹膜外入路下尿路手术机器人腹腔镜操作通道 5 孔 2 臂或 3 臂法套管实景
0. 腹腔镜窥镜通道；1. 1 号机械臂通道；2. 2 号机械臂通道；3. 12mm 助手辅助通道；4. 12mm 助手辅助通道，亦可留置 8mm 专用套管用以通过 3 号臂

（3）da Vinci 机器人系统的对接：患者取 20°~30° 的 Trendelenburg 体位，机器人手术车以脐正中线为轴向叉开的两腿间移动。先对接镜头臂和镜头套管，微调机器人设备使镜头臂的三角形指示标位于蓝色条带中央。1 号臂连接单极弯剪，2 号臂连接马里兰双极钳或有孔双极钳，3 号臂连接无创抓钳，镜头直视下将各机械臂和辅助器械置入前腹壁腹膜外空间，开始手术操作。

（陶金，范雅峰，于栓宝，李腾飞，任选义，张雪培）

【主编按】da Vinci Si 手术机器人由外科操控台、影像视频系统和外科车组成，人机一体化避免了术者与扶镜手之间配合的不协调。第 1、2 号机械臂之外，使用第 3 臂可以减少上台人数，或不使用第 3 臂而节约费用。机器人腹腔镜手术套管的放置，可根据手术入路、手术部位、手术类型、患者体格和术者习惯等来设定，钻孔之前预先标记切口位点。手术系统连接以后，要确保机械臂没有压迫身体部位，操作过程中根据需要调换不同机械臂连接的器械，以更好地完成手术。

参考文献

［1］De Lorenzis, Palumbo C, Cozzi G, et al. Robotics in uro-oncologic surgery［J］. eCancerMedicalScience, 2013, 7（1）: 354.

［2］张旭, 丁强. 机器人技术的沿革与展望［J］. 微创泌尿外科杂志, 2013, 2（4）: 225-226.

［3］金振宇. 中国达芬奇手术机器人临床应用［J］. 中国医疗器械杂志, 2014, 38（1）: 47-49.

［4］Dy G W, Gore J L, Forouzanfar M H, et al. Global burden of urologic cancers, 1990-2013［J］. Eur urol, 2017, 71（3）: 437-446.

［5］Sundaram C P, Koch M O, Gardner T, et al. Utility of the fourth arm to facilitate robot-assisted laparoscopic radical prostatectomy［J］. BJU Int, 2005, 95（1）: 183-186.

［6］Mavroforou A, Michalodimitrakis E, Hatzitheo-Filou C. Legal and ethical issues in robotic surgery［J］. Int Angiol, 2010, 29（1）: 75-79.

［7］O'Sullivan S, Nevejans N, Allen C, et al. Legal, regulatory, and ethical frameworks for development of standards in artificial intelligence（AI）and autonomous robotic surgery［J］. Int J Med Robot, 2019, 15（1）: e1968.

［8］Yates D R, Vaessen C, Roupret M. From leonardo to davinci: the history of robot-assisted surgery in urology［J］. BJU Int, 2011, 108（11）: 1708-1713, discussion 1714.

［9］Horgan S, Vanuno D. Robots in laparoscopic surgery［J］. J Laparoendosc Adv Surg Tech A, 2001, 11（6）: 415-419.

第二章

机器人辅助腹腔镜肾上腺手术

第一节　肾上腺局部解剖

一、肾上腺的位置和毗邻

肾上腺是一对黄色质脆的内分泌腺体，位于腹膜后肾脏内侧的前上方，约平第十二胸椎（T_{12}）椎体。肾上腺左右各一，由体部、内侧支和外侧支组成，长 4~6cm，宽 2~3cm，厚 0.3~0.6cm，其体部稍厚，成人肾上腺重 4~6g。局部解剖学上肾上腺由外部的皮质和内部的髓质组成，皮、髓质的组织结构和激素分泌功能相对独立。肾上腺皮质在胚胎第 5 周开始分化，第 8 周形成独立的腺体。源自神经嵴外胚层的肾上腺髓质于第 7 周开始向皮质迁移并沿中央静脉穿过皮质进入肾上腺中央位置。肾上腺皮质的三层结构即球状带、束状带和网状带于 3 岁时才完全形成。成人肾上腺皮质占90%，主要分泌皮质激素；肾上腺髓质占 10%，分泌肾上腺素、多巴胺和去甲肾上腺素等交感神经递质。少数肾上腺组织可异位或迷走于腹腔干、子宫阔韧带、睾丸 / 卵巢附件、精索、肾脏、膀胱等，这在成人的发生率小于 1%。

位于膈、肾之间的肾上腺包于肾脂肪囊和肾筋膜（renal fascia，又称 Gerota 筋膜）内，可分为三个面：肾面、背面和腹面。肾上腺借结缔组织与 Gerota筋膜间隔，其肾面呈凹陷状，与肾上极相贴附，背面与膈肌相邻，腹面凹陷的肾上腺门有中央静脉穿出。右肾上腺呈扁平锥体状，固定于膈肌脚和下腔静脉侧壁，其前外侧为肝右叶，内侧为下腔静脉，前下方毗邻十二指肠，后上方为膈肌。左肾上腺呈半月形，其位置更靠近内下，与肾上极重叠，贴近肾蒂大血管，其内侧为腹主动脉，前方邻近胃网膜囊和胰腺体尾部，中下部与脾血管相邻，后侧面为膈肌和左侧的内脏神经丛。肾上腺大体形态见图 2-1-1。

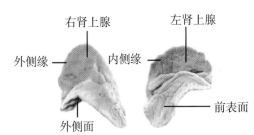

图 2-1-1　肾上腺大体形态

15

二、肾上腺的血管和淋巴

肾上腺的血供极为丰富，其上、中、下三组动脉分别源于膈下动脉、腹主动脉和肾动脉。肾上腺动脉经肾上腺的内侧和下方发出数十细小分支，呈"梳齿状"进入肾上腺包膜，形成包膜下动脉丛。肾上腺的腹侧面和背面一般无大的血管分布。肾上腺皮质无引流静脉，髓质的毛细静脉血管窦汇成小静脉，逐级汇合形成一支直径 0.3~0.5cm 的中央静脉，从肾上腺的前内方（肾上腺门）穿出。肾上腺的静脉不与动脉伴行。

右侧肾上腺中央静脉较短，长 0.4~0.8cm，外径 3~4mm，直接注入下腔静脉的后外侧壁，该入口位于右肾静脉的上方 3~4cm。左侧肾上腺静脉主干长 3~4cm，外径 2~4mm，与左侧膈下静脉汇合后注入左肾静脉上缘，这一入口常与注入左肾静脉下壁的生殖静脉相对应。腹腔镜手术时必须注意到肾上腺静脉的走行有一定比例的变异，左侧约 5% 为多支，右侧约 25% 为多支。肾上腺的淋巴管常与肾上腺的静脉伴行，所引流的淋巴液汇入腹主动脉旁淋巴结。肾上腺的动、静脉见图 2-1-2。

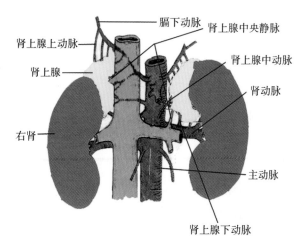

图 2-1-2　肾上腺的动、静脉

（任选义，张雪培）

第二节　手术指征选择和围手术期处理

一、概述

肾上腺外科疾病的组织学类型主要是肾上腺肿瘤，其他包括肾上腺增生及肾上腺囊肿、结核、出血等非肿瘤疾病。2017 年世界卫生组织（WHO）肾上腺肿瘤组织学分类包括两大类：第一类为肾上腺皮质肿瘤，主要包括皮质腺瘤和皮质腺癌等；第二类主要包括肾上腺髓质肿瘤和肾上腺外副神经节瘤。肾上腺肿瘤在正常人群中的发病率约为 1%，按其内分泌功能状态可区分为功能性和非功能性肿瘤。肾上腺偶发瘤的组织学类型中，非功能性腺瘤约占 75%，脂肪瘤占 3%，功能性肿瘤（原发性醛固酮增多症、库欣综合征、嗜铬细胞瘤等）约占 20%。肾上腺也是恶性肿瘤转移的好发部位之一，仅次于肺、肝脏和骨骼。据统计，约 4% 的肾上腺肿瘤因受到多种因素的限制而被漏诊。

手术是治愈肾上腺肿瘤的最佳选择，1914 年 Perry 首次进行了肾上腺切除术。腹腔镜肾上腺切除术（laparoscopic adrenalectomy，LA）最早由 Gagner 于 1992 年报道并逐渐推广。LA 包括经腹腔入路肾上腺切除术（transperitoneal laparoscopic adrenalectomy，TLA）和经后腹腔入路肾上腺切除术（retroperitoneal laparoscopic adrenalectomy，RLA）。针对良性功能性和非功能性、直径 <6cm 以及肿瘤质量 <100g 的肾上腺肿瘤，LA 成为治疗肾上腺肿瘤的金标准。对于直径 > 6cm、局部未有侵犯的肾上腺肿瘤也有经腹腔镜下切除的报道，但大体积肾上腺肿瘤的手术时间长，出血量较多，中转开放的概率较高，围手术期的并发症亦较多。目前，一部分体积巨大或复杂性肾上腺肿瘤仍需通过开放手术来治疗。

自 2001 年首次报道以来，机器人辅助腹腔镜肾上腺切除术（robot-assisted laparoscopic adrenalectomy，RALA）的兴起，为肾上腺肿瘤的手术治疗提供了一种新的可选择方式。RALA 很好地克服了普通腹腔镜技术固有的缺陷，如镜头不稳定和缺乏良好的人体工程学等。机器人视觉系统提供了更为清晰的手术视野，并可将操作对象放大 10~15 倍，生成三维立体图像。术者根据需要可以随时调整内视镜角度来获得良好的术野。机器人 Endowrist 工具可以灵活地操纵手术器械，使镜下操作更精准，尤其适合位于人体腹膜后腔深处的肾上腺肿瘤手术。RALA 中转开放手术的概率与肿瘤的复杂性、术者的经验和机器人系统的运行状态有关，但低于 LA。此外，RALA 还为术者提供了一个相对放松的环境，间接增加了手术安全性。

RALA 实现了人机合一，兼具传统腹腔镜手术创伤小与开放手术操作灵活的优点，出血少，中转开放的概率和并发症发生率低。机械臂操作滤除了人手的生理颤动，避免了人的呼吸和生理颤抖对操作的影响。由于可对机器人的活动范围提前进行"多点预设"，并根据术中情况随时调整，RALA 可始终在安全和有效的范围内进行。在很多欧美国家，RALA 已成为传统 LA 的有力替代术式，是未来肾上腺手术的主要方法之一。

RALA 的主要缺点是机器人安装成本及维护费用相对较高昂。由于术者在操作过程中缺少直观的触觉感受，有损伤周围血管及脏器的潜在风险，但 RALA 提供的良好视野和精细操作的特性可以弥补这方面的不足。

二、适应证

良性功能性或非功能性肾上腺肿瘤被认为是腹腔镜手术的最佳适应证。非功能性且直径 6cm 以上的肾上腺肿瘤，恶性风险约 25%，通过普通腹腔镜完全切除的手术难度和风险均相应增加。对于解剖毗邻关系复杂的巨大体积肾上腺肿瘤，需要更为精细的解剖性切除，RALA 增强了此类操作的稳定性和手术安全性。

由于机器人手术系统操作灵活，学习曲线短，在一定程度上拓宽了肾上腺手术的适应证。RALA 适用于几乎所有的肾上腺外科疾病，包括肾上腺功能性和非功能性肿瘤等。在普通腹腔镜视野下寻找小体积（直径 < 1.5cm）肾上腺肿瘤的难度较大，而机器人手术系统可提供三维放大的高清视野，在术中较容易识别小体积肾上腺肿瘤。

1. 肾上腺偶发瘤　肾上腺偶发瘤（adrenal incidentaloma，AI）是指在健康体检或其他与肾上腺无关疾病诊断和治疗期间，影像学检查时偶然发现的肾上腺肿瘤。AI 手术治疗的指征如下。

（1）肾上腺肿瘤直径≥3.0cm。

（2）肾上腺肿瘤直径＜3.0cm，随访观察过程中肿瘤增大超过20%，或发现其体积增长＞1cm/年，或出现内分泌功能，或患者手术意愿强烈。

（3）具有激素分泌功能的肾上腺肿瘤（包括亚临床型）。

2. 原发性醛固酮增多症　原发性醛固酮增多症（primary hyperaldosteronism，PHA）简称原醛症，是由于肾上腺皮质或肿瘤分泌过量的醛固酮，临床上以高血压、低血钾、低血浆肾素活性（plasma renin activity，PRA）和碱中毒等为主要表现。PHA的影像学表现为肾上腺皮质腺瘤或腺瘤样增生。醛固酮腺瘤（aldosterone-producing adenoma，APA）临床表现典型，肿瘤呈圆形，橘黄色，直径一般仅1~2cm，治疗上可以行患侧肾上腺全切除术或保留正常肾上腺组织的肿瘤切除术。

3. 皮质醇增多症　皮质醇增多症（hypercortisolism）即皮质醇症，又称库欣综合征（Cushing syndrome，CS）。由于肾上腺皮质长期过量分泌皮质醇，引起一系列代谢紊乱的症状和体征，如满月脸、向心性肥胖、皮肤紫纹、痤疮、高血压、骨质疏松等。促肾上腺皮质激素（adrenocorticotropic hormone，ACTH）非依赖性CS是由肾上腺皮质肿瘤或增生自主分泌过量皮质醇所致，肿瘤周围腺体组织及对侧肾上腺常处于萎缩状态。肾上腺皮质腺瘤的直径为2~4cm，呈圆形或椭圆形，包膜完整；ACTH非依赖性原发性肾上腺皮质增生罕见，表现为双侧肾上腺大小不等的结节样增生，结节直径最大可达4cm。

分泌皮质醇的肾上腺腺瘤首选手术切除，推荐保留一部分肾上腺组织。CS患者的腹膜后脂肪组织多有堆积，瘤体质地松脆易出血，手术难度相对较大。机器人手术系统具有三维视野和10~15倍的放大功能，术中可以仔细识别肿瘤的界限。因对侧的肾上腺常萎缩，RALA还可以精准地保留一部分正常腺体。

4. 肾上腺嗜铬细胞瘤及肾上腺髓质增生症　高血压是肾上腺嗜铬细胞瘤最常见的临床症状，其典型的临床"三联征"表现为头痛、心悸和多汗。由于嗜铬细胞瘤血供丰富，在普通腹腔镜下手术的难度增加，且术中有发生高血压危象的风险。现在病理学上倾向于将嗜铬细胞瘤定为恶性肿瘤。一般认为直径5cm以上的嗜铬细胞瘤不再适合普通腹腔镜手术切除，因为肿瘤体积越大，手术风险越高。RALA可以切除体积巨大的肾上腺嗜铬细胞瘤或副神经节瘤，对于双侧肾上腺髓质增生，可以选择RALA手术切除增生显著的一侧，并利用机器人手术系统高清放大和组织识别度高的优势，保留对侧肾上腺1/3~1/2的正常组织，有望避免终生激素替代疗法。

5. 性征异常综合征　分泌雄激素的肾上腺皮质肿瘤存在内分泌功能的紊乱，可引起女性男性化或男性女性化的特异性表现。这类表现为性征异常综合征的肾上腺病变可考虑行RALA手术。

6. 肾上腺皮质癌　肾上腺皮质癌的体积一般大于6cm，肿瘤血供较丰富，且与周围脏器、大血管的关系较密切，没有完整的包膜，既往多采用开放手术治疗。肾上腺皮质癌有时为功能性肿瘤，内分泌异常可能在临床上出现皮质醇增多症、低钾性碱中毒或性征异常等多样化的表现。肾上腺皮质癌可选择RALA根治性切除肾上腺及肿瘤，术中务必注意保持肿瘤包膜的完整性，以降低癌细胞种植转移的可能性。

7. 其他　RALA还适用于原发于肺、肾、乳腺等脏器肿瘤的肾上腺转移癌，且原发瘤可控。术中可扩大切除肾上腺周围的淋巴脂肪组织，以改善术后肿瘤控制效果。

三、禁忌证

1.RALA 的绝对禁忌证

（1）心、肺、脑、肝、肾等重要脏器的功能严重障碍，无法耐受全身麻醉和长时间在 CO_2 气腹下手术。

（2）严重血液系统疾病，存在难以纠正的凝血障碍。

（3）CT、MRI 等影像学检查报告肾上腺肿瘤直径大于 15cm，肿瘤与周围脏器粘连固定，局部淋巴转移浸润，或已有明确的远处脏器癌转移征象。

2.RALA 的相对禁忌证　以下情况应谨慎选择 RALA 手术。

（1）功能强大的巨大嗜铬细胞瘤：机器人手术系统具有高清晰放大和机械腕操作灵活无死角的技术特点，对于处理这类肿瘤具有极大的优势。但对于技术不熟练者，由于操作时间延长，术中反复刺激肾上腺肿瘤容易引起血压大幅度波动，甚至有诱发心脑血管意外的风险。

（2）直径＞ 10cm 的肾上腺肿瘤：大体积肾上腺肿瘤恶性变的机会显著增加，且其瘤体与周围重要脏器和大血管的毗邻关系复杂，手术难度极大。经验丰富者可以考虑在机器人手术系统的辅助下整体切除巨大体积的肾上腺肿瘤及周围受累脏器。

（3）肾上腺肿瘤术后复发：二次手术的肾上腺肿瘤周围组织结构紊乱，解剖层面不清，局部粘连严重，手术难度大，要求术者具有丰富的机器人和腹腔镜手术操作经验。

四、术前准备

无论是机器人辅助腹腔镜手术，还是传统腹腔镜或开放肾上腺肿瘤切除术，均需要完善各项术前检查，明确定位和定性诊断。充分的术前准备，维持血压、心率平稳以及体液和电解质的平衡等，是麻醉和手术成功的前提。

1. 肾上腺肿瘤性疾病的诊断　主要根据患者的病史、体格检查、实验室化验和影像学检查等临床资料综合评定，并了解下丘脑 – 垂体 – 肾上腺轴的功能状态，以及肾上腺的形态学变化。

（1）常规化验和检查：如血常规、尿常规、粪常规、凝血功能检查，尿钾测定，感染性疾病筛查，血生化检查（包括肝肾功能、电解质、血糖和血脂等），以了解患者有无凝血机制异常，是否存在水、电解质代谢紊乱及其严重程度。

其他还包括肝胆和泌尿系超声、胸部X线片、心电图（心律失常者可行24h动态心电图）、心脏和颈部大血管彩色多普勒超声、肺功能测定等，必要时行动脉血气分析，评估患者的呼吸和循环功能。皮质醇增多症患者尚需骨骼系统X线平片和骨密度检查，评价有无骨质疏松及其严重程度，分析是否潜在病理性骨折的可能。

（2）定性检查：PHA 的诊断主要是根据临床表现对可疑患者进行筛查、定性和定位诊断等，血浆醛固酮 / 肾素浓度比值（aldosterone/renin ratio，ARR）≥ 30，是在高血压患者中筛查 PHA 的可靠方法。血浆肾素 – 血管紧张素 – 醛固酮浓度、血钾和尿钾检测等，可为 PHA 的诊断提供线索和佐证。

CS 的定性化验包括 24h 尿皮质醇（24h-UFC，至少 2 次）、深夜血浆或唾液皮质醇（至少 2 次）、过夜 1mg 小剂量地塞米松抑制试验等，以及血浆 ACTH 测定至少 2 次。

实验室测定血浆和尿的儿茶酚胺（CA），包括肾上腺素（E）、去甲肾上腺素（NE）和多巴胺（DA），及其代谢产物如 24h 尿香草扁桃酸（vanillylmandelic acid，VMA）等，是传统诊断肾上腺嗜铬细胞瘤的重要方法。CA 的中间代谢产物甲氧基肾上腺素类物质（MNs）以"渗漏"的方式持续性入血，检测血浆或尿 MNs 浓度的诊断敏感性优于 CA 的测定。血浆游离 MNs 或尿分馏的 MNs 升高在正常值上限 4 倍以上，诊断嗜铬细胞瘤的可能性近 100%。

（3）定位检查：薄层螺旋 CT 上腹部平扫 + 增强为首选检查，可以发现直径 0.5cm 以上的肾上腺肿块，能够充分反映肿瘤的形态特征及其与周围器官、组织的解剖关系。APA 多呈低密度或等密度，强化不明显，CT 值低于分泌皮质醇的腺瘤和嗜铬细胞瘤。

MRI 的敏感性与 CT 相仿，且无电离辐射和造影剂过敏之虑。MRI 可提示肿瘤细胞内脂肪成分是否存在，有利于良性腺瘤的诊断。肾上腺皮质腺癌一般直径较大，密度不均，有坏死、出血和钙化，静脉增强剂清除延迟或不完全，在 MRI 的 T_2 加权像上表现为高信号。

嗜铬细胞瘤血供丰富，T_1WI 低信号、T_2WI 高信号、反向序列信号无衰减为其特点。对怀疑嗜铬细胞瘤者，可选择功能影像学定位，有利于确诊和鉴别诊断。[131]I-MIBG 核素成像检查对于异位、双侧或静止型嗜铬细胞瘤的诊断具有较大的参考价值。[18]F-DA-PET 诊断嗜铬细胞瘤的敏感性和特异性可达 100%。

2. 纠正代谢紊乱，控制血压，防治感染 功能性肾上腺肿瘤常存在不同程度的内分泌和代谢紊乱，继而引起全身性病理生理改变的相应表现，故在术前必须予以纠正或控制，以降低手术风险，保障患者安全。

（1）原发性醛固酮增多症：术前控制高血压，纠正低钾血症和碱中毒等，待血压和血钾正常、无低血钾性心电图的表现时再手术。肾功能正常者，推荐应用螺内酯（安体舒通）做术前准备，剂量 100~240mg/d，分 2~4 次口服，最多可达 400mg/d。如果低血钾严重，可口服氯化钾缓释片 4~6g/d，分 3 次服用，同时静脉补钾。一般术前准备 2~4 周，在此期间，注意监测患者血压和血钾的变化。肾功能不全者，螺内酯剂量酌减，以防止高血钾的发生。高血压控制效果不满意者，可加用其他降压药物如钙通道阻滞剂等。

（2）肾上腺嗜铬细胞瘤：术前药物准备的目标是阻断过量 CA 的作用，维持正常血压、心率、心律，改善心脏和其他脏器的功能；纠正有效血容量不足；防止手术、麻醉诱发 CA 的大量释放所导致的血压剧烈波动，减少急性心力衰竭、肺水肿等严重并发症的发生。

术前控制高血压最常用的是长效非选择性 α 受体阻滞剂，如酚苄明初始剂量 10~20mg/d，据血压调整剂量，每 2~3 日递增 10~20mg，发作性症状控制、血压正常或略低、直立性低血压或鼻塞出现等提示药物剂量恰当，一般每日 30~60mg 或 1mg/kg 已够，不超过 2mg/kg，以避免严重副作用的发生。也可选用 α_1 受体阻滞剂如哌唑嗪（2~5mg/d，每日 2~3 次）、特拉唑嗪（2~5mg/d）、多沙唑嗪（2~16mg/d）等。服药期间的饮食要增加含盐液体的摄入，以减少直立性高血压的发生，并助于扩充血容量。

钙通道阻滞剂如硝苯地平控释片或氨氯地平片等，在以下 3 种情况下可联合或替代 α 受体阻滞剂：①单用 α 受体阻滞剂血压控制不满意者，联合应用能够提高疗效，并减少单药剂量。②患者不能耐受 α 受体阻滞剂的严重不良反应。③血压正常或仅间歇升高，替代 α 受体阻滞剂以免引起低血压或直立性低血压。高血压危象的处理推荐使用硝普钠、酚妥拉明或尼卡地平静脉泵入。

对于 CA 或 α 受体阻滞剂介导的心动过速（> 100~120 次 / 分），或室上性心律失常等需加用 β 受体阻滞剂，使心率控制在 90 次 / 分以下。β 受体阻滞剂必须在 α 受体阻滞剂使用 2~3d 后再开始应用，避免单用，以防止诱发高血压危象、心肌梗死、肺水肿等致命的并发症。推荐的 β 受体阻滞剂包括阿替洛尔、美托洛尔等药物。如伴有儿茶酚胺心肌病，可同时应用营养心肌药物，并适度延长术前准备时间。

术前药物准备时间 10~14d，发作频繁者需延长至 4~6 周，术日继续服用。以下几点提示药物准备充分：①血压稳定在（110~130）/（70~90）mmHg，心率 70~90 次 / 分。②无阵发性血压升高、心悸、多汗等现象。③体重呈增加趋势，血细胞比容 < 45%。④轻度鼻塞，四肢末端触摸有温暖感，指、趾甲床红润等表明微循环灌注良好。

术前 3d 开始静脉补液 1500~2000mL/d（晶体液和胶体液的比例约为 2∶1），充分扩容可望避免或减轻术中血压波动，并预防在肿瘤摘除术后因血容量不足而发生顽固性低血压甚至低血容量性休克。术前麻醉用药禁用阿托品，以免因迷走神经受抑制而诱发心律失常。

（3）皮质醇增多症：术前尽可能将血压控制在正常范围，并控制血糖在 8mmol/L 以下，纠正电解质和酸碱平衡紊乱，改善心功能，补充优质蛋白质和多种维生素，积极治疗体内的感染病灶，并注意对少数合并精神心理障碍患者的心理疏导等。皮质醇增多症患者的免疫功能差，患者的抗感染能力常下降，尤其是因全麻插管、导尿管和术区引流管留置等易感因素的存在，需要在围手术期常规预防性应用抗感染药物，可分别于术前 1h、术中、术后 24h 内静脉滴注广谱抗菌药物。常规胃肠道准备，留置胃管可避免术中胃肠胀气而妨碍操作，这在左侧手术时尤其重要。

皮质激素的补充治疗目前尚无统一方案，不同医疗单位在用药习惯和经验方面亦存在差异。围手术期糖皮质激素的补充方案举例如下：术前晚、术晨分别予以泼尼松龙 50mg 肌内注射，术中静脉滴注起效快速的氢化可的松 100~200mg，术后当日再静脉滴注氢化可的松 100~200mg，以防止肾上腺皮质危象的发生。

五、手术入路选择

1. 经腹腔入路 经腹腔入路套管置入的穿刺位点选择范围大，解剖标志多，手术操作空间大，视野开阔，能充分暴露肾上腺手术区域，同时探查腹腔有无其他病变。RALA 多用于肾上腺肿瘤体积较大或者病变较复杂的情况，因此经腹腔入路是最常用的手术途径。借助于机器人手术系统高清晰放大和操作精细的优势，RALA 术中可以较容易地分离、暴露肾上腺中央静脉以及肿瘤的供应血管，有利于大体积肾上腺肿瘤的切除，且可同期处理双侧肾上腺病变。腹腔入路术式的主要缺点是手术过程中对肠管等脏器的分离操作,术后潜在发生肠麻痹、肠梗阻和腹腔感染等并发症的风险。

2. 经腹膜后入路 经腹膜后入路能快速地进入手术视野,受腹腔脏器的干扰较小,由于不需进行结肠和肝、脾等的游离,脏器副损伤的发生率低,且术后渗血、渗液易于局限,胃肠道功能恢复较快,最大限度地避免了肠麻痹和粘连性肠梗阻等并发症的发生。此外,该入路对曾有腹部大手术史患者的肾上腺肿瘤切除有一定优势。腹膜后入路 RALA 的主要缺点是操作空间相对狭小,解剖标志较少,术中机械臂容易碰撞而影响操作,且不方便于第 3 臂的安装。

六、术后处理

1. 一般处理 患者术后入外科 ICU 持续监护 24~48h,监测心电图和生命体征,记录出入水量。根据患者病情,合理应用抗菌药物,预防腹腔、呼吸道、泌尿道或切口等部位的感染。术后第 2 日可拔除胃管和导尿管,待肛门排气排便或听诊肠鸣音恢复后进流质饮食,并逐步恢复至正常饮食。术后 24~48h 无明显腹腔引流液和术区积液时,可拔除腹腔引流管。

2. 原发性醛固酮增多症 术后第 1 日即停止应用钾盐和螺内酯等补钾、保钾药物,静脉补液应包含有适量的生理盐水。术后最初几周建议进食含钠盐丰富的食物,以免在患侧肾上腺及肿瘤切除以后,因对侧肾上腺长期抑制、醛固酮分泌不足而导致高血钾。及时复查血钾,短期内可复查血浆肾素活性和醛固酮,了解早期生化变化。如有持续性低醛固酮血症的表现,可采用盐皮质激素替代疗法(氟氢可的松)。在比较罕见的情况下,术后需要补充糖皮质激素。如遇血压波动,可据实调整降压药物。

出院后第 1 次随访在术后 4~6 周,评估患者有无手术相关的并发症,测量血压,复查血清电解质、肝肾功能,内分泌学检查包括血、尿醛固酮及血浆肾素活性水平等。术后 3~6 个月行肾上腺 CT 检查,了解对侧肾上腺和(或)患侧残留腺体的情况,此后每 6 个月 1 次,连续 2 年以上。

3. 嗜铬细胞瘤 严密监测动脉血压和中心静脉压,维持血压在 130/80mmHg 左右,及时处置可能出现的心血管和(或)代谢相关并发症。术后高血压、低血压、低血糖较常见,常规应用晶、胶体溶液扩容,适量补充 5% 葡萄糖注射液,及时复查血糖,维持能量正平衡。

嗜铬细胞瘤切除以后存在低血压的危险,所以要避免过频的体位变动。血压持续性偏低提示血容量不足,可补液扩容,必要时成分输血。对升压效果不满意者,可应用去甲肾上腺素和(或)多巴胺静脉滴注,直至血压稳定于正常水平。对嗜铬细胞瘤切除术后伴随血压异常升高者,应警惕存在多发病灶或异位嗜铬细胞瘤的可能性,可口服降压药物如硝苯地平片等,严重者可给予硝普钠泵入。术后心率过快者应寻找原因,排除迟发性大出血等并发症后,必要时口服美托洛尔等减慢心率。

术后随访内容包括临床症状(如高血压)、生化指标(如血浆游离 MNs、24h 尿 CA 和分馏的 MNs)、CT 扫描等,了解肿瘤有无残留、复发或转移等。散发病例行肾上腺嗜铬细胞瘤切除者每年 1 次,至少连续 10 年。高危群体则需要终生随访。

4. 皮质醇增多症 皮质腺瘤术后按计划补充糖皮质激素,谨防急性肾上腺功能不全的发生,同时还要及时复查血清电解质和血糖等。皮质激素补充方案举例:术中给予氢化可的松 200mg 静脉滴注,术日给予泼尼松龙 50mg、6h 一次肌内注射,术后第 1 日和第 2 日给予泼尼松龙 50mg、8h

一次肌内注射，术后第 3 日和第 4 日给予泼尼松龙 50mg、12h 一次肌内注射，术后第 5 日改为泼尼松片 5mg、上午 8 时和下午 4 时各一次口服。随访期间注意观察是否有肾上腺皮质功能不全的症状，如食欲差、恶心、心率快、神情淡漠、疲乏、嗜睡等，监测血浆皮质醇和 ACTH，适时调整皮质激素的补充剂量。在证实肾上腺皮质分泌功能恢复正常以后方可减药、停药，一般需 3 ~ 6 个月。对于肾上腺皮质功能长时间不能恢复者，可以应用 ACTH 以促进对侧萎缩的肾上腺皮质生长，时间较长者将于术后 2 ~ 3 年恢复。

肾上腺皮质危象的识别和处理：当患者术后出现厌食、腹胀、恶心、呕吐、精神不振、嗜睡、肌肉僵痛、腹泻、血压下降和体温上升等表现，生化检验提示低血钠、低血糖等征象，首先考虑肾上腺皮质危象的发生，病情危重者可能导致死亡。肾上腺皮质危象一经诊断，应在治疗上加大皮质激素的补充剂量，在危象发生后的 1~2h，快速静脉滴注氢化可的松 100~200mg，最初的 5~6h 内累计用量 500~ 600mg，第 2~3 日给予氢化可的松 300mg/d。同步实施其他急救手段，如充分补液，应用血管活性药物纠正低血压，维持电解质和酸碱平衡等。根据患者的症状变化，逐渐减少糖皮质激素用量，直至危象解除。

CS 术后随访内容包括临床表现、生化指标（血常规、血糖、电解质、血脂等）、肾上腺相关激素水平和功能试验（ACTH、午夜血浆或唾液皮质醇、24h-UFC 等）、肾上腺 CT/MRI 扫描等。推荐术后 10~14d 复查血尿生化及激素指标（激素替代治疗者需停药 24h），术后 2 周内血浆皮质醇低于 50nmol/L 可能是 CS 缓解的最佳指标。术后每 3 个月检查激素水平，并结合临床症状判断下丘脑 – 垂体 – 肾上腺轴的分泌功能恢复情况，决定需要补充的糖皮质激素剂量及是否停用。激素替代常在 6 个月以上，以后每 6~12 个月复查 1 次，持续 5 年以上。

5. 肾上腺恶性肿瘤　术后检查包括肾上腺超声、CT 或 MRI，胸部 CT，激素分泌异常的检测等。对临床分期为 Ⅰ ~ Ⅲ 期的肾上腺皮质癌患者，若肿瘤完整切除，术后 2 年内每 3 个月复查 1 次，2 年后每半年复查 1 次。对于未能完整切除肿瘤的 Ⅰ ~ Ⅲ 期及 Ⅳ 期患者，术后 2 年内每 2 个月复查 1 次，2 年后根据肿瘤进展情况决定随访时限，建议不低于 10 年。经慎重选择的肾上腺转移瘤，切除术后无病中位生存期为 2~3 年，肾上腺皮质癌 5 年生存率不足 50%。

（任选义，张雪培，周芳坚）

【主编按】机器人辅助腹腔镜肾上腺切除术（RALA）尤其适用于巨大肾上腺肿瘤、嗜铬细胞瘤、大血管旁的异位副神经节瘤以及其他与血管关系密切的腹膜后肿瘤等的手术切除，具有传统手术难以比拟的优势。肾上腺肿瘤术前准备的目的是维持患者围手术期血压等生命体征平稳，对于皮质腺瘤、功能性肾上腺皮质癌或双侧巨大肾上腺肿瘤的切除，还应重视糖皮质激素的补充，预防肾上腺皮质危象的发生。

第三节　机器人辅助腹腔镜肾上腺肿瘤切除术

一、麻醉与体位

　　静吸复合气管插管全身麻醉，健侧 70°～90° 斜卧位，腰部对准腰桥但不升高，备中转开放手术使用。健侧下肢屈曲，患侧下肢伸直，两腿间隔以长软枕。于骶尾部和肩胛部垫软枕后用支架托起，肢体易受压和关节着力部位垫软垫隔离。建立 2 条以上静脉输液管道。对功能性肾上腺肿瘤患者术前中心静脉置管，对嗜铬细胞瘤患者常规监测桡动脉压。

二、机器人辅助腹腔入路腹腔镜左侧肾上腺肿瘤切除术

　　1.气腹的建立、穿刺套管分布以及机器人操作系统的对接　参见本书第一章第二节"经腹腔入路上尿路手术机器人辅助腹腔镜操作通道的建立"部分的相关内容。

　　2.手术步骤

　　（1）显露左肾上腺及肿瘤的腹侧面：用单极剪离断大网膜或肠管与侧腹壁的粘连带，在 Toldt线和降结肠之间切开侧腹膜，切口上至脾脏下缘，下达髂窝水平。沿脾下缘向内侧延长腹膜切口，离断脾肾韧带和脾结肠韧带，向脾脏外侧延长腹膜切口至膈肌下方，切断脾膈韧带，游离脾脏下方的连接组织使之靠重力作用倒向右上方。钝加锐性分离 Gerota 筋膜前层和结肠融合筋膜之间的相对无血管间隙，将降结肠及其系膜向内侧推移。降结肠后间隙显露过程见图 2-3-1~图2-3-4。

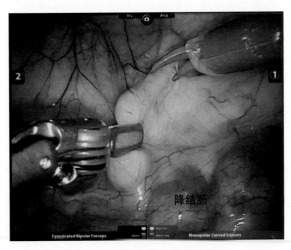

图 2-3-1　切开降结肠外侧腹膜

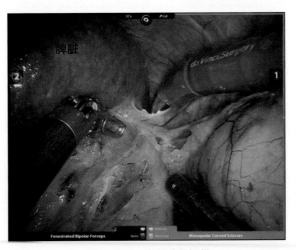

图 2-3-2　离断脾肾韧带

　　游离肾上腺及肿瘤的腹侧面：向内侧钝加锐性分离 Gerota 筋膜前层与胰腺融合筋膜之间的无血管间隙，使胰腺体尾部倒向腹侧中线，进一步向下分离左肾中部内侧 Gerota 筋膜与结肠融合筋膜之间隙，显露肾门区域，见图 2-3-5~图 2-3-8。

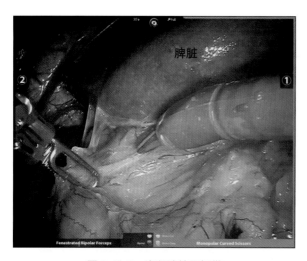

图 2-3-3　离断脾结肠韧带

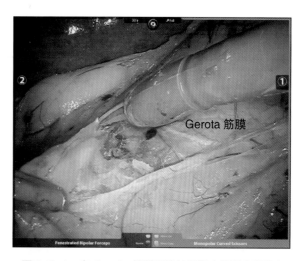

图 2-3-4　在 Gerota 筋膜和降结肠融合筋膜之间分离

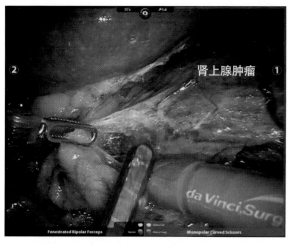

图 2-3-5　显露肾上腺肿瘤上极

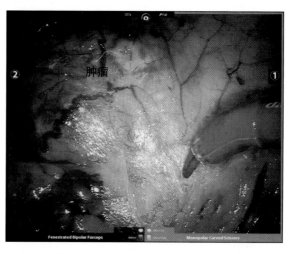

图 2-3-6　显露肾上腺肿瘤下极

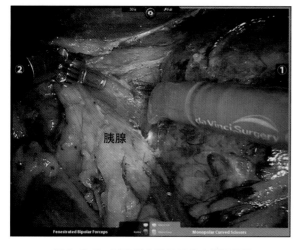

图 2-3-7　游离肾上腺肿瘤的内侧面间隙

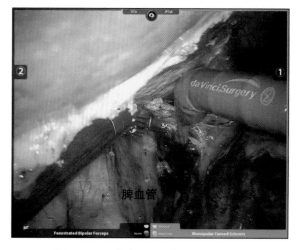

图 2-3-8　游离肾上腺肿瘤的上极间隙

（2）处理肾上腺中央静脉：切开左肾中上部内侧的 Gerota 筋膜前层，在左肾上腺及肿瘤的内下方识别左肾静脉（腔镜下呈淡蓝色外观），体积较大的肿瘤可压迫肾静脉使之下移。在左肾静脉和肾上腺肿瘤之间仔细游离，显露汇入肾静脉上缘的肾上腺中央静脉，小心分离出其主干长约 1.0cm。Hem-o-lok 血管夹双重夹闭中央静脉后居中剪断（图 2-3-9、图 2-3-10）。同时离断可能存在的汇入左肾静脉的肾上腺及肿瘤变异血管（图 2-3-11、图 2-3-12）。

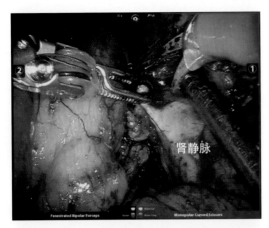

图 2-3-9　分离肾上腺中央静脉

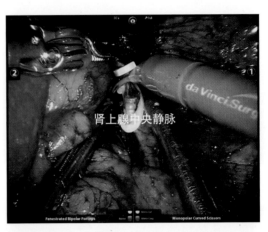

图 2-3-10　夹闭、离断肾上腺中央静脉

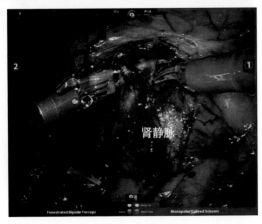

图 2-3-11　游离增粗的肿瘤静脉

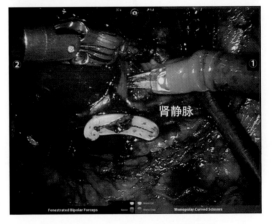

图 2-3-12　游离变异的肿瘤静脉

（3）游离并切除肾上腺及肿瘤：提起肾上腺中央静脉残端向深处游离，于 5 点附近找到肾上腺下动脉并夹闭切断。在 3~5 点处游离肾上极包膜与肾上腺及肿瘤之间隙，继续向深处分离至膈肌筋膜层面。上提腺体和瘤体最低位，向外上方牵引其重心移动，在 5~7 点处钝加锐性分离肾上腺及肿瘤内下缘的连接组织，钳夹、离断肾上腺中动脉及附近的束状纤维。顺时针方向在包膜外游离肾上腺及肿瘤的内上缘，使肿瘤与胰腺和脾脏血管进一步分开。以 3 号臂无创抓钳或由助手向上提起肾上腺和瘤体，沿着膈肌腰部筋膜表面分离，游离肾上腺及肿瘤的基底部，此处供应血管较多，可以分束夹闭后依次离断。顺时针分离肾上腺肿瘤上极与脾脏下缘之间隙，夹闭、离断肾上腺上动脉、膈下静脉及束状纤维组织，最后离断肾上腺肿瘤外侧与腹壁之间的连接，整块切除肾上腺及肿瘤。时针法左肾上腺肿瘤切除过程见图 2-3-13~ 图 2-3-18。

当肿瘤体积不大时，肾上腺动脉分支在包膜处呈"梳齿状"分布，腺体边缘无大的血管。在控制肾上腺中央静脉后可钳夹、上提其残端以牵引瘤体，以肾上腺和肿瘤自身为标志，沿其两侧边缘和底部锐性切割。牵引肾上腺及肿瘤的重心摆动，当其移向一侧时，用电剪刀在其对侧切割，反之

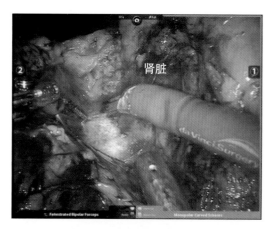

图 2-3-13　游离肿瘤外缘与肾上极之间隙

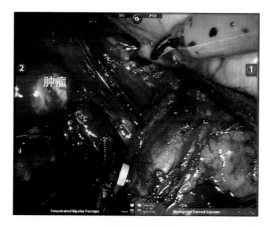

图 2-3-14　游离肿瘤外缘 3~5 点位置

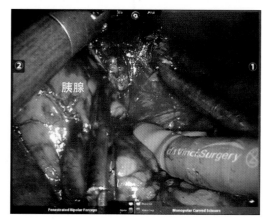

图 2-3-15　游离肿瘤内侧 5~7 点位置

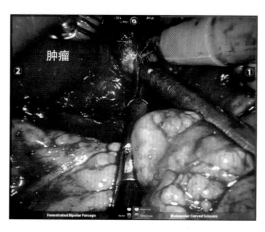

图 2-3-16　游离肿瘤下缘及底部

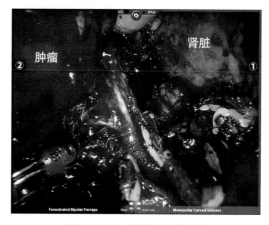

图 2-3-17　游离肿瘤基底部

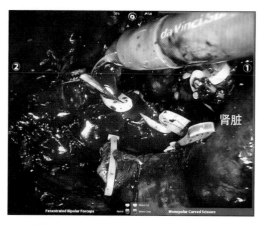

图 2-3-18　夹闭、离断肿瘤基底部血供

亦然。随着切割进度，肾上腺及瘤体升高，继续沿其重心走向的对侧、靠近腺体和瘤体边缘切割。对于包含血管的束状组织，可施放 Hem-o-lok 血管夹夹闭切断，逐渐扩大切除范围，直至整体移除标本。

　　若拟保留部分肾上腺组织，可充分利用机器人手术系统的高清晰放大功能，仔细识别肿瘤的边界，在肿瘤与正常组织之间以大号 Hem-o-lok 血管夹分次夹闭后剪断，切除肾上腺肿瘤并保留一部分肾上腺组织。

（4）创面止血，取出标本：降低气腹压力至5mmHg，检查肾上腺肿瘤切除后的创面，以双极钳电凝或Hem-o-lok血管夹彻底止血，必要时用止血材料覆盖创面（图2-3-19、图2-3-20）。将肾上腺及肿瘤装入合适型号的标本袋，经扩大的肋缘下切口取出。放置腹腔引流管于脾脏下缘，从侧腹壁引出固定。逐一缝合腹壁切口。

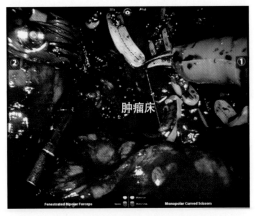

图2-3-19　肿瘤切除后创面止血

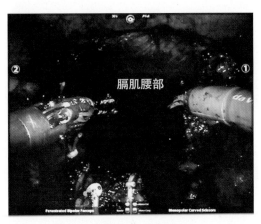

图2-3-20　移除肿瘤后创面

三、机器人辅助腹腔入路腹腔镜右侧肾上腺肿瘤切除术

1. 气腹的建立、穿刺套管分布以及机器人操作系统的对接　参见本书第一章第二节"经腹腔入路上尿路手术机器人辅助腹腔镜操作通道的建立"部分的相关内容。

2. 手术步骤

（1）显露右肾上腺及肿瘤的腹侧面：锐性分离大网膜与侧腹壁的粘连带，切开肝镰状韧带和三角韧带，经剑突下套管孔置入钝头器械向上挑起肝右叶，显露肝下缘、下腔静脉右侧缘和右肾上极之间的区域。沿肝下缘切开后腹膜，向内延伸腹膜切口至下腔静脉右侧折而向下。锐性分离Gerota筋膜前层和结肠融合筋膜之间的少血管间隙，使结肠坠向内侧。沿Gerota筋膜继续向内侧分离，使十二指肠降部下移越过下腔静脉前壁，显露肾上腺及肿瘤的腹侧面。肿瘤腹侧面的游离过程见图2-3-21~图2-3-24。

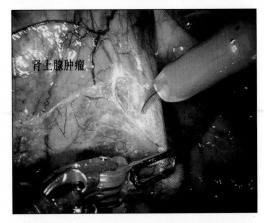

图2-3-21　切开肾上腺肿瘤表面腹膜层

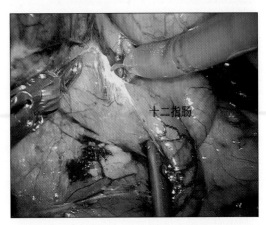

图2-3-22　将十二指肠降部推向内侧

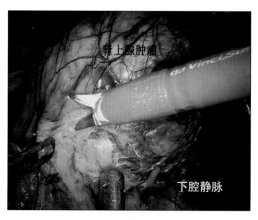

图 2-3-23　游离肾上腺肿瘤的内下角

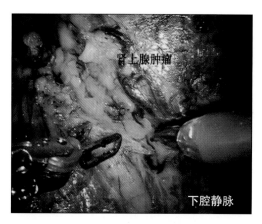

图 2-3-24　充分显露肾上腺肿瘤的腹侧面

（2）游离肾上腺肿瘤并处理肾上腺中央静脉：上挑肝脏，切开"肾上腺三角"区域的 Gerota 筋膜前层，分离肾上腺及肿瘤下缘的最低位，于 7 点附近游离出肾上腺下动脉并切断（图 2-3-25、图 2-3-26）。然后在 7~9 点处分离右肾上极包膜和肾上腺及肿瘤之间的腔隙，并向深处游离显露膈肌筋膜。向上提起肾上腺及肿瘤的最低位，沿下腔静脉右缘钝加锐性分离，处理遇到的肾上腺中动脉及束状纤维组织（图 2-3-27）。向外上方牵引腺体和瘤体，逆时针方向游离、切断肾上腺及肿瘤的内侧缘连接（图 2-3-28）。分离出汇入下腔静脉右后壁的肾上腺中央静脉，以 Hem-o-lok 血管夹双重夹闭并居中剪断（图 2-3-29、图 2-3-30）。

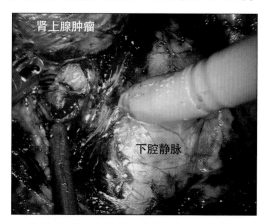

图 2-3-25　游离肾上腺肿瘤内下角最低位

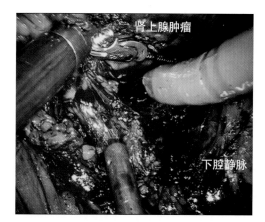

图 2-3-26　游离肾上腺下动脉

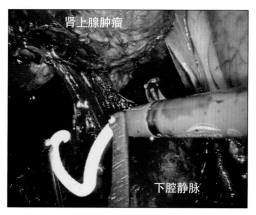

图 2-3-27　游离、夹闭肾上腺中动脉

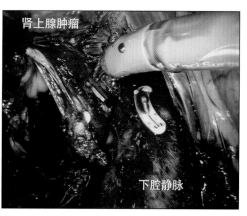

图 2-3-28　逆时针方向分离肾上腺肿瘤

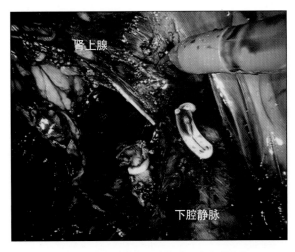
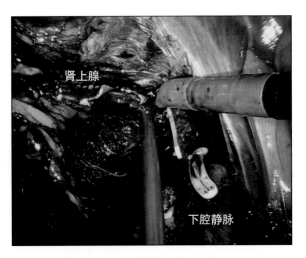

图 2-3-29　游离、夹闭肾上腺中央静脉 图 2-3-30　离断肾上腺中央静脉

（3）切除肾上腺肿瘤：向外上方抬起肾上腺及肿瘤，沿膈肌腰部的筋膜表面游离肿瘤的背侧面，束状夹闭、离断发往肾上腺及肿瘤基底部的动静脉血管。向外下方牵拉肾上腺中央静脉残端，逆时针分离肾上腺及肿瘤上缘与肝脏之间的连接组织，处理遇到的肾上腺上动脉和膈下静脉（图 2-3-31、图 2-3-32）。最后游离肿瘤外侧缘并离断肾上腺与侧腹壁之间的连接组织，完整切除右侧肾上腺及肿瘤。

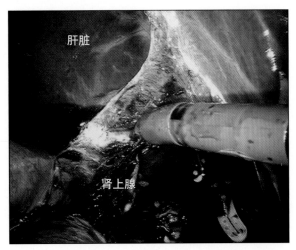
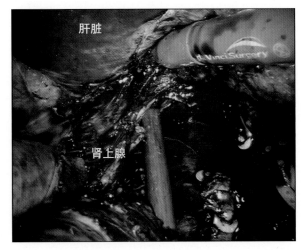

图 2-3-31　逆时针游离肾上腺上缘连接 图 2-3-32　游离肾上腺上动脉

拟行肾上腺部分切除者，可仔细识别肿瘤和正常肾上腺之间的界限并充分游离，以 Hem-o-lok 血管夹分次夹闭后剪断，切除肿瘤并保留一部分正常的肾上腺组织。

（4）检查创面，取出标本：降低气腹压力至 5mmHg，检查肾上腺切除后的创面以及肝下缘、下腔静脉右侧后壁等处的分离面，应用双极钳电凝等彻底止血（图 2-3-33、图 2-3-34）。将肾上腺及其肿瘤装入标本袋（图 2-3-35、图 2-3-36）。经延长的肋缘下套管切口取出标本，放置腹腔引流管，缝合各个腹壁切口。

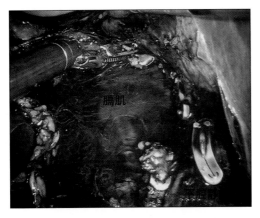

图 2-3-33　肝下缘创面止血

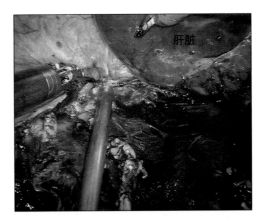

图 2-3-34　肾上腺肿瘤床止血

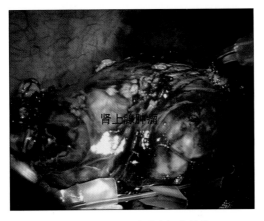

图 2-3-35　肾上腺肿瘤标本装袋

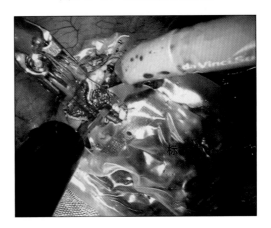

图 2-3-36　收紧标本袋

四、技术要点

（1）套管置入及机械臂连接等操作步骤，要由具有较丰富腹腔镜手术经验并经过培训已获取机器人手术主刀或助手资格的医生完成，以缩短手术准备时间，减少穿刺相关并发症。

（2）安放 1 号和 2 号机械臂的套管时，套管孔与镜头孔之间的距离为 8~10cm。1、2 号臂套管和镜头套管间的夹角为 100°~120°，使机械臂获得充分的活动空间，避免操作时互相干扰。助手辅助孔套管距离镜头孔和机械臂的距离在 6cm 以上，以避免器械间的碰撞。

（3）一般手术技巧：

1）肾上腺质地很脆，术中应避免直接钳夹，防止撕裂组织而出血。肾上腺的前面、后面和外侧缘为相对无血管区，可以快速游离。肾上腺的内侧缘及其上、下极区域走行的血管较多，术中应小心分离。交替应用 1 号臂电剪和 2 号臂分离钳钝加锐性分离，双极钳电凝可减少创面出血。

2）右肾上腺肿瘤切除时，肾上腺中央静脉的处理很关键。右肾上腺中央静脉直接注入下腔静脉的右后壁，其长度常不足 1cm，在分离和结扎时容易撕裂，引起大出血。术中首先清晰显露下腔静脉，再沿其右缘向上寻找到肾上腺中央静脉，然后轻柔分离，具体操作时可向外侧轻牵肾上腺，并由助手向内侧轻柔地挡开下腔静脉壁，扩大腺体和下腔静脉之间的缝隙，避免因张力过大而撕裂血管壁。当遇到创面出血视野不清时，切忌盲目钳夹或滥用电凝止血，以免误伤下腔静脉。有些患者的右肾上腺中央静脉极短，特别是当肿瘤位于肾上腺的内上侧区域时，由于瘤体的挤压更不易暴露血管干，若无法施放 2 枚 Hem-o-lok 血管夹，可在近下腔静脉一侧施放 1 枚，应用双极钳靠近肾上腺的一侧充分电凝后剪断之。如果术中处理肾上腺中央静脉很困难，则可先分离肾上腺肿瘤的基底部并阻断其滋养血管，其后向外上方牵拉瘤体以增加暴露，再处理中央静脉。

3）左肾上腺切除时，先将脾脏向上内侧翻转，这是暴露肾上腺及肿瘤的重要步骤。在游离脾脏外上方的腹膜时，应防止损伤膈肌及胸膜。避免直接钳夹胰腺，一般采用钝性分离的方法将其推向内侧，同时应注意避开通过胰腺体、尾部上缘的脾动、静脉，以免损伤后造成难以控制的大出血。在游离肾上腺和肿瘤之前，可优先显露肾门结构，特别是要保护好肾静脉，防止误伤。左肾上腺中央静脉较长，可用 Hem-o-lok 血管夹夹闭后剪断，近端保留 1~2 个血管夹。

4）禁忌应用尖头器械牵开肝脏、脾脏、胰脏及肾脏等实质性脏器，以减少损伤和出血的发生率。对于实质脏器的损伤性出血，应用双极钳电凝多可止血，必要时填塞明胶海绵等材料压迫止血。

（4）施行机器人辅助腹腔镜嗜铬细胞瘤切除术以前，除了一般的术前准备，还必须纠正因大量儿茶酚胺释放入血造成的高血压和低血容量状态。手术开始前建立 3~4 条静脉通道，包括中心静脉置管，并备好去甲肾上腺素、多巴胺、硝普钠、酚妥拉明等血管活性药物和其他抢救药物及器械。常规行桡动脉穿刺监测动脉血压，麻醉医生与手术医生密切配合，在肿瘤切除以前应避免血压的急剧上升，必要时应用硝普钠降压。当即将阻断肿瘤的主要引流静脉时，要快速补充血容量，以免血压过度下降，酌情使用血管收缩药物。

（5）控制肾上腺中央静脉是肾上腺手术中最关键的步骤。左肾上腺肿瘤手术在显露肾静脉后，在其上缘适度游离即可显露中央静脉。右肾上腺中央静脉在肝下较高的位置注入下腔静脉右后壁，在受到大体积肿瘤的挤压时不易游离和显露，血管的离断也有一定困难。RALA 术中要充分利用机械臂操作灵活的特点，轻柔、准确地解剖出肾上腺中央静脉。右侧中央静脉撕裂引起的大出血是中转开放手术的常见原因，因此除了备好机器人专用持针器和血管缝线之外，在手术间还应常规准备开放器械。

（6）腹腔入路 RALA 的操作空间大，辅助套管的安放有利于助手合理地牵开组织以显露术野，这尤其利于大体积肾上腺肿瘤的安全切除。此外，术者的经验同样重要。严格程序化操作，准确识别器官和组织间的无血管平面，可减少出血，并避免脏器副损伤等的发生。

五、常见并发症防治

和 LA 类似，RALA 的围手术期并发症主要包括三大类：第一类发生在气腹建立阶段，主要为穿刺并发症，发生率为 0.04%~0.50%，包括皮下、腹膜外气肿和高碳酸血症等。第二类发生在术中，主要为腹腔内血管、胃肠道等消化系统器官的损伤，其他如尿路损伤等。第三类发生在术后，约占 50%，包括切口疼痛、感染、腹股沟或腹壁疝、继发性出血及血肿形成等。

1. 穿刺相关并发症 在气腹制备和第一个套管放置过程中，可能损伤腹壁血管、腹部中线大血管和腹腔内脏器如肝、脾、胰腺、肠管等。

（1）腹壁小静脉损伤出血通过套管压迫多可自止；腹壁动脉损伤的出血较严重，可通过邻近套管内的双极钳电凝止血，必要时扩大切口直视下止血。

（2）腹部大动脉穿刺性损伤出血较凶猛，严重者需开放手术止血并行血管修复术。下腔静脉的损伤可在腔镜直视下缝合修补。

（3）腹腔脏器的穿刺损伤少见且多不严重，重点在于及时发现。实质脏器损伤可用双极钳凝闭创面或直视下缝合止血，大多无需切除脏器或中转开放。肠管损伤多可Ⅰ期缝合，严重的结肠损伤需要Ⅰ期肠造瘘，待 3~6 个月后Ⅱ期手术还纳肠管，恢复肠道连续性。

穿刺相关并发症预防的关键在于按照手术步骤规范化操作。对既往有腹部手术史的患者，建议采用 Hassan 技术直视下置入套管。留置胃管可以减轻空腔脏器的膨胀，并增加术野暴露，减少术中误损伤的发生率。

2. CO_2 气腹相关并发症 包括皮下气肿、气胸、高碳酸血症等，若气腹时间超过 4h，则相关并发症的发生率显著升高。

（1）皮下气肿：大多不影响继续手术，其特征是皮下触诊有捻发音或握雪感，术后可自行消退。

（2）气胸：多发生于胸膜或膈肌损伤的情况下。及时发现后可以在腔镜下缝合修复，必要时留置胸管闭式引流。

（3）高碳酸血症：多由于术中气道压升高所致，可见于既往有慢性阻塞性肺疾病的患者。处理措施包括适度降低气腹压力，及时血气分析，严密观察血流动力学变化，并尽可能在短时间内结束手术或中转开放。

3. 周围脏器损伤 肾上腺的位置隐蔽，毗邻结构复杂，尤其是当肾上腺肿瘤体积巨大，或因肿瘤浸润脏器组织等而引起周围严重粘连的情况下，局部解剖关系紊乱，操作中可能损伤肝、脾、胰腺、肾脏和肠管等。脏器损伤的预防办法是充分利用机器人摄像系统的高清放大作用和机械臂操作灵活的优势，准确识别解剖层次，在不同器官组织之间的相对无血管平面分离，避免直接钳夹肝脏、脾脏和胰腺等实质脏器，并防止肠管的热灼伤等。

（1）肝、脾、胰腺和肾脏等实质脏器损伤：对于轻微损伤，在降低气腹压力后观察，若无活动性出血，可不予特殊处理。活动性创面渗血可利用 2 号臂的双极钳电凝止血，必要时外覆以止血材料或喷洒生物蛋白胶等。严重的脾脏撕裂或贯穿伤导致的活动性出血，可在分离出脾动脉后将其夹闭，再腔镜下缝合创口止血。当肾上腺肿瘤和肝脏的关系密切无法分离时，可切除部分肝脏，残留的创面双极钳电凝止血或缝合修复。严重肾脏损伤可按照肾部分切除术的方法缝合修补，当高度怀疑肾上腺恶性肿瘤且和肾蒂大血管粘连紧密时，可同期切除受累的肾脏，必要时加行区域淋巴结清扫术。

（2）空腔脏器损伤：小肠损伤可以Ⅰ期分层缝合，术后持续胃肠减压和应用抑制胃酸分泌药物，延长禁食时间。结肠损伤一般也可Ⅰ期缝合，但损伤严重者需行Ⅰ期结肠造瘘、Ⅱ期肠管还纳术。空腔脏器损伤如在术中未能及时发现，术后可能出现弥漫性腹膜炎甚至感染性休克等危及生命的情况，需要紧急手术探查。

（3）胰腺损伤：在术中能及时发现的胰腺损伤，可予以Ⅰ期缝合，并于手术结束前将侧腹膜复位缝合，于腹膜后放置引流管充分外引流，这样有望避免可能漏出的胰液进入腹腔而引起严重并发症。术后应用抑制胃酸和胰液分泌的药物，适当延长腹膜后引流管的留置时间，对胰漏严重的患者，引流管需要放置1~2个月或更久。

4. 血管损伤及出血　肾上腺血供丰富，腺体组织脆弱易撕裂。术中血管损伤发生率在0.5%~5% 不等。当遇到因创面出血而视野不清时，可由助手持吸引器清除血液，术者利用腹腔镜的高清晰放大功能找到出血点，2号臂分离钳夹闭破损，随之助手施放Hem-o-lok血管夹。对于小的血管损伤以双极钳电凝止血即可。若创面渗血找不到明显出血点，可用干纱布压迫，数分钟后出血可能自止。

（1）肾上腺中央静脉撕裂伤：见于右肾上腺手术时，可增加气腹压力至18~20mmHg，清除积血并暴露出血部位，准确施放Hem-o-lok血管夹夹闭出血点，或在直视下以5-0无损伤线缝合血管壁。若术者的镜下缝合技术欠佳，或中央静脉损伤严重累及下腔静脉，在腔镜下修补困难，或同时存在其他部位器官的严重损伤，可在快速补液、充分备血的同时，中转开放手术。

（2）肾上腺动脉损伤：肾上腺小动脉的损伤可电外科处理或血管夹闭合。巨大肾上腺肿瘤的供应动脉血管较粗大，需要Hem-o-lok血管夹逐束夹闭。

（3）下腔静脉或肾静脉损伤：可在增加气腹压后直视下缝合止血，当出血多、压迫无效或血管破损严重时，或需中转开放。

（4）脾血管损伤：多见于左侧肾上腺手术。脾静脉损伤可予以缝合修复，脾动脉损伤可以血管夹夹闭，一般不需切除脾脏。

血管损伤性出血的预防办法是在高清放大视野下，利用机械腕多自由度活动的优势，按照解剖层次轻柔分离，对术中遇到的含血管纤维束应施以Hem-o-lok血管夹夹闭，少用电能止血。右肾上腺手术分离中央静脉时要避免过度牵扯，一旦出现腔静脉或肾静脉破口时，不可随意钳夹，以免出现二次损伤而增加处理难度。

5. 膈肌和胸膜损伤　术中对膈肌或胸膜的损伤可及时缝合修补，并放置胸腔闭式引流装置。待术后肺部听诊呼吸音恢复，复查胸部X线平片或CT扫描无明显异常时拔除胸腔引流管。

6. 肠梗阻　术后麻痹性肠梗阻可导致严重腹胀，可予以禁食、胃肠减压和抑酸等综合措施，严密观察腹部体征，监测体温等基本生命指征，复查血常规和电解质等。对于术后3~7d出现的发热、腹膜炎和肠麻痹的表现，要考虑到可能存在术中未发现的肠管损伤，应即刻做腹部超声检查了解有无腹腔积液，必要时行诊断性腹腔穿刺以明确诊断。如高度怀疑肠管损伤，且经保守治疗无好转，腹膜炎体征和（或）感染中毒症状持续加重，应果断剖腹探查寻找病因、处理病灶。

肠梗阻的预防办法还包括术中彻底止血，以减轻术后腹腔积液、积血等因素对肠管的慢性刺激。术后鼓励患者早期下床活动，促进胃肠蠕动功能恢复。肛门排气后，从清流质饮食开始，逐步过渡至正常饮食，切忌生、冷、硬饮食和暴饮暴食。

7. 其他并发症

（1）术后激素相关并发症：多见于库欣综合征术后糖皮质激素补充不足，可能出现低血压、全身无力、纳差和发热等肾上腺皮质功能不全的临床表现。

（2）切口感染：一旦发生伤口感染，要加强换药，局部红外线理疗有一定的疗效。切口感染的预防办法主要是术中防止切口污染，爱护机体组织，按照无菌原则轻柔操作，术后合理应用抗菌药物等。

（3）腹腔感染：多发生在腹腔血肿形成或术后腹腔内积血、渗液引流不畅等情况下，或者腹腔内原先即存在未被控制的感染灶。治疗措施是使用敏感抗菌药物，通畅引流，必要时腹腔穿刺引流或抗生素溶液灌洗治疗。

（4）肺部感染：多见于长期卧床或原有肺部慢性疾病者。术前要教会患者正确咳嗽和咳痰的方法。术后定时翻身叩背，早期下床。一旦发生肺部感染，要请呼吸科医生会诊，给予止咳化痰药物和有效抗菌药物，以避免感染加重或诱发呼吸功能衰竭。

（5）切口疝：一旦发生切口疝，按照相应的外科原则处理，必要时行切口疝修补术。预防措施包括确切地全层关闭腹壁切口，避免死腔残留和组织间积液。

六、技术现状

1. 机器人辅助腹腔镜肾上腺手术入路的选择　Horgan 和 Vanuno 于 2001 年报道了第一例机器人辅助腹腔镜肾上腺肿瘤切除术。经过近 20 年的发展，RALA 手术的安全性得到了确认。随着手术例数的增多和经验的积累，机器人肾上腺手术已在国内外得到推广应用。目前 RALA 手术主要有两种途径，即经腹腔侧入路和经后腹腔侧入路术式。

经腹腔 RALA 的术前准备、患者体位和器械通道放置方式同 TLA 相似。在发表的研究中，多数中心采用侧卧位经腹腔入路，患者身体倾斜 45°~90°，沿患侧肋弓下及腹部放置 4~5 个不同型号的套管，分别置入机器人专用或辅助器械进行操作。经腹腔入路侧卧位时腹腔内脏器移向对侧，解剖标志明显，可以更好地分离、暴露肾上腺区域。由于手术空间大，很好地避开了各个机械臂之间的相互打架，能够安全和快速地切除多种类型的肾上腺肿瘤。

经后腹腔入路 RALA 手术操作不进入腹腔，尤其适用于有腹部手术史者，避免了很多经腹腔手术的潜在并发症，如脏器损伤和术后肠粘连等。缺点是操作空间有限，套管安放的选择余地较小，手术区的暴露难度增加，尤其是对于肥胖和巨大肾上腺肿瘤的患者而言。

2. 机器人辅助腹腔镜保留肾上腺的肾上腺肿瘤切除术　肾上腺部分切除术保留了一部分正常的肾上腺组织，保留下来的这一部分腺体有内分泌功能，有望减少患者术后补充皮质激素的剂量，有助于保证术后生活质量，甚至免除终生激素替代。但是，RALA 保留肾上腺的肾上腺肿瘤切除手术存在遗漏肿瘤的可能性，微小瘤灶术后继续生长，仍然会出现内分泌功能紊乱。因此，术前要详细阅读影像学资料，术中利用机器人手术系统的高清放大功能，仔细甄查肿瘤和肾上腺组织之间的界限，以免因肿瘤切除不完全而导致术后症状缓解不明显或复发。对于恶性肿瘤，鉴于保留肾上腺组织的术式有可能导致病变切除不完全，增加了术后癌肿复发的风险，所以建议行根治性切除术。

目前肾上腺部分切除术的指征包括双侧肾上腺良性肿瘤、孤立性肾上腺或者遗传性单侧肾上腺肿瘤，孤立肾上腺的转移癌也是可选择手术指征。对于术前影像学明确诊断为双侧肾上腺肿瘤的患者，应尽可能行肾上腺次全切除术，以防术后发生肾上腺皮质危象。库欣综合征患者由于腺瘤旁组织和对侧肾上腺组织呈萎缩状态，也以选择肾上腺次全切除术为佳。有些学者认为，对于原发性醛固酮增多症和偶发肾上腺瘤，也应该贯彻同样的原则，在情况允许的前提下，尽量保留一部分肾上腺组织，这样将来如果对侧肾上腺发生肿瘤，再选择手术方式时会有较大余地，可避免肾上腺皮质功能不全。

肾上腺自身的体积很小且质地脆弱，血管走行较复杂，既要完整切除肿瘤，又要最大限度地保留正常肾上腺组织，这在普通腹腔镜条件下因受其二维成像及有限放大倍数的限制，处理起来比较困难。机器人辅助系统的三维立体成像和 10~15 倍的放大视野，为准确地找到肿瘤和正常组织之间的界限提供了保障。拥有 7 个自由度且能滤过人手生理抖动的机械腕，保证了手术操作的精细性，RALA 既可完整切割肿瘤，又能最大限度保留正常组织。除了双侧肾上腺肿瘤之外，RALA 还可以用于保留肾上腺皮质的嗜铬细胞瘤手术。对于体积较小或位于周边的单发肿瘤，在病变切除以后，保留的肾上腺皮质切缘可用 Hem-o-lok 血管夹夹闭，或者利用可吸收线缝合残缘，或用双极钳电凝切缘，以避免残留的肾上腺组织出血

3. 机器人辅助腹腔镜嗜铬细胞瘤手术 对怀疑为嗜铬细胞瘤的肾上腺肿瘤，血流动力学稳定是其手术安全性的一个重要评价指标。术前应该充分准备，应用 α 受体阻滞剂扩容 4 周以上。嗜铬细胞瘤手术最危险的并发症是在肿瘤受挤压时释放过多的儿茶酚胺而引起剧烈的血压波动。普通腹腔镜手术受直杆式器械和术者臂展的限制，需要从多个方向变换不同的角度游离肿瘤，难以避免较大幅度的牵拉和推挤，这一方面易损伤肿瘤包膜导致肿瘤内容物外漏，或不慎撕裂肿瘤表面的血管造成活动性出血；另一方面由于增加了对瘤体的刺激，可能导致患者血压和心率大幅度波动，甚至诱发心脑血管意外。此外，较大体积的嗜铬细胞瘤恶性变的机会最多，其包膜破裂后，具有在短期内腹腔肿瘤种植和扩散的潜在风险。RALA 无死角的操作模式可以精细地游离肿瘤，减少创面出血，并保证包膜完整。

经腹腔入路机器人辅助腹腔镜肾上腺嗜铬细胞瘤切除术，可以更好地牵引和暴露手术区域，方便游离并结扎肾上腺中央静脉，减少儿茶酚胺释放入血。机械臂末端的每个关节活动度超过 90°，像人的手指一样灵活。由于在直视下操作，减少了不必要的牵拉动作，瘤体受到的刺激轻，进而降低了儿茶酚胺类物质入血而引起血流动力学剧烈变化的可能性，使手术过程更为平稳。

4. 机器人辅助腹腔镜巨大肾上腺肿瘤手术 应慎重实施巨大肾上腺肿瘤手术，因为肿瘤体积越大，恶性的比例越高，手术难度越大。临床上巨大肾上腺肿瘤的定义为瘤体直径 ≥ 6.0cm。由于肿瘤体积较大，血液供应丰富，且对周围大血管及脏器有不同程度的推挤或压迫，有时粘连较严重。以往多采取开放性手术切除巨大肾上腺肿瘤，但该术式创伤大，出血多，恢复慢。随着腹腔镜技术的发展，有经验的术者报道过直径大于 6cm 肾上腺肿瘤的切除，但受到直式器械操作杆的影响，普通腹腔镜在处理巨大肾上腺肿瘤时存在明显的操作死角，术野显露较困难。普通腹腔镜手术中转开放的常见原因包括肿瘤周围粘连、出血、解剖不清以及术式本身的局限性等。

RALA 的独特优势在于其放大 10~15 倍的三维视野，7 个自由度的机械腕，以及人手抖动的滤过系统，术中视野开阔清晰，在窄小空间内的操作更为灵活和准确。由于巨大肾上腺肿瘤对手术空

间的要求较高,一般经腹腔入路是更合适的选择,实际操作中可以根据手术需要而增加辅助套管和助手。肾上腺肿瘤的直径大于6cm、肿瘤的边缘不规整、CT增强时密度不均匀等因素存在时,均应考虑恶性肿瘤之可能,在手术中要强调无瘤原则和无瘤技术。目前的观点认为,RALA适合于处理直径≥6.0cm的巨大肾上腺肿瘤,特别是可疑肾上腺恶性肿瘤的患者,手术安全性好,术中失血量少,手术时间短,中转开放手术率低。

5. 机器人辅助腹腔镜异位嗜铬细胞瘤(副神经节瘤)切除术 同肾上腺来源的嗜铬细胞瘤相比较,异位嗜铬细胞瘤(副神经节瘤)的位置更加特殊多变,往往与大血管关系密切,且肿瘤分泌的儿茶酚胺类神经递质的量也更多,这些不利因素均使其手术切除的难度增加,术中易出现大出血和(或)血流动力学紊乱。一般而言,异位嗜铬细胞瘤切除术中血压波动次数比较多,持续时间也比较长。与肾上腺嗜铬细胞瘤有较恒定的中央静脉回流不同,副神经节瘤一般没有明显的静脉回流,供应瘤体的动静脉血管走行无规律可循,在术中只有将所有的回流血管结扎以后,血流动力学才会趋于稳定。

RALA在切除异位嗜铬细胞瘤时,对大血管与肿瘤之间窄小腔隙的显示更清晰,术者可以比较轻松地处理管径在1mm以上的所有血管,将肿瘤从血管表面安全地剥离,不必为了避让大血管而导致肿瘤切除不充分,降低切缘阳性的发生率。

6. 肥胖患者的机器人辅助腹腔镜肾上腺肿瘤切除术 肥胖虽不是腹腔镜手术的禁忌证,但超重或肥胖患者的腹部往往蓄积有过多脂肪,这些脂肪组织给术野的暴露增加了难度,并且肥厚的脂肪会增加肿瘤周围的粘连。术中过多地剥离脂肪易导致组织内出血,膨胀的脂肪组织严重干扰术中止血。传统腹腔镜手术的操作器械自由度小,对肥胖患者的肾上腺肿瘤进行分离和止血较为困难,BMI大于30kg/m^{2}是LA转为开放手术的危险因素之一。

肥胖是选择肾上腺手术方式时必须考虑的个体因素,并对手术时间和围手术期并发症的发生等有一定影响。RALA可以较轻松地完成肥胖患者的肾上腺肿瘤切除术。机器人手术系统合理的人体动力学设计使术者的疲劳感较轻,有利于在复杂病变环境下进行较长时间手术,并且系统自带的双极钳的电凝止血功能优于超声刀或普通单极钳电凝,这对于肥胖患者的脂肪内止血尤为重要。

7. RALA的并发症 现有研究表明RALA安全有效,并发症发生率较低,且其并发症的严重程度低于普通腹腔镜手术。Brunaud等报道的100例RALA术中有3例Clavien-Dindo Ⅰ级并发症,包括2例切口感染、1例颜面水肿;7例Ⅱ级并发症,包括3例肺炎、2例尿道感染、1例术后贫血和1例血肿。Nordenström等报道的100例RALA术中,13例患者发生了Ⅱ级并发症。Giulianotti等报道的40例RALA患者中,1例直径6cm嗜铬细胞瘤患者术中发生了肿瘤包膜破裂,另外1例术后腹泻;1例嗜铬细胞瘤患者术后由于心肌梗死死亡。D'Annibale等报道的30例患者中2例发生术中并发症,1例右侧巨大肾上腺肿瘤患者术中肿瘤包膜撕裂,1例左侧嗜铬细胞瘤患者术中发生动脉损伤,另外有3例发生术后并发症,分别是腹腔血肿、肺炎和心肌梗死。

8. RALA的学习曲线 研究表明,机器人手术可以使术者更快地度过学习曲线。RALA较普通腹腔镜手术的手术时间缩短,出血量和围手术期并发症减少。LA的学习曲线通常在20~40例,而经腹腔入路RALA的学习曲线仅相当于LA的一半例数,为10~20例。这一特点对于手术量较小的医疗中心尤为重要。

9. RALA 的手术费用和术后生活质量 机器人辅助肾上腺手术开展的主要限制在于其相对高昂的费用。Brunaud 等发现 RALA 手术费用约为腹腔镜手术费用的 2.3 倍，手术总费用主要受机器人手术数量和系统修理费用的影响，而手术时间对总费用影响不大。术后生活质量方面，对患者术后进行简短调查问卷的结果显示，机器人腹腔镜和普通腹腔镜肾上腺切除术后患者生活质量并无显著差异，其观察指标包括患者的焦虑状态、术后疼痛评分、睡眠质量和睡眠持续时间等。

（陶金，范雅峰，刘建华，李腾飞，任选义，张雪培）

【主编按】肾上腺位置深，紧邻肝、脾、胰腺、下腔静脉、肾静脉等脏器和大血管，解剖关系较复杂。目前，开放性手术多应用于体积巨大、病变复杂或复发性肾上腺肿瘤的外科治疗，腹腔镜下肾上腺肿瘤切除术为治疗中小体积肾上腺肿瘤的"金标准"。机器人腹腔镜肾上腺肿瘤切除术（RALA）适合于直径 ≥ 6.0cm 的肾上腺肿瘤等病变，特别是对可疑肾上腺恶性肿瘤的患者。RALA 很少中转开放手术，但应常规准备开放器械。由于大体积肾上腺肿瘤对手术空间的要求较高，RALA 多经腹腔入路实施，"时针法"肾上腺肿瘤切除术安全可行，术中优先处理肾上腺中央静脉，根据肾上腺的解剖特点，自肿瘤的内下角开始，左侧手术采用"顺时针"方向、右侧"逆时针"方向分离并切除肿瘤。

参考文献

［1］Smith C D，Weber C J，Amerson J R. Laparoscopic adrenalectomy：new gold standard［J］. World J Surg，1999，23（4）：389-396.

［2］Feo C V，Portinari M，Maestroni U，et al.Applicability of laparoscopic approach to the resection of large adrenal tumours：a retrospective cohort study on 200 patients［J］. Surg Endosc，2016，30（8）：3532-3540.

［3］Li Q Y，Li F. Laparoscopic adrenalectomy in pheochromocytoma：retroperitoneal approach versus transperitoneal approach［J］.J Endourol，2010，24（9）：1441-1445.

［4］Bentas W，Wolfram M，Bräutigam R，et al.Laparoscopic transperitoneal adrenalectomy using a remote-controlled robotic surgical system［J］.J Endourol，2002，16（6）：373-376.

［5］Cavallaro G，Polistena A，D'Ermo G，et al. Partial adrenalectomy：when，where，and how? Considerations on technical aspect and indications to surgery［J］. Eur Surg，2012，44（3）：150-154.

［6］Tang K，Li H，Xia D，et al.Robot-assisted versus laparoscopic adrenalectomy：a systematic review and meta- analysis［J］. J Laparoendose Adv Surg Tech A，2015，25（3）：187-195.

［7］Morelli L，Tartaglia D，Bronzoni J，et al. Robotic assisted versus pure laparoscopic surgery of the adrenal glands：a case-control study comparing surgical techniques［J］. Langenbecks Arch Surg，2016，401（7）：999-1006.

［8］Aliyev S，Karabulut K，Agcaoglu O，et al. Robotic versus laparoscopic adrenalectomy for pheochromocytoma［J］. Ann Surg Oncol，2013，20（13）：4190-4194.

［9］何威，夏磊磊，王先进，等.机器人辅助腹腔镜手术治疗复杂肾上腺肿瘤的临床研究［J］.中华泌尿外科杂志，2013，34（9）：645-648.

［10］Conzo G，Musella M，Corcione F，et al. Laparoscopic treatment of pheochromocytomas smaller or larger than 6 cm. A clinical retrospective study on 44 patients. Laparoscopic adrenalectomy for pheochromocytoma［J］. Ann Ital Chir，2013，84（4）：417-422.

［11］Aksoy E，Taskin H E，Aliyev S，et al.Robotic versus laparoscopic adrenalectomy in obese patients［J］. Surg Endosc，2013，27（4）：1233-1236.

［12］Economopoulos K P，Mylonas K S，Stamou A A，et al. Laparoscopic versus robotic adrenalectomy：A comprehensive meta-analysis［J］. Int J Surg，2017，38：95-104.

［13］D'Annibale A，Lucandri G，Monsellato I，et al. Robotic adrenalectomy：technical aspects，early results and learning curve［J］. Int J Med Robot，2012，8（4）：483-490.

［14］Park J H，Kim S Y，Lee C R，et al. Robot-assisted posterior retroperitoneoscopic adrenalectomy using single-port access：technical feasibility and preliminary results［J］. Ann Surg Oncol，2013，20（8）：2741-2745.

［15］Gupta N P，Nayyar R，Singh P，et al.Robot-assitted adrenal-sparing surgery for pheochromocytoma：initial experience［J］. J Endourol，2010，24（6）：981-985.

［16］Boris R S，Gupta G，Linehan W M，et al. Robot-assisted laparoscopic partial adrenalectomy：initial experience［J］. Urology，2011，77（4）：775-780.

［17］时京，艾星，贾卓敏，等．经腹腔途径机器人辅助腹腔镜肾上腺巨大肿瘤切除术临床效果观察（附 31 例报告）［J］.临床泌尿外科杂志，2016，31（8）：682-685.

［18］贾卓敏，艾星，吕香君，等．经后腹腔途径机器人辅助腹腔镜下巨大嗜铬细胞瘤切除术的临床经验总结［J］.临床泌尿外科杂志，2017，32（3）：223-226.

［19］何威，徐兆平，祝宇，等．机器人辅助腹腔镜术治疗压迫大血管的巨大嗜铬细胞瘤和副神经节瘤 6 例报告［J］.临床泌尿外科杂志，2014，29（3）：215-219.

［20］Horgan S，Vanuno D. Robots in laparoscopic surgery［J］. J Laparoendosc Adv Surg Tech A，2001，11（6）：415-419.

［21］Nordenström E，Westerdahl J，Hallgrimsson P，et al. A prospective study of 100 robotically assisted laparoscopic adrenalectomies［J］. J Robot Surg，2011，5（2）：127-131.

［22］Giulianotti P C，Buchs N C，Addeo P，et al. Robot-assisted adrenalectomy：a technical option for the surgeon［J］. Int J Med Robot，2011，7（1）：27-32.

［23］Brunaud L，Ayav A，Zarnegar R，et al. Prospective evaluation of 100 robotic-assisted unilateral adrenalectomies［J］. Surgery，2008，144（6）：995-1001.

［24］Brunaud L，Bresler L，Ayav A，et al. Robotic-assisted adrenalectomy：what advantages compared to lateral transperitoneal laparoscopic adrenalectomy？［J］. Am J Surg，2008，195（4）：433-438.

［25］张雪培，任选义，王声政，等．"重心牵引法"腹腔镜肾上腺及腺瘤切除术［J］.微创泌尿外科杂志，2014，3（5）：286-289.

［26］张雪培，魏金星，张卫星，等．经腹腔入路腹腔镜肾上腺切除术治疗肾上腺肿瘤 371 例报告［J］.癌症，2009，28（7）：730-733.

［27］张雪培．泌尿外科腹腔镜手术图解［M］.郑州：河南科学技术出版社，2014.

第三章

机器人辅助腹腔镜肾脏手术

第一节　肾脏局部解剖

一、肾脏的位置和毗邻

　　肾脏是成对器官，位于腹膜后脊柱两侧，紧贴腹后壁的上部，其周围由肾脂肪囊和 Gerota 筋膜包裹。肾脏长 10~12cm，宽 4.5~6.5cm，厚 3~4cm，每侧肾脏的质量约 120g。左肾上极平第十一胸椎（T_{11}）椎体，下极平第二腰椎（L_2）椎体，其后方有第 11、12 肋斜行跨越。右肾由于肝脏的关系，位置比左肾低 1/2~1 个椎体，其后方有第 12 肋斜跨。肾脏上极的前内侧与肾上腺毗邻。肾脏后面的上 1/3~1/2 与膈肌相邻，膈肌的下缘由内向外移行为内、外侧弓状韧带，肾脏后面下部的 1/2~2/3 邻近腰大肌、腰方肌和腹横肌筋膜。右肾前面的上部隔腹膜（延续为肝肾韧带）与肝脏相邻，中部近肾门处邻近十二指肠降部，下部的前面为结肠右曲（肝曲），右肾的内侧与空肠或回肠以腹膜相隔。左肾上部的外侧隔腹膜（延续为脾肾韧带）与脾脏相邻，左肾前面的中部近肾门处邻近胰尾和脾血管，左肾的外侧为结肠左曲（脾曲），内侧以腹膜与十二指肠空肠曲相隔。肾脏的解剖位置见图 3-1-1。

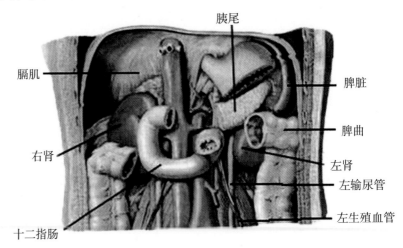

　　膈肌　右肾　十二指肠　胰尾　脾脏　脾曲　左肾　左输尿管　左生殖血管

图 3-1-1　肾脏的解剖位置

二、肾脏的血管

肾动脉起始于肠系膜上动脉根部下方的腹主动脉前壁，右肾动脉走行于下腔静脉的后方和肾静脉的正后、后下或后上方，左肾动脉走行于左肾静脉的正后、后下或后上方。肾动脉在进入肾门前发出肾上腺下动脉和供应肾盂和输尿管上段的动脉分支，其后分为前、后两支进入肾窦。肾动脉前支走行于肾盂和肾静脉之间并再次发出分支供应肾脏的上、中、下段，肾动脉后支走行于肾盂后方，分支供应肾脏后段。肾脏的各级动脉分支之间一般不存在交通支。

肾静脉的各级属支与相应的肾动脉分支伴行。肾静脉属支逐级汇合，形成一至数条静脉干支穿出肾门，多走行于肾动脉主干的前面。肾静脉的各级属支之间存在丰富的交通支或吻合支。右肾静脉主干较短，注入下腔静脉的右侧壁，在其行程中很少见到来自肾外的血管属支汇入。左肾静脉主干较长，多跨过腹主动脉前方，注入下腔静脉的左侧壁，在其行程中多有收集来自于肾外的血管属支，包括肾上腺中央静脉、生殖静脉以及数量不一的腰静脉等。肾脏的动、静脉见图 3-1-2。

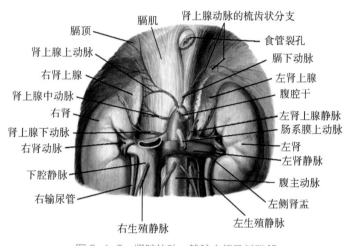

图 3-1-2　肾脏的动、静脉走行及其毗邻

三、Gerota 筋膜及其间隙

Gerota 筋膜前、后层在肾脏上部和外侧缘互相融合，延续为侧锥筋膜，并向外侧与腰肌筋膜相融合。Gerota 筋膜和后腹膜、腰肌筋膜、腹横筋膜等之间分别形成肾旁后间隙、肾旁前间隙、肾周间隙和腰肌前间隙。

1. 肾旁后间隙（posterior pararenal space，PPS） 又称腹膜后间隙，位于 Gerota 筋膜、侧锥筋膜和腹横筋膜之间，亦即经腹膜后入路腹腔镜手术气腹制备过程中，应用气囊扩张所建立的空间。在清除腹膜后脂肪组织后可清晰显露腹膜后间隙的解剖标志。PPS 的内侧（腹侧）为腹膜及其内、外反折，外侧（背侧）为腰肌筋膜及腹横筋膜，上部（头侧）为膈肌，下部（尾侧）为髂窝，底部为 Gerota 筋膜后层和侧锥筋膜。腰大肌被 Gerota 筋膜后层、腰方肌筋膜和腹横筋膜等所覆盖，在 PPS 内尚未显露。

2. 肾旁前间隙（anterior pararenal space，APS） 指位于 Gerota 筋膜前层、侧锥筋膜和后

腹膜之间的潜在腔隙，在后腹腔入路手术时切开侧锥筋膜方可进入肾旁前间隙，胰腺、十二指肠降部和水平部、肝裸区和结肠等均位于该间隙内。APS为一相对无血管腔隙，该层面的组织黏附疏松，血管分布少，易于快速扩张和分离。在Gerota筋膜前层和后腹膜融合筋膜之间充填着数量不等的白色网状纤维，这是腹腔镜手术时的重要解剖标志之一。

3. 肾周间隙（perirenal space，PS） 由Gerota筋膜前层和后层包绕而成。PS内充填数量不等的脂肪组织，亦即肾脂肪囊。肾脏和输尿管中上段等均包裹于肾脂肪囊内。肾上腺周围的脂肪囊组织和肾脂肪囊之间并未发现存在明确的界限。

4. 腰肌前间隙（anterior psoas space） 位于腰大肌、腰方肌筋膜和肾脏背侧的Gerota筋膜后层之间。Gerota筋膜后层在沿腰大肌筋膜表面向内侧深处的走行中，逐渐变薄以至于消失。经腹膜后入路右侧肾脏手术时在腰肌前间隙可以发现下腔静脉，腔镜下呈淡蓝色外观，以此为标志可以进一步分离出右肾动脉和肾静脉。由于气腹的压迫作用，下腔静脉和肾静脉在腔镜下常呈瘪陷状。左侧经腹膜后入路手术时，平肾脏背侧中部沿腰肌前间隙向内侧深处分离，在消瘦的患者可视及肾动脉搏动。如患者肥胖或镜下的搏动感不明显，则可将膈肌内、外侧弓状韧带作为标志定位肾动脉，左肾静脉多数位于肾动脉腹侧稍靠下的位置。

四、肾脏的淋巴和神经

右肾的淋巴管在穿出肾门后常伴随血管走行，淋巴液注入下腔静脉外侧淋巴结以及下腔静脉和主动脉之间的淋巴结。左肾的淋巴管注入主动脉外侧淋巴结。肾脏的神经对肾脏手术的价值不是特别重要。肾脏的淋巴见图3-1-3。

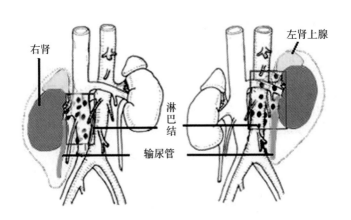

图3-1-3 肾脏的淋巴（红色线框内为肾癌根治术淋巴清扫范围）

（任选义，张雪培）

第二节　机器人辅助腹腔镜肾根治性切除术

一、概述

肾细胞癌（renal cell carcinoma，RCC）简称肾癌。RCC 发病率占成人恶性肿瘤的 2%~3%，在泌尿系统肿瘤中仅次于膀胱癌和前列腺癌。成人肾脏恶性肿瘤的 80%~90% 为 RCC，肾癌是泌尿系统致死率最高的恶性肿瘤。2013 年，美国新增肾癌患者 65150 例，RCC 相关性死亡病例 13680 例。我国肾癌的发病率呈逐年上升趋势，在 2008 年 RCC 已成为我国男性恶性肿瘤发病率排在第 10 位的肿瘤。国家癌症中心的最新数据显示，2014 年中国肾癌发病率为 4.99/10 万，其中男女发病率比例约为 2∶1。2015 年我国新发肾癌 60.8 万例，死亡人数 23.4 万人，发病高峰年龄为 50~60 岁，是威胁人们健康的主要肿瘤之一。肾癌的病因尚不明确，与遗传、吸烟、肥胖、高血压及抗高血压药物等有关。

肾癌手术治疗主要包括肾根治性切除术（radical nephrectomy，RN）和保留肾单位手术（nephron sparing surgery，NSS）两大类。RN 是公认的可能治愈肾癌的方法。一直以来，开放肾根治性切除术（open radical nephrectomy，ORN）是治疗肾肿瘤的金标准。自从 1991 年 Clayman 等首次报道腹腔镜肾根治性切除术（laparoscopic radical nephrectomy，LRN）以来，LRN 已逐步取代 ORN 成为肾根治性切除的主要术式。

2004 年 Klingler 团队率先报道 5 例机器人辅助腹腔镜肾根治性切除术（robot-assisted laparoscopic radical nephrectomy，RALRN），掀起了将机器人辅助系统应用于上尿路手术的热潮。后续的相关报道显示出了机器人辅助腹腔镜技术的安全性、有效性和稳定性。目前，RALRN 作为肾肿瘤手术治疗的一种新选择，尤其适用于大体积肾肿瘤和因肿瘤位置特殊不适合保肾治疗的患者。

二、手术原则和入路

1. 无瘤原则　开放手术治疗肾肿瘤所遵循的 Robson 原则同样适用于 RALRN，即尽早阻断患侧肾脏的动脉血供，完整切除包括患肾在内的肾脂肪囊、Gerota 筋膜、同侧肾上腺以及髂血管分叉以上的输尿管，同时清扫自膈肌脚至腹主动脉分叉处中线大血管旁的淋巴结缔组织。现有观点认为，RN 可根据有无同侧肾上腺受侵的具体证据，决定是否保留同侧肾上腺；腹膜后区域淋巴结清扫术对明确肾肿瘤的病理分期有参考价值，而在肾肿瘤预后方面的价值尚存争议。

2. 入路选择　经腹腔入路 RALRN 的优势在于操作空间大，解剖标志多，可以灵活地摆放多个机器人专用或通用套管，方便于机械臂在较大范围内的迂回运动，手术过程中可参照肝脏、脾脏、十二指肠和结肠等腹腔内脏器进行准确的病变定位。多个自由度活动的机械腕可以在人体的少血管解剖层面内精细游离，进而安全地显露腹部中线大血管和肾门血管，及早识别肾动、静脉或其变异血管。但是，经腹腔入路腹腔镜手术的缺点是对肠管等脏器有一定程度的骚扰，术后胃肠道功能恢复较慢，有术后肠麻痹或粘连性肠梗阻的潜在风险。

经腹膜后入路 RALRN 亦是肾肿瘤治疗的可供选择术式，其优点在于对腹腔脏器的骚扰较轻，术中需要的分离、牵拉等操作步骤少于经腹腔入路，可以较快地到达肾蒂大血管等手术关键部位。但经腹膜后入路腹腔镜手术的缺点也很明显，主要是腹膜后的气腹空间相对狭小，使机械臂和辅助套管的摆放受限制，在手术过程中容易出现器械相互打架的现象，不利于术野的充分暴露和精准解剖。由于操作空间小，解剖标志少，经腹膜后入路 RALRN 的手术难度显著增加（尤其是肥胖患者），并且这种缺陷在腹膜破孔之后，会被进一步放大。由于暴露欠佳，较大肾肿瘤具有瘤体破裂甚或癌细胞种植转移的潜在风险。

三、适应证与禁忌证

机器人辅助腹腔镜技术具有三维视野、放大的手术区域、灵巧的机械手、相对少的出血量、滤过手震颤及减少外科医生疲劳等优点，与普通腹腔镜技术比较显著增加了手术的精确性和稳定性。RALRN 的暴露、止血和缝合等操作的效率更高，手术的安全性大大提高，因此其手术适应证在不断拓展。

1. 适应证 RALRN 主要适用于局限性肾肿瘤（$T_{1-2}N_0M_0$ 期），影像学上无周围组织侵犯、区域淋巴结转移或靶器官血行转移的征象，不适用于保留肾单位治疗的临床早期肾肿瘤，以及临床 Ⅱ 期及以上的 RCC 患者。肾肿瘤体积不再是机器人手术的绝对限制，但应排除更适合于 NSS 手术的患者。术者对机器人辅助系统操作的熟练程度、患者的具体病情及其手术意愿是决定是否选择 RALRN 手术方式的重要依据。

2. 禁忌证 既往将临床分期为 T_3 和 T_4 的进展期肾肿瘤列为肾根治性切除的手术禁忌证，例如肿瘤瘤栓累及下腔静脉或心房，以及巨大肾肿瘤侵犯周围脏器或远处器官癌转移等。机器人手术系统的临床应用拓宽了 RN 的治疗范围。经过充分的术前准备，技术熟练者可以在机器人辅助完全腹腔镜下完成肾肿瘤合并 Ⅲ 级瘤栓的手术治疗，或者多学科联合治疗 Ⅳ 级瘤栓。

四、术前准备

实验室检查包括血常规、尿常规、粪常规、肝肾功能、空腹血糖、电解质、凝血功能、血沉、碱性磷酸酶、乳酸脱氢酶和血钙等，以及常规血型鉴定。

影像学检查主要包括泌尿系超声、CT 和腹部 MRI 等，用以了解肾肿瘤病变的特点并评估肾功能。CT 增强扫描和三维重建可明确肾肿瘤的大小、部位、性质、生长方式和浸润范围，MRI 可进一步了解肾静脉和（或）下腔静脉是否生长有瘤栓及其分级，以协助肿瘤的临床分期。静脉肾盂造影（intravenous pyelography，IVP）和肾动态显像（renal dynamic imaging）可评估分侧肾功能。若对侧肾功能受损，或伴有结石、炎症、慢性病变等潜在导致肾功能损害的疾患，应尽可能对患肾实施 NSS 手术，以免术后出现总肾功能不全和尿毒症。

根据患者的具体情况，可辅助肝胆彩超、胸部 X 线片或 CT 扫描以及头颅 CT、MRI 等检查，可以了解有无肝脏、肺、颅脑等远处脏器的转移癌。有骨痛等相应症状的患者可考虑行核素骨显像检查以排除骨转移。

　　常规术前准备，清理术区皮肤，清洁肠道，留置胃管和导尿管。医患双方充分沟通，若考虑到手术难度较大或可能切除受累脏器，应谈到中转开放手术的可能性。术前纠正存在的贫血、低蛋白血症和电解质紊乱等，全面改善患者的营养状态和身体状况，常规备去白红细胞 2~4 个单位，酌情备适量冰冻血浆或其他成分血。在切皮时预防性静脉应用广谱抗菌药物，如头孢二代类等。

五、机器人辅助腹腔镜右肾根治性切除术

　　1. 经腹腔入路右肾手术的大体解剖　经腹腔侧卧位右侧肾脏手术的器官组织解剖关系和左肾手术有所不同。在偏右上腹部的手术视野中，可以观察到肝脏、胆囊、结肠右曲和十二指肠等器官。沿升结肠外侧的 Toldt 线切开侧腹膜，向内侧分离、推开结肠可显露肾脏轮廓的前面，离断肝结肠韧带可显露位于肝下缘的下腔静脉前壁。继续向腹部中线推开结肠和十二指肠降部，可进一步暴露肾下极、肾门凹陷、下腔静脉前壁以及右侧的生殖静脉等结构。右侧的生殖静脉和输尿管自髂血管水平以上相伴走行，开始生殖静脉位于输尿管的外侧浅面，二者于腰大肌中点附近互相交叉，此后生殖静脉转向输尿管的内侧上行注入下腔静脉前壁，输尿管转向生殖静脉外侧继续向外上走行延续为肾盂。右肾静脉一般位于生殖静脉在下腔静脉开口的稍上方，右肾动脉位于肾静脉的后下、正后或后上方。在向上抬起右肾下极并伸直肾静脉后，一般在肾静脉的后方空间内能够找到肾动脉。若右肾动脉位置偏高，可于肾静脉上缘切开 Gerota 筋膜并向深面分离、寻找肾动脉。

　　2. 麻醉与体位　静吸复合气管插管全身麻醉，健侧 70°~90° 斜卧位，腰部衬以软垫并对准腰桥，不升高。骶尾部和肩胛突出部位垫软枕，支架托起。健侧下肢屈曲，患侧下肢伸直，做好四肢易受压部位以及关节、骨隆突处的妥善保护。建立 2 条以上静脉输液通路，包括中心静脉置管，必要时桡动脉穿刺置管监测动脉压。

　　3. 手术步骤

　　（1）气腹空间建立、套管放置以及机器人操作系统的对接：参见本书第一章第二节"经腹腔入路上尿路手术机器人辅助腹腔镜操作通道的建立"相关部分的内容。

　　（2）显露肾旁前间隙：沿 Toldt 线近结肠侧切开侧腹膜，向下延长切口至髂血管水平，上达结肠右曲。上挑肝脏，切断肝三角韧带和部分冠状韧带，靠近肝下缘横行离断肝结肠韧带。在右肾 Gerota 筋膜前层与结肠融合筋膜之间的少血管间隙游离，使升结肠和结肠右曲移向腹部中线。锐性分离下腔静脉前壁筋膜和十二指肠降部融合筋膜之间的无血管间隙，使十二指肠降部翻向内侧。在结肠、十二指肠等器官靠重力的作用下移后，充分显露 Gerota 筋膜包裹的肾脏（及肿瘤）前表面以及下腔静脉前壁。下腔静脉是一个非常重要的解剖标志，其在腔镜下呈淡蓝色，消瘦的患者更为明显。术中要在正确的解剖间隙内分离，避免切开融合筋膜以减少渗血，并防止十二指肠、结肠和肠系膜血管等腹膜间位器官和组织的副损伤。见图 3-2-1~ 图 3-2-8。

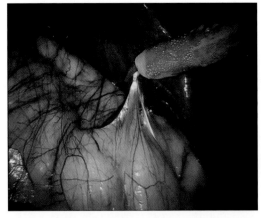

图 3-2-1 分离右上腹部粘连带

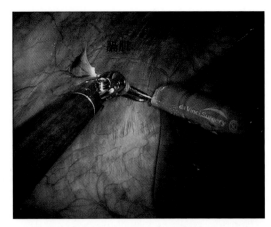

图 3-2-2 剪开肝三角韧带

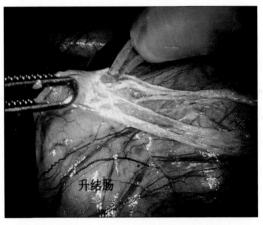

图 3-2-3 在升结肠外侧剪开侧腹膜

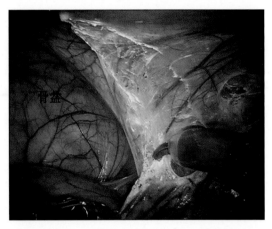

图 3-2-4 向下延长侧腹膜切口至髂血管水平

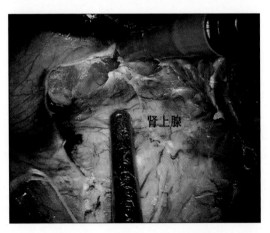

图 3-2-5 靠近肝下缘剪开后腹膜

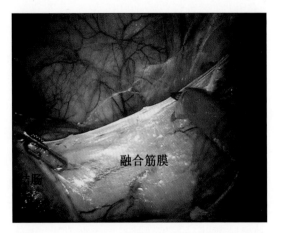

图 3-2-6 在 Gerota 筋膜和结肠融合筋膜之间分离

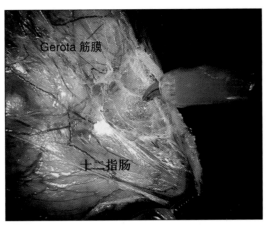 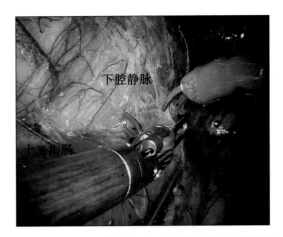

图 3-2-7　在 Gerota 筋膜和十二指肠融合筋膜间分离　　图 3-2-8　在下腔静脉与十二指肠融合筋膜之间游离

（3）以生殖静脉为标志定位肾蒂大血管：以下腔静脉的前外侧壁为标记，在右肾下极水平的内缘 Gerota 筋膜的浅面识别出生殖静脉并沿其走行向上分离至汇入下腔静脉处，用 Hem-o-lok 血管夹夹闭、离断生殖静脉，其近心端保留 0.5cm。以生殖静脉的远心断端为标志，在其外侧识别出输尿管（呈白色的管状物，可见蠕动波通过）。挑起生殖静脉和输尿管，向深处分离，可显露出暗红色的腰大肌筋膜。继续沿腰大肌筋膜向周围钝加锐性分离，快速扩大腰大肌前间隙，使肾下极背侧面及其脂肪囊上移。其后，沿下腔静脉外侧向上游离，在生殖静脉近心侧断端上方的 0.5~1.5cm 处多可遇到汇入下腔静脉的右肾静脉。小心分离出右肾静脉主干并轻轻挑起，利用 30° 窥镜的角度在肾静脉的后方观察，肾动脉多位于肾静脉的后下或正后方，可视及肾动脉的束状搏动。见图 3-2-9~ 图 3-2-14。

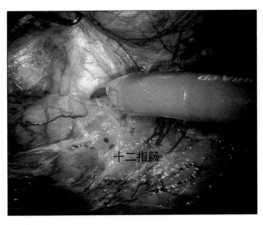 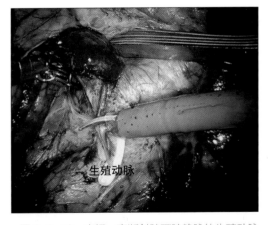

图 3-2-9　识别生殖静脉　　　　　　图 3-2-10　夹闭、离断斜跨下腔静脉的生殖动脉

（4）游离、结扎右肾动脉和肾静脉：以 3 号臂无创抓钳或助手以分离钳挑起右肾下极、输尿管和生殖静脉等的复合结构，同时向上伸直右肾静脉。利用 1 号臂单极剪和 2 号臂分离钳钝加锐性分离开肾静脉的后方，找到被纤维结缔组织覆盖的右肾动脉，并分离出其主干长约 2cm，使血管周围光滑、无多余组织。创面出血点予以双极钳电凝止血，较粗的淋巴管和迷走血管应用双极钳凝闭或 Hem-o-lok 血管夹夹闭。当肾动脉位置较高时，不容易在肾静脉的后方空间内识别或分离，此

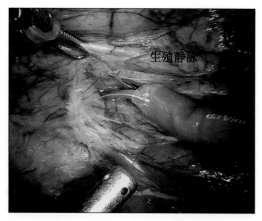

图 3-2-11　沿生殖静脉的走行游离

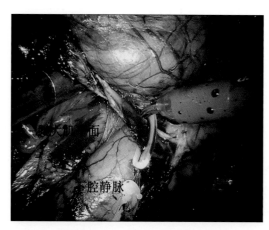

图 3-2-12　夹闭、离断生殖静脉

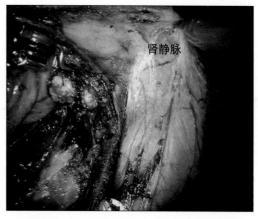

图 3-2-13　以生殖静脉为标记定位肾静脉

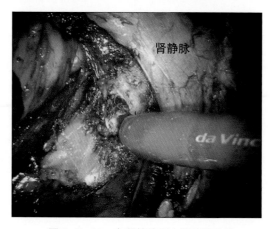

图 3-2-14　在肾静脉后方寻找肾动脉

时可沿右肾静脉上缘向深处分离，并轻轻下压肾静脉，在肾静脉的上后方寻找、分离出肾动脉。依次施放 3 枚大号 Hem-o-lok 血管夹夹闭肾动脉后剪断，近心端保留 2 枚，远心端保留 1 枚。在施放 Hem-o-lok 血管夹之前，要确认其锁止部间无组织填塞，以免夹闭不全或血管夹滑脱引起大出血。同法处理右肾静脉。右肾动、静脉的处理见图 3-2-15~ 图 3-2-20。

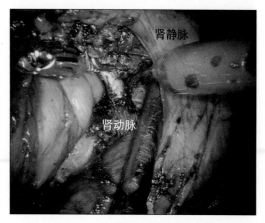

图 3-2-15　在肾静脉下后方游离出肾动脉

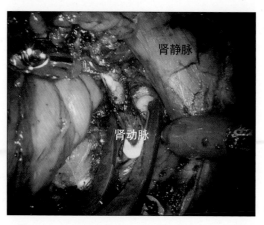

图 3-2-16　夹闭肾动脉

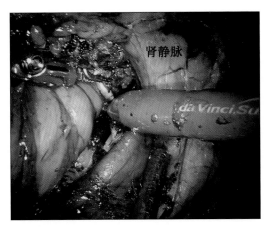

图 3-2-17　离断肾动脉

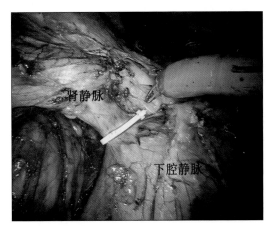

图 3-2-18　夹闭肾静脉近心端

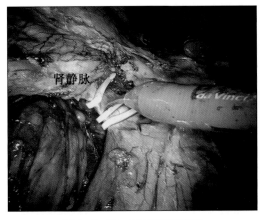

图 3-2-19　三重夹闭肾静脉

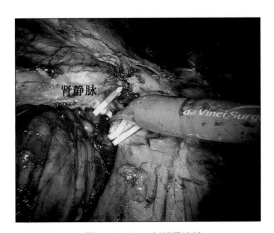

图 3-2-20　离断肾静脉

　　肾门淋巴结清扫在夹闭并离断肾动、静脉之后实施，为可选步骤。其操作要点是靠近中线大血管周围钝加锐性分离，清除肾动、静脉血管断端周边及其与下腔静脉间的脂肪和淋巴组织，集束夹闭淋巴管组织以防止术后淋巴漏，并要注意识别和保护椎旁神经节和交感神经干。

　　（5）游离右肾上极和肾上腺：保持上挑肝右叶下缘，向外上方托起肾脏中下极的背侧，在Gerota 筋膜外离断肾脏内上缘的连接组织，可应用双极钳电凝后剪断，或将肾周连接组织钝性分离成束状后以 Hem-o-lok 血管夹夹闭后离断，此时可见到金黄色的肾上腺组织（图 3-2-21、图 3-2-22）。沿下腔静脉外侧缘向上游离，在下腔静脉右侧后壁找到肾上腺中央静脉，仔细分离出其主干约0.5cm，以 Hem-o-lok 血管夹夹闭并剪断，近心端保留 1~2 枚（图 3-2-23）。继续在 Gerota 筋膜外逆时针方向游离、切割肾上腺上缘与肝脏之间的连接组织，创面渗血可以双极钳电凝止血。向外上方整块翻起肾上极和肾上腺，快速分离肾上极背侧与膈肌腰部之间的疏松连接组织。其后，离断肾上极外侧缘与肝脏和膈肌之间的连接组织（图 3-2-24）。

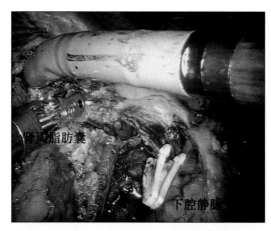

图 3-2-21　游离右肾内上缘的连接组织

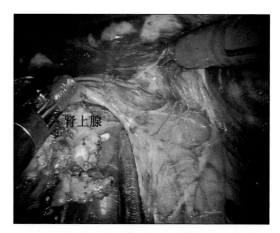

图 3-2-22　游离肾上腺内侧缘

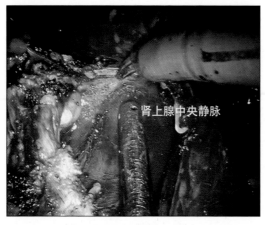

图 3-2-23　夹闭、离断肾上腺中央静脉

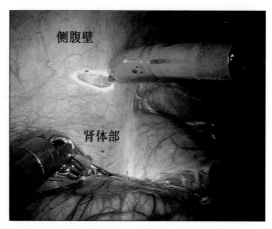

图 3-2-24　离断肾上极外缘与肝脏和膈肌间的连接组织

　　拟保留肾上腺者，可在肾上极水平切开 Gerota 筋膜，识别出金黄色的肾上腺。在肾上腺内侧支下缘与肾脂肪囊之间的交界处切开，遇有通往肾上腺底面的滋养血管可电凝后剪断，或用 Hem-o-lok 血管夹夹闭后离断，直至肾上极脂肪囊和肾上腺组织完全分开，保留右侧肾上腺（图 3-2-25、图 3-2-26）。其后，不再沿下腔静脉向上游离，转向外侧离断肾上极脂肪囊外缘和背侧与膈肌腰部之间的连接组织。

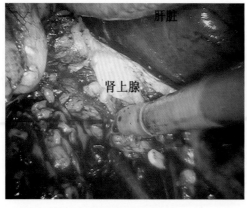

图 3-2-25　在肾上腺下缘和肾脂肪囊之间分离

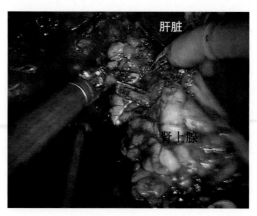

图 3-2-26　保留右侧肾上腺

（6）游离右肾下极和输尿管：手术视野转向肾下极水平，钝加锐性游离输尿管和生殖静脉至其在骨盆入口越过髂血管处，分别施放 Hem-o-lok 血管夹将生殖静脉和输尿管夹闭、离断（图 3-2-27~图 3-2-29）。挑起右肾下极并保持张力，沿腰大肌筋膜向上快速游离，离断输尿管上段和肾下极外侧的连接组织（图 3-2-30）。继之在 Gerota 筋膜外游离右肾体部背外缘与腹壁和腰肌之间的连接组织，最后整块切除由 Gerota 筋膜和肾脂肪囊包裹的肾脏及其肿瘤、肾上腺、肾门淋巴组织和输尿管上段等（图 3-2-31、图 3-2-32）。

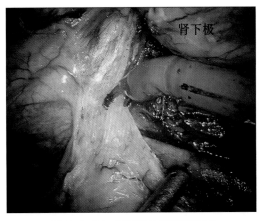

图 3-2-27　游离肾下极和输尿管

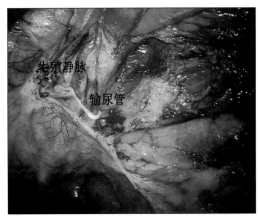

图 3-2-28　夹闭生殖静脉和输尿管

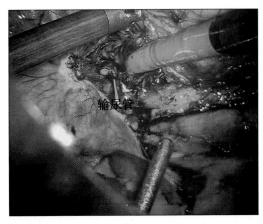

图 3-2-29　离断输尿管

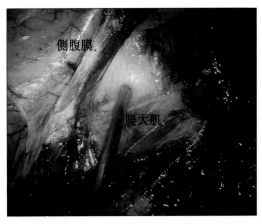

图 3-2-30　离断肾下极背、外侧连接组织

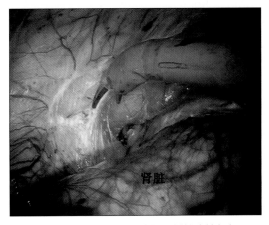

图 3-2-31　离断肾脏体部外侧的连接组织

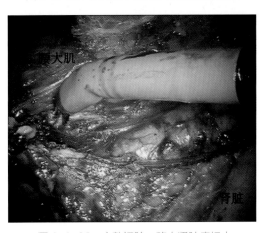

图 3-2-32　完整切除、移走肾肿瘤标本

对于右肾上极巨大肿瘤，在离断肾蒂大血管后，亦可以逆行的方法切除病变。将术野转向下方，先游离并切断输尿管和生殖血管，再沿腰大肌前间隙向上游离肾脏的背侧面和外缘，最后再分离肾上极和内侧缘，完整切除标本。

（7）取出标本，缝合切口：降低气腹压力至5~8mmHg，观察肾脏切除后的创面有无活动性渗血，应用双极钳电凝或血管夹等手段彻底止血。将标本装入合适型号的坚固的标本袋内，防止在取出标本的过程中挤压破裂，因为肿瘤组织和癌细胞的逸出潜在腹腔播散或切口种植的风险。标本取出方法如下。

方法A：根据标本大小，取耻骨上Pfannensteil切口5~6cm，沿皮肤横纹弧形切开皮肤和皮下组织，纵行切开腹直肌前鞘并向两侧潜行分离，钝性分开腹直肌进入腹膜外间隙。向下推开腹膜外脂肪和膀胱，弧形剪开腹膜层，右手探入腹腔抓牢标本袋及其内容物并取出体外。按腹壁切口的层次缝合腹膜、腹直肌前鞘和皮下、皮肤层。Pfannensteil切口的优点在于不需离断腹壁肌肉，创伤较小，且切口位置比较隐蔽，尤其适用于有美容要求的年轻患者。

方法B：根据肿瘤标本的大小，延长肋缘下或髂窝内侧的套管切口5~6cm，依次切开皮肤、皮下组织、腹壁肌肉层和腹膜，创面彻底止血；进入腹腔后取出标本，其后逐层关闭腹壁切口。

取出标本和关闭切口后，再次开通气腹，腹腔镜探查肾脏切除后的创面是否有活动性渗血以及腹腔脏器损伤，留置腹腔引流管于肝下缘并经侧腹壁套管孔引出固定。直视下取出各个腹壁套管，最后退出窥镜镜头，移开机器人手术系统，逐一缝合腹壁各个切口。肿瘤标本移除后的创面见图3-2-33、图3-2-34。

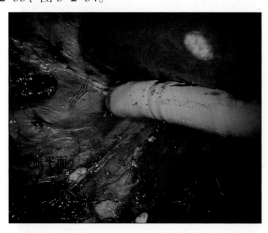
图3-2-33　创面彻底止血

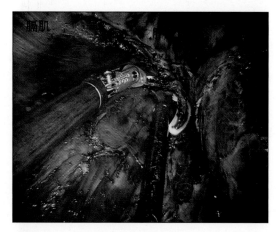
图3-2-34　肝脏下缘止血

六、机器人辅助腹腔镜左肾根治性切除术

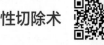

1. 经腹腔入路左肾手术的大体解剖　经腹腔侧卧位左肾手术时视野中的器官组织解剖和右侧有所不同。左侧肾脏完全被腹腔脏器所遮盖，在术野的偏左上腹部可看到脾脏、结肠左曲和降结肠。经降结肠外侧的Toldt线切开侧腹膜，Gerota筋膜前层和降结肠融合筋膜之间的层面为相对无血管区。切开脾肾韧带和脾结肠韧带可使脾脏靠重力作用后仰。游离降结肠和结肠左曲使之坠向腹部中线后，继续分离胰腺体尾部使之内翻，可显露肾脏中部及其内侧的肾门结构，消瘦者可视及左肾静脉。左侧肾上腺中央静脉和生殖静脉分别汇入肾静脉的上、下缘。

在左肾下极水平，位于 Gerota 筋膜浅面的生殖静脉向内上走行汇入左肾静脉下壁。输尿管位于生殖静脉的深面，沿腰大肌表面走行，二者于腰大肌中点附近互相交叉，输尿管向外上方延续为肾盂。左生殖静脉常与肠系膜下静脉呈平行关系，二者之间隔着一层薄的筋膜。随着手术进度，肠系膜下静脉随降结肠系膜一起坠向腹部中线。左肾动脉位于肾静脉的后下、正后或后上方，左肾静脉的下后壁常有 1~3 支腰静脉注入。如果腰静脉的汇入位置影响肾动脉的充分游离，可将之离断以利于下一步的操作。

2. 麻醉与体位　静吸复合气管插管全身麻醉，健侧 70°~90° 斜卧位，腰部衬软垫对准腰桥，不升高。骶尾部和肩胛部垫软枕后支架托起。健侧下肢屈曲，患侧下肢伸直，两腿之间垫以长软枕。做好躯干和四肢易受压部位和关节、骨隆突处的软垫保护。建立 2 条以上静脉输液通路。

3. 手术步骤

（1）套管放置、气腹空间建立及机器人操作系统的对接：参见本书第一章第二节"经腹腔入路上尿路手术机器人辅助腹腔镜操作通道的建立"的相关部分。

（2）显露肾旁前间隙：沿降结肠外侧的 Toldt 线切开侧腹膜，下至髂血管水平，上达脾脏的外上缘和膈肌下方。在 Gerota 筋膜前层与结肠融合筋膜之间的少血管层面钝加锐性分离，并切断脾结肠韧带、膈结肠韧带和脾肾韧带，使降结肠和结肠左曲逐渐移向腹部内侧，脾脏后仰，暴露肾脏及肿瘤的前表面轮廓。继续向内下方沿 Gerota 筋膜前层和胰腺融合筋膜之间的少血管层面分离，使胰腺尾部翻向腹部中线方向，暴露肾门区域。至此，消瘦者可隐约视及淡蓝色的肾静脉，以及主动脉搏动和（或）腰大肌轮廓。见图 3-2-35~ 图 3-2-42。

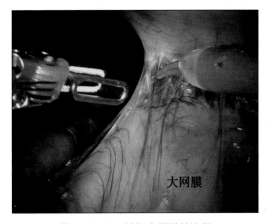 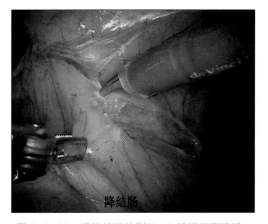

图 3-2-35　松解大网膜粘连带　　　　图 3-2-36　沿降结肠外侧 Toldt 线切开侧腹膜

（3）以生殖静脉为标志定位肾蒂大血管：在左肾下极水平偏内侧纵行切开 Gerota 筋膜，以生殖静脉为标志沿其走行向上分离，直至与左肾静脉下缘的交汇点。若生殖静脉张力较大，可施放 Hem-o-lok 血管夹夹闭、离断生殖静脉，近心端保留 0.3~0.5cm。向生殖静脉外侧的深面分离，识别出呈白色管状的输尿管（刺激后有蠕动）。挑起输尿管和生殖静脉，向深处分离显露暗红色的腰大肌筋膜，继续沿腰大肌前间隙向上和外侧分离，使腰大肌平面和肾下极背侧脂肪囊逐渐分开。向外上挑起左肾下极，伸直左肾静脉并在其下后方游离，多数情况下可见到 1~3 支腰静脉注入肾静

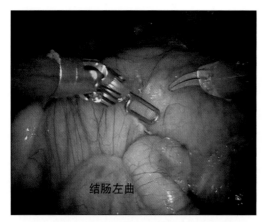

图 3-2-37　切开侧腹膜至结肠左曲

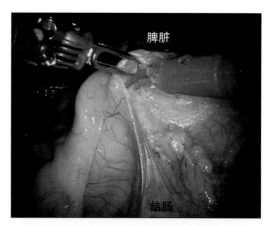

图 3-2-38　离断脾结肠韧带

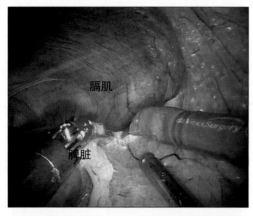

图 3-2-39　离断脾脏和膈肌之间的连接

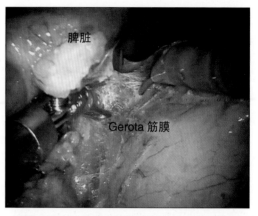

图 3-2-40　离断肾上极与脾下缘之间的连接

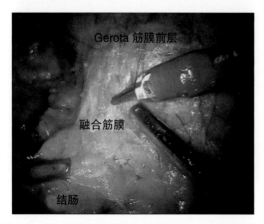

图 3-2-41　游离降结肠融合筋膜和 Gerota 筋膜间隙

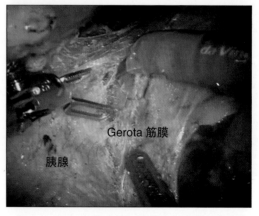

图 3-2-42　在肾内侧与胰腺融合筋膜之间游离

脉的下、后壁，典型者形成"腰静脉三角"的外观，逐支分离出这些腰静脉并予以夹闭或凝闭后离断。至此，左肾静脉的后方变得空虚，利用腹腔镜 30°窥镜的角度观察，通常可在肾静脉后、下方视及由纤维结缔组织包裹的肾动脉搏动。见图 3-2-43~ 图 3-2-50。

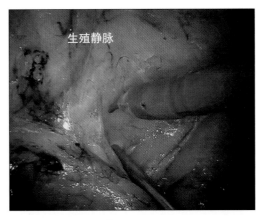

图 3-2-43　在肾下极内缘寻找生殖静脉

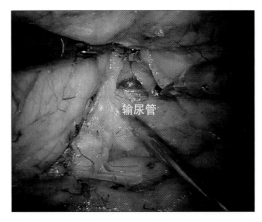

图 3-2-44　在生殖静脉外侧深面定位输尿管

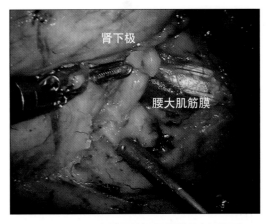

图 3-2-45　在输尿管深面显露腰大肌平面

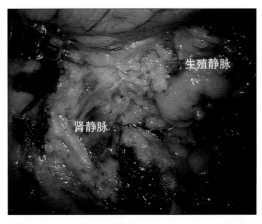

图 3-2-46　沿生殖静脉走行向上分离、定位肾静脉

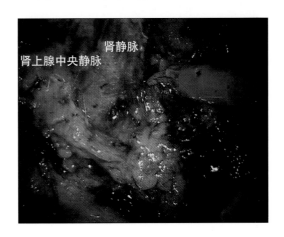

图 3-2-47　分离肾静脉并识别肾上腺中央静脉

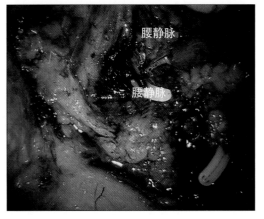

图 3-2-48　在肾静脉下、后缘分离出腰静脉

（4）游离、结扎左肾动脉和肾静脉：向上挑起左肾下极和输尿管，伸直肾静脉并在其后、下方找到肾动脉并分离出其主干约 2cm。如果在肾静脉的后方未能发现肾动脉或分离困难，可将术野转至左肾静脉上缘，切开 Gerota 筋膜，游离出左肾上腺中央静脉并离断之，其后在肾静脉的上方或后上方找到肾动脉并游离出其主干。施放 3 枚 Hem-o-lok 血管夹夹闭、离断肾动脉，近心端保留 2 枚

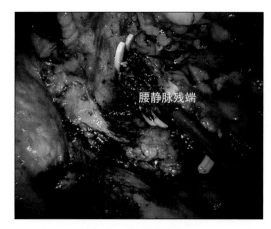

图 3-2-49 离断腰静脉

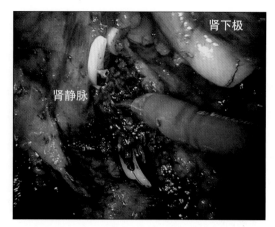

图 3-2-50 观察、分离肾静脉的后下方

血管夹。同法处理左肾静脉。多支肾动、静脉要依次游离和夹闭。左肾动、静脉的处理见图 3-2-51~ 图 3-2-56。

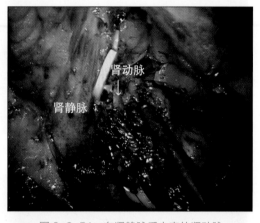

图 3-2-51 在肾静脉后方定位肾动脉

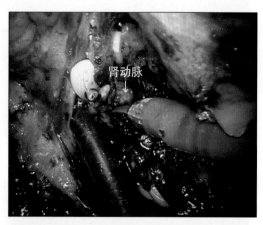

图 3-2-52 分离肾动脉周围的纤维结缔组织

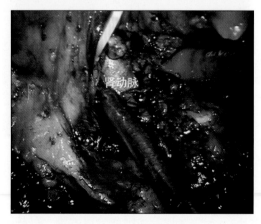

图 3-2-53 游离肾动脉主干

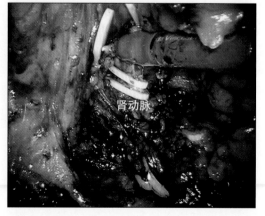

图 3-2-54 夹闭、离断肾动脉

对于拟保留肾上腺者，可保留肾上腺中央静脉并在其汇入肾静脉开口的远心端施放 Hem-o-lok 血管夹，以保留肾上腺血运。

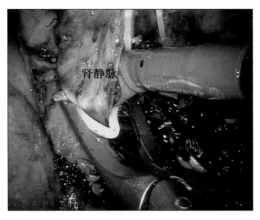

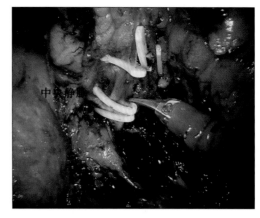

图 3-2-55　夹闭肾静脉　　　　　　　　　　　图 3-2-56　离断肾静脉

（5）游离左肾上极和肾上腺：向外上方挑起肾脏中下部的背侧，沿腹主动脉前缘和腰大肌前间隙向上钝加锐性分离。离断肾门区域的残留连接，对包含有血管或淋巴管的纤维结缔组织可分离成束状后以 Hem-o-lok 血管夹夹闭、离断，整块切除肾蒂大血管周围以及主动脉前面和左侧面的淋巴组织。在 Gerota 筋膜外顺时针方向分离、切断肾脏内上缘的连接组织以及左肾上腺与脾脏之间的连接。向外上方整块翻起肾上腺和肾上极，快速分离左肾上极背侧与膈肌腰部之间的疏松连接。继之向下牵拉肾脏，离断左肾上极外侧缘与膈肌之间的连接。创面渗血可以双极钳电凝止血或 Hem-o-lok 血管夹夹闭。见图 3-2-57~ 图 3-2-62。

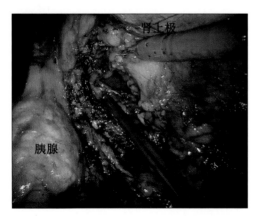

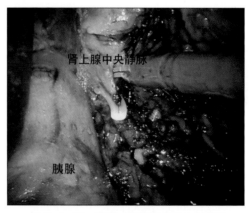

图 3-2-57　切断肾脏内上缘的连接组织　　　图 3-2-58　夹闭、离断肾上腺中央静脉

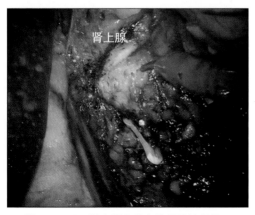

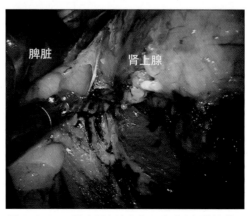

图 3-2-59　游离肾上腺内缘的连接组织　　　图 3-2-60　游离肾上腺上缘和脾脏之间的连接

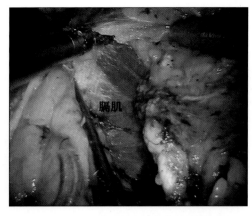

图 3-2-61 离断肾上腺外缘的连接组织

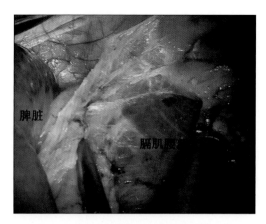

图 3-2-62 离断肾上极外缘的连接组织

拟保留肾上腺者，在肾上极水平切开 Gerota 筋膜并识别出金黄色的肾上腺边界，其后沿肾上腺的底面与肾脂肪囊之间钝加锐性分离，遇有肾上腺滋养血管则予以凝闭，或夹闭后离断，直至肾上极脂肪囊和肾上腺完全分开，保留左侧肾上腺，见图 3-2-63、图 3-2-64。

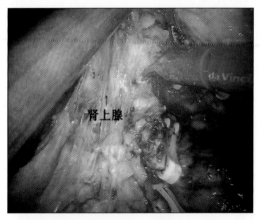

图 3-2-63 在肾上腺和肾脂肪囊之间分离

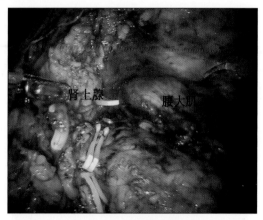

图 3-2-64 保留肾上腺

（6）游离左肾下极和输尿管：机器人手术视野转向左肾下极水平，游离输尿管和生殖静脉至骨盆入口处，分别以 Hem-o-lok 血管夹夹闭、离断（图 3-2-65、图 3-2-66）。提起输尿管断端，沿腰大肌筋膜向上分离，离断肾下极外侧的连接，继之在 Gerota 筋膜外分离、切断左肾体部外缘与腰

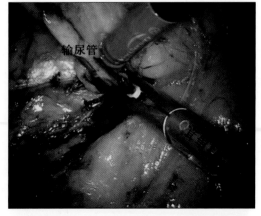

图 3-2-65 游离、夹闭、离断输尿管

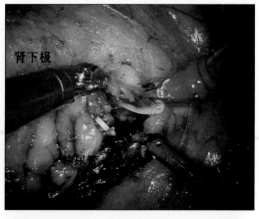

图 3-2-66 夹闭、离断与输尿管伴行的生殖静脉

腹壁之间的连接组织，整块切除包裹在 Gerota 筋膜和肾脂肪囊内的肾脏及肿瘤、肾上腺、肾门淋巴组织和上段输尿管（图 3-2-67~ 图 3-2-72）。

对于左肾上极巨大肿瘤，在离断肾蒂大血管后，为避免因肾上极肿瘤下坠而影响后续操作，可以将术野转向下方，先切断输尿管，再向上游离肾脏的背侧面和外缘，最后分离肾上极和内侧缘，完整切除标本。

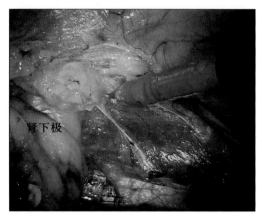

图 3-2-67　离断肾下极外侧连接组织

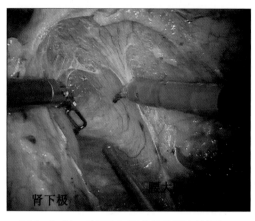

图 3-2-68　离断肾下极背部外侧连接组织

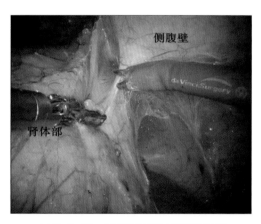

图 3-2-69　离断肾体部外侧连接组织

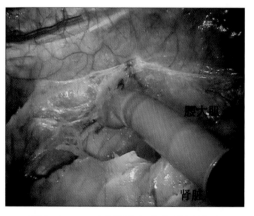

图 3-2-70　离断肾体部背外侧连接组织

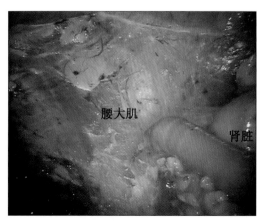

图 3-2-71　离断肾体部背侧的疏松连接组织

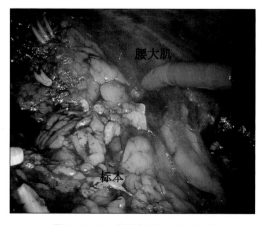

图 3-2-72　整块切除、移开标本

（7）取出标本，缝合切口：降低气腹压力至 5~8mmHg，创面彻底止血（图 3-2-73、图 3-2-74）。将标本装入坚固的标本袋内，标本取出方法基本同右肾手术的描述。标本取出后，再次用腹腔镜探查有无脏器副损伤，手术创面和腹壁各套管切口有无活动性出血，留置腹腔引流管，退出窥镜。逐一缝合腹壁切口。

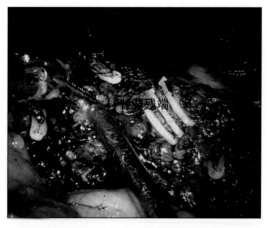

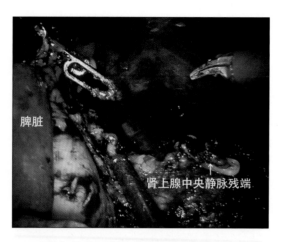

图 3-2-73　肾蒂创面止血　　　　　　　　　　图 3-2-74　肾上腺切除后创面止血

七、操作要点

1. **正确解剖层面的判断**　在经腹腔入路 RALRN 的操作中，经由无血管层面手术可以快速分离，并避开肠管和胰腺等器官。右肾腹侧面的相对无血管间隙位于 Gerota 筋膜前层与升结肠融合筋膜、十二指肠融合筋膜之间。左肾腹侧面的相对无血管间隙位于 Gerota 筋膜前层与降结肠融合筋膜、胰腺融合筋膜之间。肾脏背侧的无血管平面位于 Gerota 筋膜后层和腰大肌筋膜、膈肌腰部筋膜之间。在上述解剖间隙内充填有白色网状疏松的纤维结缔组织，分离时创面渗血少，偶有小的穿支血管，应用双极钳电凝处理即可。

2. **肾蒂大血管的显露和处置**　经腹腔入路 RALRN 的关键步骤在于肾蒂大血管的显露，在该项操作中可以恒定走行的生殖静脉和输尿管作为主要参照物。在肾下极水平沿腰大肌前间隙向上分离，宽阔平坦的腰大肌筋膜也是一个重要的解剖学标记。在上挑肾下极、输尿管和生殖静脉以后，肾静脉的后方变得空虚，利用腹腔镜窥镜的角度，多数情况下可以在肾静脉后下方找到肾动脉。在分离肾动脉表面被覆的纤维结缔组织时，要靠近腰大肌内缘，从肾动脉的起始部开始游离，以避免漏扎过早发出的肾动脉分支。肾动脉主干的游离要充分，防止因其残端位置过高而影响后续的淋巴结清扫等操作。较粗的淋巴管应以 Hem-o-lok 血管夹夹闭，以免淋巴漏的发生。

若在离断肾动脉后，肾静脉仍有一定程度的充盈，则提示可能有异位的肾动脉漏扎，需要仔细寻找并妥善处置，以减少在下一步游离肾脏过程中的创面出血。

3. **肾上腺的处理**　当前主流观点认为，在肾肿瘤根治性肾切除术中不需常规切除同侧肾上腺，以避免潜在的术后肾上腺皮质功能不全的风险。但以下情况应建议同期切除患侧肾上腺：术前 CT 等影像学资料提示同侧肾上腺存在受肿瘤侵犯的异常征象；肿瘤位于肾上极且和肾上腺毗邻密切；

术中所见不排除肾上腺直接受侵或肿瘤转移的可能。

4. 淋巴结清扫 关于肾肿瘤根治性肾切除术是否行淋巴结清扫尚存争议。有的学者认为，对于可能存在淋巴结癌转移的高危患者，包括临床 $T_2\sim T_3$ 期肾肿瘤，或肿瘤可疑有肉瘤样变，或存在肿瘤坏死等预后不良因素者，区域淋巴结清扫有利于明确肿瘤的病理分期，并且可能有益于患者的长期生存。因此，对于术前影像学检查提示腹膜后淋巴结肿大或术中发现术野内存在肿大的淋巴结组织等情况，不论原发肾肿瘤的大小，均建议进行区域淋巴结清扫术，以明确诊断，并可望改善预后。机器人手术高清的放大视野，灵活的机械腕操作，保证了腹膜后区域淋巴结清扫手术的安全性和精确性。

八、术中并发症

1. 术中出血的处理 RALRN 术中以静脉性出血多见，术中大出血常见于肾蒂大血管尤其是肾静脉的损伤，其致伤原因包括对肾静脉管壁的牵拉和挫伤，还可见于下腔静脉、生殖静脉、肾上腺中央静脉、腰静脉等血管的撕裂伤。右肾静脉粗而短，左肾静脉的属支较多且变异血管常见，若操作不慎，容易撕裂薄弱的静脉壁。较少见的情况是电剪刀对血管壁的锐性切割。对于手术创面的弥漫性渗血，可应用双极钳电凝止血，或以干纱布块压迫渗血区，3~5min 后多可自止。

一旦术中发生大出血，术者务必镇定。对于静脉破裂性出血，可暂时增加气腹压力至 18~20mmHg，以减少出血量，同时助手使用吸引器快速清除淤血，有条件者可以使用血液回吸收装置进行自体血回输。看清出血部位后，准确钳夹出血点，并根据血管损伤的特点使用 Hem-o-lok 血管夹夹闭，或取无损伤缝线在腔镜下修补血管壁破口。止血动作应轻柔和准确，切忌慌乱状态下的盲目操作，以免二次损伤加重出血。在应用各种手段有效止血的同时，要和麻醉医生沟通，加快补液速度，必要时输血治疗。

肾动脉或腹主动脉的血管壁较厚，出血较少见，有时可见到腰动脉分支的撕裂或变异肾动脉的损伤等。动脉损伤的出血较汹涌，可嘱助手以吸引器压迫出血部位并间断吸引，在看清出血点后准确钳夹，以 Hem-o-lok 血管夹夹闭。由于腹主动脉压力高，即使其细小的分支亦需 Hem-o-lok 血管夹夹闭，禁忌单纯电凝。对于腹主动脉分支撕裂导致的活动性出血，可以在腔镜下 "8" 字缝扎动脉壁破口以止血。机器人手术系统的高清放大视野和灵活的机械腕，天然有利于镜下缝合等精细操作，故而大多数的术中意外出血都可以在腔镜下处置，不必急于中转开放。

2. 脏器损伤 常见于初学者操作手法不灵活或对腹腔脏器的解剖结构不熟悉的情况下。脏器损伤有时发生于病变复杂、肾肿瘤体积巨大或二次手术粘连严重等情况下。对 RALRN 手术中可能出现的胸膜、膈肌、十二指肠、结肠、小肠和肝脏、脾脏等空腔或实质性脏器的损伤，术者要保持高度的警惕性，及时发现并按照相关的外科原则处理。

脏器损伤的预防措施：除了高度熟悉腹腔解剖并提升手术技能之外，术者还需仔细阅读影像学资料，了解肾肿瘤的位置及其与周围脏器的毗邻关系。术中集中精力，杜绝冒进，充分应用机器人辅助系统的技术优势，按照既定步骤规范化操作。

九、术后处理

（1）严密监测血压、心率、体温、呼吸和血氧饱和度等生命体征。

（2）静脉补液，及时复查血常规、电解质和肾功能等，合理预防性应用抗菌药物。

（3）保持腹腔引流管通畅，观察并记录引流的量及颜色变化，根据血红蛋白值的变化和腹腔引流量，及时复查超声以排除腹腔、盆腔积液的可能。一般在术后 2~3d，当引流液 ≤ 20mL/24h 时拔除腹腔引流管。腹腔引流液明显增多且呈鲜红色，血常规提示红细胞和血红蛋白值进行性下降，血压持续偏低，心率快，且快速补液、输血等抗休克措施无法维持血压和心率在正常范围，这些证据均支持腹腔内活动性大出血的诊断，需要快速输血、补液，在抗休克治疗的同时尽快手术探查止血。

（4）卧床期间穿弹力袜，按摩骶尾部和臀部，主动或被动活动四肢。还可行双下肢的气压泵治疗，以防止深静脉血栓形成。

（5）胃管于术后第 1 日即可拔除，酌情口服促进胃肠蠕动的药物。鼓励患者早期下床活动，加速胃肠道功能恢复，待肛门排气后进清流质和流质饮食，逐渐过渡到正常饮食。

（6）教会患者正确的咳嗽、咳痰方法，勤翻身、叩背，必要时应用化痰药物和（或）雾化驱动吸入排痰。积极防治卧床并发症，如坠积性肺炎和褥疮等的发生。

（7）导尿管在保留 1~2d 后尽早拔除。

（8）出院后随访，随访内容包括病史询问、体格检查和实验室检查等。了解是否有术后并发症、肾功能情况、有无肿瘤复发转移等。术前检查异常的血生化指标，通常需要进一步复查。如果有碱性磷酸酶异常升高，或提示骨转移癌的症状如骨痛，需要进行骨扫描检查。对于 Ⅱ ~ Ⅲ 期肾癌的随访应该比 Ⅰ 期肾癌更为严密，可每 3~6 个月进行 1 次，连续 3 年，之后每年 1 次至术后 5 年，5 年后每 2 年随访 1 次。

十、技术现状

1. RALRN 的优势和不足　RALRN 除具有传统腹腔镜手术微创的特点之外，尚具备以下优势：智能性机器人手术系统机械臂的 5∶1 的运动缩放和震颤滤过功能使手术过程具有更好的稳定性，7 个自由度的机械腕类似于人腕甚至更为灵活，术中对病变周围组织、结构的解剖分离更加精细化。机器人机械腕是术者双手的延伸，在保证效果的同时，可以更轻松地完成手术。除了三维立体视野、符合人体工程学原理以及比传统腹腔镜手术更短的学习曲线等优势之外，机械臂的使用还减少了上台的助手人数，节约了人力成本。

机器人手术的不足之处在于机械手缺乏触觉和张力反馈，需要术者凭经验和视觉来判断，所以在分离肾门粘连时一定要小心仔细，切忌用力过猛导致出血。此外，机械手不适合一些粗笨的动作如搬运结肠等。一次性使用的机械臂费用较昂贵，且操作系统的术前安装会消耗掉 10~15min 的手术时间。

2. RALRN 的可行性及安全性　经过 30 年的实践，腹腔镜肾癌根治性手术已达到了与开放手术等同的肿瘤控制效果，且创伤程度较低、术中出血量小。相比于传统腹腔镜手术，机器人手术臂可以多方向自由旋转，像人手一样灵活。机器人辅助腹腔镜手术具备诸多优势，包括稳定性高，操作更加精细，还可节约人力成本，现有的病例报道和随访结果已经证实了该项技术的可行性和安全性。除了一般意义上的手术适应证之外，RALRN 尤其适合于肾肿瘤体积巨大或需要同时切除周围受累脏器的患者，以及保留肾单位治疗术后复发、需要二次手术做肾切除等病变较复杂的情况。RALRN 还有助于开展其他更复杂的机器人手术，为其打下必要的操作基础并提供训练平台。必须指出，作为一种新兴的治疗手段，机器人手术系统应用于肾切除更多的是基于技术上的进步，而非治疗上的优势。未来的机器人肾根治性切除术或将主要应用于一些临床晚期肾肿瘤，包括局部侵入下腔静脉的瘤栓等，以及需要扩大淋巴结清扫的患者。

3. 机器人肾肿瘤根治手术入路的选择　鉴于 RALRN 在临床上主要应用于复杂的临床分期较晚的肾肿瘤，其手术入路主要选择经腹腔进行。经腹腔入路手术视野宽阔，解剖标志多，操作空间大，便于多个辅助套管的灵活设置，有利于充分发挥机械臂操作时的多角度、多维度的自由运动。当然，在熟悉了机器人手术操作的特点后，如术者具备相关的手术经验，亦可选择经腹膜后入路完成 RALRN，同样可以利用后腹腔镜手术的技术优势达到治疗目的。

4. RALRN 术中对肾蒂大血管的处理　与开放手术和腹腔镜手术一样，RALRN 的关键步骤仍是肾动、静脉的处置。在 RALRN 术中以生殖静脉为标记，依次识别和分离出输尿管、腰大肌筋膜、肾静脉、肾下极等解剖学标志，同时还可以利用右肾手术时的下腔静脉、左肾手术的腹主动脉作为参照物，进而快速、准确地定位肾静脉和肾动脉，并优先处理肾动脉。术前的 CT 血管造影（CTA）等影像学检查可初步明确肾动脉是单支、双支还是多支，对手术方案的制订有较大参考价值。手术操作时要尽可能在肾动脉发出分支之前分离其主干，要游离出足够的血管长度且使其表面光滑整洁，骨骼化肾门部血管。施放的第 1 枚 Hem-o-lok 血管夹不要太靠近肾动脉根部，且第 2 枚 Hem-o-lok 血管夹距离第 1 枚要有 3~5mm 的间距。在拟夹闭肾静脉之前，原则上要阻断所有的肾动脉血流。若术中发现肾动、静脉粘连严重（这种情况可能见于 NSS 术后复发的患者），在分别游离肾动、静脉有困难时，可选用直线切割闭合器一次性离断肾动、静脉。也可根据术中条件，先游离出肾动脉主干并夹闭、离断，再用直线切割闭合器离断肾静脉及其周围的粘连组织。

同普通的腹腔镜技术相比，RALRN 的优势还在于 3 号机械臂的应用，可以提供一个稳定的牵开装置，这一点在分离肾蒂大血管的过程中尤其方便。3 号臂的合理运用，可以充分暴露肾静脉的下后方空间，精准解剖出肾静脉及位于其深面的肾动脉，更加快速、安全地处理肾蒂大血管，减少出血等并发症的发生。

5. RALRN 的肾脏游离顺序　RALRN 术中，在程序化定位、分离结扎并离断肾蒂大血管以后，右侧手术可靠近下腔静脉的右侧缘，左侧手术以腹主动脉的前壁为标记，沿腰大肌前间隙继续向上分离，依次游离肾脏的内上缘、肾或肾上腺上极并离断其周围连接组织。在松解肾脏内上方的连接后，将之整体向外侧翻起，以膈肌腰部的筋膜为标记，游离肾上极的背侧面。其后复位肾脏并向内下方牵拉，离断其外上方的连接组织。完成肾上极的分离之后，调整机器人视野和机械臂的方向至肾下极，朝着髂血管方向钝加锐性分离输尿管和生殖静脉，分别夹闭、离断。最后，提起输尿管近端，沿腰人肌前间隙快速游离肾下极和肾体部外缘的连接组织，完整切除标本。每一个手术步骤的标准化能够促使整个操作过程最优化，最终改善手术效果。

术中或会发现一部分患者肾脏或肿瘤与周围器官的界限不清晰，组织粘连紧密，不易分离，这时应优先分离出结合较疏松的部位，交替游离肾脏的不同位置，在直视下操作，充分暴露术野，最后分离最困难的部位，以保障手术安全，减少并发症。

6. RALRN 在肾肿瘤伴下腔静脉瘤栓切取中的应用　既往肾肿瘤伴下腔静脉瘤栓的外科治疗多采用开放手术。完全腹腔镜肾肿瘤根治性切除＋下腔静脉瘤栓切取的手术极具挑战性，前期文献报道多局限于下腔静脉瘤栓较短的情况，机器人手术系统的应用使这项高难度腹腔镜技术的开展有了长足进步。

已有报道证明了机器人肾根治性切除＋下腔静脉瘤栓切取术的可行性和安全性，但仍要做好围手术期各种可预见紧急情况的处理方案。对于左肾肿瘤合并瘤栓的机器人手术，有些学者的经验是术前行肾动脉栓塞，手术时先取左侧卧位，以直线切割闭合器离断左肾静脉，在阻断血流后切开下腔静脉取出瘤栓、缝合腔静脉，再改变为右侧卧位，重新连接机器人手术系统完成左肾根治性切除术。开展这项技术应由易到难，先选择Ⅰ～Ⅱ级下腔静脉瘤栓，锻炼术者操纵机械腕进行大血管的游离、阻断和缝合重建的手术技巧。鉴于完全腹腔镜下腔静脉瘤栓切取手术的高难度和风险，优势显著的机器人辅助腹腔镜技术在该领域的应用前景看好。

7. RALRN 的标本取出方法　在整块切除肾肿瘤标本后，要严格遵循肿瘤外科的无瘤原则，尽早将标本放入坚固的标本袋内并收紧，使肿瘤与腹腔隔绝。其后根据标本的大小，通过扩大腹壁肋缘下套管切口，或者另取耻骨上弧形切口，将标本取出体外。

不推荐将肿瘤在标本袋内粉碎后再分块取出的做法，这种方法的缺点在于破碎的标本组织可能影响肾肿瘤病理类型、组织学分级和临床分期的诊断，并有潜在的标本袋破裂、引起肿瘤细胞腹腔播散或切口内种植的风险。

（陶金，范雅峰，闫泽晨，李腾飞，周云飞，任选义，张雪培）

【主编按】机器人腹腔镜根治性肾切除术（RALRN）用于因肾肿瘤体积大、病变复杂而保留肾单位手术困难的患者，多取侧卧位经腹腔入路完成，腰部对准腰桥，但不必像腹膜后入路那样升高腰桥，这样增大了手术空间，使肠管等腹腔脏器靠重力作用向对侧下垂，利于手术区域的显露。RALRN 的关键步骤在于肾蒂大血管的解剖和显露，尤其是肾动脉的定位，同时还应重视副肾动脉的及时发现和处置。生殖静脉标志法肾蒂血管定位技术是以生殖静脉作为引导标志，快速分离扩大腰大肌筋膜平面，上挑肾下极复合体并伸直肾静脉，利用30°腹腔镜的角度观察，多数能在肾静脉的后下方找到肾动脉，然后依次分离、夹闭、离断肾动脉和肾静脉。右侧手术沿着下腔静脉边缘逆时针方向分离，左侧手术沿着腹主动脉表面顺时针方向分离，根治性切除由 Gerota 筋膜和脂肪囊包裹的肾脏及肿瘤、输尿管上段等器官和组织，并视影像学表现和术中具体情况决定是否切除同侧肾上腺或加行淋巴结清扫术。

第三节　机器人辅助腹腔镜下腔静脉瘤栓切取术

一、概述

肾癌具有易侵入静脉系统形成瘤栓的特点，肾癌伴下腔静脉瘤栓形成占肾癌的 4%~10%。作为治疗肾癌伴静脉瘤栓的标准治疗策略，积极手术切除可使患者生存获益，无癌转移患者术后的 5 年生存率可达 60%。肾癌伴下腔静脉瘤栓切取属于高难度手术，风险极高，其严重并发症包括大出血、瘤栓脱落、重要脏器损伤、血栓形成和肾功能衰竭等。研究结果显示，随着瘤栓分级的增加，围手术期并发症发生率从 12.4% 上升至 46.9%，总体并发症发生率达 38%，手术死亡率为 5%~10%。根据术前影像学特征及解剖特点，按照一类瘤栓对应一个手术策略的原则制订治疗方案，可降低该类手术的风险。

1987 年，Neves 和 Zincke 回顾分析了 Mayo Clinic 于 1962—1984 年手术治疗的 54 例肾肿瘤伴静脉瘤栓的资料，提出了最初版的 Mayo Clinic 分级系统。2004 年，Blute 等回顾分析了 1970—2000 年 Mayo Clinic 行手术治疗的 540 例肾肿瘤伴静脉瘤栓的临床资料，提出了目前应用最广泛的 Mayo Clinic 分级系统：肾静脉瘤栓为 0 级，采取单纯根治性肾切除术；顶端距离肾静脉开口处 ≤ 2cm 的下腔静脉瘤栓为 I 级，可将瘤栓挤回肾静脉后行根治性肾切除术；顶端超过肾静脉开口处 > 2cm 到肝静脉水平以下的下腔静脉瘤栓为 II 级，可翻肝，在肝静脉以下阻断并切开下腔静脉取出瘤栓；自肝静脉至膈肌水平以下的下腔静脉瘤栓为 III 级；自膈肌以上至右心房的下腔静脉瘤栓为 IV 级瘤栓。III 级、IV 级瘤栓的手术常规涉及开胸、处理肝上和肝后段下腔静脉以及体外循环技术，通常需要在肝胆外科和心血管外科医生的协助下完成手术。

传统开放性下腔静脉瘤栓切取手术的切口长、创伤大、并发症多、恢复慢。随着外科技术及手术理念的演变，瘤栓治疗的策略也在发生变化。进入腔镜和微创时代，腹腔镜肾根治性切除联合下腔静脉瘤栓取除术在临床上的应用逐渐增多。Gill 等探索了机器人辅助腹腔镜手术治疗肾肿瘤伴下腔静脉瘤栓的疗效并取得了很好的结果。机器人手术系统具有三维仿真高清晰度视野和 7 个自由度的机械腕，可以提供接近于人体真实解剖学结构的图像和媲美于人手的操作灵活性，有利于术中对大血管及其周围结构的解剖和分离，并使得镜下的缝合和打结等技术变得简单，为下腔静脉瘤栓切取等极具挑战性的复杂性切除重建手术提供了设备支持和技术保障。

二、适应证与禁忌证

1. 适应证

（1）I 级瘤栓（Mayo Clinic 下腔静脉瘤栓分级法，下同）：瘤栓突破肾静脉开口侵入下腔静脉内，顶端距离肾静脉开口处 ≤ 2cm。

（2）II 级瘤栓：瘤栓侵入下腔静脉内，顶端超过肾静脉开口处 > 2cm，但瘤栓整体仍位于肝静脉水平以下。

（3）Ⅲ级瘤栓：下腔静脉内的瘤栓头部已超过肝静脉水平，但位于膈肌以下。

2. 禁忌证

（1）心、肺、脑等重要脏器功能障碍，难以耐受全麻或长时间气腹手术者。

（2）凝血机制障碍，存在难以纠正的出血倾向。

（3）Ⅳ级瘤栓（下腔静脉瘤栓顶端位于膈肌水平以上，侵入右心房）是相对禁忌证。有条件的单位可以多学科合作，在机器人辅助腹腔镜＋体外循环下处理Ⅳ级瘤栓，这也是未来机器人技术的探索方向之一。

三、围手术期处理

1. 一般术前准备　基本同经腹途径机器人腹腔镜肾根治性手术。术区备皮，术前 6h 禁食水，留置胃管、导尿管，清洁肠道，术前充分告知患者及家属手术风险。切皮时预防性应用抗菌药物。

2. 特殊术前准备

（1）应用低分子肝素围手术期抗凝，可降低下腔静脉附壁血栓和下肢深静脉血栓形成以及血栓脱落导致肺栓塞的风险。

（2）术前患侧肾动脉介入栓塞，可以选择性应用于左肾肿瘤伴下腔静脉瘤栓的患者。理论上能够减少术中渗血，在一定程度上有利于术中对下腔静脉和肾蒂大血管的解剖和分离。由于肾动脉栓塞以后患者的疼痛感明显，且会有不同程度的组织水肿、肠管胀气等，影响术野暴露，因此建议左肾动脉栓塞最好在术前 2h 进行。右侧肾癌合并瘤栓手术一般不推荐术前肾动脉栓塞。

（3）下腔静脉临时过滤器的术前置入，理论上可以防止术中瘤栓或血栓脱落进入右心房、靶器管栓塞的危险。但滤器有导致对侧肾静脉及肝静脉血栓形成的潜在风险，影响术野的暴露，有瘤栓切除不完全的可能性，目前不推荐常规应用。

3. Ⅲ级和Ⅳ级下腔静脉瘤栓　可根据患者意愿在术前口服分子靶向药物 3 个月。术前靶向治疗有望缩小原发肿瘤体积，降低下腔静脉瘤栓高度，瘤栓与下腔静脉壁粘连的减轻也有利于完整切除瘤栓，增加了手术的安全性和可行性。对于Ⅲ级以上瘤栓，如果降级成功，则有望避免开胸和体外循环，在降低手术难度的同时，还可以减少围手术期致死性并发症的发生。但并非所有的肾肿瘤都对靶向药物敏感，一旦服药期间瘤栓升级，有可能错过最佳手术时机。因此建议服药期间定期复查，如发现瘤栓进展倾向，考虑尽快手术。

4. Ⅱ级及Ⅱ级以上下腔静脉瘤栓　推荐在术前 1~2d 复查彩色多普勒超声或 MRI，实时了解瘤栓高度并判断是否伴有瘤栓附壁血栓形成，明确在术前准备期间患者的下腔静脉瘤栓有无升级或脱落的征象。下腔静脉的附壁血栓对手术操作和预后的不良影响较大，建议术前常规肝素抗凝治疗。

四、手术步骤

1. 麻醉与体位　静吸复合气管插管全身麻醉。术前留置胃管和导尿管。取左侧 70°~90° 斜侧卧位，适度降低头部和下肢。患者腰部对准腰桥，不升高，备中转开放手术使用。于骶尾部和肩胛部以软垫和支架托可靠固定，四肢关节和骨隆突部位妥善保护。麻醉和手术过程中常规监测呼吸、血压、心电图、血氧饱和度和动脉血气等。建议行颈内静脉及桡动脉穿刺，分别监测中心静脉压及桡动脉压。建立3条以上静脉输液通道，以利于快速补液、输血和及时输入麻醉药物。

对于右肾肿瘤伴下腔静脉瘤栓的手术，采取左侧卧位即可完成肾根治性切除和下腔静脉瘤栓切取术。对于左肾肿瘤伴下腔静脉瘤栓的患者，可先在左侧卧位下完成瘤栓切取的步骤，然后再转换右侧卧位，重新连接、锚定机器人手术系统，完成机器人辅助腹腔镜下左肾根治性切除术。

2. 右肾肿瘤伴下腔静脉瘤栓切取术

（1）气腹建立、穿刺套管分布以及操作系统对接：参见本书第一章第二节"经腹腔入路上尿路手术机器人辅助腹腔镜操作通道的建立"相关部分的内容。我们较常应用6孔3臂操作技术，其通道建立过程简述如下。

于脐右上方约2.0cm处切开1.5cm皮肤，置入12mm通用套管，经此通道置入机器人专用腹腔镜镜头。在距镜头孔约8.0cm，于右侧肋缘下锁骨中线偏内侧标记1号臂孔；在右下腹距镜头孔约8.0cm，与1号臂孔成100°~120°夹角处标记2号臂孔；在2号臂孔内下方6.0cm，于1号臂孔的延长线处标记3号臂孔。在上述3处标记点切开皮肤，直视下置入8mm专用套管，分别置入并连接机器人手术系统1、2、3号机械臂。1号臂连接单极弯剪，2号臂连接双极钳，3号臂连接无创抓钳。术中根据实际需要，1号臂可更换为持针器，2号臂和3号臂的器械也可互换。下腔静脉瘤栓切取术需要的辅助孔较多，根据手术需要可于腹正中线剑突下、1号臂与镜头孔之间、3号臂与镜头孔之间的下方分别置入5mm或12mm通用套管，用于撑开肝脏，置入吸引器、血管夹或直线切割闭合器等。

（2）游离、显露下腔静脉和左肾静脉：切开肝结肠韧带、肝肾韧带和镰状韧带，台旁助手可以选用钝头钳、扇形拉钩或带自锁装置的持针器钳夹侧腹壁等方法向上挑起肝右叶，充分暴露右侧上腹部手术区。沿结肠旁沟纵行切开侧腹膜，在 Gerota 筋膜前层和结肠融合筋膜之间分离，使升结肠和肝区结肠坠向腹部中线，进入右侧腹膜后间隙。继续在 Gerota 筋膜和十二指肠融合筋膜之间分离，向内下方推开十二指肠降部，充分显露下腔静脉前壁。纵向切开下腔静脉血管鞘。右肾静脉内有瘤栓生长，外观膨隆容易识别。左肾静脉处于下腔静脉的左侧。沿瘤栓段远心侧的下腔静脉左侧壁钝加锐性分离，显露左肾静脉，左肾静脉位于右肾静脉相对称、略偏上或偏下的位置，游离左肾静脉前壁。见图3-3-1~图3-3-10。

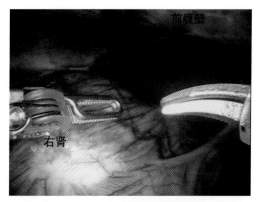

图 3-3-1　右上腹腔脏器镜下观

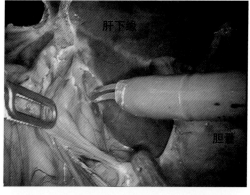

图 3-3-2　分离右上腹术区的大网膜粘连带

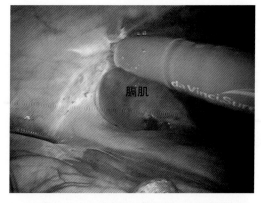

图 3-3-3　离断肝三角韧带，上挑肝脏

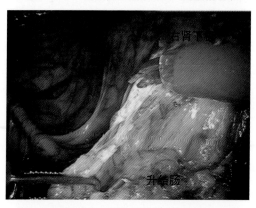

图 3-3-4　切开结肠外侧的腹膜

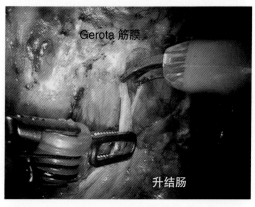

图 3-3-5　在 Gerota 筋膜和结肠融合筋膜之间分离

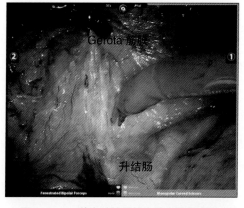

图 3-3-6　游离升结肠使之坠向腹部中线

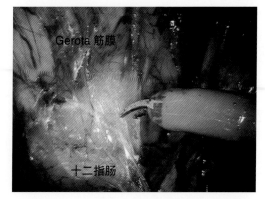

图 3-3-7　游离十二指肠显露下腔静脉前壁

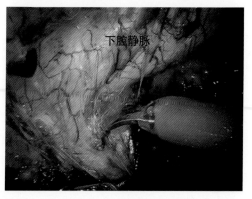

图 3-3-8　沿瘤栓段远心侧的下腔静脉左侧壁分离

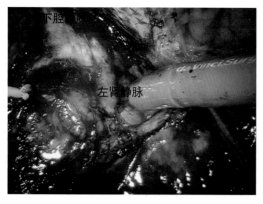

图 3-3-9　显露左肾静脉和下腔静脉夹角

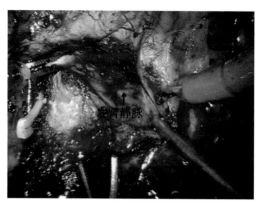

图 3-3-10　显露左肾静脉前壁

（3）离断右肾动脉，游离左肾静脉和瘤栓段下腔静脉的近、远心侧：在左肾静脉和下腔静脉下夹角的后、下方分离出右肾动脉，并解剖出右肾动脉主干 1~2cm，以 Hem-o-lok 血管夹夹闭后离断，近心端保留 2 枚血管夹（图 3-3-11~ 图 3-3-14）。分离出左肾静脉主干约 1.5cm，将红色 F10 橡胶空芯束带环绕左肾静脉，待阻断（图 3-3-15、图 3-3-16）。分离瘤栓段远心侧下腔静脉的前壁，夹闭、离断右生殖静脉。游离下腔静脉右侧壁、显露腰大肌筋膜。环状游离瘤栓段远心侧下腔静脉，预置血管阻断带（图 3-3-17~ 图 3-3-22）。分离肝下段下腔静脉的前壁，Ⅱ级瘤栓需要分离出数支肝短静脉和右肾上腺中央静脉，分别予以夹闭、离断（图 3-3-23~ 图 3-3-28）。环状游离瘤栓段近心侧下腔静脉的两侧壁和后壁，预置血管阻断带（图 3-3-29~ 图 3-3-34）。

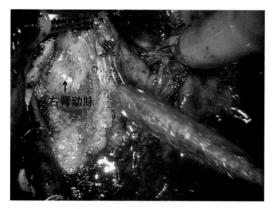

图 3-3-11　在左肾静脉和下腔静脉下夹角后、下方分离右肾动脉

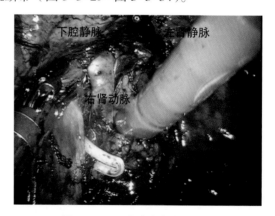

图 3-3-12　分离右肾动脉主干

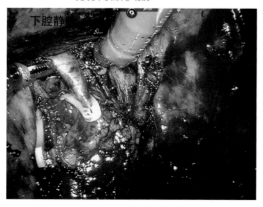

图 3-3-13　夹闭右肾动脉

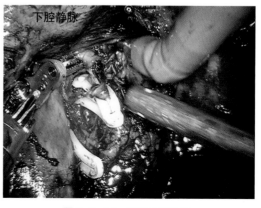

图 3-3-14　离断右肾动脉

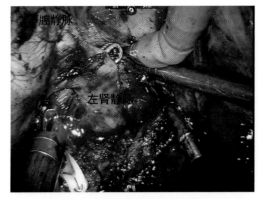

图 3-3-15　环状游离左肾静脉

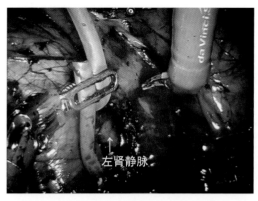

图 3-3-16　左肾静脉预置阻断带

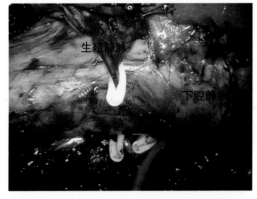

图 3-3-17　夹闭、离断右生殖静脉

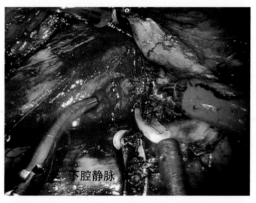

图 3-3-18　游离瘤栓段远心侧下腔静脉右侧壁

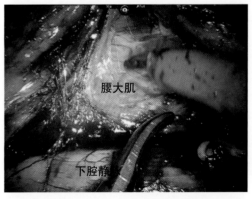

图 3-3-19　分离腰大肌筋膜平面

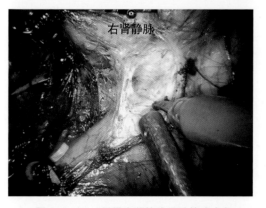

图 3-3-20　显露右肾静脉下腔静脉夹角

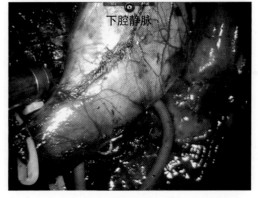

图 3-3-21　环状游离瘤栓段远心侧下腔静脉

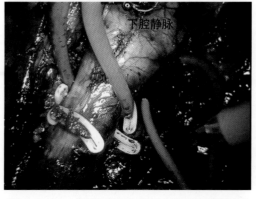

图 3-3-22　在瘤栓段远心侧下腔静脉预置阻断带

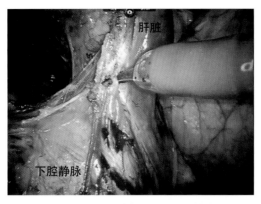

图 3-3-23　游离肝下段下腔静脉

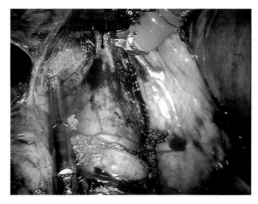

图 3-3-24　游离肝短静脉

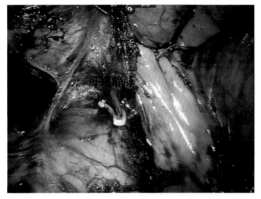

图 3-3-25　夹闭肝短静脉

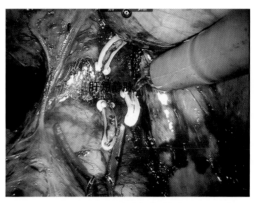

图 3-3-26　离断肝短静脉

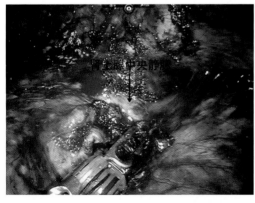

图 3-3-27　游离右肾上腺中央静脉

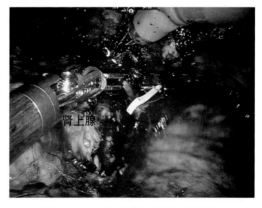

图 3-3-28　夹闭右肾上腺中央静脉

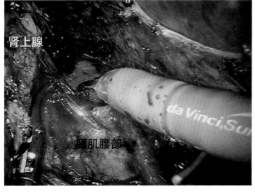

图 3-3-29　分离肾上腺显露膈肌腰部

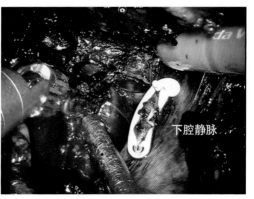

图 3-3-30　游离瘤栓段近心侧下腔静脉右侧壁

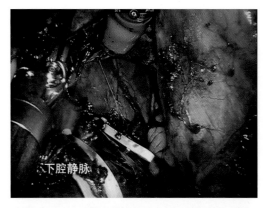

图 3-3-31　游离瘤栓段近心侧下腔静脉左侧壁

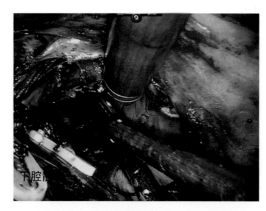

图 3-3-32　环状游离瘤栓段近心侧下腔静脉

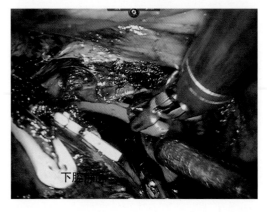

图 3-3-33　阻断带穿过瘤栓段近心侧下腔静脉后方

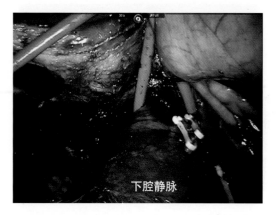

图 3-3-34　瘤栓段近心侧下腔静脉预置阻断带

Ⅲ级瘤栓的切取还需要阻断肝动脉和门静脉，并在膈下水平阻断肝上段下腔静脉。应用翻肝技术，离断肝右叶的韧带及其与膈肌之间的连接组织，继续向上分离、显露肝上段下腔静脉的两侧壁和后壁，至环形游离后，预置血管阻断带（图 3-3-35~ 图 3-3-37）。以 F10 橡胶空芯束带环绕肝十二指肠韧带（图 3-3-38）。

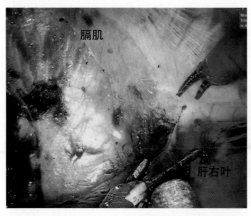

图 3-3-35　向左侧翻开肝右叶

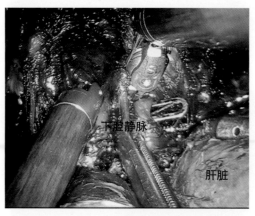

图 3-3-36　环形游离下腔静脉肝上段

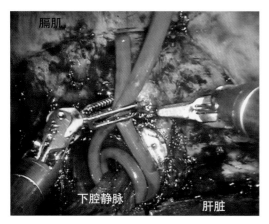

图 3-3-37　下腔静脉肝上段预置阻断带

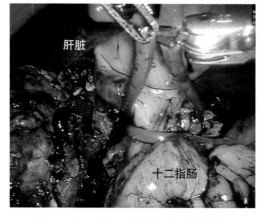

图 3-3-38　肝十二指肠韧带预置阻断带

（4）阻断瘤栓段下腔静脉的血流：依次收紧瘤栓段下腔静脉远心端、左肾静脉和下腔静脉近心端环状预置的橡胶阻断带，阻断带依次打结，并分别以 Hem-o-lok 血管夹夹闭带结，阻断瘤栓段下腔静脉的血流。见图 3-3-39~ 图 3-3-42。

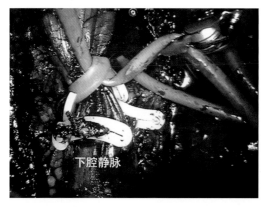

图 3-3-39　阻断下腔静脉远心端

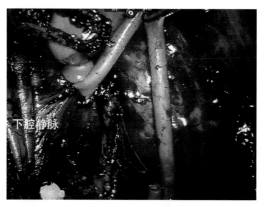

图 3-3-40　阻断左肾静脉

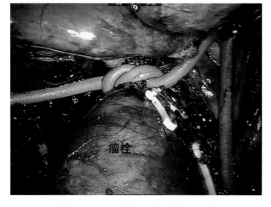

图 3-3-41　阻断下腔静脉近心端

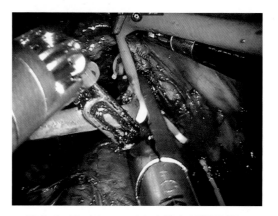

图 3-3-42　Hem-o-lok 血管夹夹闭阻断带

对于Ⅲ级瘤栓，收紧预置的橡胶束带以阻断肝上段下腔静脉（图 3-3-43），同时收紧预置于肝十二指肠韧带的橡胶束带以阻断门静脉和肝动脉的血流（图 3-3-44），记录阻断时间。

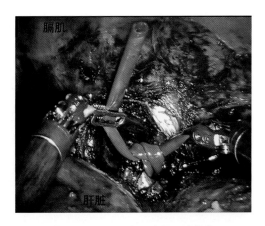

图 3-3-43　阻断肝上段下腔静脉

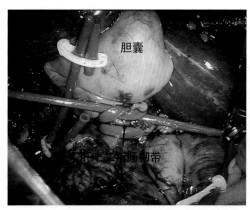

图 3-3-44　阻断肝十二指肠韧带

（5）切取瘤栓，缝合下腔静脉：切开瘤栓段下腔静脉的前右侧壁，轻柔拨离瘤栓以找到其与静脉壁之间的缝隙，将瘤栓从下腔静脉内取出，切断右肾静脉后壁和下腔静脉之间的连接（图 3-3-45~ 图 3-3-49）。沿腰大肌筋膜向右侧适度分离右肾体部背侧，清除肾门脂肪等组织，以充分暴露术野（图 3-3-50）。游离的瘤栓组织可用手套包裹，以避免癌细胞在腹腔内种植。以 5-0 血管缝线连续缝合下腔静脉前壁（图 3-3-51），在即将封闭切口时，取细导管插入下腔静脉腔内并注入 30~50mL 肝素生理盐水（图 3-3-52），冲洗出残留的血块和气体（图 3-3-53），以预防附壁血栓形成、肺栓塞和（或）气体栓塞，最后下腔静脉缝线打结（图 3-3-54）。

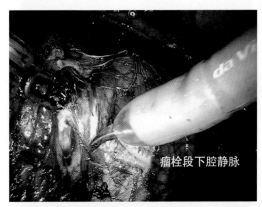

图 3-3-45　切开右肾静脉和下腔静脉连接部前壁

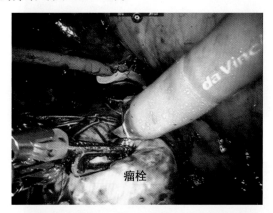

图 3-3-46　扩大下腔静脉前壁切口剥离瘤栓

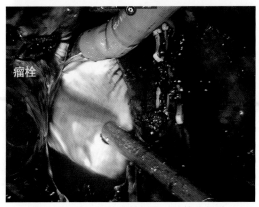

图 3-3-47　轻抬瘤栓暴露下腔静脉后壁

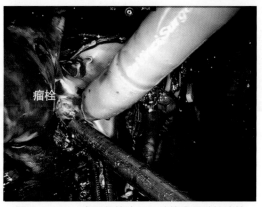

图 3-3-48　离断肾静脉和下腔静脉后壁的连接

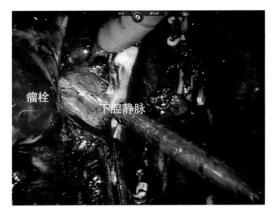

图 3-3-49　切除瘤栓

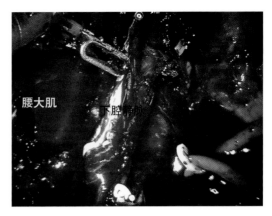

图 3-3-50　沿腰大肌筋膜向右侧分离右肾体部背侧

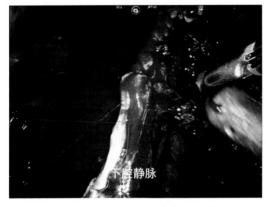

图 3-3-51　自上而下连续缝合下腔静脉切口

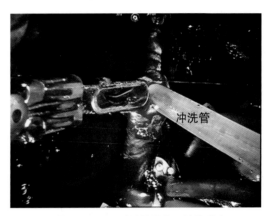

图 3-3-52　冲洗管置入下腔静脉内

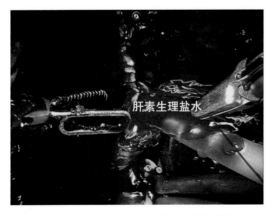

图 3-3-53　肝素生理盐水冲洗下腔静脉管腔

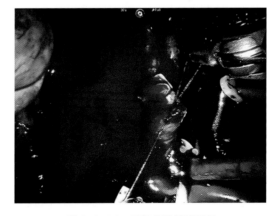

图 3-3-54　下腔静脉缝线打结

（6）开放下腔静脉，恢复血流：依次松开下腔静脉的近心端、远心端和左肾静脉的血管阻断带，开放回心血流。仔细检查下腔静脉前壁切口有无活动性渗血，必要时间断加针缝合。见图3-3-55~图3-3-58。

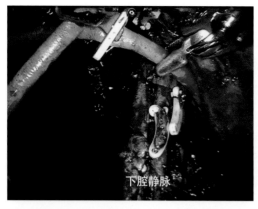

图 3-3-55 解除下腔静脉近心端阻断带

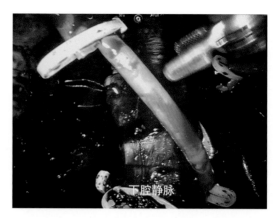

图 3-3-56 解除下腔静脉远心端阻断带

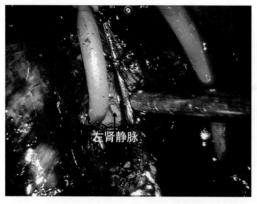

图 3-3-57 解除左肾静脉阻断带

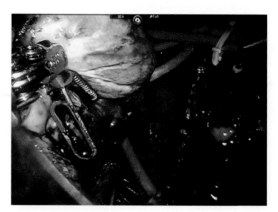

图 3-3-58 观察下腔静脉修复创面

（7）右肾根治性切除：按腹腔镜肾根治性切除的方法，在 Gerota 筋膜外充分游离、切断肾脏内上缘、上极、体部外缘的连接组织，在髂血管水平离断输尿管和生殖静脉，完整切除 Gerota 筋膜和肾脂肪囊包裹的右肾、肿瘤及瘤栓、上段输尿管、肾上腺和肾门淋巴组织。将标本一并置入坚固的标本袋内，经上腹部肋缘下的延长切口取出体外。见图 3-3-59~ 图 3-3-62。

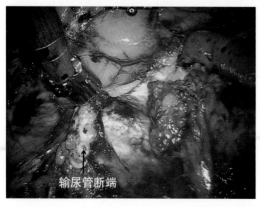

图 3-3-59 游离右肾下极并离断输尿管

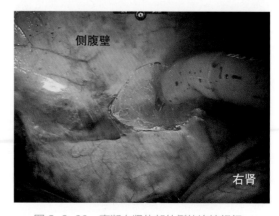

图 3-3-60 离断右肾体部外侧的连接组织

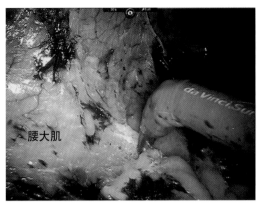
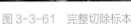

图 3-3-61　完整切除标本

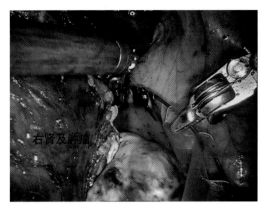

图 3-3-62　标本装袋

（8）结束手术：降低气腹压力，手术创面仔细止血，并检查有无腹腔脏器副损伤。在肝肾间隙留置腹腔引流管，经侧腹壁套管孔引出固定，直视下退出各个腹腔镜套管和窥镜，逐一缝合腹壁切口。见图 3-3-63、图 3-3-64。

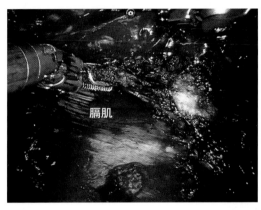

图 3-3-63　创面彻底止血

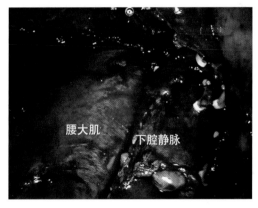

图 3-3-64　术后观

3. 左肾肿瘤伴下腔静脉瘤栓切取术

（1）气腹建立、套管置入及机械臂的安放：同右肾肿瘤下腔静脉瘤栓切取术。必要时术前 2h 行左肾动脉栓塞术，以减少术中渗血。

（2）显露下腔静脉：切开肝结肠韧带及肝肾韧带，向上挑开肝脏。沿结肠旁沟切开侧腹膜，下至髂窝、上至结肠右曲，在 Gerota 筋膜和结肠融合筋膜之间分离使升结肠和结肠肝曲坠向腹部中线。在 Gerota 筋膜前层和十二指肠融合筋膜之间分离，向内下方分开十二指肠降部，显露下腔静脉前壁。

（3）游离左肾静脉和下腔静脉近心端：沿下腔静脉左缘分离至其与左肾静脉夹角处，环状游离左肾静脉（图 3-3-65~ 图 3-3-68）。向上游离下腔静脉前壁，分离出数支肝短静脉并夹闭、切断，游离肝下段下腔静脉左侧壁（图 3-3-69、图 3-3-70）。游离肝下段下腔静脉的右侧壁，夹闭、离断右肾上腺中央静脉（图 3-3-71、图 3-3-72）。环状游离下腔静脉瘤栓段的近心侧，预留血管阻断带（图 3-3-73、图 3-3-74）。

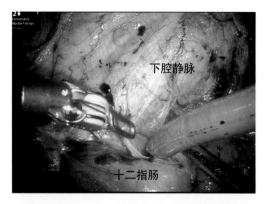

图 3-3-65　游离下腔静脉左侧壁

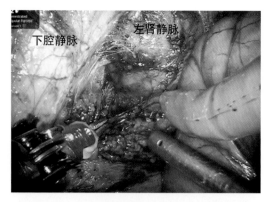

图 3-3-66　显露下腔静脉和左肾静脉夹角

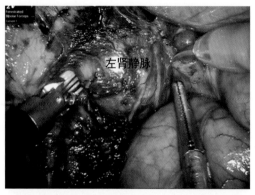

图 3-3-67　游离左肾静脉后壁

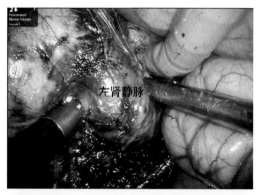

图 3-3-68　游离左肾静脉上缘

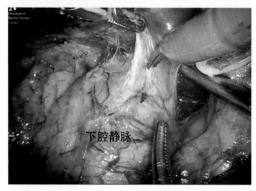

图 3-3-69　游离肝下段下腔静脉

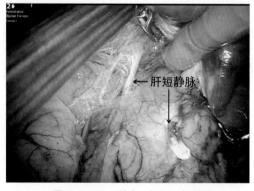

图 3-3-70　游离、切断肝短静脉

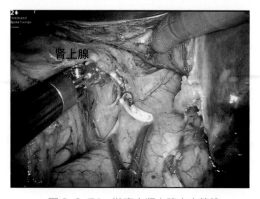

图 3-3-71　游离右肾上腺中央静脉

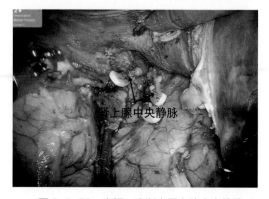

图 3-3-72　夹闭、离断右肾上腺中央静脉

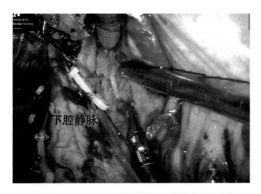

图 3-3-73　环状游离下腔静脉近心侧

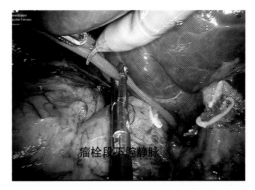

图 3-3-74　瘤栓段下腔静脉近心侧预留阻断带

（4）游离右肾静脉和下腔静脉远心端：在下腔静脉前壁分离出右生殖静脉并夹闭、离断，沿下腔静脉右侧壁游离至其与右肾静脉夹角处。环状分离出右肾静脉主干，长约 1.5cm，预置 F10 橡胶束带（图 3-3-75~ 图 3-3-78）。环形游离瘤栓段腔静脉的远心端，预留血管阻断带（图 3-3-79~ 图 3-3-82）。

在游离下腔静脉的背侧面时，需要夹闭、离断数支腰静脉。Ⅲ 级瘤栓还需要应用翻肝技术以显露下腔静脉的肝后段，环状游离下腔静脉的肝上段，预置血管阻断带，并将橡胶血管束带环绕套过肝十二指肠韧带待阻断。

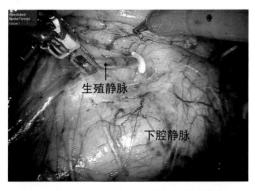

图 3-3-75　夹闭、离断右生殖静脉

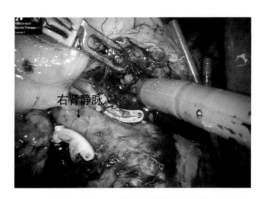

图 3-3-76　游离右肾静脉上缘

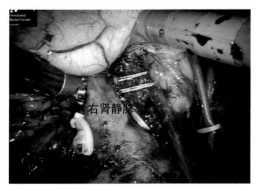

图 3-3-77　环状游离右肾静脉

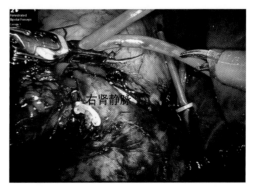

图 3-3-78　右肾静脉预置血管阻断带

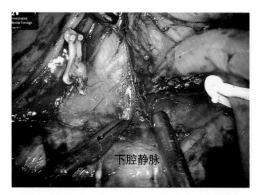

图 3-3-79　游离瘤栓段下腔静脉远心侧的右壁

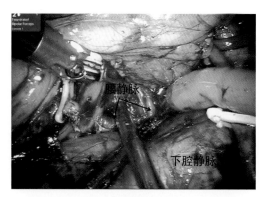

图 3-3-80　游离下腔静脉侧后壁的腰静脉

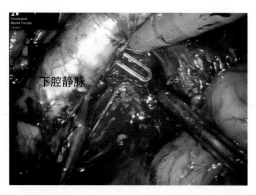

图 3-3-81　环状游离瘤栓段下腔静脉远心侧

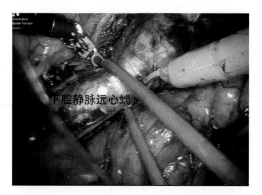

图 3-3-82　下腔静脉远心侧预置血管阻断带

（5）阻断瘤栓段下腔静脉血流：依次阻断下腔静脉远心端、右肾静脉和下腔静脉近心端血流，收紧橡胶束带并打结后用 Hem-o-lok 血管夹夹固（图 3-3-83~ 图 3-3-85）。用 45mm 的直线切割闭合器（Endo-GIA）靠近下腔静脉离断左肾静脉，适度游离瘤栓段下腔静脉左侧壁以增加暴露（图 3-3-86~ 图 3-3-88）。

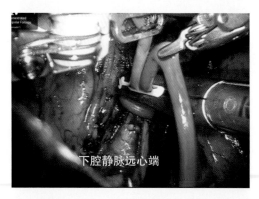

图 3-3-83　阻断下腔静脉远心端血流

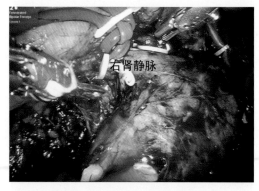

图 3-3-84　阻断右肾静脉血流

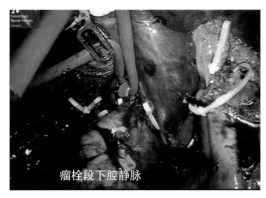

图 3-3-85　阻断下腔静脉近心端血流

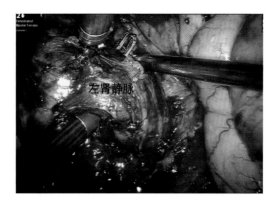

图 3-3-86　托起左肾静脉

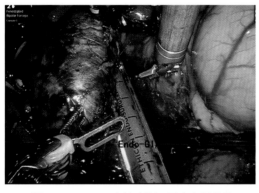

图 3-3-87　一次性离断、闭合左肾静脉

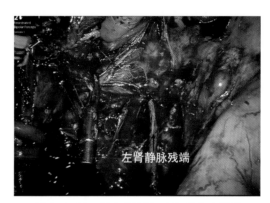

图 3-3-88　游离瘤栓段下腔静脉的左侧壁

Ⅲ级瘤栓则以 Bulldog 血管钳或预置的橡胶束带阻断肝上段下腔静脉，同时收紧预置于肝十二指肠韧带的橡胶束带以阻断肝动脉和门静脉的血流。

（6）切取瘤栓并隔离标本：切开下腔静脉前壁的偏左侧，轻柔剥离瘤栓并完整取出，一并切除左肾静脉在下腔静脉的残端，随后将瘤栓装入取物袋并封口，避免肿瘤细胞腹腔种植（图 3-3-89~图 3-3-92）。对于可疑受到瘤栓侵犯的下腔静脉壁，需要一并切除。

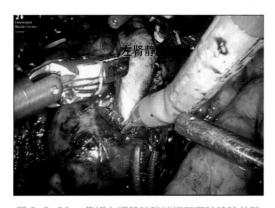

图 3-3-89　靠近左肾静脉残端切开下腔静脉前壁

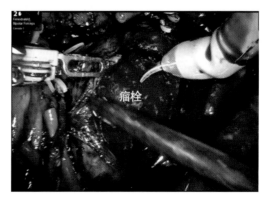

图 3-3-90　扩大下腔静脉切口剥离瘤栓

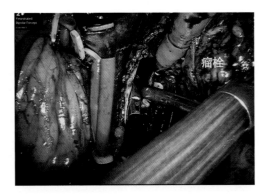

图 3-3-91　完整切除瘤栓

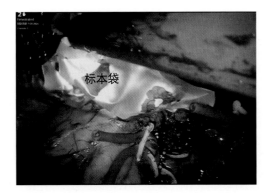

图 3-3-92　瘤栓装袋封口

（7）修复下腔静脉：以 5-0 无损伤血管缝线连续缝合下腔静脉前壁缺损。在静脉切口完全封闭之前，注入肝素生理盐水 30~50mL 冲洗管腔，以避免血块残留并预防附壁血栓形成。见图 3-3-93~图 3-3-96。

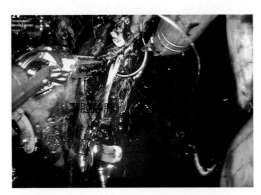

图 3-3-93　连续缝合下腔静脉壁切口

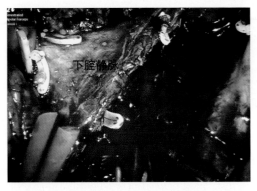

图 3-3-94　收拢血管缝线

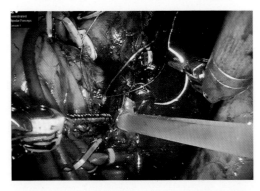

图 3-3-95　肝素生理盐水冲洗下腔静脉管腔

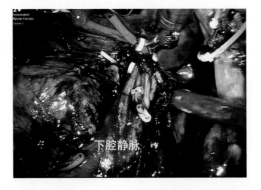

图 3-3-96　下腔静脉修复完成

（8）开放血流：依次松开下腔静脉近心端、右肾静脉和下腔静脉远心端的血管阻断带（图 3-3-97~ 图 3-3-99），仔细检查恢复血流以后的下腔静脉外观，以及吻合口有无活动性渗血（图 3-3-100）。

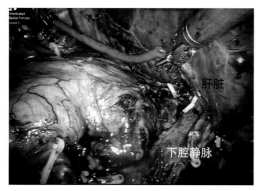

图 3-3-97　开放下腔静脉近心端血流

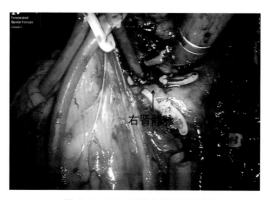

图 3-3-98　开放右肾静脉血流

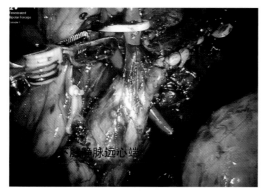

图 3-3-99　开放下腔静脉远心端血流

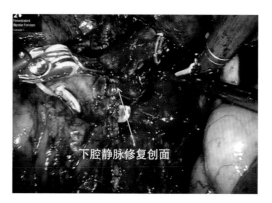

图 3-3-100　观察下腔静脉修复创面

（9）取出标本：降低气腹压力至 5~8mmHg，手术创面彻底止血，留置腹腔引流管。适度扩大肋缘下套管切口，取出标本和全部的阻断带、阻断夹等腹腔内预置物品。直视下退出各个腹壁套管，移开机器人手术系统。逐一缝合腹壁切口。

（10）左肾根治性切除：转换成右侧卧位，重新放置腹壁套管并锚定机器人系统。按照腹腔镜左肾根治性切除术的步骤，先游离出左肾动脉并以 Hem-o-lok 血管夹夹闭、离断，松解已离断的左肾静脉残端。进一步在 Gerota 筋膜外游离，切除由 Gerota 筋膜和肾脂肪囊包裹的肾脏、肿瘤及瘤栓、上段输尿管、肾上腺及肾门淋巴组织，将标本置入标本袋并经肋缘下延长的切口取出体外。

五、并发症及其防治

1. 下腔静脉瘤栓脱落　较少出现，但一旦发生可能导致肺栓塞或心肌梗死等致死性并发症，多见于瘤栓组织松脆或大量附壁血栓形成的情况。术前应充分准备，对于术中出现的较大瘤栓脱落，需要开放手术切开心房取栓。一次性下腔静脉滤器的留置虽可能降低瘤栓脱落和靶器官栓塞的风险，但滤器本身相关的并发症亦应引起足够的忽视。

2. 术中出血　多见于游离下腔静脉和肾静脉的过程中，特别是在分离和结扎肝短静脉、右肾上腺中央静脉和腰静脉等的操作中容易发生静脉壁的损伤。当术中出现血管损伤性出血时，可迅速局部压迫并清除积血，显露出血点后用 Hem-o-lok 血管夹夹闭，或直视下缝扎止血。若出血较汹涌，可升高气腹压力至 18~20mmHg，必要时以纱布块压迫，在有效止血的同时快速补液，必要时输血。预防办法是充分暴露，轻柔操作，助手密切配合，利用机械腕操作灵活的特点在大血管周围小心分离、结扎目标血管。若静脉损伤严重，术者应用机器人腹腔镜技术难以有效控制出血时，应果断中转开放。

3. 脏器损伤 较少见。预防办法是在三维高清放大视野下，辨认相关解剖标志，充分利用机械腕灵活和操作精细的优势，在少血管层面内小心分离。若发生肝、肾、脾、胰腺或肠管等重要脏器损伤，按照相关的外科原则处理。

4. 腹腔或切口感染 较少见。术后腹膜炎多见于腹腔积液或局部血肿形成的情况。治疗上使用敏感抗菌药物，充分引流，必要时应用抗生素溶液腹腔内灌洗。对于术后发生的切口感染，应及时换药，清除炎性渗出，保持创面清洁。若发生皮下软组织急性蜂窝织炎，可辅用红外线照射等物理治疗措施，必要时切开引流。

5. 肺部感染 多见于原先合并有肺部基础性疾病的患者。术前准备应充分评估肺功能和血气分析结果，并请呼吸科和麻醉科医生会诊。术中严密监测气道压、动脉血气分析和血流动力学，尽量缩短麻醉和手术时间。教会患者正确咳痰和翻身叩背的方法，鼓励患者术后早期下床。一旦发生肺部感染，在应用敏感抗菌药物的同时，可经气道或静脉给予止咳化痰药物，避免感染迁延，预防呼吸衰竭等严重并发症的发生。

6. 术后肾功能不全 与患肾的丢失、术中血流阻断、健侧肾脏的血流灌注不足等因素有关，可表现为血清肌酐、尿素氮升高和（或）电解质紊乱等，可按照相关的治疗原则加以处置。

7. 其他并发症 如淋巴漏、下肢深静脉血栓形成等，按照相关防治原则处理。

六、技术现状

2006 年，Romero 报道了首例完全腹腔镜下的下腔静脉瘤栓取出术，术中采用沙丁钳钳夹包括瘤栓在内的部分腔静脉壁后完成手术。近年来，文献所报道的完全腹腔镜下的肾癌伴下腔静脉瘤栓切取术，选择的病例以Ⅱ级以下的瘤栓为主，而Ⅱ级或Ⅲ级瘤栓多是通过手助腹腔镜或腹腔镜辅助开放手术取出瘤栓，也有少数完全腹腔镜下瘤栓切取手术的个案报道。

机器人辅助腹腔镜具有三维成像功能和仿生手腕，术中可以清晰地看到肝短静脉及腰静脉，结合术中超声成像，可精准定位瘤栓的高度，精细游离下腔静脉及其属支，提高了操作的稳定度，并减少了手术创伤。随着微创技术的发展，已有多个中心报道了机器人辅助腹腔镜手术治疗下腔静脉瘤栓的安全性和可行性。

2011 年 Abaza 首次报道了 5 例机器人辅助腹腔镜肾根治性切除加下腔静脉瘤栓切取术，Lee 等也于 2012 年报道了机器人辅助腹腔镜下环形游离和阻断下腔静脉的个案经验。左、右侧肾癌伴下腔静脉瘤栓的手术原则均为先处理下腔静脉（心房）瘤栓，再处理患肾。随着手术技术的发展，机器人辅助腹腔镜 Mayo Ⅲ 级下腔静脉瘤栓取出术已有报道。Gill 等曾认为Ⅲ级瘤栓手术应在体外循环下进行，切开心包后于膈上阻断下腔静脉的近心端。

机器人腹腔镜下腔静脉瘤栓切取手术对下腔静脉受累段的处理是技术难点之一。术前增强 CT、MRI 成像和超声造影对诊断下腔静脉瘤栓是否侵犯静脉壁有一定的价值。对于一部分有手术指征的患者，若术中发现瘤栓侵犯下腔静脉血管壁（图3-3-101），或者在癌栓的下方有大量静脉血栓形成，为避免术中栓子脱落引起严重并发症或术后肿瘤复发，下腔静脉离断是一种可选择术式，应果断决定在肝静脉水平以下离断下腔静脉，切除瘤栓和受累段下腔静脉（图3-3-102~图3-3-106）。根据术中所见、瘤栓高度、侧支循环情况制定不同的离断策略：右侧肾癌伴瘤栓手术在离断下腔静脉以后，左肾功能可通过左肾静脉侧支循环的代偿得以恢复。左侧肾癌伴瘤栓手术若离断下腔静脉，由于右肾静脉侧支循环建立困难，因此对肾功能的影响较大，这种情况下可以将右肾静脉吻合于下腔静脉的近心侧断端，或以人工血管替代缺损的下腔静脉，以避免术后出现急、慢性肾功能不全。

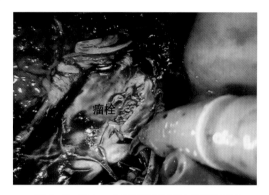

图3-3-101　右肾癌瘤栓侵犯下腔静脉壁

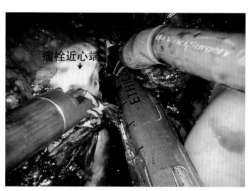

图3-3-102　闭合器切割肝下段下腔静脉近心端

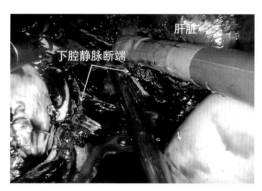

图3-3-103　下腔静脉近心端离断后

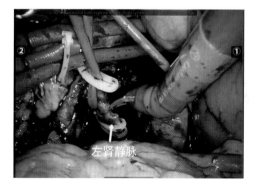

图3-3-104　离断左肾静脉

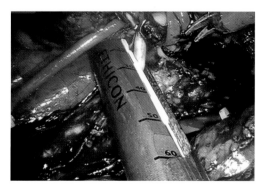

图3-3-105　闭合器切割肝下段下腔静脉远心端

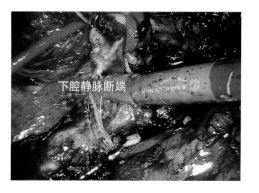

图3-3-106　下腔静脉远心端离断后

目前，应用机器人辅助腹腔镜技术在膈下阻断肝上段下腔静脉以后，Ⅲ级瘤栓手术的非体外循环化已成为可能。如果术中发生癌栓脱落进入右心房，则需要阻断上腔静脉和下腔静脉，切开右心房取栓。对于肾癌合并下腔静脉Ⅳ级瘤栓等复杂病例，常规建立体外循环，推荐多学科合作分段取栓，以降低围手术期并发症和死亡的发生率。研究表明，针对Ⅲ级及以上下腔静脉瘤栓的术前靶向药物治疗有可能降低瘤栓分级，缩小原发肿瘤体积，增加手术安全性。总之，尽管在某些方面尚处于发展阶段，机器人辅助腹腔镜技术在下腔静脉瘤栓切取治疗中已经体现出巨大的技术优势。

（陶金，范雅峰，李腾飞，张会朋，周云飞，任选义，张雪培）

【主编按】随着手术技术的发展，机器人腹腔镜下腔静脉瘤栓切取术对于Ⅱ级及Ⅱ级以下瘤栓的治疗在技术上已无大的障碍，手术中环状游离下腔静脉和肾静脉，以血管束带环绕目标血管2周，以保证阻断效果。Ⅲ级瘤栓切取在技术熟练的前提下亦能安全完成，对肝下段下腔静脉的游离要逐一分离并可靠结扎数对肝短静脉，在肝上段下腔静脉的游离过程中务必要避免损伤膈肌和胸膜。病变切除时若发现瘤栓侵犯下腔静脉壁或有大量附壁血栓形成，应考虑离断肝下段下腔静脉，右侧手术必要时以人工血管替代。有条件的团队在多学科合作下能够实现机器人辅助腹腔镜＋体外循环下Ⅳ级瘤栓的处理。肾癌伴下腔静脉瘤栓切取手术的风险高，其严重并发症包括大出血、瘤栓脱落、血栓栓塞和肾功能衰竭等。低分子肝素的围手术期应用可降低血栓脱落形成甚至栓塞的风险，目前不建议术前预置下腔静脉滤器来预防瘤栓或血栓的脱落。术前2h肾动脉介入栓塞，可选择应用于左肾肿瘤伴下腔静脉瘤栓的患者，或能降低手术难度。右侧手术不推荐术前肾动脉栓塞，以避免因栓塞引起组织水肿、肠胀气等不利因素影响手术操作。在机器人微创手术时代，开放手术仍是一种有益补充和可选择术式，积极手术可使患者生存获益。实施机器人下腔静脉瘤栓切取术仍应准备开放器械，因为在大出血、瘤栓脱落等紧急情况下需要开胸或剖腹手术抢救。高级别瘤栓术前应用分子靶向药物有较大可能缩小原发肿瘤和瘤栓体积，有利于完整切除肿瘤，但靶向治疗并非适用于所有患者，服药期间还应增加彩超、MRI等检查的频率，以免因病变进展而延误手术时机。

第四节　机器人辅助腹腔镜肾部分切除术

一、概述

肾癌（RCC）是泌尿系统常见的恶性肿瘤之一，约占成人肾脏恶性肿瘤的85%左右。1990—2013年间，RCC的发病率增长了2.1倍，其中约50%的患者无症状，于体检时发现。偶发肾癌的生长速度慢，具有低转移潜能的生物学特征。随着社会经济的发展和居民健康意识的提升，我国的RCC发病率呈上升趋势，首诊患者早期肾癌的检出率显著提高。

RCC的超声表现为低回声实性团块，多普勒彩色超声对肾癌合并肾静脉或下腔静脉瘤栓有辅助诊断价值。若肿瘤内部有出血、坏死等病变时，超声图像显示为不均匀回声，可初步与肾囊肿、肾脏血管平滑肌脂肪瘤（错构瘤）等疾病相鉴别。CT 在 RCC 的诊断中具有重要价值，增强扫描可测定肾肿瘤的 CT 密度值，较准确地协助临床分期。CT 尿路造影（CTU）可以了解肾脏集合系统、输尿管和膀胱等尿路上皮腔内是否有占位性病变，CTA 则能够比较清晰地描绘出肾脏的供血动脉及其分支。磁共振成像（MRI）可明确 RCC 的分期及其与周围脏器和组织的毗邻关系，尤其是对肾癌合并淋巴结转移和（或）下腔静脉瘤栓的确诊率较高，还在早期肾癌的诊断及其与肾囊性病变的鉴别诊断方面有较大优势。超声、CT 和 MRI 等多种检查手段的联合应用，对 RCC 诊断的符合率可达90% 以上。

RCC 的手术治疗主要包括根治性肾切除术（radical nephrectomy，RN）和保留肾单位手术（nephron sparing surgery，NSS），NSS 又包括肾部分切除术（partial nephrectomy，PN）和肾肿瘤剜除术等。肿瘤的大小、部位及其与肾门结构的毗邻关系等，共同决定了患者是否适宜接受 NSS 手术。对于 T_1 期肾癌的治疗，欧洲泌尿外科学会（EAU）、美国泌尿外科学会（AUA）及中国泌尿外科学会（CUA）等的多个指南均推荐实施 PN。大量循证医学证据表明，NSS 对于早期肾肿瘤的控制可达到等同于 RN 的效果。

NSS 经历了开放手术、腹腔镜手术以及机器人手术的发展历程。开放性肾部分切除术（open partial nephrectomy，OPN）是保留肾单位治疗的金标准术式。腹腔镜肾部分切除术（laparoscopic partial nephrectomy，LPN）于 1993 年应用于临床。LPN 在一定程度上复制了 OPN 的手术过程，但是限制 LPN 在临床上广泛开展的主要因素之一是 LPN 在腹腔镜条件下不易获取肾脏低温，可能会导致肾脏热缺血时间（warm ischemia time，WIT）过长，影响肾功能。

R.E.N.A.L 评分系统结合了五种解剖学要素，包括肾肿瘤大小、肿瘤内生比例、肿瘤与集合系统的距离、肿瘤位置（腹侧和背侧）以及肿瘤相对于肾门的关系。R.E.N.A.L 是最常用于评估 NSS 手术难度的客观指标。复杂肾肿瘤的 LPN 手术具有极大的挑战性，其技术难点包括：①切除肿瘤时易损伤肾动、静脉的分支和集合系统；②肿瘤切除后肾脏创面的缝合需要较高的技巧；③肾脏 WIT 要尽可能短，以保留更多的功能性肾单位。对于直径大于 4cm 或肿瘤生长位置邻近肾门血管等 R.E.N.A.L 评分较高的情况，受制于普通腹腔镜手术的局限性，一些患者无奈地选择了腹腔镜根治性肾切除术（laparoscopic radical nephrectomy，LRN）。

自 Gettman 等于 2004 年首次报道机器人辅助腹腔镜肾部分切除术（robot-assisted laparoscopic partial nephrectomy，RALPN）以来，RALPN 在国内外多个医学中心开展，并已在减少 WIT 和保护肾功能方面积累了较多经验。da Vinci 机器人手术系统可提供三维立体放大的高清手术视野，多自由度活动的机械腕能够完成各种精细动作，机械臂的运动缩放和震颤滤过功能使镜下操作更稳定，第 3 机械臂的导入还可获取更好的术野暴露。RALPN 的开展提高了肾肿瘤切除的精准性和创面的缝合效率，其技术优势更适合于复杂性肾肿瘤的 NSS 手术，广泛应用于大体积肾肿瘤、双侧肾肿瘤、多发肾肿瘤、孤立肾肾肿瘤、肾门部和完全内生型肿瘤等。目前可获得的随访结果显示，RALPN 的近期肿瘤控制效果与 LPN 类似，而总手术时间和 WIT 等参数则全面优于 LPN，患者术后恢复更快，并发症更少。

二、适应证与禁忌证

目前 PN 已从具有绝对指征（如孤立肾、双侧肾肿瘤等）需要保留肾单位的手术，演变为一种直径 7cm 以下肾肿瘤保肾手术的优选方法（即使对侧肾功能正常）。开展 RALPN 手术的病例选择应由易到难，其适应证和禁忌证应与术者经验、器械设备和操作水平等相结合。RALPN 的禁忌证包括存在显著增加手术风险的疾病，如严重凝血功能障碍等，而腹部手术史和过度肥胖等不再作为其绝对手术禁忌。

1. 适应证

（1）绝对适应证：解剖学或功能性孤立肾肾肿瘤；双侧同时性肾肿瘤；肾肿瘤伴有总肾功能不全；家族遗传性肾癌。若行根治性手术，会潜在肾功能不全甚至尿毒症的危险。

（2）相对适应证：肾癌对侧肾存在某些良性病变如肾积水、肾结石、慢性肾盂肾炎和膀胱输尿管反流等，或合并其他可能导致肾功能恶化的疾病如肾动脉狭窄、高血压、糖尿病等；肾脏良性病变。

（3）可选择适应证：T_1 期单侧肾肿瘤而对侧肾结构和功能完全正常，尤其适用于完全内生型或特殊部位（肾门、肾窦）的 T_{1a} 期肾癌。

（4）机器人手术的技术优势使 NSS 的适应证不断扩大，目前 RALPN 已临床应用于 T_{1b}~T_2 期的大体积肾肿瘤，以及肾门肿瘤和肾脏多发肿瘤等。

2. 禁忌证

（1）绝对禁忌证：肾肿瘤已发生局部或远处转移，CT 和 MRI 等影像学检查提示有区域淋巴结肿大或远处靶器官受累征象；肾静脉或下腔静脉内瘤栓和（或）血栓形成；患者全身情况差，心、肺、脑或肾脏等重要脏器功能受损，不能耐受全身麻醉和长时间气腹下手术；存在难以纠正的凝血功能障碍。

（2）相对禁忌证：有潜在出血倾向，如长期口服华法林、阿司匹林等抗凝药物；若术者 RALPN 经验不足，则需谨慎选择复杂性肾肿瘤的保肾手术。

三、术前准备

1. 实验室检查

（1）一般性化验包括血常规和凝血指标、尿常规、感染性疾病筛查、肝肾功能、电解质、血糖、血脂及血型鉴定等。

（2）提示肾肿瘤处于进展期的实验室化验包括血钙、血沉、碱性磷酸酶和乳酸脱氢酶等的测定。

2. 影像学检查

（1）一般检查：做肝、胆、脾、胰和泌尿系器官彩色多普勒超声，胸部正 / 侧位 X 线片，胸部和头颅 CT，排除肝、肺、脑等远处靶器官的癌转移灶。做心电图，心脏、双下肢和颈部血管彩色多普勒超声，肺通气及其储备功能测定等，综合评估患者的心肺功能，若发现问题，及时请相关科室会诊。术前请麻醉科医生会诊，评估麻醉和手术风险。

（2）专科检查：肾脏 CT 平扫 + 增强扫描可明确肾肿瘤的大小、部位及其与肾蒂大血管和集合系统的毗邻关系，以及有无周围脏器侵犯、是否存在肾静脉和下腔静脉瘤栓等。通过 CTA 可较准确地了解肾动脉分支及其变异，为肾动脉的游离和术中选择性阻断提供依据。对造影剂过敏者、孕妇以及年轻患者担心 X 线辐射，可选择增强 MRI 代替增强 CT。静脉肾盂造影（IVP）和肾动态扫描（ECT）可评估分侧的肾脏功能，适用于未行 CT 增强扫描或无法评价对侧肾功能的情况。

3. 手术准备

（1）术前 1d 无渣流质饮食，术前 6h 禁食水，术前晚给予温肥皂水清洁灌肠，或口服缓泻剂清洁肠道。

（2）备去白红细胞悬液 2~4 个单位。

（3）留置导尿管、胃管。

（4）切皮时预防性应用抗菌药物，根据皮试结果，可选择第二代头孢菌素类药物等。

四、手术步骤

（一）经腹腔途径 RALPN

1. 麻醉与体位　静吸复合气管插管全身麻醉，健侧 70°~90° 侧卧位，腰部对准腰桥但不升高。骶尾部和肩胛部以软垫和支架托固定，用软垫保护好四肢关节和骨隆突易受压部位。建立 2 条以上静脉输液通路。

2. 气腹的建立、穿刺套管分布以及机器人操作系统的对接　参见本书第一章第二节"经腹腔入路上尿路手术机器人辅助腹腔镜操作通道的建立"相关部分的内容。

3. 右侧 RALPN 手术过程

（1）游离结肠后间隙：腹腔镜探查有无脏器损伤或活动性出血，识别肝脏、膈肌和升结肠、结肠右曲等解剖标志。松解右上腹部肠管或大网膜与腹壁之间的粘连带。经剑突下套管置入相应器械，向上牵开肝右叶下缘，离断肝三角韧带。沿结肠外侧 Toldt 线切开侧腹膜，下至髂血管水平，向上延至肝下缘。切断肝结肠韧带，并沿肝下缘横行延长腹膜切口至下腔静脉右外缘。沿 Gerota 筋膜前层和结肠融合筋膜之间钝加锐性分离，使升结肠和结肠右曲坠向腹部中线，显露右肾前面轮廓。见图 3-4-1~ 图 3-4-4。

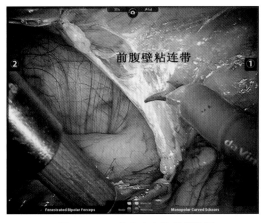
图 3-4-1　分离右上腹部粘连带

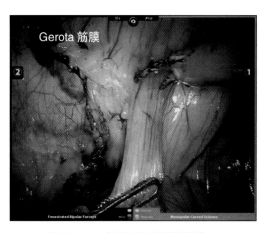
图 3-4-2　切开升结肠外侧腹膜

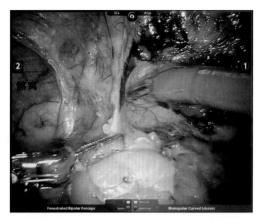

图 3-4-3　延长升结肠外侧腹膜切口至髂窝

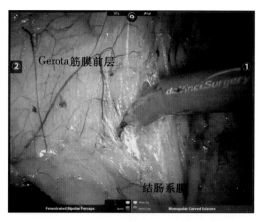

图 3-4-4　在 Gerota 筋膜与结肠融合筋膜间分离

（2）显露下腔静脉前壁：在 Gerota 筋膜和和十二指肠融合筋膜之间分离，使十二指肠降部向内下方移位（图 3-4-5），充分显露位于下腔静脉前壁和肾门区域（图 3-4-6）。识别注入下腔静脉前壁的右生殖静脉，右肾静脉多位于右生殖静脉和下腔静脉交汇点上方 1~2cm 处。

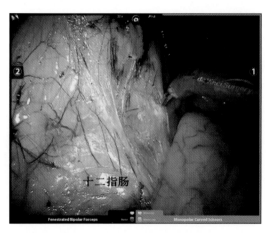

图 3-4-5　向内分开十二指肠

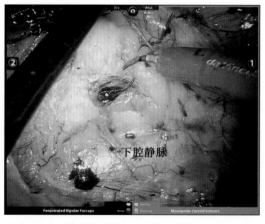

图 3-4-6　显露下腔静脉前壁

（3）游离肾动脉：在右肾下极水平，沿下腔静脉右缘切开 Gerota 筋膜，识别生殖静脉和输尿管，切透脂肪层，显露深面的腰大肌筋膜。快速扩大腰大肌前间隙，上挑右肾下极和输尿管，游离右肾静脉的前壁及其下后方，多可视及肾动脉的搏动。锐性分离肾动脉表面的被覆组织，游离出动脉主干 1.0~1.5cm。如果在肾静脉后方未发现明显的肾动脉，则可切开肾静脉上缘的 Gerota 筋膜，在肾静脉的上后方循着肾动脉搏动分离出其主干。如肾动脉过早发出分支，则朝其近心端方向游离其主干。多支肾动脉分别分离。见图 3-4-7~ 图 3-4-10。

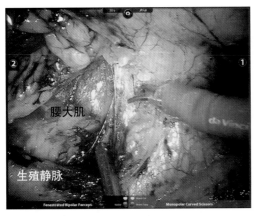

图 3-4-7　以生殖静脉为标记找到腰大肌

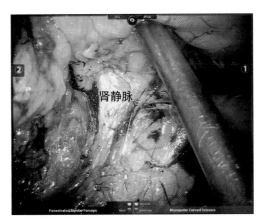

图 3-4-8　以生殖静脉为标记定位肾静脉

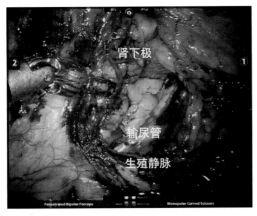

图 3-4-9　以生殖静脉为标记定位输尿管

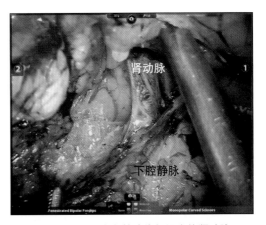

图 3-4-10　以肾静脉为标记定位肾动脉

（4）显露肾肿瘤：剪开肾脏腹侧的 Gerota 筋膜和肾脂肪囊，沿纤维囊表面的少血管间隙钝加锐性分离（图 3-4-11）。朝着 CT 等影像学检查结果所提示的肾肿瘤部位扩大游离面，显露肿瘤及其周围的肾实质。剔除瘤体周围 2~3cm 肾纤维囊表面的脂肪，用电剪刀沿肿瘤周边划定切除范围（图 3-4-12）。

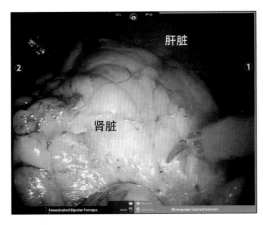

图 3-4-11　切开 Gerota 筋膜游离肾脏

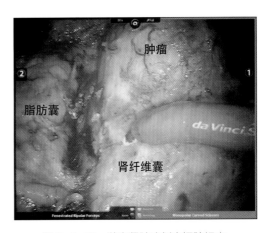

图 3-4-12　游离肾肿瘤划定切除标志

多发肾脏肿瘤要逐一分离暴露。对中央型肾肿瘤可根据影像学检查所提示的大致方位，以腹腔镜专用腔内超声探头多角度定位，在肾纤维囊表面划定切除标记线。对于位置特殊的肿瘤，如位于肾脏背部或位于上、下极偏后侧的肿瘤，可采用翻肾技术，有时需要游离整个肾脏并进行较大幅度的翻转，以充分显露肿瘤。

（5）阻断肾动脉，切除肿瘤：上挑右肾下极并伸直右肾动脉，用 Bulldog 血管钳阻断肾动脉主干并计时（图 3-4-13）。对于多支肾动脉可根据肿瘤生长的部位予以选择性阻断，必要时全部予以阻断。阻断肾动脉之前 5min 静脉应用 20% 甘露醇 50~100mL、肝素 50mg，并在开放血流以后应用鱼精蛋白 50mg 缓慢静脉滴注以对抗肝素。沿肿瘤边缘旁开 0.3~0.5cm 环形剪开肾纤维囊，2 号臂轻提瘤冠组织或肾纤维囊边缘，肾实质切口由浅入深，逐层、逐段切开，清除创面渗出，逐渐增加切除进度，直至完整切除肿瘤并保留其表面少量的正常组织（图 3-4-14~ 图 3-4-16）。肿瘤切除后的创面渗血可以双极钳电凝止血，对较明显的肾盏破口或较粗大静脉分支的损伤，可选用细的可吸收缝线修补，动脉分支损伤可予以缝扎或以 Hem-o-lok 血管夹夹闭。

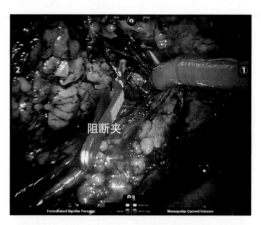

图 3-4-13　阻断肾动脉

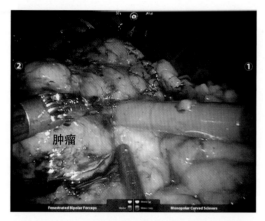

图 3-4-14　沿标志线切开肾纤维囊和皮质层

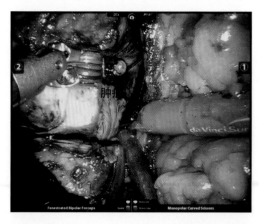

图 3-4-15　边切除边吸引暴露术野

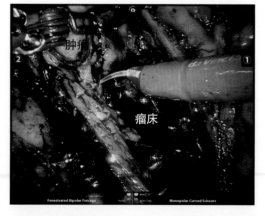

图 3-4-16　完整切除肿瘤

（6）修复肾脏缺损：1 号臂更换为大号持针器，取 2-0 可吸收倒刺缝线，线尾以 Hem-o-lok 血管夹固定，分两层修复肿瘤切除后的创面。首先从切口一端的纤维囊外进针，缝针穿过肾皮质和创面基底部，其后连续缝合髓质层，最后一针经切口另一端对缘的肾实质穿出，收紧缝线并用 Hem-o-lok 血管夹在纤维囊外固定之（图 3-4-17~ 图 3-4-19）。另取一根缝线，从肾实质缺损一端的纤维囊外穿入，穿过基底部和肾皮质全层，从对缘的肾纤维囊穿出，连续缝合皮质层（图 3-4-20）；针间、边距 0.8~1.0cm，逐针收拢缝线，最后一针穿出肾皮质和纤维囊后用 Hem-o-lok 血管夹固定。

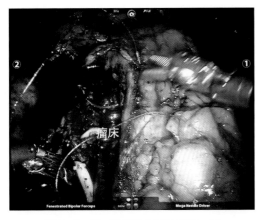

图 3-4-17　修复肾实质缺损第一针

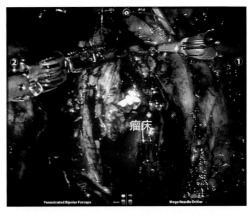

图 3-4-18　连续缝合肾髓质层缺损

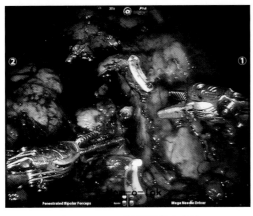

图 3-4-19　髓质层缝合完毕

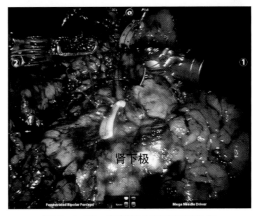

图 3-4-20　连续缝合肾皮质层缺损

（7）恢复肾脏血供：移除肾动脉的 Bulldog 血管钳（图 3-4-21），记录肾血流阻断时间。降低气腹压力至 5mmHg，观察肾脏修补创面有无活动性渗血，必要时间断加强缝合（图 3-4-22）。

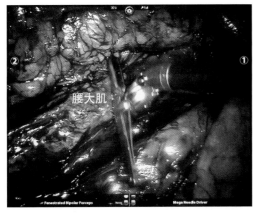

图 3-4-21　解除肾动脉阻断

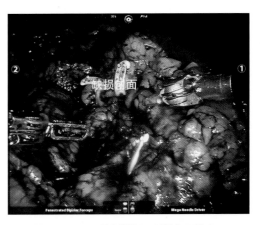

图 3-4-22　观察肾切口创面有无渗血

（8）结束手术：检查手术创面有无活动性渗出，彻底止血，酌情应用止血材料覆盖创面。用可吸收线连续缝合 Gerota 筋膜和肾脂肪囊切口，包裹肾脏。将肿瘤标本置入坚固的标本袋，适度延长肋缘下腹壁套管切口，取出标本。腹腔内留置引流管一根，从侧腹壁引出固定。直视下退出各个套管，移开机器人手术系统，逐一缝合腹壁切口，无菌敷料包扎。

4. 左侧 RALPN 手术过程

（1）显露术野：腹腔镜探查有无脏器损伤或出血征象，识别脾脏、膈肌、降结肠和结肠左曲、髂窝及骨盆入口等解剖标志。松解肠管和大网膜及腹壁之间的粘连带，暴露左上腹部手术区域。

（2）显露左肾轮廓前表面：在髂血管水平沿降结肠外侧 Toldt 线切开侧腹膜（图 3-4-23），向上延长切口至膈肌下方。切开脾结肠韧带和脾肾韧带，使脾脏靠重力作用后仰。沿 Gerota 筋膜前层和结肠融合筋膜之间分离，使降结肠和结肠左曲坠向腹部中线。继续向内侧沿 Gerota 筋膜和胰腺融合筋膜之间分离，使胰腺的体尾部内移，充分暴露左肾腹侧面轮廓和肾门区前表面（图 3-4-24）。

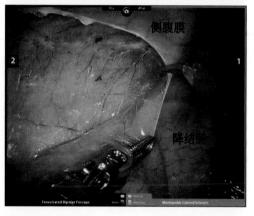

图 3-4-23　在降结肠外侧切开侧腹膜

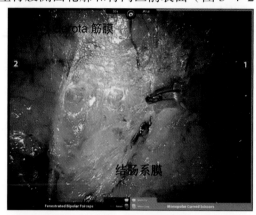

图 3-4-24　显露肾脏前面轮廓

（3）游离肾动脉主干：在左肾下极的内缘 Gerota 筋膜浅面找到左生殖静脉，沿生殖静脉向上游离直至其与左肾静脉的交汇处。以生殖静脉为标志，分离出位于其外侧的输尿管和深面的腰大肌筋膜。扩大腰大肌前间隙，上挑左肾下极。游离左肾静脉，必要时离断注入其下壁的生殖静脉和腰静脉。在肾静脉后下方定位肾动脉并分离出主干 1.0~1.5cm。若肾动脉位置较高，可在肾静脉上方切开 Gerota 筋膜，在肾静脉的后上方分离出肾动脉主干。对于过早分支的肾动脉要游离至其近心端，多支肾动脉要逐一分离。见图 3-4-25~ 图 3-4-28。

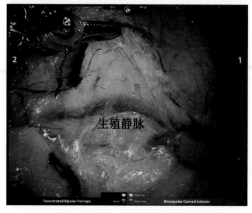

图 3-4-25　识别生殖静脉

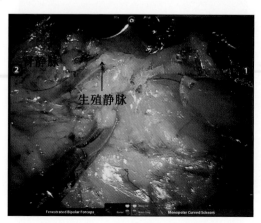

图 3-4-26　以生殖静脉定位肾静脉

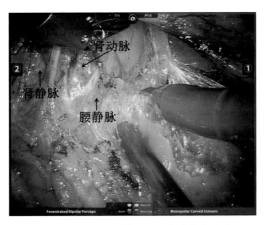

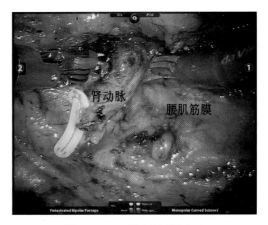

图 3-4-27　在肾静脉下后方定位肾动脉　　　　图 3-4-28　游离肾动脉主干

（4）显露肾肿瘤：于肾脏腹侧面剪开 Gerota 筋膜和肾脂肪囊，沿肾纤维囊表面游离并朝肾肿瘤的方向扩大分离平面，充分显露肿瘤及周围肾实质，划定切除范围。见图 3-4-29~ 图 3-4-32。

术中根据肾肿瘤大小、生长方式和部位等解剖学特点决定游离范围，必要的翻肾技术有利于肿瘤的显露。多发肾脏肿瘤要依次游离。完全内生型肾肿瘤，可以应用腔内超声探头定位，划定切除标记线。

（5）阻断肾动脉，切除肿瘤：向上挑起左肾下极，伸直左肾动脉，用 Bulldog 血管钳阻断肾动脉并计时（图 3-4-33）。多支肾动脉可分别阻断。肾动脉阻断前 5min 静脉滴注甘露醇，并全身肝素化，以保护肾功能并减少肾脏微血栓形成。沿肿瘤旁开 0.3~0.5cm 剪开肾纤维囊，钝性切割和锐性切割相结合扩大切除范围，边切除边吸引创面渗出，直至完整切除肿瘤连同表面的少许肾组织（图 3-4-34~ 图 3-4-37）。创面止血，修补集合系统和血管分支的损伤（图 3-4-38）。

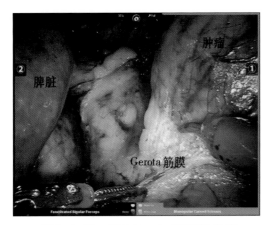

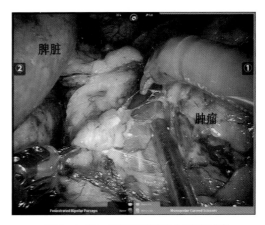

图 3-4-29　切开 Gerota 筋膜游离肿瘤　　　　图 3-4-30　沿肾纤维囊表面游离肿瘤

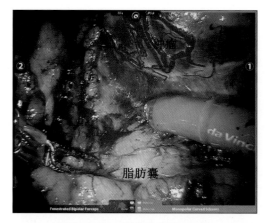

图 3-4-31　游离肿瘤周围边界

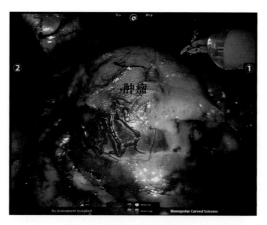

图 3-4-32　完全游离肿瘤

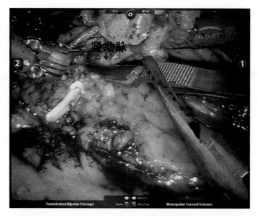

图 3-4-33　阻断肾动脉

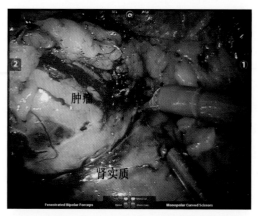

图 3-4-34　环状切开肾纤维囊层

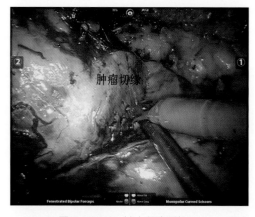

图 3-4-35　扩大肾皮质切口

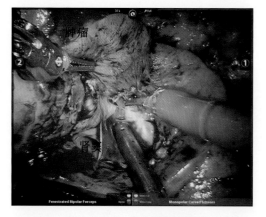

图 3-4-36　扩大肾髓质切口

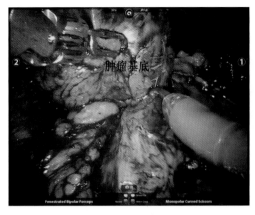
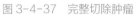

图 3-4-37　完整切除肿瘤

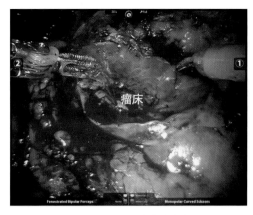

图 3-4-38　肿瘤床止血

（6）修复肾脏缺损：取 2-0 带倒刺可吸收缝线，分两层连续缝合肾肿瘤切除后的髓质层、皮质层组织缺损，对位关闭肾脏创面，线尾以 Hem-o-lok 血管夹固定（图 3-4-39~ 图 3-4-44）。这种免打结技术可加快缝合速度，缩短肾脏 WIT。

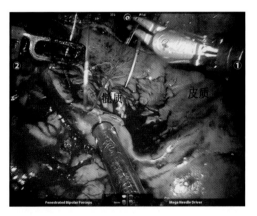

图 3-4-39　连续缝合修复髓质层创面

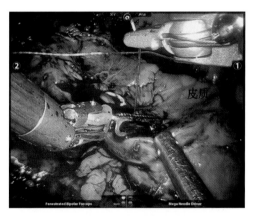

图 3-4-40　收紧髓质层缝线

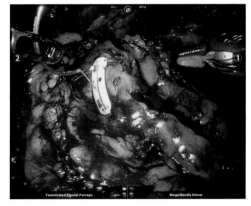

图 3-4-41　髓质层修复完成

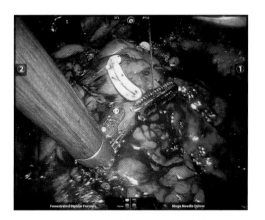

图 3-4-42　连续缝合皮质层缺损

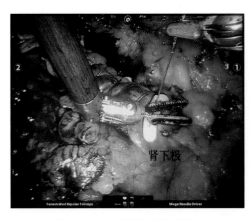

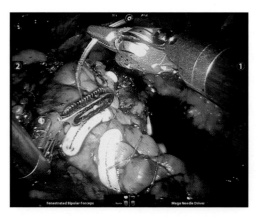

图 3-4-43　收紧皮质层缝线　　　　　　　　图 3-4-44　皮质层修复完成

（7）恢复肾脏血供，结束手术：移除肾动脉阻断钳，观察创面有无活动性渗血（图 3-4-45），必要时加强缝合。间断或连续缝合肾脂肪囊，使之解剖复位包裹肾脏（图 3-4-46）。取出标本，留置腹腔引流管并从侧腹壁套管孔引出固定。逐一缝合腹壁切口，用无菌敷料包扎。

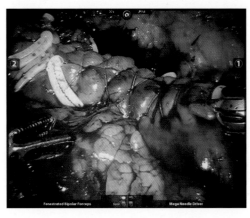

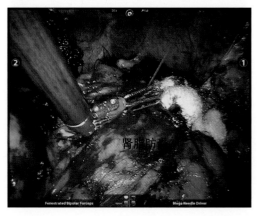

图 3-4-45　解除阻断，观察创面　　　　　　图 3-4-46　缝合肾脂肪囊，使之解剖复位

（二）经腹膜后途径 RALPN

1. 麻醉与体位　静吸复合气管插管全身麻醉，健侧 90° 完全侧卧位，腰部对准腰桥垫软枕并升高腰桥。骶尾部和肩胛部以软垫和支架托固定，用软垫保护好四肢关节和骨隆突易受压部位。建立 2 条以上静脉输液通路。

2. 气腹的建立、穿刺套管分布以及机器人操作系统的对接　参见本书第一章第二节"经后腹腔入路上尿路手术机器人辅助腹腔镜操作通道的建立"相关部分的内容。

3. 手术过程

（1）制备腹膜后操作空间：钝加锐性清除腹膜后脂肪（图 3-4-47），对于脂肪的穿支血管以双极钳电凝止血。识别腰肌、内外侧腹膜反折和侧锥筋膜等解剖标志（图 3-4-48），注意防止腹膜穿孔。

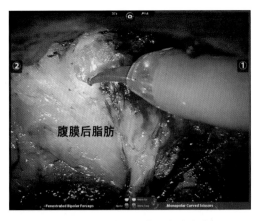

图 3-4-47　清除腹膜后脂肪（右）

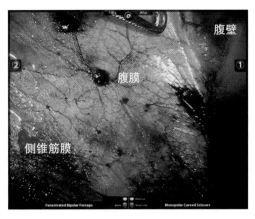

图 3-4-48　腹膜后腔镜下观（右）

（2）游离肾动脉：在腹膜反折的外侧靠近腰肌纵行切开侧锥筋膜，切口长度要超过肾脏长轴，上达膈肌下方，下至髂窝水平。切开 Gerota 筋膜后层，进入腰大肌前间隙，在肾脏背侧中部水平向内侧游离至腰大肌内缘。向上抬起肾脏，钝加锐性分离肾门处脂肪组织，可以将内、外侧膈肌弓状韧带作为定位肾动脉的标志。沿着肾动脉的走向打开其表面覆盖的纤维结缔组织，分离出肾动脉主干 1.0~1.5cm（图 3-4-49~ 图 3-4-52）。多支肾动脉可分别分离。肾动脉血管外鞘可不打开，以减少血管阻断夹对血管的刺激，减轻动脉痉挛。

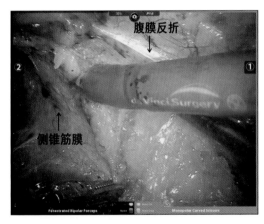

图 3-4-49　纵行切开侧锥筋膜（右）

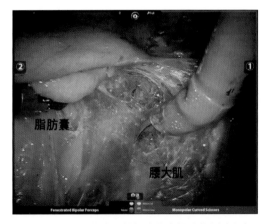

图 3-4-50　沿腰大肌前间隙分离肾脏背侧（左）

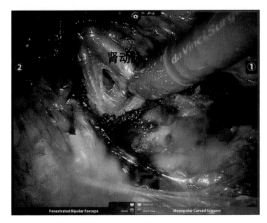

图 3-4-51　分离肾动脉主干（左）

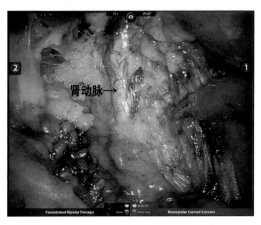

图 3-4-52　分离肾动脉主干（右）

（3）显露肾脏和肿瘤：1号臂单极剪纵行剪开肾脏体部外缘的 Gerota 筋膜和肾脂肪囊全层，以钝和锐性相结合的方法沿肾纤维囊表面的少血管间隙分离。朝向术前影像学检查所提示的肾肿瘤部位，扩大肾脏的游离面（图 3-4-53），充分显露肾肿瘤及其周围 2~3cm 的肾实质。剔除瘤体周边肾实质表面的脂肪，尽量保留肿瘤顶部的冠盖组织，用电剪刀沿肿瘤边缘烧灼一周作为标记线（图 3-4-54）。多发肾脏肿瘤则按照上述方法逐一游离，并划定切除范围。

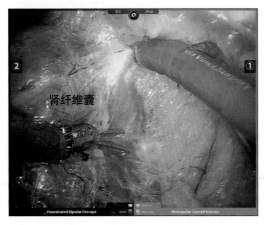

图 3-4-53　沿肾纤维囊表面朝肿瘤方位分离（右）

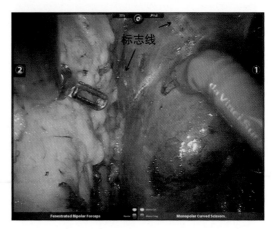

图 3-4-54　显露肾肿瘤，划定切除线（右）

中央型肾肿瘤需要根据术前影像学检查结果扩大肾脏的分离面，并应用腹腔镜专用腔内超声探头进行多维度定位，划定切除标记线。对于位置特殊或部位隐蔽的肾肿瘤，有时需要游离整个肾脏，或者通过翻肾技术充分显露肿瘤。肾肿瘤的腔内超声定位见图 3-4-55、图 3-4-56。

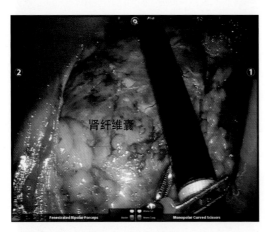

图 3-4-55　腔内超声探头定位肾肿瘤（左）

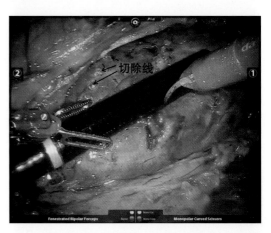

图 3-4-56　划定切除标志线（左）

（4）阻断肾动脉，切除肿瘤：用 Bulldog 无损伤血管钳阻断肾动脉，多支肾动脉可分别阻断（图 3-4-57、图 3-4-58）。阻断肾动脉之前静脉应用甘露醇和肝素。提起瘤冠组织，旁开肿瘤边缘0.3~0.5cm 以剪刀环形切开肾纤维囊，靠近肾肿瘤的假包膜逐段、逐层切开肾实质，边切除边由助手清除创面渗血（图 3-4-59~ 图 3-4-62）。肾实质的切口由浅入深，合理运用钝性和锐性分离动作，仔细识别肿瘤边缘，避免误切。若肿瘤基底部邻近肾门或肾窦，可沿肿瘤包膜钝性剥离，注意避免损伤叶间动脉和弓状动脉。小的瘤体血管可以双极钳凝固后离断，对于较粗大的血管分支亦可以 Hem-o-lok 血管夹夹闭后剪断。逐步推进切割范围，完整切除肿瘤连同其表面的少许肾组织（图 3-4-63、图 3-4-64）。尽可能保留集合系统和血管分支的完整性，但若肿瘤突入肾窦，可视实际情况切除部分静脉壁、肾盂和（或）肾盏组织。当肿瘤边界不清，包膜不完整或疑似树枝状浸润时，可以于肿瘤床多点取样，送快速冰冻活检。对于切缘阳性者，可考虑改行肾根治性切除。

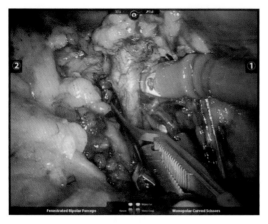

图 3-4-57　阻断肾动脉（右）

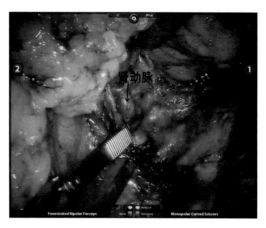

图 3-4-58　阻断肾动脉（左）

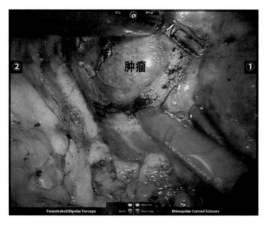

图 3-4-59　沿标志线环状切开肾纤维囊层（右）

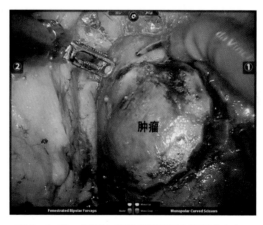

图 3-4-60　沿标志线环状切开肾皮质层（右）

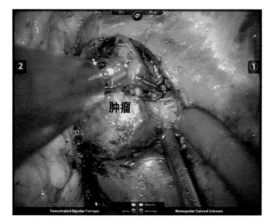

图 3-4-61　逐段、逐层扩大切割范围和深度（右）

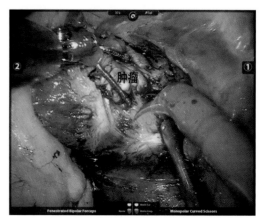

图 3-4-62　分离肿瘤基底部（右）

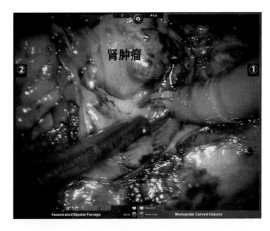

图 3-4-63　分离肿瘤基底部（左）

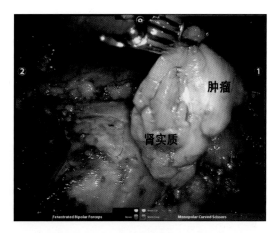

图 3-4-64　完整切除肾肿瘤（左）

（5）肿瘤床止血和集合系统修复：对于肿瘤床基底部的小血管破裂或肾实质切面的渗血可以双极钳电凝止血，弥漫性创面渗血亦可填塞可吸收止血纱布压迫止血。较明显的肾盏破裂口，可用4-0可吸收线缝合修补。对于2、3级肾静脉分支的裂口，可使用5-0血管缝线修补。较粗的肾动脉分支损伤，可应用Hem-o-lok血管夹夹闭或"8"字缝扎。肿瘤创面及其止血、修复见图3-4-65~图3-4-68。

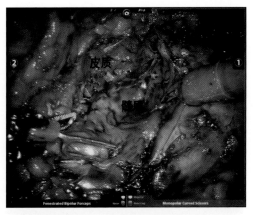

图 3-4-65　肿瘤切除后创面（左）

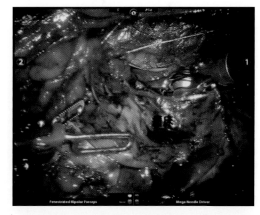

图 3-4-66　肿瘤创面缝合止血（左）

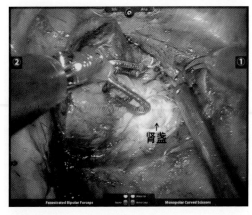

图 3-4-67　肿瘤切除后创面（右）

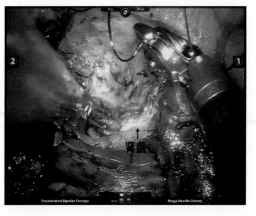

图 3-4-68　修补集合系统破损（右）

（6）分层修复肾实质缺损：取 2-0 带针可吸收倒刺线，缝线长度 15~20cm，线尾打结后以 Hem-o-lok 血管夹固定。首先缝合创面的髓质层，第一针从肾实质切口一端的纤维囊外进入，针尖部穿过创面基底部后收线；之后连续缝合髓质层，针边距 0.5~1.0cm，逐针收拢缝线，最后一针穿出对缘的肾实质收紧缝线，于纤维囊外以 Hem-o-lok 血管夹固定线尾。其后，缝针经肾皮质切口一端的纤维囊外穿入，针尖穿过髓质层，再经对缘的肾实质穿出后收线，连续缝合皮质层缺损，逐针收紧缝线，最后一针穿出纤维囊后用 Hem-o-lok 血管夹固定。见图 3-4-69~ 图 3-4-72。

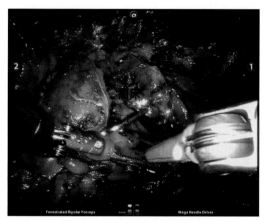

图 3-4-69　连续缝合切口髓质层（左）

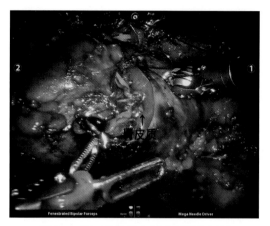

图 3-4-70　连续缝合切口皮质层（左）

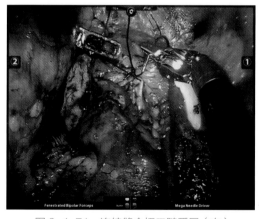

图 3-4-71　连续缝合切口髓质层（右）

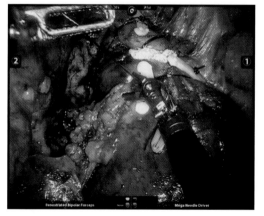

图 3-4-72　连续缝合切口皮质层（右）

（7）恢复肾脏血流：检查肾实质缺损修复满意后，移除肾动脉的 Bulldog 血管钳，记录肾动脉阻断时间。降低气腹压力至 5~8mmHg，观察在血流恢复后肾脏的质地和颜色，检查肾实质创面有无活动性渗血，必要时加强缝合。恢复肾脏血流后创面外观见图 3-4-73、图 3-4-74。

（8）结束手术：检查创面，彻底止血，酌情应用止血材料。复位肾脏，缝合 Gerota 筋膜和肾脂肪囊切口，覆盖肾脏创面。保持瘤体完整，将之置入坚固的标本袋内，经延长的肋缘下切口取出。留置腹膜后橡胶引流管一根，从髂嵴上套管切口引出固定。直视下退出各套管，移开机器人手术系统。逐一全层缝合腰腹部切口，无菌敷料包扎。

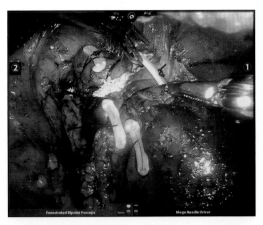
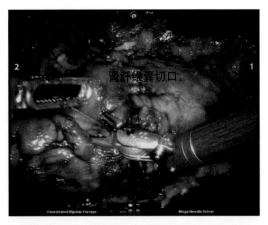

肾纤维囊切口

| 图 3-4-73 恢复血流后肾脏切口外观（右） | 图 3-4-74 恢复血流后肾脏切口外观（左） |

五、RALPN 技术要点

1.RALPN 手术入路　RALPN 可经腹腔或腹膜后途径完成，合理的手术入路可以高效地完成肾肿瘤的切除和肾实质缺损的修复重建。肾肿瘤的部位、大小及其毗邻关系等解剖学特征是选择手术途径的主要依据，术者的手术经验也是重要参考因素。

腹腔入路 RALPN 优势在于操作空间大，视野广阔，可用于大部分肾肿瘤的保肾手术，尤其适合位于肾脏腹侧、下极、前外缘以及大体积的肾肿瘤。尤其是初学者，肾下极肿瘤手术最好经腹腔，不要经腰。复杂性肾肿瘤倾向于选择腹腔入路 RALPN，第 3 机械臂的应用有利于切除体积大、位置深的肾肿瘤，易于修补集合系统的缺损。经腹入路手术在分离和显露肾动脉时有一定难度，而机器人手术的精确性可以弥补这一劣势。但是，经腹入路需要充分游离肠管，潜在脏器副损伤可能性，术后肠道功能恢复稍慢。

腹膜后入路 RALPN 较适合位于肾脏上极或背侧偏前的肿瘤，不适合位于肾门后唇或背侧偏后位置的肾肿瘤。该入路的优点是术中对肾动脉的分离和控制更加直接，术后的渗血和积液易于局限。腹膜后入路保留了侧腹膜的完整，对肠管的骚扰轻，术后胃肠道功能恢复较快。腹膜后入路的局限性在于操作空间较小，使机械腕灵活的优势难以充分发挥，有时会因机械臂"打架"等现象而影响操作的连贯性，不太适合复杂肾肿瘤的保肾手术。此外，腹膜后入路 RALPN 要求助手比较熟悉后腹腔的解剖结构，一旦遇到腹膜破口或术野出血等意外情况，能够熟练地配合主刀去处理。

2. RALPN 术中肾脏的游离　同传统腹腔镜保肾手术类似，RALPN 也要根据肾肿瘤的位置和大小来决定肾脏的游离范围。鉴于机器人灵活的机械腕可以无死角地完成绝大部分操作，除非肿瘤的位置过于特殊，在肾肿瘤切除和重建的过程中大多不需过度翻转肾脏，这也在一定程度上缩短了手术时间。

经腹腔入路 RALPN 的临床应用较多，对位于肾脏腹侧和外侧缘的肿瘤，只需游离出肾肿瘤及其周边 2~3cm 的肾实质，即可达到肿瘤切除和重建的要求。对位于肾下极或者靠近肾窦部的肿瘤，还需要游离肾下极和上段输尿管，并清除影响术野的脂肪组织。对位于肾上极和肾门附近的肿瘤，则需要进一步加大肾脏的游离范围，通过肾脏的摆动或旋转以获得更好的切除或缝合角度。

3. 腹膜后入路 RALPN 术中肾动脉的定位　　腹膜后入路 RALPN 可先沿腰大肌前间隙游离，识别内、外侧弓状韧带和输尿管等解剖标志。向上托起肾脏背侧并保持一定张力，在肾脏中部的肾门水平分离，于腰大肌内侧可见到竖立的隆起样结构和搏动感，循着动脉搏动分开其表面的纤维条索组织，即可游离出肾动脉主干。对于肥胖的患者，腹膜后入路 RALPN 也可以先剪开肾脂肪囊，沿肾脏背侧面的纤维囊表面游离至肾门部位，清除肾门部背侧的脂肪组织，再定位肾动脉。

4. 腹腔入路 RALPN 术中肾动脉的定位

（1）右侧手术：以生殖静脉和下腔静脉的交汇处为标记点，在下腔静脉右侧缘切开 Gerota 筋膜和肾脂肪囊，向深面分离出腰大肌平面和输尿管，继续向上分离肾静脉的前壁和下缘。其后上挑右肾下极，同时拉直肾静脉，多数情况下可在右肾静脉的后下方、正后方或后上方找到肾动脉。如果肾动脉位置过高，可切开肾静脉上缘的 Gerota 筋膜，向下牵开肾静脉，以暴露并分离位置偏高的肾动脉。

（2）左侧手术：在左肾下极的内缘 Gerota 筋膜的浅面识别生殖静脉，沿生殖静脉主干向上游离至其与左肾静脉的交汇处。以生殖静脉为标志，在其外侧定位输尿管，并向深面定位腰大肌平面，分离腰大肌前间隙。上挑左肾下极并伸直左肾静脉，在肾静脉的后下方定位肾动脉。如果肾动脉位置过高，可在肾静脉上缘寻找肾动脉。若遇到肾动脉血管变异的情况，可以从腹主动脉前壁分离出多支肾动脉。

5. RALPN 的肾蒂大血管阻断方式　　无论腹膜后入路还是腹腔入路 RALPN，选择单纯阻断肾动脉主干的方式大多可获得清晰的手术视野。如果肿瘤位置较深，毗邻肾窦，在切除至基底部时创面的静脉性出血较多，则可以同时阻断肾静脉，以免影响肿瘤的切除和缝合。由于操作空间广阔，经腹腔入路手术中可以很方便地同时阻断肾动、静脉。对位于肾上、下极等部位的以外生型为主的肿瘤，也可以选择性阻断肾动脉分支。在肾脏血流阻断以后，利用机器人手术系统高清晰放大的特点以及机械腕多自由度活动的优势，可使腔镜下的分离、切割和缝合等操作的效率提高，最大限度地缩短手术时间和患肾 WIT，尽可能多地保留功能性肾单位。

6. 肾脏肿瘤切缘阴性的保持　　对于外生型肾肿瘤，如肿瘤基底部和肾窦尚有一定距离，在切除肿瘤时可保留其表面 1~3mm 的正常肾实质，以确保切缘阴性。多项研究结果表明，对于包膜完整的局限性肾肿瘤，NSS 术中可靠近假包膜剔除肿瘤，只要瘤体完整，一般不影响肿瘤控制。若 RALPN 术中发现肿瘤包膜不完整或边界不清，对于可疑树枝状浸润的肾肿瘤，可适度扩大切除范围，必要时对肿瘤床做多点活检，以避免切缘阳性，并根据病理结果决定是否改变术式。

7. 肾门肿瘤的技术处理　　肾门肿瘤因邻近肾蒂大血管和集合系统，在 NSS 术中要防止损伤肾门结构，并对创面进行确切止血和精准缝合。具体方法是在肾动脉阻断后，先切开肿瘤下缘周边的肾实质，轻托瘤体游离基底部，识别肿瘤深面的动、静脉分支，对包绕肿瘤的 2 级血管可以 Hem-o-lok 血管夹夹闭离断。检查肿瘤床，可见到完整的肾盂壁组织和 1、2 级肾动静脉分支。肾静脉及其属支的破损可以 5-0 无损伤线修补，集合系统破口则以 4-0 可吸收线缝合。肾门肿瘤的切除见图 3-4-75~ 图 3-4-78。

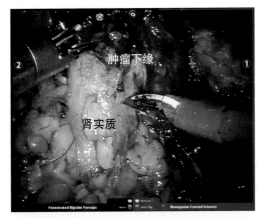

图 3-4-75　切开肿瘤下缘肾实质（右）

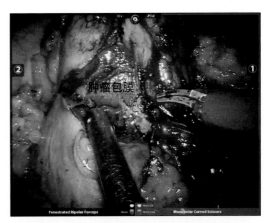

图 3-4-76　轻托瘤体分离基底部（右）

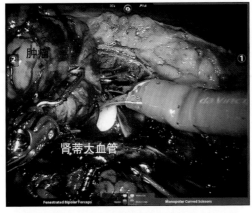

图 3-4-77　夹闭通往瘤体的血管分支（右）

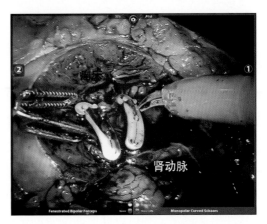

图 3-4-78　完整切除肾门前唇肿瘤（右）

　　肾门肿瘤切除后创面的修复：缝合时的进针方向是从集合系统或肾门血管表面距离肾实质创缘 5mm 左右进针，从切口对缘的肾实质表面出针，缝线间距 5~8mm，逐针抽紧缝线，避免受力不均而导致实质创缘豁口。对解除肾动脉阻断后的活动性渗血，可加针缝合，或在缝线和肾创面之间垫以可吸收性止血材料后打结。见图 3-4-79、图 3-4-80。

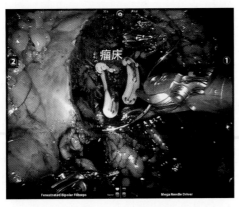

图 3-4-79　从肾门血管表面进针（右）

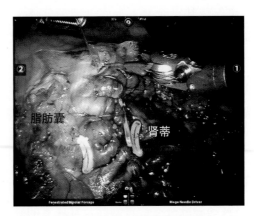

图 3-4-80　连续锁边式缝合

8. 完全内生型肾肿瘤的处理 完全内生型肾肿瘤（completely endophytic renal tumors）是一类瘤体完全位于肾实质内部的肿瘤，因此增加了 PN 术中肿瘤定位和肾脏部分切除后重建的难度。肾脏 CT 增强扫描三维重建可显示肿瘤的部位、大小、浸润深度及其与肾窦和血管的毗邻关系。由于在肾脏表面不能发现肿瘤，RALPN 术中需要使用腹腔镜专用软性超声探头来确定切除边界。术中超声的应用方法：打开 Gerota 筋膜，充分游离肾脏，在肾动脉阻断前，将超声探头贴于肾脏表面，根据超声图像，明确肿瘤的位置、大小、深度、毗邻关系以及其周围是否存在卫星灶等，并应用电剪刀进行标记。在阻断肾动脉后，沿标记线切除肿瘤，缝合创面，完成肾脏重建。RALPN 的优点在于三维放大的高清视野和灵活的机械腕操作，根据内生型肾肿瘤切除后的创面特征，采取相应的缝合技术，可精准修复肾窦血管和集合系统的损伤。完全内生型肾肿瘤的切除和创面修复见图 3-4-81~ 图 3-4-86。

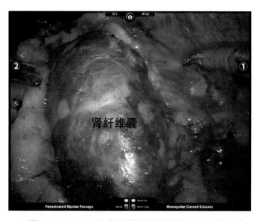
图 3-4-81 肿瘤在肾表面完全不可见（左）

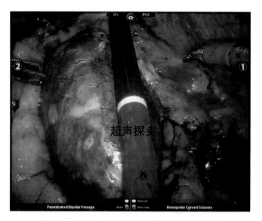
图 3-4-82 超声探头扫描肿瘤（左）

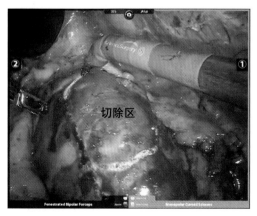
图 3-4-83 划定切除边界线（左）

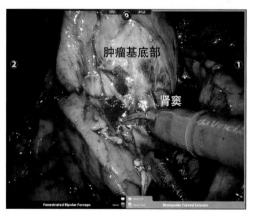
图 3-4-84 切除肿瘤（左）

9. 大体积和多发肾肿瘤的技术处理 T_{1b} 期以上大体积肾肿瘤和多发性肾肿瘤的保留肾单位手术，在病变切除后的肾实质缺损面较大、基底较宽，这种情况下应用常规方法缝合的张力较大，可优先选用肾实质捆绑缝合法修复创面。捆绑缝合法适用于多数肾肿瘤切除术后的创面重建，其操作要点是将缝针由肾实质切口上端的肾纤维囊右缘进入，穿过肾皮质和

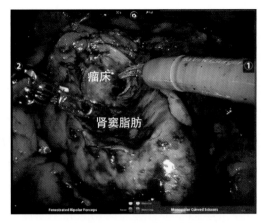

图 3-4-85　检查创面（左）

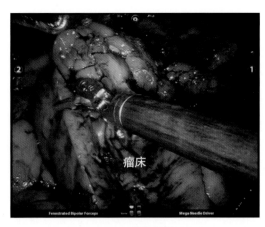

图 3-4-86　修复缺损（左）

基底部的髓质面出针，连续缝合并逐针收拢缝线直至切口的下端，这样由于缝合的每一针都有肾纤维囊支撑，不容易撕裂脆弱的肾皮质和肾髓质，缝合得更加牢固。在具体操作中，根据肾实质缺口的大小，可选择实施单面或双面的捆绑缝合修复缺损，使用可吸收倒刺缝线还可节约缝合时间，且止血确切。捆绑缝合法的操作过程见图 3-4-87 ~ 图 3-4-92。

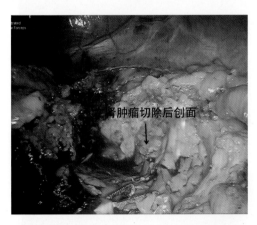

图 3-4-87　左肾多发肿瘤切除后创面较大

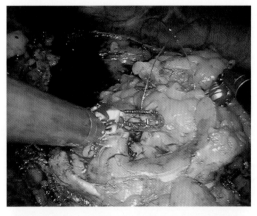

图 3-4-88　连续捆绑缝合肾实质切口的右侧缘

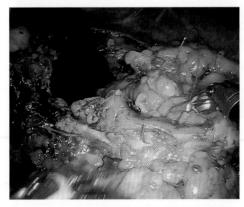

图 3-4-89　连续捆绑缝合肾实质切口的左侧缘

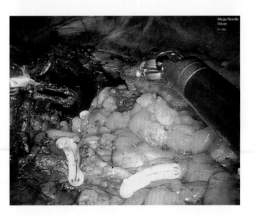

图 3-4-90　双面捆绑后肾实质缺损区缩小

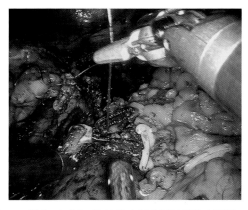

图 3-4-91　连续缝合肾实质缺损的皮质层

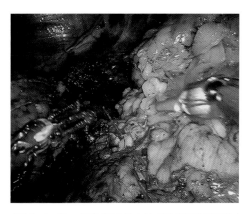

图 3-4-92　开放肾动脉血流后创面无明显渗血

六、术后处理

（1）严密监测血压、心电图、脉搏和血氧饱和度等基础生命体征，常规预防性应用抗菌药物，酌情给予止血药物。

（2）保持肾周引流管通畅，观察引流液的量及其颜色变化，及时复查血常规、尿常规、肾功能和电解质，必要时输血治疗。当腹腔或腹膜后引流管 24h 的引流量少于 20mL，无发热和漏尿征象，患者在体位改变或活动后的引流物无明显增多，且超声证实无明显的肾窝和腹腔积液时，可拔除引流管。

（3）卧床 24~48h，通过食疗或药物防止便秘。鼓励患者主动及被动活动四肢和躯干，护理人员早期协助患者在床上翻身，用气压泵或人工按摩下肢以预防深静脉血栓形成。待肛门排气和胃肠功能恢复后开始清流质或流质饮食，逐渐过渡至正常饮食。

（4）当患者下床活动无障碍，可拔除导尿管。术后 2 周内避免较大强度的体力活动，避免迟发性肾出血。

（5）门诊随访，重点在于早期发现肾肿瘤的局部复发和远处转移。定期复查泌尿系彩超和上腹CT 平扫及增强等，增强 CT 可每 6 个月检查 1 次，连续 2 年无异常者改为 1 年 1 次，持续 5 年以上。X 线胸片因敏感性低，目前已基本被胸部低剂量 CT 平扫取代，可依据肿瘤复发风险定期进行。腹部超声发现异常的患者，需行腹部 CT 平扫检查加以确认。

七、并发症防治

1. 毗邻脏器损伤　腹腔脏器损伤的发生率约 1%，大多与术者技术不熟练、动作粗暴或在局部解剖关系不清的情况下贸然操作有关。术中一旦发生肝脏、脾脏或肠管等脏器损伤，要严格按照相关外科原则进行处理。防治方法是要在肾脏周围少血管间隙内按解剖层次钝加锐性分离，不盲目追求速度，保持动作的轻柔、稳定和有序。

2. 术中、术后大出血　术中出血大多见于肾动脉的阻断不全，比如肾脏有多支肾动脉供血，但仅阻断了其中的 1 支。也可能由于缝合和打结技术欠佳导致肾实质撕裂，或缝线未能均匀收紧，或因较长时间的创面暴露导致渗血量持续增多。恢复肾血流后的肾实质切缘和针孔的少量渗血多可自行停止，对活动性渗血者可试行收紧邻近的 1~2 针缝线，可紧贴肾纤维囊施放 Hem-o-lok 血管夹以增加缝线张力压迫止血，但要避免用力不当撕裂肾实质而引起新的出血。RALPN 术中出血重在预防，术者要按手术步骤规范操作，有效控制肾动脉的血流，准确切除肿瘤和精良缝合，以避免大出血和不必要的输血治疗。

术后继发性出血见于过早活动、剧烈咳嗽等引起的肾脏创面裂开，表现为肾周引流管内的血性液体突然增多，或持续性严重肉眼血尿，CT 或超声提示新出现的肾周血肿等，严重者伴血压下降、心率增快及血红蛋白进行性下降等失血性休克征象。治疗措施包括卧床休息，快速补液，酌用止血药物，必要时成分输血，严密观察病情。RALPN 术后大出血经保守治疗效果不佳时首选介入治疗，可选择性栓塞引起活动性出血的肾动脉分支，大多不需要二次手术止血或切除患肾。

3. 尿漏　多见于术中集合系统破损的修复不确切，或术后肾实质缺血坏死等导致集合系统与外界相通，极少见的情况是未被发现的输尿管损伤。尿漏的治疗主要是通畅引流，防治腹腔或肾周感染，大多可愈合。若尿漏的引流量增多或持续不减少，可经膀胱置入输尿管内支架管，必要时经皮肾穿刺置管引流。当漏出的尿液引流不畅时，后期可能形成包裹性尿性囊肿，较大体积的尿性囊肿可经皮穿刺置管引流。

尿漏的预防方法是充分利用机器人系统高清放大的三维视野，准确识别肾盂、肾盏等有无破损及其范围和程度，充分利用机械腕无死角缝合的优势，仔细缝合修补集合系统破口。术中肾动脉阻断要完全，必要时行肾动、静脉全阻断，及时清除创面渗出，保持创面清晰并清楚辨认解剖结构。术后保持引流通畅，防止迟发性大出血和感染等并发症。

4. 患侧肾萎缩　大多发生于肾肿瘤体积较大或复杂性肾肿瘤实施肾部分切除术的情况下，与肾实质切除过多或 WIT 过长有关。此外，慢性肾萎缩的发生率还存在个体差异，并和患者的年龄、基础肾功能以及合并高血压、糖尿病等慢性疾病有关。一旦出现肾萎缩，需要密切观察。

5. 伤口感染　RALPN 术后切口感染的发生率较低，总体上不足 1%。一旦发生伤口感染，要及时换药，局部应用促进创面修复的药物，酌情应用抗菌药物。

6. 胃肠道相关并发症　上消化道应激性溃疡或出血少见，根据患者的具体情况，可在围手术期应用质子泵抑制剂如奥美拉唑等，预防消化道相关并发症。待胃肠功能恢复后，从清流质饮食逐渐过渡至正常饮食，避免暴饮暴食。肠麻痹或肠梗阻多见于经腹腔入路 RALPN 手术，经保守治疗多可愈。预防办法是术后早期床上、床边活动，促进胃肠蠕动功能的恢复。

7. 动静脉瘘或假性动脉瘤　RALPN 术后有部分患者可能出现动静脉瘘或假性动脉瘤，重者需介入栓塞治疗。肾脏皮、髓质缺损的交叉缝合技术能够确切对合较大较深的肾脏缺损，避免死腔残留，显著减少术后创面出血及动静脉瘘、假性动脉瘤的形成，较好地保留肾脏功能，减少远期肾功能不全的发生率。

八、技术现状

1. 学习曲线和技术特点　LPN 学习曲线长，Porpiglia 等认为需要积累 150~200 例的手术经验，做 LPN 才能趋于稳定。相比之下，RALPN 的学习曲线为 15~20 例，即使无腹腔镜手术经验，也能在较短的时间内掌握。现有观点认为，RALPN 是 LPN 的可替代选择，与普通腹腔镜技术相比较，RALPN 的学习曲线明显缩短。机器人手术系统的手指操作模式更符合人体工程力学，较易于模仿和重复，故其学习曲线较普通腹腔镜技术更为平坦。无论是在开放手术还是在腹腔镜手术中积累的解剖学、病理生理学知识或手术技巧和经验，都可以在机器人腹腔镜手术中得以重现。

RALPN 虽有明显优势，仍需经验丰富的第一助手在床旁配合。在最初的临床实践中，术者需要逐步适应全新的机器人手术环境，并建议配备一个腹腔镜技术较娴熟的助手。第一助手要完成牵拉肾脏、阻断血管和释放回收肾蒂阻断钳等相关动作。经腹膜外途径 RALPN 术中，助手还需协助牵拉腹膜和暴露肾脏。训练有素的助手与术者间的配合是成功实施机器人手术的关键。当然，机器人第 3 臂的应用使术者独立完成上述关键步骤成为可能。第 3 臂通过稳定的腹膜推挡或肾脏牵拉动作，进一步提供清晰的手术区域暴露，进而空出的第 1、2 机械臂可在助手吸引器配合下完成更精细的肾蒂大血管解剖等。游离肾肿瘤表面脂肪时，第 3 臂可持续固定肾脏的部位及方向，清晰分离出肾肿瘤周围边界，降低特殊部位肾肿瘤的切缘阳性率。第一助手或第 3 臂可以简化肾蒂大血管阻断、肿瘤暴露与切除、止血及残肾重建等关键步骤，进一步缩短 RALPN 的学习曲线。

2. 手术适应证的扩大 开放性 PN 为局限性肾肿瘤 NSS 手术的金标准。LPN 增加了 NSS 手术的微创性，且其疗效和 PN 相当。一项针对 2246 例行 LPN 的肾肿瘤患者长达 7 年的随访结果显示，术后无转移复发率高达 97%。但是，传统 LPN 术中对残肾的缝合重建要求术者具备熟练的手术技巧，尤其对于肾门肿瘤、中央型肿瘤、内生型肿瘤或多发肿瘤等复杂类型病变，如何能通过微创的方式安全地切除肿瘤，并保留更多的肾单位，是临床医生所面临的长期挑战。得益于机器人手术操作的便利性、稳定性和精确性，RALPN 降低了 NSS 手术的难度，并且在总手术时间、肾脏 WIT、肾功能保护和肿瘤控制等方面显现了较大优势。

随着经验的累积，RALPN 的手术适应证不断扩大，越来越多地应用于体积更大和解剖位置更复杂的肾肿瘤，以及特殊人群如高龄或重度肥胖患者的肾肿瘤等。肥胖、二次手术、老年、服用抗凝药物的患者等特殊人群对 PN 手术的要求高。肥胖患者腹腔内脂肪大量堆积，手术空间狭小，肾周脂肪与肾纤维囊严重粘连会导致肾肿瘤暴露困难。研究者认为，随着微创化水平的提升，老年并不是 PN 的手术禁忌证。Marchioni 等对比了 PN 和 RN 在老年患者中的应用，认为即使 ≥ 75 岁的患者同样可以从 PN 中获益，减少肾功能不全和高血压病等的发生，降低他因死亡率。研究认为虽然长期口服抗凝药物会增加出血风险，但只要规范围手术期管理，PN 仍然安全可行。达芬奇机器人具有三维放大视野、7 个自由度的仿生手腕等优势，能融合术中荧光、超声、虚拟现实等辅助技术，使这些特殊人群的保肾治疗成为可能。

3. 肾血管解剖的特征 机器人手术系统的应用，使得 NSS 被更多的学者接受为肾脏 T_1 期肿瘤的最佳术式。术前充分了解肾血管的解剖是安全完成 NSS 手术的基础，也是合理选择术式和提高术后生活质量的关键。CTA 的应用使手术医生可以多角度、立体化观察肾血管的解剖及其变异，以及肾肿瘤和肾门血管、集合系统之间的相对位置关系。Ukimur 等的研究结果表明，基于 CTA 的肾血管三维重建有效地再现了肿瘤的供血动脉。Shao 等指出 CTA 发现肾肿瘤供血动脉及其起源的准确率为 93.6%。Meng 等对 42 例 PN 患者的术前影像结果发现，CTA 评估肾动脉及肿瘤供血动脉的准确率分别为 97.6% 和 85.7%。众多研究结果表明，CTA 已经逐渐取代了传统血管造影术，应用于 PN 术前对肾血管解剖的评估。

肾动脉解剖变异的发生率比较高。Hatice 等对 820 名患者行 CTA 检查，发现多支肾动脉变异的发生率为 27%，肾动脉过早分支的发生率为 26.7%。变异血管干扰了手术视野，增加了 RALPN 的风险。作为最常见的肾动脉变异类型，副肾动脉对 RALPN 的安全开展有一定的影响。Ali Mohammed 等指出副肾动脉常起源于腹主动脉，多供应肾下极，但也有少数副肾动脉起源于肠系膜下动脉、中结肠动脉以及骶正中动脉。值得注意的是，副肾动脉与肾动脉分支之间在肾内并不存在吻合支，若手术时误伤副肾动脉，则可能导致该动脉供血区域的肾组织坏死。另外，对于肾动脉过早分支，若仅在肾门处阻断肾动脉主干，则可能造成在肿瘤切除时术野出血，此时再重新游离和阻断肾动脉，必然延长手术时间和 WIT。因此，在术前较准确地了解肾动脉走行及其变异，有利于合理选择手术路径，规避出血等风险。

4. RALPN 的肾功能保留　自阻断肾蒂大血管开始切除肿瘤，至修复肾实质缺损并开放肾血流，这一阶段所消耗的时间称为肾热缺血时间（WIT），WIT 可以预测急性肾损伤和术后肾萎缩。NSS 手术的 WIT 一般以 25min 为安全标准，但存在个体性差异，目前比较明确的观点是在保证肿瘤控制的前提下，WIT 越短越好。鉴于 WIT 和肾功能保留之间很强的相关性，学者们提出了要珍惜每一分钟缺血的理念，建议采取多种策略以缩短 WIT，尽可能减少热缺血对肾功能的影响。

RALPN 中可能影响 WIT 的操作步骤包括正确持针，将针准确地放置在肾皮质等组织上，精确地将肾组织缺损的两缘靠拢，以及有效地缝合。术者经验可能增快缝合速度并缩短手术时间，但即使经验丰富的医生也无法保证 WIT 总在 25min 以内，尤其对于复杂性肾肿瘤保肾手术而言。机器人手术系统的优势可以保证在尽可能短的时间内完成肾肿瘤的切除和重建，最大限度地缩短 WIT，并尽可能多地保留功能性肾单位，使患者获益最大化。

5. 复杂肾肿瘤的机器人保留肾单位手术　复杂性肾肿瘤具备以下特征：R.E.N.A.L. 评分 ≥ 7，为解剖性或功能性孤立肾肾癌、肾门部肾癌、肾内型肾癌或多发性肾癌，病理分期为 $T_{1a} \sim T_{2b}$，且无局部或远处转移，是具有保留肾单位手术指征的局限性肾肿瘤。NSS 在 $T_{1a} \sim T_{2b}$ 外生型肾肿瘤的应用最多，预后较好。孤立肾肾癌、肾门部肾癌较为少见，预后相对较差。多发性、肾内型和 R.E.N.A.L. 评分 ≥ 10 的肾癌在临床中较为常见，其治疗方案更复杂，且缺乏统一标准。

肾切除将导致更高的慢性肾病和并发症发病率，因此需要更微创和先进的方法来完成复杂性肾肿瘤的 NSS，RALPN 可以满足这种需求。对位于肾门的肿瘤和中央型肾肿瘤，因其基底部紧邻肾窦，术中应紧贴肿瘤包膜剥离，避开大血管和集合系统，以加快切除速度并预见性地减少出血和漏尿等并发症。机械腕操作灵活，模拟人手动作可以方便地调整进针角度，加快缝合速度，且修复效果可靠。对于切口较深的肾实质缺损，第 1 层缝合肾髓质和基底部，以止血、降低张力并防止术后尿漏；第 2 层缝合皮质层并穿透纤维囊，以封闭缺损并兼具止血作用。可吸收倒刺线和 Hem-o-lok 血管夹免打结技术的应用，可进一步缩短肾脏 WIT。

无论是开放手术还是微创手术，当肿瘤复杂程度使 NSS 无法保证完整切除肿瘤、不能控制 WIT

或难以保留足够的肾实质时，均可能被迫实施肾切除。对于孤立肾或双肾肿瘤的患者，肾切除将导致终生血液透析。这种情况下，离体低温工作台手术联合自体肾移植可望打破 WIT 的限制，这也是今后的主要研究方向之一。

6. 完全内生型肿瘤的机器人手术　完全内生型肾肿瘤在肾脏表面不可见，且肿瘤多紧邻肾窦和集合系统，NSS 难度大，并发症发生率高。内生型肾肿瘤保肾手术的技术瓶颈在于肿瘤的精准定位，术中超声检查能准确定位肿瘤并判断其血供，确保完整切除肿瘤，并保留尽可能多的肾实质，同时规避术中出血等并发症。术中超声还能发现术前影像学难以发现的肿瘤卫星灶并同期切除。达芬奇机器人专用超声实现了超声图像"画中画"显示，在术者自主操作的基础上更安全地切除肿瘤。

Nadu 等回顾性分析 458 例 LPN 的病例资料，其中完全内生型肾肿瘤 41 例，肿瘤平均最大径2.6cm，WIT 22.6min，术中出血量 279mL，与外生型肿瘤相比，内生型肾肿瘤中转肾根治性切除的比例较高，但二者并发症、中转开放、切缘阳性发生率等无明显差别。因此，他们认为 LPN 治疗内生型肾肿瘤在技术上虽可行，但中转肾切除的比例高。其他研究也得出了相似的结论。Autorino 等分析了 RALPN 治疗 65 例完全内生型肾肿瘤的围手术期指标，平均手术时间 175min，WIT 21.7min，术中出血量 225mL；与非完全内生型肿瘤相比，住院时间、术中并发症发生率、切缘阳性率、术后估算的肾小球滤过率（eGFR）变化率等的差异并无统计学意义，因此认为 RALPN 治疗内生型肾肿瘤更为安全、有效。Komninos 等也认为对于经验丰富的术者而言，开展 RALPN 治疗完全内生型肾肿瘤是安全可行的。

7. 肾门肿瘤的机器人手术　肾门肿瘤是指边缘距离肾门血管或肾盂小于 5mm 的肾肿瘤。由于解剖位置特殊，肾门肿瘤保肾手术的技术难点主要在于：①肿瘤与血管及集合系统的关系密切，完整切除较困难，且易损伤肾蒂大血管，导致不易控制的出血甚至被迫行肾切除。②肿瘤切除后常可见到肾窦脂肪、肾盂以及肾门血管等，局部创面可供缝合的组织少，肾实质创缘难以完全对位，术后出血、漏尿以及动静脉瘘的发生率较高。③肾门肿瘤对切除的精准度要求高，因此肾动脉的阻断时间延长，而 WIT 越长，对肾功能的保护越差。一项多中心研究比较了 RALPN 处理肾门和非肾门肿瘤的围手术期数据及随访结果，肾门肿瘤组的 WIT 高于非肾门组，其他并发症发生率及远期肿瘤复发率的差异则无统计学意义。

肾门肿瘤距离肾蒂大血管、肾盂及输尿管很近，要求完整切除肿瘤并避免过度破坏肾门结构。因此，术前要认真读阅 CTA 片子，充分了解肿瘤与肾蒂大血管和肾盂、输尿管的关系。机器人手术系统的三维视野和高清放大的图像，特别是多关节的机械腕，能完成多种精细操作和多角度缝合，更适合肾门部肿瘤的保肾手术。肾门肿瘤 RALPN 术中，要综合运用单极剪的剪切与止血、助手吸引器的创面清理和推拨、双极钳的钝性分离和止血等技术手段，完整切除肾肿瘤并重建组织缺损。肿瘤基底部的血管可用 5mm Hem-o-lok 血管夹夹闭，必要时切除部分集合系统黏膜，以确保肿瘤包膜完整。有报道显示，只要完整切除肿瘤，所保留的肾实质厚度并不影响预后。对位于肾唇部的肿瘤，创面切缘的一侧仅可见肾门血管或肾盂，只能采用"单层裙边式缝合法"修复。此外，缝合动作应轻柔，夹针和松针的步调要协同，避免缝针反复进出同一位置，以提高缝合效率。

肾门肿瘤术后最常见的并发症是出血及漏尿，其原因多与肿瘤切除后创面血管断端以及集合系统修复不确切或术后重新开放有关，因此加强缝合技术以避免死腔残留，是预防这类术后并发症的关键。

8. 大体积肾肿瘤的机器人手术　目前大部分 T_{1a} 期的肾肿瘤可通过 LPN 完成，但 LPN 在 T_{1a} 期以上肾肿瘤的应用较少，主要原因是 LPN 受制于传统腹腔镜的二维视野、镜头不稳、不良的人体工程学以及只有 4 个自由度的直杆操作器械等普通条件设置的影响。由于机器人手术系统克服了上述缺点，RALPN 也突破了 LPN 对 T_{1a} 期肾肿瘤的限制，并且肿瘤体积越大、难度越高，RALPN 的优势越能得以体现。

大体积肾肿瘤的切除范围和缝合面积均明显变大，T_{1b} 期以上的肾肿瘤保肾手术时，主要困难在于 WIT 延长，术中并发症发生率随之增高。机器人手术系统的技术优势使得肿瘤的分离、切除和重建过程更加安全，RALPN 相对于 LPN WIT 更短，在一定程度上减少了术中并发症的发生。Masson-Lecomte 等报道了 54 例 T_{1b} 期肿瘤的 RALPN，中位 WIT 为 23min，中位手术时间和术中失血量分别为 180min 和 100mL。Patel 等比较了 RALPN 用于直径 > 4cm 和 ≤ 4cm 肿瘤的处理，结果显示除了 WIT 稍长外（25min 和 20min），两组间其他相关指标的差异无统计学意义。

T_2 期肿瘤对术者的技术水平要求更高，因此在术前应合理评估肿瘤的大小、位置和深度等，术中精细解剖、分离重要血管和集合系统，精准剜除肿瘤并缝合创面，尽量避免缝扎正常肾组织的供血血管，以求最大限度地保留功能性肾单位。现有的研究数据显示，RALPN 治疗临床 T_2 期肾肿瘤能够有效控制肿瘤并能更好地保护肾功能，且并没有提高严重并发症的发生率。

9. 肿瘤床的切缘问题　RALPN 多用于复杂性肾肿瘤的 NSS 手术，术中使用 Bulldog 血管钳阻断肾动脉或者一并阻断肾动、静脉。肾蒂大血管的阻断能够减少肿瘤切除时的创面出血，配合吸引器可获得比较清晰的手术视野，有助于精准切除肿瘤并避免包膜破裂。对于肾肿瘤切除后创面的快速病理检查的必要性和临床价值，目前各方意见尚不一致。多数学者认为，在肾肿瘤切除后，如大体观察其边界和包膜完整，可不行术中快速病理检查。如发现肿瘤的边界不整，怀疑有肿瘤成分残留时，则需要术中多点取材，快速冰冻活检。

因为在 NSS 术中一旦肿瘤破裂或切缘阳性，患者术后肿瘤的局部复发率将会增加，且潜在肿瘤细胞种植于腹腔或切口的风险。肿瘤床内复发多见于手术切缘阳性的患者，这也是实施肾部分切除令人担心的主要因素。RALPN 操作精细和灵活的特点，大大降低了切缘阳性率。

10. RALPN 的临床疗效　PN 经历了 OPN、LPN 和 RALPN 的发展，当前已基本趋向于 LPN 和 RALPN。Hung 等最早提出的"三连胜"概念为 NSS 指明了方向，即肾肿瘤切缘阴性、无严重围手术期并发症发生、最大限度地保留肾功能。机器人手术系统的优势使得 RALPN 在肿瘤切除和创面缝合两方面都比较省时，术者疲劳感也相对更低。Ficarra 等比较了欧洲多中心的 200 例 RALPN 和 200 例 OPN 围手术期数据，结果显示 RALPN 组失血量、术后并发症都更少，恢复更快，而两组患者在手术时间、切缘阳性率和术后肾小球滤过率变化方面的差异无统计学意义。不仅如此，RALPN 在失血量、手术时间、术后住院时间、术后并发症发生率等方面均较 LPN 有一定优势。虽然有关 RALPN 的长期肿瘤学结果还未见文献报道，但我们有理由相信随着手术经验的积累，RALPN 的肿瘤控制效果会优于或至少不亚于 LPN 和 OPN。

由于机器人手术系统具有三维视野、10~15 倍放大的手术区域、灵巧的机械手、过滤手震颤、减轻外科医生疲劳、改善学习曲线等优点，现有结果大多提示 RALPN 在改善肾功能、缩短 WIT、相对减少出血量、缩短住院时间和降低肾切除手术转换比例等临床疗效方面均具有明显优势。

（陶金，范雅峰，李腾飞，周云飞，任选义，张雪培）

【主编按】研究表明，肾肿瘤患者接受保留肾单位治疗的长期瘤控效果与接受肾切除手术治疗者相当，且患者术后的生活质量较高，肾功能不全甚至尿毒症等并发症的发生率较低，总体生存率更高。开放肾部分切除术（OPN）是保留肾单位治疗的标准术式，腹腔镜肾部分切除术（LPN）可复制 OPN 手术过程但不易获取肾脏低温，潜在肾热缺血时间（WIT）过长而影响肾功能。由于机械腕操作灵活和无死角缝合的特点，以及可吸收倒刺线的应用，机器人辅助腹腔镜肾部分切除术（RALPN）明显缩短了 WIT，成为保肾手术新的标准术式。RALPN 常应用于复杂性病变如双侧肾肿瘤、多发肾肿瘤、孤立肾肾肿瘤、肾门部和完全内生型肿瘤等情况下的保留肾单位手术。经腹腔入路 RALPN 适用于绝大多数位置肾肿瘤的保肾手术，尤其是对位于肾脏腹侧、下极、前外缘的大体积肿瘤的优势明显，在将整个肾脏充分游离、翻转后，有利于完成肾后唇肿瘤的切除重建。经后腹腔入路 RALPN 受到的空间制约较大，仅适用于肾上极或背侧偏前的较小体积肿瘤。对于复杂性肾肿瘤，RALPN 术中行肾动脉全阻断，有利于在清晰术野下精细操作。阻断肾血流之前，全身肝素化和利尿剂的应用能够有效保护肾功能，因为肝素提升了肾脏对缺血缺氧的耐受能力，并减少肾动脉微血栓的形成，避免或减轻术后患肾萎缩的发生。机器人系统的三维高清放大视野有利于判断肾肿瘤切除后的创面情况，而在和人手一样灵活的机械腕精细操作下，能最大限度地保证切缘阴性，并确切地缝合修复肾皮质、髓质层的缺损，减少迟发性出血、术后尿漏、肿瘤复发等近、远期并发症的发生。若肾肿瘤切除以后的创口大或基底部深，可考虑应用肾实质捆绑缝合法完成缺损区重建。迟发性出血是 RALPN 必须高度重视的问题，如果术后出现腹部或术区剧烈疼痛、血红蛋白下降或生命体征不稳定，要考虑肾脏创口出血的可能性，积极输血、补液，必要时行介入手术超选择性肾动脉栓塞治疗。建议患者在保留肾单位的肾部分切除手术后卧床 48h，增加肢体活动并翻身，预防下肢深静脉血栓形成，并保持大便通畅，在 3 个月内避免剧烈活动或猛然弯腰等动作。

第五节　机器人辅助腹腔镜肾周淋巴管结扎术

一、概述

1. 乳糜尿的临床特征和诊断　乳糜尿的病因包括寄生虫性和非寄生虫性两大类，前者又以丝虫病最常见。乳糜尿多见于丝虫病感染的后期并发症，是由于淋巴回流障碍引起腹膜后淋巴管迂曲扩张和内压升高，在淋巴管和肾脏集合系统之间形成病理性交通所致。大多数乳糜尿漏口位于肾盏穹隆部，乳糜液从尿中排出，呈乳白色或米汤样。乳糜尿多见于40~50岁的中年，常在剧烈运动、受凉或劳累后发病，进食高脂肪餐后症状可加重，病变严重的情况下可同时破坏血管而出现乳糜血尿。非寄生虫性乳糜尿可见于结核或恶性肿瘤等病变，由于病变广泛侵犯腹膜后淋巴系统，导致乳糜和肾脏集合系统相交通，出现乳白色的尿液，这种情况临床上比较少见。

乳糜尿内包含甘油三酯、纤维蛋白和白蛋白等淋巴液的成分，其中脂质的含量与淋巴管瘘道的数量、大小以及患者饮食中脂肪的含量相关。长期反复发作乳糜尿会丢失大量的淋巴液，引起消瘦和营养不良。由于乳糜的持续流失，以及饮食限制所致的脂肪和蛋白质摄入量减少等原因，患者还会逐渐出现贫血和低蛋白性下肢水肿等表现，严重者甚至丧失劳动能力。

乳糜尿的诊断依据主要包括临床症状、体征和膀胱镜检结果，膀胱镜下的典型表现是可见到从患侧输尿管开口束状喷出的乳白色混浊尿液。双侧输尿管逆行插管收集肾盂尿行乳糜试验以及静脉肾盂造影检查等可作为辅助诊断手段。乳糜尿的鉴别诊断包括磷酸盐尿、重度蛋白尿和感染性脓尿等病变，乳糜血尿还需要与膀胱肿瘤、泌尿系结核等疾病相鉴别。

2. 乳糜尿的治疗

（1）保守治疗：针对乳糜尿的发生机制，对于早期发现的轻症乳糜尿患者，可以通过限制脂肪和蛋白质类食物的摄入以及中医中药治疗。经输尿管逆行插管以1%~2%硝酸银溶液肾盂内灌注的方法，可能使乳糜尿症状得以控制或缓解。但乳糜尿在保守治疗期间常出现症状的反复，导致患者营养状况不良。

（2）手术治疗：适用于临床症状较重、病程较长以及经保守治疗失败的患者。肾蒂周围淋巴管结扎手术可以剥脱并结扎与肾集合系统相通的所有淋巴管，是治疗乳糜尿的有效方法。传统开放性肾周淋巴管结扎术切口长、创伤大，且受到手术视野的局限，肾蒂及其周围结构暴露不充分，很可能导致漏扎细小的淋巴管，以致手术效果不佳或症状复发。随着机器人辅助腹腔镜技术在泌尿外科的应用，借助其三维立体视野和高清晰放大作用，可以准确辨认肾蒂结构及其周围迂曲扩张的淋巴管，精细解剖，完全结扎，最大限度地避免淋巴管漏扎或误扎的发生。

二、适应证与禁忌证

1. 适应证

（1）乳糜尿症状典型，反复发作，经药物或硬化剂灌注疗法等保守治疗措施无效。

（2）乳糜尿病程长，患者消瘦、营养不良、劳动力下降甚至丧失，严重影响生活质量。

（3）乳糜块间歇性堵塞输尿管引起腰酸和腰痛等症状。

（4）乳糜血尿，伴有贫血。

（5）双侧乳糜尿，一般先处理病变严重的一侧，视病情需要可于3个月后行对侧手术。对于一般情况较好的患者，亦可以Ⅰ期完成双侧肾周淋巴管剥脱手术。

2. 禁忌证

（1）相对禁忌证：①既往有腰部手术史者，可选择经腹腔入路完成手术。②合并肾周感染或急性尿路感染者，需先应用抗菌药物控制。③对严重营养不良者，可积极改善营养状态，待患者一般情况好转后再实施手术。

（2）绝对禁忌证：①凝血功能障碍，难以纠正的出血倾向。②严重心、肺、肝等重要脏器功能不全。③严重恶病质，以及其他原因导致患者不能耐受全麻和气腹下手术。

三、术前准备

实验室检查包括血常规、生化、尿常规、尿乳糜试验和凝血功能等。在高脂高蛋白饮食 2h 后行膀胱镜检查明确乳糜尿来源，必要时行双侧输尿管逆行插管收集肾盂尿，行分侧乳糜尿试验，以明确诊断。专科检查包括泌尿系超声、常规静脉肾盂造影（IVP），有条件者行肾脏 CTA 成像，了解肾蒂大血管走行以及有无副肾动脉等迷走血管。术前晚清洁肠道。切皮前预防性应用抗菌药物，留置导尿管。

四、手术步骤（经腹膜后入路，以左侧为例）

1. 麻醉与体位 静吸复合气管插管全身麻醉，完全 90° 健侧卧位。升高腰桥，骶尾部、肩胛部垫以软垫，用支架托固定，做好四肢关节及骨隆突部位的软垫防护。建立双通路静脉输液管道。

2. 气腹建立、套管安放和系统对接 参见本书第一章第二节"经后腹腔入路上尿路手术机器人辅助腹腔镜操作通道的建立"相关部分的内容。

3. 显露腹膜后操作空间 钝加锐性清除腹膜外脂肪组织，显露腰肌、腹膜反折和侧锥筋膜等解剖标志。注意保护侧后腹膜以避免破裂。在距离腰方肌 1cm 左右，以 1 号臂单极剪纵向切开侧锥筋膜，上至膈肌下方，下达髂窝水平，识别 Gerota 筋膜前、后层和肾脂肪囊。见图 3-5-1~ 图 3-5-4。

4. 手术过程

（1）"序贯法"剥脱肾周淋巴管：

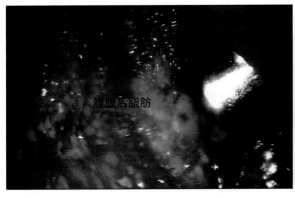

图 3-5-1　建立腹膜后操作空间

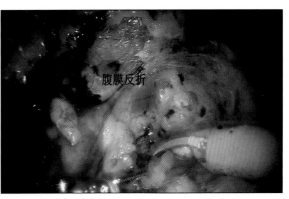

图 3-5-2　清除腹膜后脂肪

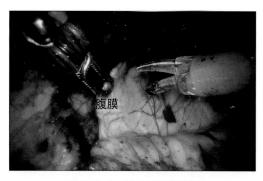

图 3-5-3　避免损伤侧腹膜

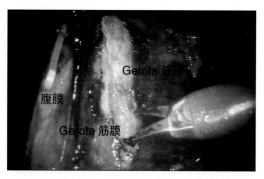

图 3-5-4　纵行切开 Gerota 筋膜

1）游离肾下极。在肾体部外缘纵行切开 Gerota 筋膜和肾脂肪囊，沿肾纤维囊表面的少血管间隙向下游离，显露肾下极的腹侧和背侧。见图 3-5-5、图 3-5-6。

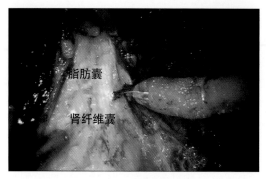

图 3-5-5　剪开肾脂肪囊

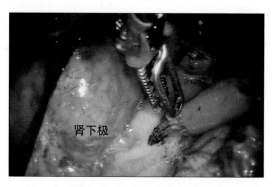

图 3-5-6　游离肾下极

2）游离肾脏背侧面，剥脱输尿管上段、肾盂和肾蒂大血管背侧面的淋巴组织。沿肾纤维囊表面钝加锐性分离肾脏中上部背侧面连接的所有淋巴脂肪组织，或仅保留肾上极外侧的少量连接组织，以防止术后肾下垂。充分暴露肾门结构的背侧，肾蒂大血管表面多可见到大量迂曲扩张的淋巴管组织。朝腹侧向上托起肾脏并保持肾门张力，分离、显露输尿管上段和肾盂并离断其周围的淋巴结缔组织。游离肾门背侧肾动脉、肾静脉表面及其之间的淋巴组织，遇到管径较粗的淋巴管可分离成束状，并施放 Hem-o-lok 血管夹夹闭后剪断。对于多支肾动、静脉要分别游离，闭合并切断其表面的淋巴管等组织。肾脏和肾门背侧的淋巴管剥脱见图 3-5-7~ 图 3-5-16。

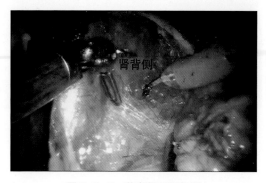

图 3-5-7　游离肾下极背侧

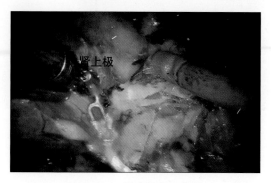

图 3-5-8　游离肾上极背侧

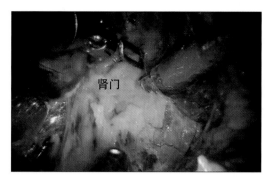

图 3-5-9　显露肾门背侧

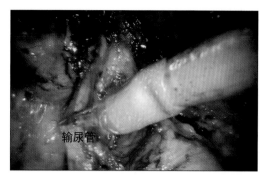

图 3-5-10　剥脱输尿管上段淋巴组织

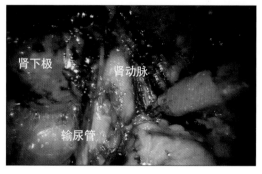

图 3-5-11　剥脱肾动脉表面淋巴组织

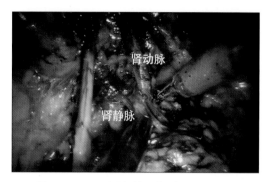

图 3-5-12　剥脱肾静脉背侧面淋巴组织

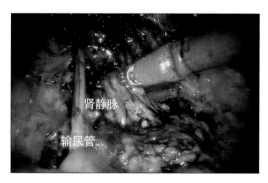

图 3-5-13　分离肾动、静脉之间背侧的淋巴组织

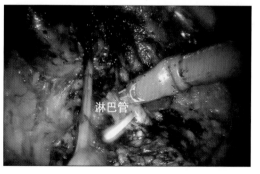

图 3-5-14　夹闭、离断肾蒂背侧面淋巴管

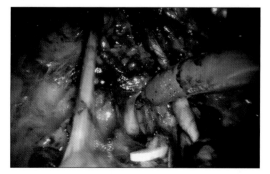

图 3-5-15　分离肾动、静脉之间的淋巴组织

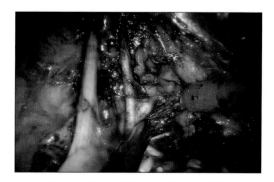

图 3-5-16　剥脱肾动脉周围淋巴组织

3）游离肾脏腹侧面淋巴组织，剥脱肾蒂大血管腹侧的淋巴管。机器人手术视野转向肾脏的腹侧，沿肾纤维囊表面分离肾脏中上部腹侧面的淋巴组织。助手利用吸引器等器械向外侧推移肾脏并保持一定的肾门张力，交替使用 1、2 号机械臂的电剪和分离钳，采用钝加锐性分离相结合的方法，闭合、离断在肾蒂大血管腹侧面附着的淋巴组织，结扎肾动、静脉之间残留的淋巴管，使输尿管、肾动脉、肾静脉等肾门结构呈"骨骼化"外观。见图 3-5-17~ 图 3-5-22。

注意事项：忌在肾窦脂肪内盲目分离，可按照"从后往前、自近及远、由下而上"的顺序剥离淋巴组织，避免在单一方向分离过深，以减少创面渗血。逐一闭合或结扎肾周所有的淋巴管组织，特别是要离断在迷走血管如副肾动脉等周围的淋巴管组织，以免结扎不全。

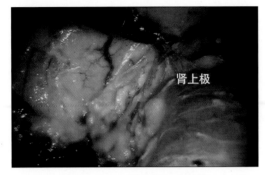

图 3-5-17　游离肾上极腹侧

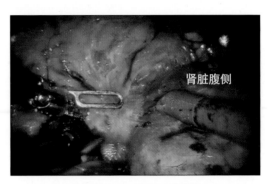

图 3-5-18　显露肾门腹侧

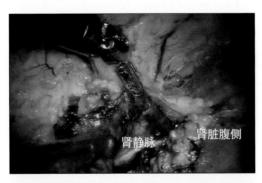

图 3-5-19　剥脱肾静脉腹侧面淋巴组织

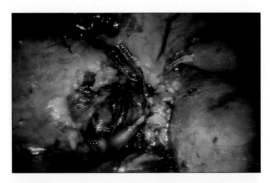

图 3-5-20　分离肾门腹侧的淋巴组织

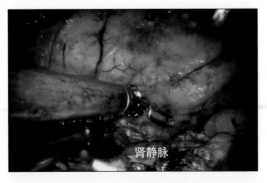

图 3-5-21　肾静脉腹侧面骨骼化

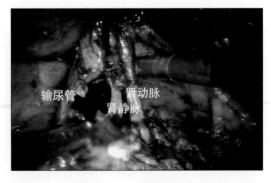

图 3-5-22　骨骼化外观

（2）固定肾脏：沿肾脏纵轴，用 2-0 可吸收线将肾上极包膜和膈肌腰部筋膜缝合 1~2 针，缝线打结，或应用免打结技术施放 Hem-o-lok 血管夹夹闭线尾，以固定在大面积剥脱后已呈游离状态的肾脏，防止术后因肾脏位置的游动而引起肾蒂大血管痉挛，并预防肾下垂。肾脏固定时要注意缝针的深度和宽度要适宜，若缝合过浅，在打结时可能会撕裂肾纤维囊和肾实质而继发出血。

如果术中已经保留了肾上极外侧适量的纤维连接组织（也可以起到固定肾脏的作用），则可略去缝合肾纤维囊固定于腰肌这一步骤。见图 3-5-23、图 3-5-24。

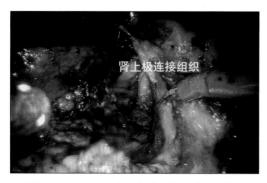

图 3-5-23　保留肾上极背侧少量连接组织

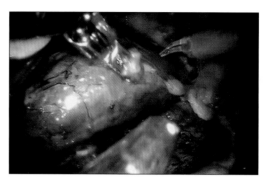

图 3-5-24　复位肾脏

（3）结束手术：降低气腹压力至 5~8mmHg，观察肾纤维囊及其周围的游离创面有无活动性渗血，彻底止血。检查肾蒂周围有无乳白色的淋巴液渗出，结扎所有可疑的淋巴管组织。留置橡胶引流管于腹膜后肾周间隙，清点物品，依次缝合腰背部的各个切口，以无菌敷料包扎。

5. 术后处理

（1）预防性应用抗菌药物 24~48h。

（2）卧床休息 2~3d，使剥脱后的游离肾脏与周围组织粘连固定，防止术后肾下垂。

（3）术后第 3 日拔除导尿管。在 24h 引流液 ≤ 20mL 且超声复查无明显腹膜后积液时，拔除腹膜后引流管。

（4）出院前可行乳糜尿试验，初步验证乳糜尿是否消失。

（5）出院后门诊随诊。定期复查血红蛋白、乳糜试验和血清白蛋白等，了解有无乳糜尿症状复发，以及患者营养状态的改善和体力恢复情况。

6. 并发症防治

（1）术中出血：乳糜尿患者常伴有肾周慢性炎症，可能存在不同程度的肾蒂周围粘连或组织变厚，正常的解剖层次常变得不清晰，在肾周大范围分离时易引起创面渗血，肥胖患者更甚。术中游离肾蒂大血管时动作要轻柔，充分利用机械腕灵活的优势，钝性分离和锐性切割相结合，可减少创面渗血，避免损伤大血管甚至中转开放手术的风险。此外，左肾静脉的属支较多，包括肾上腺静脉、生殖静脉和数量不一的腰静脉等，术中要仔细辨认并轻柔分离，避免撕裂脆弱的静脉管壁引起活动性出血。对于弥漫性的创面渗血可用干纱布压迫，3~5min 后多可自止，间或运用 2 号臂双极钳的电凝功能止血。小口径血管分支的损伤可应用电能器械闭合或以 Hem-o-lok 血管夹夹闭。对于肾静脉主干或其分支的撕裂伤，可加大气腹压力至 18~20mmHg 以减少出血，并将 1 号臂更换为大号持针器,在腔镜直视下缝合修补,一般无需中转开放。

(2)术后淋巴漏:淋巴漏多为术中淋巴管开放的断端漏扎、夹闭不严或在闭合后重新开放所致。在机器人腹腔镜高清晰放大手术条件下,术后淋巴漏的发生率显著降低。预防措施主要在于术中少用钝性分离动作,以免撕裂细小的淋巴管,对可疑组织可利用双极钳的脉管闭合功能,先凝固组织再锐性切断;对于较粗大的或镜下可识别的淋巴管,可将之分离成束状组织,以 Hem-o-lok 血管夹夹闭后离断。一旦发生淋巴漏,应保持引流通畅,暂禁脂肪类饮食,或低脂饮食,必要时给予静脉内营养,多可自愈。淋巴囊肿很少见,对于形成的较大体积的淋巴囊肿,可在超声引导下经皮穿刺放液或置管引流。

(3)术后血尿:术后血尿发生的原因可能与手术器械对肾脏和(或)输尿管及肾盂的推拉、翻转刺激有关,可表现为肉眼血尿或镜下血尿,大多在 2~3d 后可自行消失,顽固性血尿少见。

五、技术现状

1. 肾脏的淋巴回流　肾脏的淋巴回流汇集形成 3 个丛,分别位于肾实质、肾纤维囊下和肾脂肪囊内。3 组淋巴液均在肾门处汇合,最后进入腰干,其中后两组的淋巴管之间存在交通支。肾内淋巴管汇合成 5~6 条干支,出肾门后汇入肾纤维囊下和肾周淋巴管网,肾门淋巴管与肾蒂大血管相伴行,淋巴液注入主动脉外侧淋巴结。肾盂和输尿管上段的淋巴液注入沿肾蒂大血管走行的淋巴管,或汇入主动脉旁淋巴结。临床上绝大多数的乳糜尿瘘口位于肾盏穹窿部。

机器人辅助腹腔镜肾蒂周围淋巴管结扎术可以充分利用其三维视野和高清晰放大功能,以及机械腕多自由度活动的优势,解剖分离更精细,术中可以充分游离并切断肾纤维囊周围、输尿管上段及肾盂壁表面以及肾蒂大血管周围的淋巴管组织,完全阻断淋巴管和集合系统之间的病理性交通支,最大限度地消除乳糜尿。

2. 手术入路的选择　考虑到乳糜尿患者在肾周淋巴管剥脱术后有淋巴漏的可能,而经腹膜后入路手术的空间相对密闭,即使有漏出的淋巴液,也易于被引流出体外或被腹膜后组织吸收。尽管经腹膜后手术途径的操作空间相对狭小,且不利于第 3 臂的摆放,但肾周淋巴管结扎术的操作相对简单,无需复杂性的器官切除或组织重建等,一般在较短的时间内即可剥脱肾周淋巴管,潜在的并发症发生率低。而经腹腔入路手术后漏出的淋巴液则有可能大量流入腹腔,进而刺激肠管引起腹胀、肠麻痹、肠梗阻和腹腔感染等并发症。有鉴于此,建议优先选择经腹膜后入路行肾周淋巴管结扎术。

3. 技术要点　对肾蒂大血管周围淋巴管的处理是本术式的重点步骤。操作时可沿肾动、静脉血管主干将迂曲扩张的淋巴组织完全剥离,达到肾门血管和输尿管的"骨骼化"。部分患者可能存在副肾动脉,术中要仔细识别,切勿误扎,以免引起局部肾实质缺血。此外,术中还应尽量减少对肾脏的牵拉,减少术后血尿和(或)肾蒂大血管扭曲、痉挛等发生的机会。

(陶金,范雅峰,李腾飞,任选义,张雪培)

【主编按】肾周淋巴管剥脱术适用于乳糜症状较重、病程长以及保守治疗无效的乳糜尿患者。机器人腹腔镜肾周淋巴管剥脱技术凭借 10 ~ 15 倍放大的三维视野,由第 3 臂或助手器械协助暴露手术野，解剖精细，能准确辨认所有的淋巴管组织，结扎完全，最大限度地避免漏扎或误扎。一般选择经腹膜后入路完成肾周淋巴管结扎，该术式对肠道功能干扰轻，容易观察和处理术后出现的淋巴漏等并发症。

第六节　机器人辅助腹腔镜肾动脉瘤切除术

一、概述

肾动脉瘤是肾动脉壁局部薄弱后所形成的永久性异常扩张。目前研究表明，动脉瘤形成的最大相关因素是动脉粥样硬化，其余依次是创伤、遗传因素、梅毒感染和纤维发育不良等。在上述病因作用下，动脉管壁逐渐薄弱，血流压力作用于管壁使其外凸而形成动脉瘤。肾动脉瘤分型对治疗方案的选择有指导意义。Ⅰ型肾动脉瘤是指起源于肾动脉或其分支的囊状动脉瘤；Ⅱ型肾动脉瘤是指肾动脉主干的梭形动脉瘤；Ⅲ型肾动脉瘤是指肾实质内型动脉瘤。

尽管由于影像学的发展，肾动脉瘤的检出率有升高的趋势，但其仍是一种少见疾病。普通人群的肾动脉瘤发病率为 0.01%~0.09%，在血管造影检查的人群的肾动脉瘤发病率为 0.3%~2.5%。肾动脉瘤直径常为 1.5~3.0cm，肾动脉瘤的扭转及其对肾动脉的压迫导致肾血流灌注量不足，可引起继发性肾性高血压。肾动脉瘤的其他临床表现还包括肾功能减退、血尿、肾盂积水和腰腹部疼痛等。在肾动脉瘤伴有钙化时，腹部 X 线平片检查可见病变部位有"蛋壳样"钙化影，超声、CT 和血管造影检查能够较清晰地显示动脉瘤体的位置及其与肾脏的关系，3D 打印技术更是可以明确动脉瘤的三维空间结构，有利于治疗方案的制订。

一般而言，Ⅰ型肾动脉瘤可以选择腔内介入和外科手术，Ⅱ型肾动脉瘤建议选择外科手术治疗，Ⅲ型肾动脉瘤的最佳治疗方案是肾动脉分支超选择性栓塞术。腔内介入治疗无需对肾动脉进行游离，具有特殊的微创性。作为治疗肾动脉瘤的标准手术，开放手术能够处理多种复杂性肾动脉瘤。腹腔镜手术处理肾动脉瘤是近年出现的一种新的微创术式，机器人手术系统由于具备三维高清视野和灵活的机械腕操作，在精细缝合等方面独具优势，尤其适合于肾动脉瘤切除这类复杂重建性手术。

二、手术适应证选择和评估

1. 直径＞2cm 的Ⅱ型或Ⅰ型肾动脉瘤　任何类型直径＞2cm 的肾动脉瘤破裂的危险性都较高，直径＞4cm 的肾动脉瘤更容易破裂。患者肾动脉瘤破裂的预后将很差，约有 10% 的死亡率，并且肾切除的可能性也很大。肾动脉瘤手术的目的主要是为了切除病变，以防止动脉瘤破裂，或者治疗肾动脉瘤继发肾性高血压。

2. 合并妊娠的肾动脉瘤患者　孕期妇女由于可能伴发妊娠高血压以及腹内压力增大等危险因素，具有较大的肾动脉瘤破裂风险。建议肾动脉瘤体积较大的育龄期妇女，最好选择在妊娠前进行手术处理。

3.术前评估 在选择手术治疗方案时，除了考虑肾动脉瘤直径之外，还应正确评估患者的年龄、是否为孤立肾、动脉瘤体的膨胀程度、瘤壁的钙化状态、有无合并血栓，以及是否存在不可控制的高血压或肾功能不全等因素。

三、手术步骤（经腹腔入路，以左侧为例）

1.麻醉与体位 静吸复合气管插管全身麻醉，健侧 70°~90° 斜卧位。骶尾部和肩胛部垫软垫后用支架托起。健侧下肢屈曲，患侧下肢伸直，膝关节之间垫长软枕，做好四肢易受压部位和关节、骨隆突部位的妥善保护。建立 2 条以上静脉输液通路。

2.气腹空间建立、套管放置以及机器人操作系统的对接 参见本书第一章第二节"经腹腔入路上尿路手术机器人辅助腹腔镜操作通道的建立"相关部分的内容。

3.手术过程

（1）显露肾旁前间隙：沿降结肠外侧 Toldt 线切开侧腹膜，下至髂血管，上达脾脏外上缘和膈肌下方。在 Gerota 筋膜前层与降结肠融合筋膜之间的少血管层面分离，使降结肠和结肠左曲移向腹部内侧，后仰脾脏，将胰腺尾部向腹部中线方向分开，充分暴露 Gerota 筋膜前表面和肾门部位。至此，在消瘦者可隐约视及凸出膨大的肾动脉瘤，有明显的搏动感。见图 3-6-1~ 图 3-6-4。

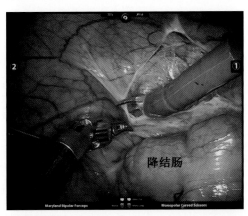

图 3-6-1 沿降结肠外侧 Toldt 线切开侧腹膜

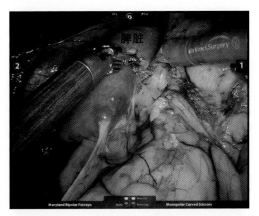

图 3-6-2 后仰脾脏

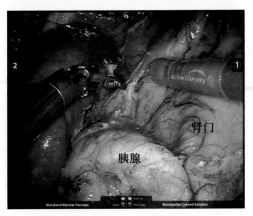

图 3-6-3 内翻胰腺

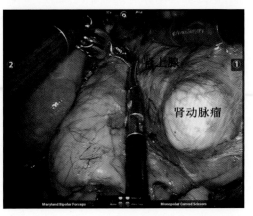

图 3-6-4 显露肾门结构和动脉瘤

（2）游离肾动脉瘤：在肾脏中部的内侧近肾门处纵行切开Gerota筋膜层，识别左肾静脉并切开其表面的血管鞘，钝加锐性分离出左肾静脉主干及其属支，分别以Hem-o-lok血管夹夹闭、切断左肾上腺中央静脉及生殖静脉和腰静脉（图3-6-5~图3-6-8）。根据肾动脉瘤的具体位置，向上挑起或向下牵开肾静脉，充分游离出肾动脉瘤及其近、远心端的动脉干（图3-6-9~图3-6-12）。

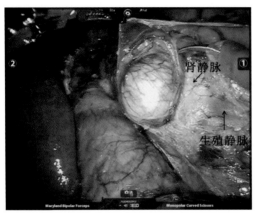

图3-6-5　肾静脉定位

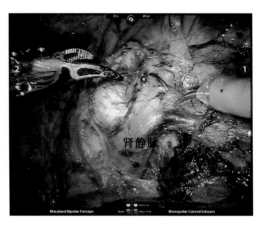

图3-6-6　游离肾静脉及其属支

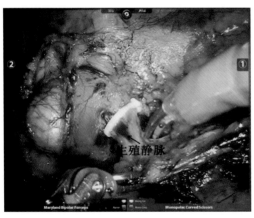

图3-6-7　夹闭、离断生殖静脉

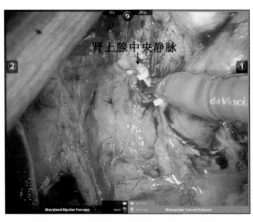

图3-6-8　夹闭、离断肾上腺中央静脉

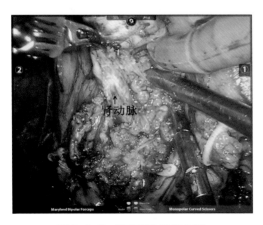

图3-6-9　游离肾动脉近心端

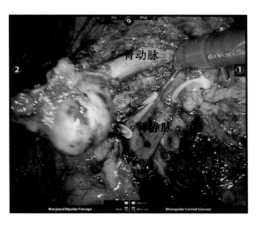

图3-6-10　游离肾动脉远心端

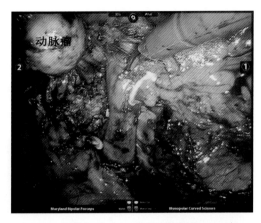

图 3-6-11　动脉瘤背侧观

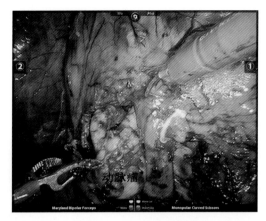

图 3-6-12　动脉瘤腹侧观

（3）阻断肾动脉，切除动脉瘤：以 Bulldog 无损伤血管钳双重阻断肾动脉的近心端，1 号臂单极剪横行剪断动脉瘤近、远心端的肾动脉干，切除瘤体（图 3-6-13~ 图 3-6-16）。精细修剪肾动脉的近、远心端切缘，使其断端口径相接近，并可以无张力地对拢在一起（图 3-6-17~ 图 3-6-20）。

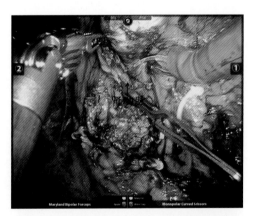

图 3-6-13　阻断肾动脉近心端

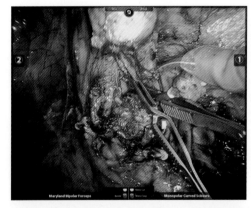

图 3-6-14　双重阻断肾动脉近心端

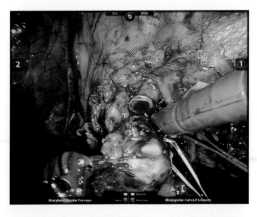

图 3-6-15　剪断动脉瘤远心端的肾动脉干

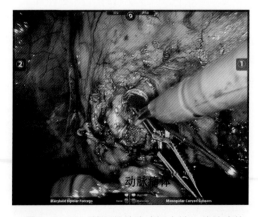

图 3-6-16　剪断肾动脉瘤近心端、移除瘤体

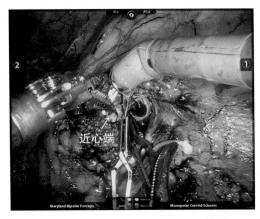

图 3-6-17　修剪肾动脉的近心端切缘

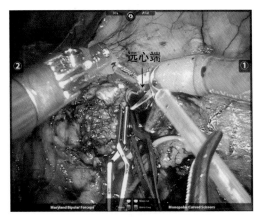

图 3-6-18　修剪肾动脉的远心端切缘

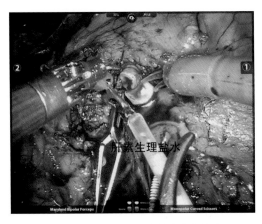

图 3-6-19　肝素生理盐水冲洗动脉管腔

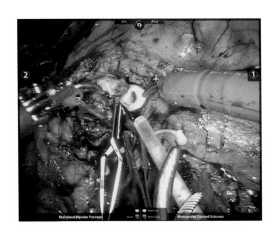

图 3-6-20　肾动脉两端无张力对拢

（4）恢复肾动脉的连续性：第一针以 4-0 无损伤血管缝线缝合肾动脉近、远心断端的上缘，并打结定位，保留线尾（图 3-6-21、图 3-6-22）。其后连续缝合肾动脉两侧断端的后壁，针距 1mm 左右，再连续缝合前壁（图 3-6-23~ 图 3-6-25）。在最后一针缝合之前，以稀释的肝素生理盐水冲洗肾动脉管腔并保持液体充盈，将缝线与第一针线尾打结（图 3-6-26~ 图 3-6-28）。

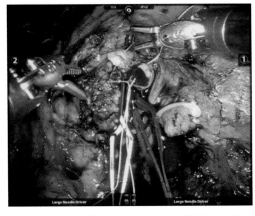

图 3-6-21　第一针缝合肾动脉两断端的上缘

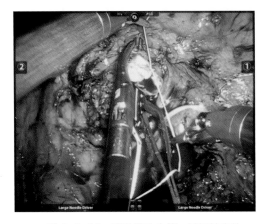

图 3-6-22　肾动脉吻合第一针打结定位

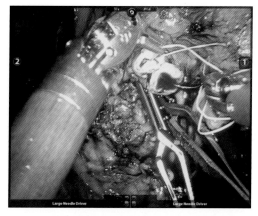

图 3-6-23　连续缝合肾动脉两断端的后壁

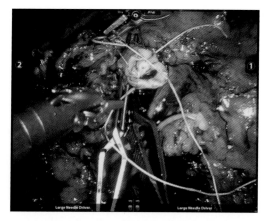

图 3-6-24　缝合肾动脉两断端的下缘

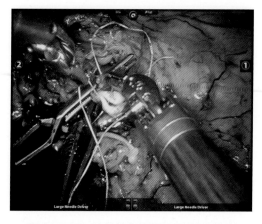

图 3-6-25　连续缝合肾动脉两断端的前壁

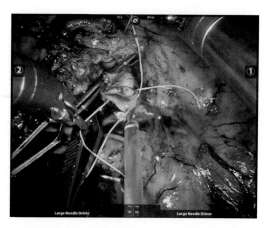

图 3-6-26　肝素生理盐水冲洗肾动脉吻合口

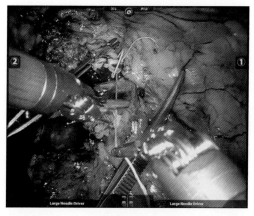

图 3-6-27　肾动脉两断端吻合的最后一针

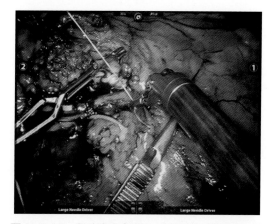

图 3-6-28　肾动脉吻合最后一针和第一针线尾打结

（5）开放血流，结束手术：松开肾动脉阻断夹，观察血流恢复以后肾脏的颜色和质地。如若肾动脉吻合口有活动性出血，可以间断加针缝合。对于针孔渗血，以纱布压迫 3~5min 多可止血。见图 3-6-29~ 图 3-6-32。

用生理盐水冲洗创面，彻底止血。间断缝合 Gerota 筋膜层，解剖复位肾门腹侧组织结构。留置

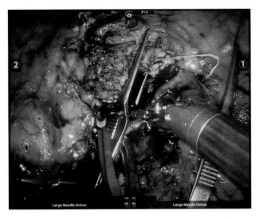

图 3-6-29 解除肾动脉阻断夹

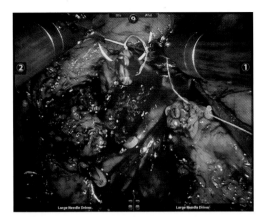

图 3-6-30 肾动脉吻合口加针缝合

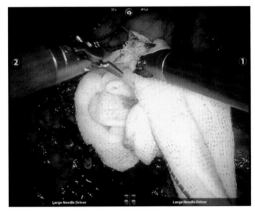

图 3-6-31 针孔渗血以纱布压迫止血

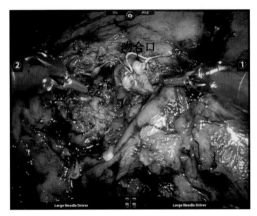

图 3-6-32 肾动脉吻合术毕观

腹腔引流管置于肾下极内侧的后方，从侧腹壁切口引出固定。直视下退出各个套管，移开机器人手术系统。逐一缝合腹壁切口，无菌敷料包扎。

四、术后处理

（1）严密监测血压、心率和血氧饱和度等生命体征，预防性应用抗菌药物。

（2）保持腹腔引流管通畅，及时复查超声排除腹腔积液的可能。一般在术后 2~3d 拔除导尿管，当 24h 引流液 ≤ 20mL 时拔除腹腔引流管。

（3）卧床期间穿弹力袜，可行双下肢气压泵治疗，防止深静脉血栓形成。

（4）勤翻身、叩背，必要时静脉应用化痰药物和 (或) 雾化驱动吸入化痰，预防褥疮和坠积性肺炎。

五、技术现状

随着肾动脉瘤治疗理念的更新和微创治疗水平的提升，特别是腹腔镜手术技术的引入，患者创伤更小、恢复更快，死亡率显著下降，大多数患者术后症状消失，生活质量改善。在外科技术应用方面，除了切除肾动脉瘤以后进行原位修补的方法，对于直径较大的动脉瘤或者位于远心端的肾动脉瘤，还可以采取切除肾脏后在体外修复肾动脉，然后行自体肾移植的体外工作台技术。如果肾动脉瘤直径大于4cm，瘤体切除后肾动脉缺损段较长，可以选择大隐静脉或人工血管支架替代，以减轻吻合口的张力。机器人辅助腹腔镜手术处理肾动脉瘤，充分利用其操作灵活、裁剪方便和缝合到位的优点，进一步使肾动脉瘤的治疗朝着精细化、损伤更小和并发症发生率更低的方向发展。

（范雅峰，李腾飞，李鹏，陶金，任选义，张雪培）

【主编按】随着影像学技术的发展，肾动脉瘤发病率有升高趋势。肾动脉瘤切除术需要阻断肾血流，属于限时操作类手术，因此在保证病变完整切除、解剖重建的前提下，肾脏热缺血时间越短越好。机器人腹腔镜肾动脉瘤切除是一种新兴的微创术式，机器人系统有高清放大、操作灵活和精细缝合等方面的优势，尤其适合这类复杂的血管重建性手术。

第七节　机器人辅助腹腔镜左肾静脉外支架置入术

一、概述

左肾静脉压迫综合征又称胡桃夹综合征（nutcracker syndrome，NCS），根据肾静脉的解剖位置可分为前NCS、后NCS两型。随着影像学技术的发展，NCS的诊断率逐渐提高。对于保守治疗无效、症状严重的NCS可考虑手术治疗。后NCS是指左肾静脉从腹主动脉和脊柱之间穿过并受压，较罕见，经内科治疗可好转，多不需手术。前NCS是指左肾静脉从肠系膜上动脉下方穿过并受压，导致侧支静脉循环建立，继而肾盂和输尿管周围静脉曲张而引起的一系列症状。当腹主动脉与肠系膜上动脉间的夹角≤35°时将会出现单侧（左侧）血尿、直立性蛋白尿和胁腹部疼痛等症候群。

腹腔镜下左肾静脉外支架置入术治疗NCS，可经腹腔入路或后腹腔入路完成，临床效果较好。经腹腔入路腹腔镜左肾静脉外支架置入术的优点是操作空间大、解剖标志多，不足之处是对肠管等腹腔脏器的干扰较大，术后潜在肠麻痹、肠梗阻的风险。经后腹腔入路腹腔镜左肾静脉外支架置入术的优点是术后渗血、渗液容易引流和局限，缺点是操作空间狭小，不易于分离和暴露。机器人辅助腹腔镜左肾静脉外支架置入术的解剖结构更清晰，且第3臂的应用可以更好地暴露术野，机械腕操作灵活，可以精细地解剖和分离肾静脉，降低副损伤的发生率。

二、手术指征选择

手术指征：前NCS诊断明确，伴反复发作性血尿、顽固性蛋白尿，经保守治疗2年以上无效，已引起贫血，或经常排出血凝块伴发腰痛者。左肾静脉外支架置入术的技术关键是充分游离左肾静脉并予以隔离，并使左肾静脉适度下移以解除压迫。对于肠系膜上动脉和腹主动脉之间的异常连接，一般不需手术矫正。

排除标准：①年龄小于18岁；②临床症状轻微，或经保守治疗有效；③患者无手术诉求；

④术前诊断不明确，需要进一步排除其他病变。

三、术前准备

完善一般血、尿相关化验。尿检红细胞形态初步排除肾小球源性，尿液脱落细胞学检查排除尿路上皮恶性肿瘤细胞可能。专科检查包括泌尿系和腹部大血管彩色多普勒超声、静脉肾盂造影和泌尿系 CT 三维血管重建等，了解肠系膜上动脉和主动脉之间夹角的大小，明确左肾静脉受压迫的客观证据，以及下腔静脉和左肾静脉的压力梯度是否超过正常范围。膀胱镜检查可见到血性尿液从左侧输尿管开口喷出。

术前清洁肠道，留置导尿管和胃管，切皮前预防性应用抗菌药物。备一段长 8~10cm、直径 1.0cm 带外支撑环的 e-PTFE 人造血管（巴德 IMPRA）。

四、手术步骤（经腹膜后入路）

1. 麻醉与体位　静吸复合气管插管全身麻醉，完全健侧卧位。升高腰桥，关节及骨隆突处垫软垫。

2. 手术过程

（1）放置腹腔镜套管，建立腹膜后操作空间：

1）第 1 切口：于髂嵴上 2 横指处切口 1.0cm，该位点留置 12mm 套管，为机器人腹腔镜窥镜通道。

2）第 2 切口：于第 12 肋缘下腋后线切口 2.0cm，示指伸入分离腹膜后间隙，置入自制气囊，注气 800~1000mL 并保留 3~5min。该位点留置 8mm 专用套管，用以通过机器人单极剪或专用持针器。

3）第 3 切口：于腋前线肋缘下切口 1.0cm，示指引导置入 8mm 专用套管，其位置大致与第 1、2 切口成底角大于 90° 的倒置等腰三角形。该位点为机器人 2 号臂通道，连接专用双极分离钳或持针器。

全层缝合、密闭第 2 切口，连接气腹管，充入 CO_2 气体，气腹压力 12~14mmHg。锚定机器人手术系统，连接各种管线和手术器械。清除腹膜外脂肪组织，识别腹膜反折等解剖标志。

4）第 4 切口：在第 3 切口外上方 6~8cm 处的腹壁切开皮肤，直视下置入 8mm 专用套管，为 3 号臂通道，连接专用无创抓钳。

5）第 5 切口：在第 1 切口外下方 6~8cm 的髂窝内切开腹壁皮肤，直视下置入 12mm 套管，为助手通道，用以通过吸引器、分离钳、Hem-o-lok 血管夹施放钳等 5mm 或 10mm 长杆器械。

上述各套管位点之间的距离要大于 6cm，以免在操作过程中机械臂之间互相碰撞。在直视下放置第 4、5 套管，以防止损伤腹膜。套管分布实景见图 3-7-1。清除腹膜外脂肪，识别解剖标志，见图 3-7-2。

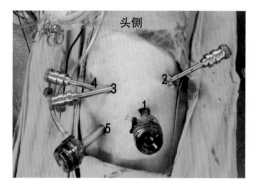

图 3-7-1 套管位置

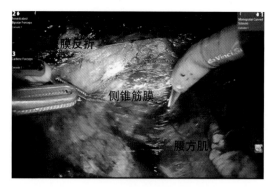

图 3-7-2 识别腹膜后解剖标志

（2）显露左肾背侧面：纵行切开侧锥筋膜，上至膈肌下方，下至髂窝。打开 Gerota 筋膜前层，沿肾纤维囊游离肾脏下极和背侧面，显露输尿管上段，以输尿管为标记向深面分离显露腰大肌筋膜。3 号臂向腹侧托起肾下极，沿腰大肌平面向上分离显露肾蒂大血管。以搏动的肾动脉为标志，在其内下方定位左肾静脉。1 号臂单极剪和 2 号臂分离钳交互应用，钝加锐性分离左肾静脉下后壁及其属支，包括腰静脉和生殖静脉等。见图 3-7-3~ 图 3-7-8。

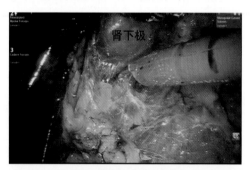

图 3-7-3 游离肾下极

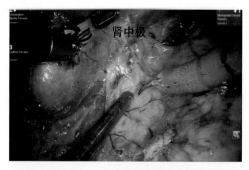

图 3-7-4 游离肾脏背侧中部

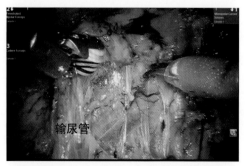

图 3-7-5 游离肾门背侧结构

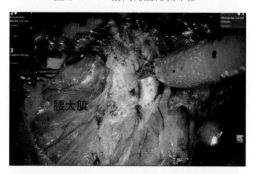

图 3-7-6 显露肾动、静脉

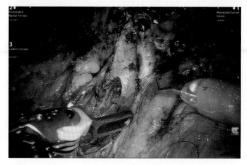

图 3-7-7 分离肾静脉下后壁

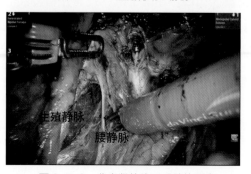

图 3-7-8 分离肾静脉下后壁的属支

（3）分离肾脏腹侧面：外翻肾脏，沿肾纤维囊和肾脂肪囊之间游离肾脏腹侧面（图3-7-9），3号臂挡开肾脂肪囊和侧腹膜，钝加锐性分离至肾门区域，分离左肾静脉前上壁及其属支，显露左肾上腺中央静脉（图3-7-10）。

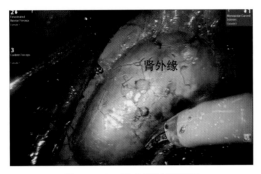

图 3-7-9　游离肾脏腹侧面

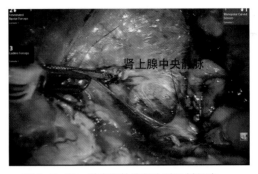

图 3-7-10　游离肾静脉前上壁及其属支

（4）充分游离左肾静脉并结扎其属支：以3号臂托起肾脏，离断肾动、静脉间残留的连接组织，骨骼化肾动脉并将之牵向一侧。伸直肾静脉并保持适度张力，依次结扎生殖静脉、腰静脉和肾上腺中央静脉等属支，近心端以7号丝线结扎，远心端施放Hem-o-lok血管夹夹闭后剪断；直径小于0.5mm的静脉属支可使用双极钳凝闭后离断，其后充分游离肾静脉的全长，近心端至其汇入下腔静脉处，远心端至其穿出肾门的部位。肾静脉主干的游离见图3-7-11~图3-7-14。

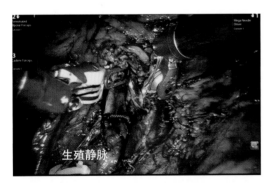

图 3-7-11　结扎生殖静脉

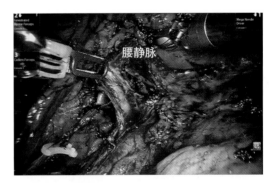

图 3-7-12　结扎腰静脉

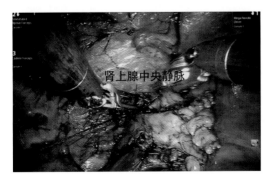

图 3-7-13　结扎肾上腺中央静脉

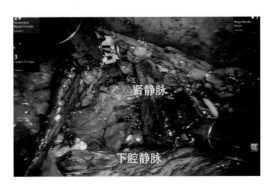

图 3-7-14　充分游离肾静脉及其与下腔静脉的夹角

（5）左肾静脉套入血管支架：用带刻度的导管体内测量左肾静脉长度，并做好标记（图3-7-15）。根据左肾静脉的全长，体外裁剪e-PTFE人工血管并纵行剖开，将血管支架送入腹膜后腔术野（图3-7-16~图3-7-18）。3号臂和助手器械协助暴露术野，交替应用1、2号臂撑开血管支架，将之由远及近套入肾静脉主干的周围。要求套入支架后的左肾静脉顺畅无扭转，人工血管支架的近心端要越过肠系膜上动脉，并贴近下腔静脉的左侧壁（图3-7-19）。取4-0无损伤血管缝线，将人工血管支架的下壁与腹主动脉前壁坚韧的筋膜缝合1~2针并打结固定，以防止支架移位（图3-7-20）。

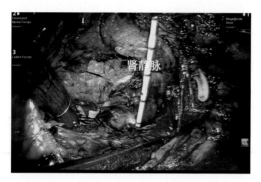

图3-7-15　体内测量左肾静脉长度

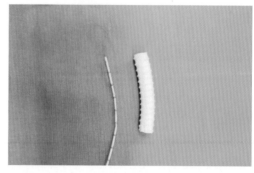

图3-7-16　体外裁剪合适长度的血管支架

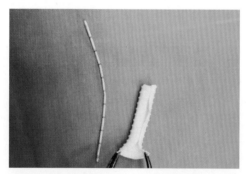

图3-7-17　纵行剖开血管支架

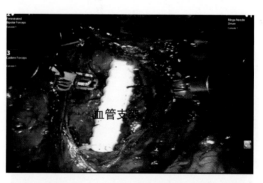

图3-7-18　将血管支架送入术野

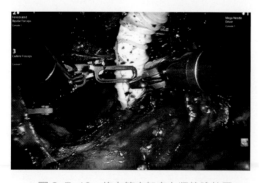

图3-7-19　将血管支架套在肾静脉外周

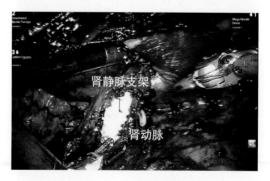

图3-7-20　固定血管支架

（6）结束手术：降低气腹压力，创面彻底止血，留置腹膜后引流管。直视下退出各个腰腹部套管和腹腔镜窥镜，移开机器人手术系统，逐一全层缝合腹壁的切口。

五、术后处理

（1）预防性应用抗菌药物 24~48h。

（2）卧床休息 3d 以上，使血管支架与周围形成粘连，防止支架滑脱或移位。

（3）术后第 4~5 日拔除导尿管，在 24h 引流液 ≤ 20mL 时拔除腹腔引流管。

（4）出院前行彩色多普勒超声，了解左肾静脉血流通畅情况。

（5）门诊随诊，观察血尿和蛋白尿等症状是否消退或缓解，定期复查泌尿系彩超和 CT 等。

六、并发症防治

1.术中出血　多发生于游离左肾静脉及其分支的过程中，对于创面渗血可用 2 号臂双极钳电凝止血，弥漫性渗血可用干纱布压迫止血 2~3min 后观察。肾静脉属支血管的损伤可施放 Hem-o-lok 血管夹夹闭。对于较大血管的撕裂伤可以行腔镜下缝合，机械腕操作灵活，无死角缝合的优势可以发挥重要作用，一般情况下不需中转开放手术。

预防办法：左肾静脉属支较多且存在变异，而外支架置入前需要充分游离左肾静脉并结扎其大部分属支，故在游离肾血管时除具备基本的腹腔镜下操作技巧外，分离手法要轻柔，手术时要耐心细致，避免撕裂薄弱的静脉血管壁而导致出血。

2.其他并发症　较少见，如术后腹膜后血肿或淋巴漏等，一旦发生，可予以相应的处理措施。

七、技术现状

左肾静脉压迫综合征好发于儿童和青少年男性。左肾静脉及其各级属支的压力升高后，导致肾盏穹隆部的静脉壁变薄破裂，若与肾脏集合系统相交通，则出现肉眼血尿。左肾静脉压力增高还导致左侧精索静脉回流障碍而发生严重的静脉曲张。对于年龄小、体质弱、血尿轻的患者，可嘱其避免重体力活动，酌情药物治疗，随访观察，等待侧支循环建立后其症状可望改善。另外，待患者身体发育、体重增加后，主动脉和肠系膜上动脉夹角间的脂肪等结缔组织会增厚，可能缓解左肾静脉的受压情况。对于血尿严重，经保守治疗 2 年以上效果不明显，或者合并肾功能损害、贫血、重度左侧精索静脉曲张的患者，可考虑手术。左肾静脉外支架固定术的治疗原理是利用人工血管的标准壁和外支撑环持久对抗肠系膜上动脉的压迫，且因术后不需要抗凝治疗而规避出血风险，经随访其临床疗效较可靠。

后腹腔入路腹腔镜左肾静脉外支架术要求熟练的腔镜下游离肾蒂大血管的技巧，需要充分暴露左肾静脉全长及其与下腔静脉的夹角，然后置入人工血管外支架并适当固定。机器人手术系统具有操作稳定和精细灵活的特点，可以进一步增加手术的安全性并保证其效果。目前而言，机器人辅助腹腔镜左肾静脉外支架术的开展时间尚短，手术例数较少，其长期疗效尚需进一步观察。

（范雅峰，刘磊，王声政，任选义，张雪培）

【主编按】胡桃夹综合征（NCS）的诊断率有升高趋势，一部分症状严重的 NCS 需手术治疗。机器人左肾静脉外支架置入术可以精细分离出左肾静脉全长，逐一结扎其属支结构。经腹膜外入路的空间相对狭小，应用第 3 臂能更好地暴露术野，以缩短手术时间，减少副损伤。术后 80% 以上患者的血尿等症状可消失。

第八节　机器人辅助腹腔镜活体供肾及肾移植术

活体供肾的风险评估

一、概述

活体供肾肾移植具有以下优势：①扩大供肾来源，缩短透析和等待时间；②较好的组织相容性和更好的远期存活率；③能够充分进行术前检查，准确地评估供肾质量；④可选择合适的手术时机，供肾缺血时间可控等。目前活体供肾肾移植效果明显优于 DD 肾移植（donation after citizen's death），美国 OPTN/SRTR（器官获取和移植网络 / 移植受者科学登记系统）2009 年报告，尸体肾移植的移植物 5 年存活率为 72%，而活体肾移植的移植物 5 年存活率为 81%。中国首例亲属活体供肾肾移植开始于 1972 年，截至 2018 年，全国施行的活体肾移植数量已超过 1 万例，多数中心活体肾移植的移植物 5 年存活率超过 90%。作为临床上的一种特殊类型医疗实践，活体供肾肾移植是为了及时挽救一个生命做出的选择，但是可能会给供者带来短期和长期的风险。因此，医疗安全和供者的利益保障是医学界、法律界和伦理学最为关注的问题。达芬奇机器人手术系统的临床应用，突破了手术禁区，打破了传统的供肾切取和肾移植手术方式，使供肾切取和肾移植技术微创化，从医疗技术上保证了供者的安全。

二、供体评估

（一）活体供肾者范围

我国于 2007 年颁布实施《人体器官移植条例》，2009 年又制定了《关于规范活体器官移植的若干规定》。依据这两个文件，我国对活体器官移植的规定如下：开展活体器官移植的医疗机构仅限于卫健委指定的机构；活体捐赠者必须自愿、无偿，年满 18 周岁且具有完全民事行为能力；活体器官捐献者和接受人限于以下关系：①直系血亲或三代以内的旁系血亲；②配偶，仅限于结婚 3 年以上或者婚后已育有子女；③因帮扶等形成的亲情关系：仅限于养父母或养子女关系、继父母或继子女关系。

（二）评估流程

活体供肾供者评估的目的是为了确保供者捐赠肾脏的适合性、供者的安全性，确保供者在身体上、心理上符合捐赠要求，保证供者长期健康生活和受者的移植效果。

1. 捐献意愿评估　活体捐献必须是在无外在压力和商业利益下做出的决定。评估的原则包括：①确认法律、法规、医学伦理学和医学原则；②确认活体器官捐献者本人真实的意愿；③医疗机构应当充分告知供受者及其家属获取器官的手术风险、术后注意事项、可能发生的并发症及预防措施等；④供受者签署知情同意书。

2. 医学评估及程序　医学评估包括：① ABO 血型；②肾功能、分肾功能检查；③肾脏解剖结构的检查（B 超检查，包括形态、大小，排除畸形、结石和肿瘤等）；④全面的内科疾病筛查（病史、体格检查、实验室检查、胸片和心电图检查）；⑤ HLA 配型、淋巴毒试验；⑥肾脏血管和尿路检查。推荐按设定的程序计划依次进行上述检查并筛选。一旦发现不符合捐赠条件，则终止余下的检查。

3. 供者评估检查项目　①全面体格检查和常规实验室检查（包括既往史、体重指数、血型、血常规、肝肾功能及传染病），首次知情同意书，评估是否能耐受手术。②免疫相容性评估：包括 ABO 血型和 HLA 配型及抗体检查。③供者肾脏功能的评估：肾小球滤过率（GFR）是评估意向供者最终能否捐赠的重要指标，应进行放射性核素扫描测定分肾功能，总肾功能 GFR > 80mL/min，单侧肾脏 GFR > 40mL/min。④供者的肾脏解剖学评估：供者的解剖学评估极为重要，不仅关系到供者的长期健康，也关系着供受者的手术安全。需进行 CTA 和 CTU 检查，了解肾脏的动、静脉情况，排除肾脏的异位血管、多支血管；了解肾盂和输尿管分泌、排泄情况，排除肾盂输尿管连接部梗阻（UPJO）、重复肾重复输尿管等变异情况。⑤传染性疾病：凡患有可能通过器官移植传播的传染性疾病的供者均不适合器官捐赠，包括细菌（主要排除结核分枝杆菌感染的供者）、病毒（HIV，活动期的 HBV、HCV）、真菌和寄生虫感染。⑥心血管疾病。⑦供者年龄：我国法律规定供者必须年满 18 周岁，对于上限年龄，国际上无统一标准，为了确保供受者手术安全，国内目前一般设定供者年龄上限为 65 岁。⑧供者体重指数（BMI）：国内绝大多数器官移植中心排除了 BMI > 35kg/m^2 的意向供者。⑨高血压：药物不能控制的高血压供者不适合捐赠器官。⑩糖尿病：明确诊断的 1 型、2 型糖尿病患者不能捐赠器官。此外还包括有蛋白尿，反复镜下血尿，不可控制的有并发症的肾结石，肾脏遗传性疾病如多囊肾、海绵肾、恶性肿瘤等。

（孙洵，李树欣）

机器人辅助腹腔镜下活体供肾获取

一、概述

机器人手术系统为三维、高分辨率的成像系统，光学放大 6~10 倍，同时具备数字放大 2~4 倍功能，术中实时信息的整合显示，突破人手局限的可转腕器械，使外科手术的微创化、功能化、智能化和数字化程度大大提高。机器人手术系统的临床应用，使泌尿外科手术技术得到了飞速的发展，手术领域不断拓展，手术禁区不断突破，同时也使机器人辅助腹腔镜下活体取肾和机器人辅助腹腔镜下肾移植技术成熟开展，并成为活体取肾和肾移植的另一种手术方式。

传统的活体供肾切除的手术方式有两种：开放式活体取肾术（open living-donor nephrectomy，OLDN）和腹腔镜下活体取肾术（laparoscopic living-donor nephrectomy，LLDN）。开放式活体取肾术因创伤大，感染、气胸的发生率高，术后切口疼痛、恢复慢以及住院时间长等问题，在一段时间里被腹腔镜活体取肾术所取代。作为一种更微创和更安全的手术方式，机器人手术系统视野清晰，操作手腕灵活，最大限度地降低了手术的创伤。Momm 等总结了美国 4021 例腹腔镜手术取肾和 142 例机器人辅助腹腔镜手术取肾的病例，发现机器人取肾组外科并发症为 0，而腹腔镜取肾组外科并发症发生率为 5%。如今，机器人辅助腹腔镜活体取肾术（robot-assisted laparoscopic living-donor nephrectomy，RALLDN）正在逐步开展。

二、机器人辅助腹腔镜下活体取肾

（一）供者术前准备

1. 心理准备　健康人捐赠器官，虽然是自愿，但要经历一次较大的手术，难免会对术后健康状况有所担忧。因此，术前对供者进行心理疏导必不可少，帮助供者树立信心，消除恐惧心理，使其积极配合治疗。

2. 常规术前准备　按照常规肾切除手术做术前准备。

（二）供肾选择

供者两侧肾脏在解剖和功能上不尽相同，侧别选择的基本原则是将相对更好的肾脏留给供者，同时兼顾受者的手术安全。建议：①双侧肾功能无明显差异时，GFR 低者作为供肾；②选用血管简单的一侧为供肾，肾动脉多于 3 根的最好放弃；③选用符合供肾要求但术后可能发生问题的一侧肾脏，如未婚未育的女性，最好选择右肾为供肾，避免妊娠后发生右肾积水的可能性；④选用供肾切除后血管残端容易处理，对供者较为安全的一侧肾脏，当两侧肾脏条件相当时，通常选用左肾。

（三）活体供肾切取原则

（1）必须最大限度地降低供者死亡率。

（2）必须最大限度地减少并发症。

（3）必须最大限度地保护供肾解剖和功能的完整性。

（四）手术步骤（经腹膜后途径）

1. 麻醉与体位　静吸复合气管插管全身麻醉。90° 侧卧位，抬高腰桥（图 3-8-1）。

2. 手术过程（以左肾切取为例）

（1）建立后腹腔，布局合适的操作通道（图 3-8-2）。于腋中线髂嵴上方约 3 横指处切开皮肤约 1.5cm，钝性分离皮下组织、肌肉，突破腰背筋膜，将自制气囊置入腰背筋膜下，充气扩张建立腹膜后间隙，放置镜头臂 12mm 套管，分别于与镜头孔同一平面的腋后线和腋前线处置入 2 个 8mm 套管，保持与镜头孔 8cm 的工作间隙，分别放置 1 号臂和 2 号臂，直视下沿腹壁肌肉后鞘向腹中线方向推开腹膜，避免损伤腹膜，并在腹直肌旁镜头孔平面置入第 3 臂 8mm 套管（图 3-8-3）。

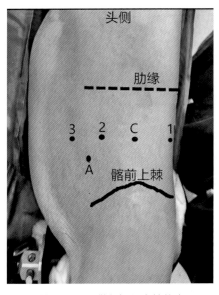

图 3-8-1　供肾切取套管位点

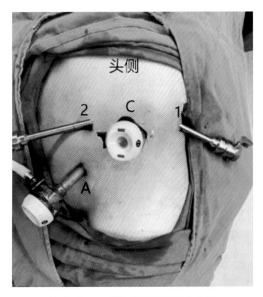

图 3-8-2　供肾切取套管分布实景

（2）清除腹膜外脂肪，上至膈下，下至盆腔入口。见图 3-8-4、图 3-8-5。

（3）在腹膜反折处打开 Gerota 筋膜，上至膈下，下至盆腔入口。见图 3-8-6。

（4）游离肾脂肪囊，完全显露肾脏。游离肾动脉至与腹主动脉分叉处，游离肾静脉至下腔静脉分叉处。见图 3-8-7。

（5）游离输尿管至肾脏下极，长 7~8cm，注意保护输尿管血供。见图 3-8-8。

（6）Hem-o-lok 血管夹夹闭远端输尿管，剪断。

（7）在切断肾血管之前，先在腹侧做一个 6~8cm 切口，切开皮肤、皮下直至肌层，做好取肾的准备。

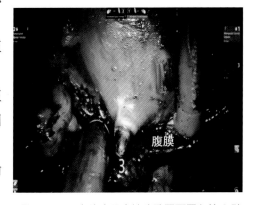

图 3-8-3　在腹直肌旁镜头孔平面置入第 3 臂

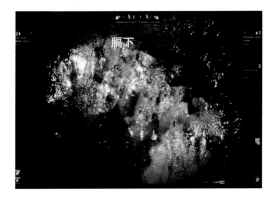

图 3-8-4　清除腹膜外脂肪上至膈下

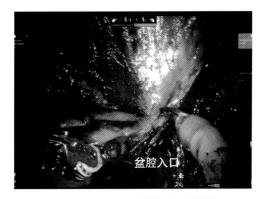

图 3-8-5　清除腹膜外脂肪下至骨盆入口

139

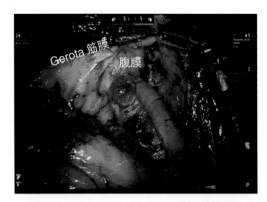

图 3-8-6　在腹膜反折处打开 Gerota 筋膜

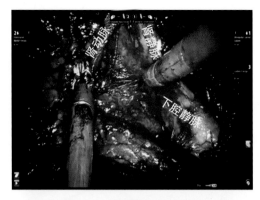

图 3-8-7　游离肾动脉和肾静脉

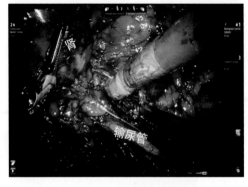

图 3-8-8　游离输尿管

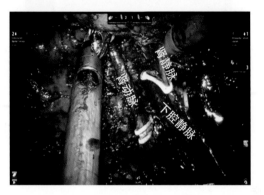

图 3-8-9　夹闭肾动、静脉

（8）左肾获取需结扎、切断生殖静脉和左肾上腺中央静脉，用 2 枚 Hem-o-lok 血管夹在肾静脉与下腔静脉交叉处夹闭肾静脉远端，2 枚 Hme-o-lok 血管夹在肾动脉与腹主动脉交叉处夹闭肾动脉远端。右肾获取时，因右肾静脉较短，Hem-o-lok 血管夹尽量靠下腔静脉，以保证肾静脉的长度。见图 3-8-9。

（9）从已备好的腹壁切口快速取出肾脏，进行体外持续低温灌注，备移植用。

（10）关闭取肾切口，重建气腹，仔细检查有无活动性出血，肾窝处放置引流管，移出套管，结束手术。

（五）术中注意事项

（1）CO_2 气腹压不超过 15mmHg，因气腹压过高可引起肾血流量减少，影响肾脏功能，导致尿量减少。有实验证明，腹内压增大与尿量减少及 GFR 降低呈正相关。15mmHg 的腹内压维持 4h，可导致肾脏的血流量降至正常标准的 70%。因此，手术过程应注意扩充血容量，常规给予 5~7L 晶体溶液，静脉给予利尿剂利尿。

（2）套管的位置可以根据不同的个体进行调整，机器人活体取肾最好使用第 3 臂，更有利于术野的暴露，缩短手术时间，减少并发症。

（3）游离肾动脉时，应显露腹主动脉与肾动脉的分叉处，保证肾动脉的长度；游离肾静脉时，应显露下腔静脉与肾静脉的分叉处，以保证肾静脉的长度。

（4）游离输尿管时，尽可能保护输尿管周围的血供，避免导致移植输尿管缺血坏死。

（5）常规留置引流管，便于术后引流量的观察。

（六）术后可能出现的并发症及处理方法

机器人活体取肾并发症较为少见，可能出现的并发症如下。

1.Hem-o-lok 血管夹脱落导致的大出血 可通过引流管观察引流液的颜色及量，观察血红蛋白的变化，一旦血性引流量持续增加，血红蛋白持续下降，应尽早手术探查。

2. 术后切口感染 可预防使用抗菌药物，鼓励患者术后早期下床活动，早日进流质饮食。

3. 术后肾功能不全 一侧肾切除后，独肾的高滤过率导致 GFR 代偿性升高，可出现血肌酐一过性或永久性升高和蛋白尿。术后注意避免使用对肾脏有损害的药物，注意补液的量和速度，密切随访。

（孙洵，崔建春，张晓波）

机器人辅助腹腔镜肾移植术

一、概述

机器人手术系统因它的高清三维视野和灵活的操作手腕，在狭窄的空间里操作不受限制，使行机器人肾移植（RAKT）成为可能。2002 年，Hoznek 首次将机器人手术系统应用于肾移植术：手术取左下腹腹膜外切口，未建立封闭气腹，仅使用机器人手术系统游离及吻合血管。2010 年，Giulianotti 等经脐周切口（7cm）将移植肾放入腹腔内，脐周切口安装手辅助装置，手术总时间223min，失血量 50mL。2011 年，Boggi 等报道了欧洲首例 RAKT，经耻骨上切口（7cm）将移植肾放入腹腔内，手术时间 154min。2015 年，Doumerc 等实施了经阴道后壁切口置入供肾的 RAKT，该术式避免了在患者腹壁上做手术切口，因此适用于对术后美观程度要求较高的女性患者。2017 年，Michiels 等实施了经腹膜外途径的 RAKT，相对于传统的经腹途径 RAKT 需要更多的套管以引入多个机械臂及辅助器械，但降低了术后肠道并发症（如肠梗阻）的发生率。2015 年 7 月至 2017 年 5 月，欧洲 8 个移植中心报道 120 例 RAKT 病例，中转开放手术 2 例，中位手术时间及血管吻合时间分别为 250min 和 38min，相比开放手术，术后血肿、淋巴漏、伤口感染等并发症发生率均明显降低，并且术后疼痛程度也明显减轻。2020 年，欧洲 8 个医学中心进行了 RAKT 技术的改进，并得出结论：RAKT 安全可行。

二、机器人肾移植的步骤

（一）受者准备

（1）询问病史及体格检查，行必要的实验室检查和辅助检查。术前谈话：包括麻醉和手术风险、术后可能出现的并发症、终身服药及长期随访的监测工作、手术费用等。

（2）术前准备，包括心理咨询、常规的手术前准备、免疫抑制剂准备。

（二）供肾工作台手术

（1）供肾的修整：将切取的肾脏置入0~4℃液体中，低温肾保液持续肾脏灌注，直至肾脏变白。修整肾动脉、肾静脉及肾窦脂肪。

（2）测量肾脏长、宽、厚三个径线，测量肾动、静脉的直径并记录（图3-8-10）。用 Proline 血管缝线在供肾动、静脉上缝合标记方向（图3-8-11）；自制肾袋，在肾袋上用不同缝线标记上方和腹壁方向（图3-8-11）；自制单孔平台作为供肾置入通道（图3-8-12）；将肾脏放置在自制肾袋内，加入冰屑，置入0~4℃液体中备用。

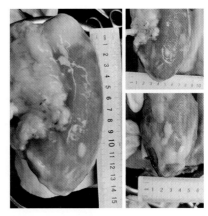

图3-8-10 测量供肾和肾动、静脉尺寸

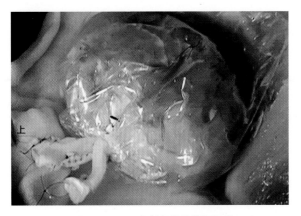

图3-8-11 自制肾袋并缝标记线

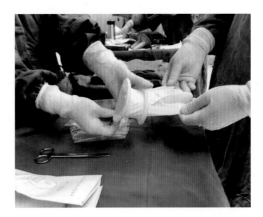

图3-8-12 自制单孔平台作为供肾置入通道

（三）手术步骤

1. 麻醉与体位 静吸复合气管插管全身麻醉。头低脚高30°~40°大字位。见图3-8-13。

2. 手术过程

（1）设计穿刺套管和肾脏置入通道位置。见图3-8-14~图3-8-16。

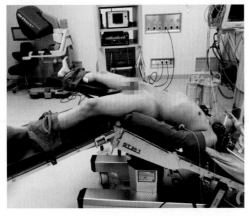

图3-8-13 肾移植体位

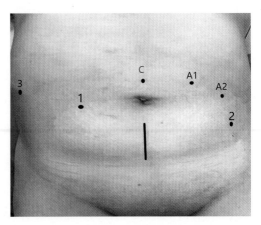

图3-8-14 肾移植套管位点

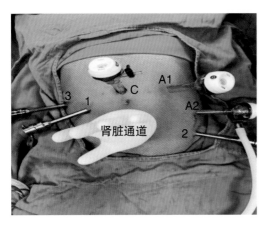

图 3-8-15　肾移植通道和套管实景

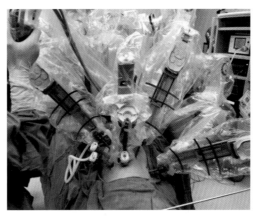

图 3-8-16　各通道机械臂连接安装图

（2）建立气腹，气腹压力设定不超过 15mmHg。

（3）剪开侧腹膜，上至回盲部上方 3~4cm 处，下至膀胱上方越过耻骨联合中线，建立肾巢。见图 3-8-17。

（4）在腹膜外游离髂外动、静脉，记录长度。见图 3-8-18。

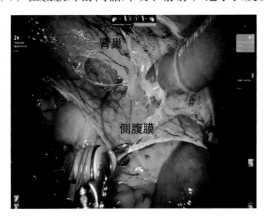

图 3-8-17　建立肾巢

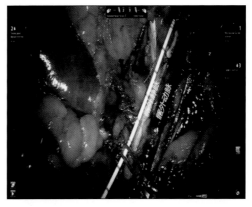

图 3-8-18　游离髂外动、静脉并记录长度

（5）通过自制单孔平台置入常温大纱垫；将装有供肾的自制肾袋置入腹腔并正确安放在常温大纱垫上，注意肾袋上的标记和肾脏动、静脉的标记。见图 3-8-19。

（6）阻断髂外静脉，根据肾静脉的长度、直径选择合适的位置剪开肾静脉，用肝素生理盐水冲洗肾静脉直至静脉管壁变白，用 Gore-Tex CV-6 血管缝线，采用连续缝合的方式进行移植肾静脉与髂外静脉的吻合，用血管阻断钳阻断移植肾静脉，移除髂外静脉阻断钳，试漏，如有漏血，补针。用同样的方法进行移植肾动脉与髂外动脉的吻合。见图 3-8-20、图 3-8-21。

（7）开放肾动、静脉，观察肾脏血供情况，检查肾门、血管吻合口和肾脏表面有无活动性出血，仔细止血。用热盐水冲洗肾脏表面。见图 3-8-22。

（8）将移植肾摆放到肾巢内。

（9）输尿管与膀胱吻合。充盈膀胱，选膀胱右顶侧壁切开约 1.5cm，吸尽膀胱灌注液，裁剪输尿管，留置双 J 管，用 4-0 可吸收线连续缝合进行输尿管黏膜与膀胱黏膜的吻合，用 3-0 可吸收线

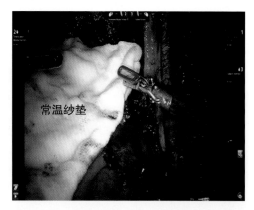

图 3-8-19　通过单孔平台置入常温大纱垫

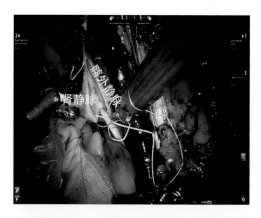

图 3-8-20　肾静脉和髂外静脉端侧吻合

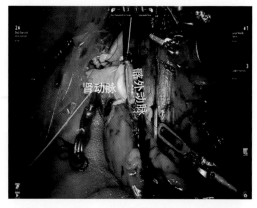

图 3-8-21　肾动脉和髂外动脉端侧吻合

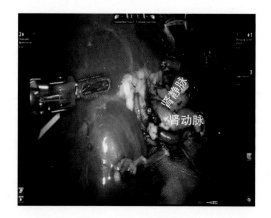

图 3-8-22　开放肾血流

缝合吻合口上方的膀胱肌层，防止术后吻合口漏尿。见图 3-8-23。

（10）用 0 号可吸收线缝合关闭侧腹膜，使移植肾完全腹膜外化。见图 3-8-24。

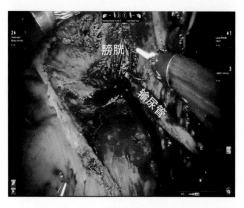

图 3-8-23　移植肾输尿管膀胱吻合

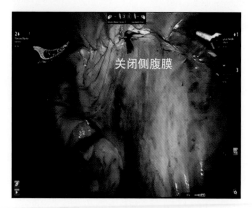

图 3-8-24　移植肾腹膜外化

（四）术中注意事项

（1）工作台手术时，肾脏的修整尤其重要，肾门脂肪的结扎，肾动、静脉的重建，血管的方向标记等均在工作台手术时完成。

（2）肾巢建立时可根据供肾的体积和受者的体型调整肾巢的大小。过大或过小均不利于肾脏的摆放。

（3）血管开放前移植肾的持续冷藏非常重要，手术过程中必须观察冰屑的融化情况。

（4）动、静脉的吻合口应在髂外动、静脉的1点方向，避免移植肾腹膜外化时血管扭曲。

（5）移植肾血管吻合时，尽量保持针距一致，减少漏血后的修补。

（6）进行血管吻合时，需使用无创血管钳，避免血管壁损伤导致血管狭窄和血栓形成。

（五）术后并发症及处理方法

1. 术后继发出血 缝合时使用 Gore-Tex 血管缝线，Gore-Tex 血管缝线强度高不易断裂，针眼渗血少。缝合时针距一致，可有效防止吻合口出血。因终末期肾病患者凝血功能差，容易出现肾窦、肾脏表面渗血，术后需及时补充凝血因子，动态观察引流液和血红蛋白的变化。

2. 术后尿漏 分层缝合，输尿管黏膜与膀胱黏膜用 4-0 可吸收线连续缝合，再行肌层间断缝合，可预防因吻合不当导致的尿漏；修肾时保护好输尿管血供，防止因输尿管缺血坏死导致尿漏。

3. 术后发生肠缺血、肠麻痹、肠梗阻 机器人肾移植手术在血管开放前，置入盆腔的移植肾需持续冷藏，而持续冷藏可能导致盆腔温度降低，导致肠缺血、肠麻痹、肠梗阻。将移植肾装入自制肾袋内，再将装有移植肾的肾袋放置于提前置入盆腔的纱布垫上，有效防止冰屑与盆腔脏器直接接触，保证受体的盆腔温度，可减少术后肠缺血、肠麻痹、肠梗阻的发生。

（孙洵，崔建春，谭顺成，张晓波）

【主编按】达芬奇机器人手术系统的临床应用，突破了传统的活体供肾切取和肾移植手术方式的限制，从医疗技术上可以保证供、受者的安全。现有研究表明，机器人辅助腹腔镜肾移植术安全可行，且其术后疼痛、血肿、淋巴漏、伤口感染等的发生率均明显低于传统手术。

参考文献

［1］Klingler D W, Hemstreet G P, Balaji K C. Feasibility of robotic radical nephrectomy-initial results of single-institution pilot study ［J］. Urology, 2005, 65 (6): 1086-1089.

［2］Hemal A K, Kumar A. A prospective comparison of laparoscopic and robotic radical nephrectomy for $T_{1-2}N_0M_0$ renal cell carcinoma ［J］. World J Urol, 2009, 27 (1): 89-94.

［3］Rogers C, Laungani R, Krane L S, et al. Robotic nephrectomy for the treatment of benign and malignant disease ［J］. BJU Int, 2008, 102 (11): 1660-1665.

［4］Dogra P N, Abrol N, Singh P, et al. Outcomes following robotic radical nephrectomy: a single-center experience ［J］. Urol Int, 2012, 89 (1): 78-82.

［5］Davila H H, Storey R E, Rose M C. Robotic-assisted laparoscopic radical nephrectomy using the Da Vinci si system: how to improve surgeon autonomy, our step-by-step technique ［J］. J Robot Surg, 2016, 10 (3): 285-288.

［6］Merseburger A S, Herrmann T R W, Shariat S F, et al. EAU guidelines on robotic and single-site surgery in urology ［J］. Eur Urol, 2013, 64 (2): 277-291.

［7］Asimakopoulos A D, Miano R, Annino F, et al. Robotic radical nephrectomy for renal cell carcinoma: a systematic review ［J］, BMC Urol, 2014, 14 (1): 75-80.

［8］Nayak J G，Patel P，Bjazevic J，et al. Clinical outcomes following laparoscopic management of pT3 renal masses：a large，multi-institutional cohort［J］. Can Urol Assoc J，2015，9（11-12）：397-402.

［9］张旭，李宏召，马鑫，等 . 泌尿外科腹腔镜与机器人手术学［M］. 北京：人民卫生出版社，2015.

［10］Stephenson A J，Chetner M P，Rourke K，et al. Guidelines for the surveillance of localized renal cell carcinoma based on patterns of relapse after nephrectomy［J］. J Urol，2004，172（1）：58-62.

［11］Zargar H，Addison B，McCall J，et al. Renal artery embolization prior to nephrectomy for locally advanced renal cell carcinoma［J］. ANZ J Surg，2014，84（7-8）：564-567.

［12］Lee J Y，Mucksavage P. Robotic radical nephrectomy with vena caval tumor thrombectomy：experience of novice robotic surgeons［J］. Korean J Urol，2012，53（12）：879-882.

［13］Pouliot F，Shuch B，Larochelle J C，et al. Contemporary management of renal tumors with venous tumor thrombus［J］. J Urol，2010，184（3）：833-841.

［14］张雪培，任选义，魏金星，等 . 腹腔镜下根治性肾切除手术技巧和 105 例经验［J］. 中华泌尿外科杂志，2013，34（2）：89-92.

［15］韩志坚，殷长军，孟小鑫，等 . 改良肝松解技术处理肾癌肝内下腔静脉瘤栓的临床研究［J］. 中华泌尿外科杂志，2012，33（7）：492-494.

［16］Abaza R. Initial series of robotic radical nephrectomy with vena caval tumor thrombectomy［J］. Eur Urol，2011，59（4）：652-656.

［17］Gill I S，Metcalfe C，Abreu A，et al. Robotic level Ⅲ inferior vena cava tumor thrombectomy：initial series［J］. J Urol，2015，194（4）：929-938.

［18］Ramirez D，Maurice M J，Cohen B，et al. Robotic level Ⅲ IVC tumor thrombectomy：duplicating the open approach［J］. Urology，2016，90：204-207.

［19］Kundavaram C，Abreu A L，Chopra S，et al. Advances in robotic vena cava tumor thrombectomy：intracaval balloon occlusion，patch grafting，and vena cavoscopy［J］. Eur Urol，2016，70（5）：884-890.

［20］Wang B，Li H，Ma X，et al. Robot-assisted laparoscopic inferior vena cava thrombectomy：different sides require different techniques［J］. Eur Urol，2016，69（6）：1112-1119.

［21］Chopra S，Simone G，Metcalfe C，et al. Robot-assisted level Ⅱ - Ⅲ inferior vena cava tumor thrombectomy：step-by-step technique and 1-year outcomes［J］. Eur Urol，2017，72（2）：267-274.

［22］张旭，王保军，马鑫，等 . 机器人辅助腹腔镜根治性肾切除联合下腔静脉瘤栓取出术的临床研究［J］. 中华泌尿外科杂志，2015，36（5）：321-324.

［23］Wang B，Li H，Huang Q，et al. Robot-assisted retrohepatic inferior vena cava thrombectomy：first or second porta hepatis as an important boundary landmark［J］.Eur Urol，2018，74（4）：512-520.

［24］Abaza R，Shabsigh A，Castle E，et al. Multi-institutional experience with robotic nephrectomy with IVC tumor thrombectomy［J］.J Urol，2016，195（4 Pt 1）：865-871.

［25］Peng C，Gu L，Wang L，et al. Role of presurgical targeted molecular therapy in renal cell carcinoma with an inferior vena cava tumor thrombus［J］. Onco Targets Ther，2018，11：1997-2005.

［26］Blute M L，Leibovich B C，Lohse C M，et al. The Mayo clinic experience with surgical management，complications and outcome for patients with renal cell carcinoma and venous tumour thrombus［J］. BJU Int，

2004, 94（1）: 33-41.

［27］ Dominik J, Moravek P, Zacek P, et al. Long-term survival after radical surgery for renal cell carcinoma with tumour thrombus extension into the right atrium［J］. BJU Int, 2013, 111（3 Pt B）: E59-64.

［28］ Psutka S P, Leibovich B C. Management of inferior vena cava tumor thrombus in locally advanced renal cell carcinoma［J］. Ther Adv Urol, 2015, 7（4）: 216-229.

［29］ Rini B I, Garcia J, Elson P, et al. The effect of sunitinib on primary renal cell carcinoma and facilitation of subsequent surgery［J］. J Urol, 2012, 187（5）: 1548-1554.

［30］ Romero F R, Muntener M, Bagga H S, et al. Pure laparoscopic radical nephrectomy with level Ⅱ vena caval thrombectomy［J］.Urology, 2006, 68（5）: 1112-1114.

［31］ Gettman M T, Blute M L, Chow G K, et al. Robotic-assisted laparoscopic partial nephrectomy: technique and initial clinical experience with DaVinci robotic system［J］. Urology, 2004, 64（5）: 914-918.

［32］ Porpiglia F, Bertolo R, Amparore D, et al. Margins, ischaemia and complications rate after laparoscopic partial nephrectomy: impact of learning curve and tumour anatomical characteristics［J］. BJU Int, 2013, 112（8）: 1125-1132.

［33］ Marchioni M, Preisser F, Bandini M, et al. Comparison of partial versus radical nephrectomy effect on other-cause mortality, cancer-specific mortality, and 30-day mortality in patients older than 75 years［J］. Eur Urol Focus, 2018, 5（3）: 467-473.

［34］ Ukimura O, Nakamoto M, Gill I S. Three-dimensional reconstruction of renovascular-tumor anatomy to facilitate zero-ischemia partial nephrectomy［J］.Eur Urol, 2012, 61（1）: 211-217.

［35］ Shao P, Tang L, Li P, et al. Precise segmental renal artery clamping under the guidance of dual-source computed tomography angiography during laparoscopic partial nephrectomy［J］. Eur Urol, 2012, 62（6）: 1001-1008.

［36］ Meng X, Mi Q, Fang S, et al. Preoperative evaluation of renal artery anatomy using computed tomography angiography to guide the superselective clamping of renal arterial branches during a laparoscopic partial nephrectomy［J］. Exp Ther Med, 2015, 10（1）: 139-144.

［37］ Hatice G, Yasar B, Erdal O, et al. Variations of renal artery in 820 patients using 64-detector CT-angiography［J］. Ren Fail, 2012, 34（3）: 286-290.

［38］ Ali Mohammed A M, Elseed Abdalrasol R G, Alamin Abdalhai K, et al. Accessory renal vessels［J］. Acta Inform Med, 2012, 20（3）: 196-197.

［39］ Nadu A, Goldberg H, Lubin M, et al. Laparoscopic partial nephrectomy（LPN）for totally intrarenal tumours［J］. BJU Int, 2013, 112（2）: E82-86.

［40］ Autorino R, Khalifeh A, Laydner H, et al. Robot-assisted partial nephrectomy（RAPN）for completely endophytic renal masses: a single institution experience［J］. BJU Int, 2014, 113（5）: 762-768.

［41］ Komninos C, Shin T Y, Tuliao P, et al. Robotic partial nephrectomy for completely endophytic renal tumors: complications and functional and oncologic outcomes during a 4-year median period of follow-up［J］. Urology, 2014, 84（6）: 1367-1373.

［42］ Masson-Lecomte A, Bensalah K, Seringe E, et al. A prospective comparison of surgical and pathological outcomes obtained after robot-assisted or pure laparoscopic partial nephrectomy in moderate to complex renal tumours: results from a French multicentre collaborative study[J]. BJU Int, 2013, 111（2）: 256-263.

［43］Hung A J, Cai J, Simmons M N, et al. "Trifecta" in partial nephrectomy[J]. J Urol, 2013, 189（1）: 36-42.

［44］Ficarra V, Minervini A, Antonelli A, et al. A multicenter matched-pair analysis comparing robot-assisted versus open partial nephrectomy[J]. BJU Int, 2014, 113（6）: 936-941.

［45］Luciani L G, Chiodini S, Mattevi D, et al. Robotic-assisted partial nephrectomy provides better operative outcomes as compared to the laparoscopic and open approaches: results from a prospective cohort study[J]. J Robot Surg, 2017, 11（3）: 333-339.

［46］Kim D K, Komninos C, Kim L, et al. Robot-assisted partial nephrectomy for endophytic tumors[J]. Curt Urol Rep, 2015, 16（11）: 76.

［47］Curtiss K M, Ball M W, Gorin M A, et al. Perioperative outcomes of robotic partial nephrectomy for intrarenal tumors[J]. J Endourol, 2015, 29（3）: 293-296.

［48］Marszalek M, Chromecki T, Al-Ali B M, et al. Laparoscopic partial nephrectomy: a matched pair comparison of the transperitoneal versus the retroperitoneal approach[J]. Urology, 2011, 77（1）: 109-113.

［49］过菲, 张超, 王富博, 等. 经腹机器人辅助腹腔镜肾部分切除术治疗 T_2 期肾肿瘤的国际多中心临床研究[J]. 中华泌尿外科杂志, 2018, 39（6）: 407-412.

［50］Gilbert D, Abaza R. Robotic excision of recurrent renal cell carcinomas with laparoscopic ultrasound assistance[J]. Urology, 2015, 85（5）: 1206-1210.

［51］Cacciamani G E, Medina L G, Gill T, et al. Impact of surgical factors on robotic partial nephrectomy outcomes: comprehensive systematic review and meta-analysis[J]. J Urol, 2018, 200（2）: 258-274.

［52］Choo S H, Lee S Y, Sung H H, et al. Transperitoneal versus retroperitoneal robotic partial nephrectomy: matched-pair comparisons by nephrometry scores[J]. World J Urol, 2014, 32（6）: 1523-1529.

［53］Kang H W, Lee S K, Kim W T, et al. surgical margin does not influence recurrence rate in pT1 clear cell renal cell carcinoma after partial nephrectomy: a multicenter study[J]. J Surg Oncol, 2016, 114（1）: 70-74.

［54］Thompson R H, Lane B R, Lohse C M, et al. Every minute counts when the renal hilum is clamped during partial nephrectomy[J]. Eur Urol, 2010, 58（3）: 340-345.

［55］Eyraud R, Long J A, Snow-Lisy D, et al. Robot-assisted partial nephrectomy for hilar tumors: perioperative outcomes[J]. Urology, 2013, 81（6）: 1246-1251.

［56］Dulabon L M, Kaouk J H, Haber G P, et al. Multi-institutional analysis of robotic partial nephrectomy for hilar versus nonhilar lesions in 446 consecutive cases[J]. Eur Urol, 2011, 59（3）: 325-330.

［57］Kutikov A, Uzzo R G. The R.E.N.A.L. nephrometry score: a comprehensive standardized system for quantitating renal tumor size, location and depth[J]. J Urol, 2009, 182（3）: 844-853.

［58］夏丹, 王平, 秦杰, 等. 经腹膜后和经腹途径机器人辅助腹腔镜下肾部分切除术围手术期比较分析[J]. 中华泌尿外科杂志, 2016, 37（2）: 81-84.

［59］吕香君, 张旭, 马鑫, 等. 经后腹腔与经腹腔入路机器人肾部分切除术的对照研究: 单中心418例报告[J]. 中华泌尿外科杂志, 2016, 37（9）: 641-646.

［60］Ljungberg B, Albiges L, Abu-Ghanem Y, et al. European Association of Urology Guidelines on renal cell carcinoma: the 2019 update [J]. Eur Urol, 2019, 75 (5): 799-810.

[61] Klatte T, Ficarra V, Gratzke C, et al. A literature review of renal surgical anatomy and surgical strategies for partial nephrectomy [J]. Eur Urol, 2015, 68 (6): 980-992.

[62] Komninos C, Tuliao P, Rha K H. et al. Endophytic tumors do not constitute a barrier to robotic partial nephrectomy [J]. BJU Int, 2015, 115 (1): 10-11.

[63] Lu S Y, Chung H J, Huang E Y, et al. The perioperative outcomes between renal hilar and non-hilar tumors following robotic-assisted partial nephrectomy (RAPN) [J]. J Chin Med Assoc, 2018, 81 (8): 676-681.

[64] Winer A G, Zabor E C, Vacchio M J, et al. The effect of patient and surgical characteristics on renal function after partial nephrectomy [J]. Clin Genitourin Cancer, 2018, 16 (3): 191-196.

[65] Pierorazio P M, Patel H D, Feng T, et al. Robotic-assisted versus traditional laparoscopic partial nephrectomy: comparison of outcomes and evaluation of learning curve [J]. Urology, 2011, 78 (4): 813-819.

[66] Faria E F, Caputo P A, Wood C G, et al. Robotic partial nephrectomy shortens warm ischemia time, reducing suturing time kinetics even for an experienced laparoscopic surgeon: a comparative analysis [J]. World J Urol, 2014, 32 (1): 265-271.

[67] Alimi Q, Peyronnet B, Sebe P, et al. Comparison of short-term functional, oncological, and perioperative outcomes between laparoscopic and robotic partial nephrectomy beyond the learning curve [J]. J Laparoendosc Adv Surg Tech A, 2018, 28 (9): 1047-1052.

[68] Kaouk J H, Malkoc E. Is robotic partial nephrectomy convenient for solitary kidney [J]. Turk J Urol, 2016, 42 (3): 127-129.

[69] Khalifeh A, Autorino R, Hillyer S P, et al. Comparative outcomes and assessment of trifecta in 500 robotic and laparoscopic partial nephrectomy cases: a single surgeon experience [J]. J Urol, 2013, 189 (4): 1236-1242.

[70] Delto J C, Paulucci D, Helbig M W, et al. Robot-assisted partial nephrectomy for large renal masses: a multi-institutional series [J]. BJU Int, 2018, 121 (6): 908-915.

[71] Sunaryo P L, Paulucci D J, Okhawere K, et al. A multi-institutional analysis of 263 hilar tumors during robot-assisted partial nephrectomy [J]. J Robot Surg, 2020, 14 (4): 585-591.

[72] Laydner H, A utorino R, Spana G, et al. Robot-assited partial nephrectomy for sporadic ipsilateral multifocal renal tumours [J]. BJU Int, 2012, 109 (2): 274-280.

[73] Decaestecker K, Van Parys B, Van Besien J, et al. Robot-assisted kidney autotransplantation: a minimally invasive way to salvage kidneys [J]. Eur Urol Focus, 2018, 4 (2): 198-205.

[74] Lee H, Oh J J, Byun S S, et al. Can partial nephrectomy provide equal oncological efficiency and safety compared with radical nephrectomy in patients with renal cell carcinoma (≥ 4cm)? A propensity score-matched study [J]. Urol Oncol, 2017, 35 (6): 379-385.

[75] Khalifeh A, Autorino R, Hillyer S P, et al. V-hilar suture renorrhaphy during robotic partial nephrectomy for renal hilar tumors: preliminary outcomes of a novel surgical technique [J]. Urology, 2012, 80 (2): 466-471.

[76] Becker F, Roos F C, Janssen M, et al. Short-term functional and oncologic outcomes of nephron-sparing

surgery for renal tumours ≥ 7cm［J］. Eur Urol，2011，59（6）：931-937.

［77］Wallis C J，Garbens A，Chopra S，et al. Robotic partial nephrectomy：expanding utilization，advancing innovation［J］. J Endourol，2017，31（4）：348-354.

［78］Venkatramani V，Koru-Sengul T，Miao F，et al. A comparison of overall survival and perioperative outcomes between partial and radical nephroctomy for cT1b and cT2 renal cell carcinoma-analysis of a national cancer registry［J］. Urol Oncol，2018，36（3）：90.e9-90.e14.

［79］Bertrand L A，Thomas L J，Li P，et al. Obesity as defined by waist circumference but not body mass index is associated with higher renal mass complexity［J］. Urol Oncol，2017，35（11）：661.e1-661.e6.

［80］You W，Luan B，Cheng T，et al. The efficacy and safety of retroperitoneoscopic renal pedicle ligation of lymphatic disconnection versus open surgery in the treatment of chyluria：a systematic review and meta-analysis ［J］. Clin Nephrol，2019，91（4）：211-221.

［81］Zhang T，Wang J，Yu D，et al. It is unnecessary to completely mobilize the kidney in retroperitoneoscopic renal pedicle lymphatic disconnection for intractable chyluria［J］. Int Urol Nephrol，2016，48（10）：1565-1569.

［82］Tang L，Yu D X，Fang W H，et al. Modified technique of renal pedicle lymphatic disconnection for chyluria through the laparoscopic surgery［J］. Int J Clin Exp Med，2014，7（9）：2916-2920.

［83］Zhang Y，Zeng J，Zhang K，et al. Surgical management of intractable chyluria：a comparison of retroperitoneoscopy with open surgery［J］. Urol Int，2012，89（2）：222-226.

［84］Rundback J H，Rizvi A，Rozenblit G N，et al. Percutaneous stent-graft management of renal artery aneurysms ［J］. J Vasc Interv Radiol，2000，11（9）：1189-1193.

［85］Robaldo A，Gramondo F，Diiasio G. Giant renal artery aneurysm rupture［J］. Vasc Med，2014，19（4）：325-326.

［86］Wayne E J，Edwards M S，Stafford J M，et al. Anatomic characteristics and natural history of renal artery aneurysms during longitudinal imaging surveillance［J］. J Vasc surg，2014，60（2）：448-452.

［87］Klausner J Q，Lawrence P F，Harlander-locke M P，et al. The contemporary management of renal artery aneurysms［J］. J Vasc surg，2015，61（4）：978-984.

［88］Klausner J Q，Harlander-locke M P，Plotnik A N，et al. Current treatment of renal artery aneurysms may be too aggressive［J］. J Vasc surg，2014，59（5）：1356-1361.

［89］徐力扬，李京雨，刘涛. 左肾静脉支架植入治疗胡桃夹综合征［J］. 中国介入影像与治疗学，2012，9（6）：435-437.

［90］Salehipour M，Rasekhi A，Shirazi M，et al. The role of renal autotransplantation in treatment of nutcracker syndrome［J］. Saudi J Kidney Dis Transpl，2010，21（2）：237-241.

［91］Viriyaroj V，Akranurakkul P，Muyphuag B，et al. Laparoscopic transperitoneal gonadal vein ligation for treatment of pelvic congestion secondary to Nutcracker syndrome：a case report［J］. J Med Assoc Thai，2012，95（Suppl 12）：S142-S145.

［92］Chen S，Zhang H，Shi H，et al. Endovascular stenting for treatment of nutcracker syndrome：report of 61 cases with long-term follow up［J］. J Urol，2011，186（2）：570-575.

［93］张雪培，任选义，王声政，等. 后腹腔镜下左肾静脉外支架固定术治疗胡桃夹综合征1例报告［J］. 微

创泌尿外科杂志，2014，3（3）：138-141.

［94］王声政，张雪培，陶金，等. 后腹腔镜下左肾静脉外支架术治疗胡桃夹综合征的疗效分析［J］. 中华泌尿外科杂志，2017，38（3）：174-177.

［95］张雪培. 泌尿外科腹腔镜手术图解［M］. 郑州：河南科学技术出版社，2014.

［96］Segev D L，Muzaale A D，Caffo B S，et al. Perioperative mortality and long term survival following live kidney donation［J］. JAMA，2010，303（10）：959-966.

［97］朱有华，曾力. 肾移植［M］. 北京：人民卫生出版社，2017.

［98］陈实，刘永锋，郑树森. 器官移植学［M］. 北京：人民卫生出版社，2014.

［99］Hoznek A，Zaki S K，Samadi D B，et al. Robotic assisted kidney transplantation：an initial experience［J］. J Urol，2002，167（4）：1604-1606.

［100］Giulianotti P，Gorodner V，Sbrana F，et al. Robotic transabdominal kidney transplantation in a morbidly obese patient［J］. Am J Transpl，2010，10（6）：1478-1482.

［101］Boggi U，Vistoli F，Signori S，et al. Robotic renal transplantation：first European case［J］. Transpl Int，2011，24（2）：213-218.

［102］Doumerc N，Roumiguié M，Rischmann P，et al. Totally robotic approach with transvaginal insertion for kidney transplantation［J］. Eur Urol，2015，68（6）：1103-1104.

［103］Michiels C，Rouffilange J，Comat V，et al. Total Preperitoneal Robot-Assisted Kidney Transplantation［J］. J Endourol Case Rep，2017，3（1）：169-172.

［104］夏穗生. 临床移植医学［M］. 杭州：浙江科学技术出版社，1999.

第四章

机器人辅助腹腔镜肾盂和输尿管手术

第一节 输尿管局部解剖

一、输尿管的解剖和毗邻

输尿管左右各一，是富含肌纤维的细长型器官，位于腹膜后间隙。成人输尿管长25~30cm，向上延续为肾盂，向下终止于膀胱三角。输尿管的管腔粗细不一，其全长有3处生理性狭窄。第1狭窄位于肾盂输尿管连接部，管腔直径2~3mm；第2狭窄位于输尿管斜跨髂血管部，管腔直径2~3mm；第3狭窄位于输尿管膀胱连接部的壁内段，管腔直径1~3mm。见图4-1-1。

1. 输尿管分段 影像学上将输尿管分为上、中、下三段。上段输尿管从肾盂移行部至骶髂关节上缘，中段输尿管位于骶髂关节上下缘之间，下段输尿管自骶髂关节下缘至输尿管膀胱入口处。从临床实用的角度，输尿管又可分为腹腔段（自肾盂至髂血管）和盆腔段（自髂血管至膀胱）。

输尿管自肾盂移行处向内下方走行，贴近腰大肌筋膜的表面下行。上段输尿管的外侧为体侧后壁，内侧为脊柱。男性输尿管全长26~30cm，自坐骨棘水平始转向前、内、下方，经过直肠前外侧壁与膀胱后壁之间，贴近直肠侧韧带，在输精管外后侧与其交叉后转向内下，靠近精囊尖部斜行穿入膀胱。女性输尿管全长25~28cm，自坐骨棘水平始转向前、内、下方，于子宫阔韧带基底部的结缔组织内走行至子宫和阴道穹隆的两侧，在距离子宫颈约2.5cm处经过子宫动脉的后下方，在子宫颈和阴道穹隆部外侧的2.0cm处前行，再斜向内经阴道壁的前面走行至膀胱底部。输尿管下段常有多层移行的筋膜包绕，不易分离，盆腔手术时潜在损伤周围脏器和组织的可能。

2. 输尿管分部 解剖学上将输尿管分为腰部、髂部、盆部和膀胱壁内部。输尿管腰部在腰大肌前面下行，右侧输尿管的内侧为下腔静脉，其前面隔以后腹膜与十二指肠降部、胰腺头部、回肠末端、升结肠及其系膜、阑尾及其系膜等器官或组织相邻；左侧输尿管的内侧为腹主动脉，其前面隔以后腹膜与十二指肠空肠曲、降结肠、乙状结肠上部及其系膜等相邻。生殖静脉开始走行在输尿管腰部的前内侧，在第3腰椎偏下方（相当于腰大肌中点附近）与输尿管成锐角交叉后转向其前外侧，这一交叉点亦是输尿管进入髂部的标志，可视为腰部和髂部的分界线。

输尿管在与生殖静脉和髂血管的两处交叉点之间的区域称为输尿管髂部。自髂部以下，右侧输尿管跨越髂外血管进入盆腔，左侧输尿管跨越髂总血管延续为输尿管盆部。输尿管盆部长约 15cm，该段输尿管起自骨盆上口（相当于与髂血管交叉的部位），沿盆壁下行，在坐骨棘水平始转向前、内、下方，走行至膀胱底部外侧角，移行为输尿管的膀胱壁内部。

输尿管跨过髂血管进入盆部以后，其在坐骨棘水平以上的部分称为输尿管盆部壁段，以下的部分称为输尿管盆部脏段。其中的盆部壁段沿盆侧壁段走行于腹膜外脂肪等结缔组织内，经由髂内血管、腰骶干和骶髂关节前（侧）面，跨过闭孔神经血管束的内侧到达坐骨棘水平。输尿管盆部脏段在坐骨棘水平离开盆壁，转向前内方，穿过盆底上方的脂肪等结缔组织抵达膀胱底部。

3. 输尿管膀胱壁内段　输尿管膀胱壁内部长 1.5~2.0cm，该部输尿管自膀胱底部的外侧向下、向内斜行穿入膀胱壁，开口于膀胱三角区的外侧角。输尿管膀胱壁内部与膀胱逼尿肌在输尿管的末端共同形成 Waldeyer 鞘，其作用是在向膀胱输送尿液的同时阻止膀胱内尿液反流。

二、输尿管的血供

输尿管的上 1/3 段由肾动脉分支供应，中 1/3 段由腹主动脉、髂总动脉、生殖动脉或子宫动脉（女性）的分支供应，下 1/3 段由膀胱上、下动脉的分支供应。输尿管腹腔段的动脉分支常走行在其内侧，而盆腔段的动脉血供多分布在其外侧。输尿管动脉的终末分支在输尿管浆膜层下形成广泛的交通网，其后散布于管壁各层。输尿管血供丰富，手术切断任何一段对其血供一般影响不大。但是，在二次手术或周围感染粘连严重的情况下，手术分离困难或可能损伤到输尿管浆膜层和肌层，会削弱局部的输尿管动脉血供甚至有术后发生节段性坏死和尿漏的可能。输尿管静脉与其动脉伴行，从黏膜层回流到浆膜层的网状静脉分支逐级汇合，自上而下分别注入肾静脉、生殖静脉、髂内静脉、子宫静脉和膀胱底部的静脉丛等。输尿管走行及其血供见图 4-1-1。

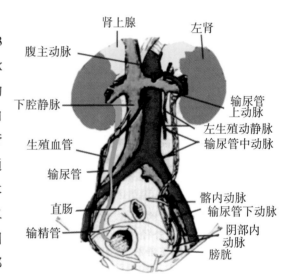

图 4-1-1　输尿管走行及其血供

（任选义，张雪培）

第二节 机器人辅助腹腔镜肾盂成形术

一、概述

1.UPJO 的临床表现 肾盂输尿管连接部梗阻（ureteropelvic junction obstruction，UPJO）定义为由于各种先天性因素导致肾盂内尿液向输尿管排泄受阻，伴随肾集合系统扩张、皮质萎缩和肾功能损害的一类疾病。UPJO 最常见的临床症状是腰腹部疼痛，常在大量饮水后出现，其原因是喝水的利尿作用引起肾盂急性扩张，而尿液无法向下顺利越过梗阻部位所致。成人患者常因急性肾绞痛或患侧的慢性腰背部疼痛就诊，或在体检时发现一侧或双侧肾积水。部分患者可能继发肾结石，或合并血尿、尿路感染的症状。儿童期 UPJO 患儿常诉脐周或上腹部、腰部隐痛或绞痛，疼痛可在大量饮水后诱发，多伴恶心、呕吐，间断性发作，提示间歇性肾积水。消瘦患儿体格检查有时可触及上腹部囊性肿块，肿物表面光滑，无明显压痛，偶有波动感。若出现突然发作的腹痛伴腹部肿块，在大量排尿后包块缩小，是 UPJO 的主要诊断依据。重度积水的肾盂若在外力作用下发生破裂，临床上可有肉眼血尿或急腹症表现。肾髓质血管破裂、轻度腹部外伤或合并尿路感染、结石等情况，都有可能引起镜下或肉眼血尿，发生率为 10%~30%。

2. 病因学

（1）输尿管肾盂交界处固有狭窄：最常见，指肾盂输尿管连接部（ureteropelvic junction，UPJ）管腔狭窄，以输尿管壁病变为特征，伴或不伴输尿管扭曲。UPJ 狭窄段长度多为 0.5~2cm，少数病例可达 3~4cm，个别病例有多发狭窄段。组织病理学表现为狭窄段输尿管管腔狭窄，肌层肥厚或发育不良，纤维组织增生，影响输尿管的蠕动功能。先天性 UPJ 固有梗阻可以分为以下类型：① UPJ 扭曲或折叠，见于较大儿童和青少年，常表现为间断性梗阻。②高位 UPJ，表现为 UPJ 起始端位于肾盂非最低点，输尿管附着于肾盂并形成夹角使尿液引流不畅。③ UPJ 息肉，多呈"海葵"样，有时息肉巨大，似肿瘤突入肾盂，导致肾盂积水。输尿管息肉可表现为单发或多个，若手术切除不彻底则有可能术后复发。④ UPJ 瓣膜，在输尿管起始部形成活瓣样结构引起梗阻，发生率低。⑤ UPJ 蠕动功能障碍，是指 UPJ 平滑肌细胞异常，失去了正常排列，大量胶原纤维沉积于狭窄段，阻断肌细胞间电活动的传递，影响输尿管蠕动。动力性梗阻可能合并 UPJ 神经分布异常和平滑肌发育不良等，但这种类型的病变多不伴有输尿管狭窄或管腔外的压迫。

（2）输尿管肾盂交界处外来梗阻：一般是由肾动脉或腹主动脉发出的供应肾下极的动脉分支血管压迫或悬吊 UPJ 使之成角所导致，还有一部分病因来自输尿管外部的纤维条索或粘连带。这类病变可能同时存在 UPJ 管腔狭窄，但其病理改变和临床症状一般较轻。

3. 辅助检查

（1）实验室检查：尿常规检查或见到数量不等的红细胞，合并尿路感染时可发现大量白细胞，尿液细菌培养可呈致病菌阳性。双侧肾功能受损严重时，则伴有血清肌酐和尿素氮不同程度的升高。

（2）泌尿系统器官超声：为首选的筛查手段，操作简便，对人体无创。超声检查可区分肾积水的严重程度，并初步判断上尿路梗阻的部位。

（3）静脉肾盂造影（intravenous pyelography，IVP）：IVP 可显示扩张的肾盂和肾盏，造影剂突然终止于 UPJ 时，其下方的输尿管显影缓慢或不显影，用于诊断上尿路梗阻的部位和分侧肾功能。若患侧肾功能尚好，扩张的肾盂肾盏显影，造影剂在 UPJ 处有不同程度的受阻征象，梗阻段以下输尿管浅淡显影。对 IVP 肾盂和输尿管显影不佳者，输尿管逆行插管造影可进一步了解梗阻的部位、长度及肾积水严重程度，必要时经皮肾穿刺顺行造影以明确梗阻部位。

（4）CT 血管造影（CT angiography，CTA）：CTA 将 CT 增强技术与薄层、大范围、快速扫描技术相结合，具有无创和操作方便的特点，对于血管变异以及显示病变部位和血管的关系有重要价值。CTA 可清晰地显示肾动脉主干和副肾动脉，对是否存在异位血管骑跨 UPJ 诊断的敏感性为 91%~100%，特异性为 96%~100%。

（5）磁共振尿路造影（magnetic resonance urography，MRU）：MRU 可以显示上尿路扩张情况，对判断是否存在异位血管骑跨 UPJ 的准确性较高。MRU 不使用含碘造影剂，无需膀胱镜插管，对人体无创，适用于小儿、老年、对碘过敏及肾功能受损较严重者，以及 IVP 显影不良或上尿路解剖结构复杂的患者。

（6）发射型计算机断层成像（emission computed tomography，ECT）：^{99m}Tc-DTPA 肾动态显像是常用的评价肾脏分泌和排泄功能的检查方法，ECT 可测定肾小球滤过率（glomerular filtration rate，GFR）并显示是否存在上尿路梗阻，同时评估分侧肾功能有无受损及其严重程度。利尿肾图是根据利尿后放射性核素排泄的曲线变化，来区分功能性或器质性上尿路梗阻。

4. UPJO 的治疗　UPJO 是尿路梗阻中最常见的先天性畸形，治疗目标是解除肾盂出口梗阻，缓解肾积水症状，保护并恢复受损的肾功能。1886 年 Trendelemburg 首次报道了肾盂成形术。开放肾盂成形术（open pyeloplasty，OP）主要分为离断式和非离断式肾盂成形术，其手术要求在解剖学上足够宽敞的切口、无张力密封吻合，并使新形成的 UPJ 居于肾盂最低位。1949 年，Anderson 和 Hynes 提出了离断式肾盂成形术，疗效确切，成为 UPJO 治疗的金标准，Anderson-Hynes 术式通过切除病变的 UPJ、裁剪扩张的肾盂壁组织并重建漏斗状肾盂，达到恢复输尿管连接部肌源性蠕动的目标。目前，Anderson-Hynes 离断式肾盂成形术的临床应用最广泛，但不适用于 UPJ 长段狭窄、近端输尿管多段狭窄及 UPJO 合并肾内型小肾盂等的治疗。

随着微创技术的进步，1993 年 Schuessler 等首次报道了腹腔镜下肾盂成形术（laparoscopic dismembered pyeloplasty，LP），LP 的成功率在 90% 以上。和 OP 相比，LP 具有明显的微创优势，术后恢复快。腹膜后入路 LP 的解剖层次少，可以直接到达手术部位，对腹腔脏器骚扰轻，有利于处理背侧异位血管对输尿管的压迫。但其不足之处在于操作空间稍显狭小，且在肾下极水平进行 UPJ 的裁剪和缝合操作比较困难，不甚符合人体工程学。腹腔入路 LP 的操作空间大，有利于完成腹腔镜下的缝合和打结动作，其不足之处在于手术分离范围较大，肠梗阻等并发症相对多见，且术后一旦出现吻合口漏尿等并发症，渗液不易局限。文献报道，经腹腔和后腹膜入路在成人 LP 的治疗效果方面无明显差异。必须指出，普通腹腔镜手术的技术缺陷包括二维视野、一些精细操作不够灵活以及要求术者具有较高的手眼协调性等，尤其是进、出针缝合组织的时候较为困难，导致 LP

的学习曲线较长。

2002 年，Gettman 等报道了机器人辅助腹腔镜肾盂成形术（robot-asssisted laparoscopic pyeloplasty, RALP），至今国内外已有多家医疗机构开展该手术。目前临床上应用的 da Vinci 机器人系统主要由三部分构成，包括操作台、机械臂和视频系统。主刀医生坐在控制台前操纵手柄进行手术，改变了长时间站立在手术台旁操作的传统模式，机器人手术更符合人体工程学，减轻了术者的疲劳。机械臂系统具有类似甚至超过人手的灵巧性，通过 7 个自由度的运动功能来完成各种手术动作。视频成像系统将手术视野放大 10~15 倍且有 3D 效果，能提供接近于人体真实解剖的图像。机器人手术系统具有传统腹腔镜所不具备的三维视野、精细灵活和手颤动过滤等优势，天然适合于肾盂成形这种对精细操作要求较高的手术，使术者在进行 UPJ 的裁剪和缝合时得心应手，进而提高手术质量。现有研究表明，RALP 的学习曲线较短，经过 10 例左右即明显缩短手术时间，手术成功率在 95% 以上。对于初次手术失败的患者，二次手术同样可以达到良好的效果。目前，RALP 在临床上的应用越来越受重视。

二、适应证与禁忌证

1. 适应证

（1）解剖性或动力性 UPJO 合并 III、IV 度肾积水；症状性肾积水，合并患侧腰痛、高血压、继发性肾结石或反复发作的泌尿系统感染；分侧肾功能明显下降或进行性损害（患肾 GFR<40%）。

（2）异位血管压迫造成的 UPJO。

（3）输尿管高位开口，UPJ 息肉或瓣膜样病变等引起的肾盂扩张积水。

（4）UPJO 行内镜下腔内切开或扩张治疗失败者。

（5）腔静脉后输尿管（retrocaval ureter），伴有上尿路明显积水和（或）肾功能受损。

（6）异位肾、马蹄肾肾积水合并肾功能损害。

2. 禁忌证

（1）相对禁忌证：患侧急性肾盂肾炎发作在 6 周以内；肾内型小肾盂；有经患侧腰腹部入路的肾和输尿管手术史。

（2）绝对禁忌证：心、肺、脑、肾等重要脏器功能严重损害，不能耐受全麻和长时间在气腹下手术；凝血功能障碍，有难治性出血倾向；妊娠。

三、术前准备

一般检查项目包括血常规、尿常规、肝肾功能、电解质、血糖、凝血功能、晨起中段尿细菌培养、胸部正位和侧位 X 线片、常规导联心电图等。专科检查项目包括泌尿系彩色多普勒超声和静脉肾盂造影（IVP），对 IVP 显影不良者，可行输尿管插管逆行肾盂造影、CT 尿路造影或磁共振尿路造影等，以明确上尿路梗阻的部位、性质和狭窄段长度等。必要时行肾脏 ECT 检查，以评估分侧肾功能。通过完备的影像学资料评估，与重复肾肾积水、肾盂旁囊肿等疾病相鉴别。

手术前 1d 开始进流质饮食，术前晚清洁肠道准备。麻醉前 6h 禁食水，常规留置气囊尿管，切皮时预防性应用抗菌药物。

四、RALP 手术步骤（经腹腔入路）

1. 麻醉与体位　静吸复合气管插管全身麻醉，健侧 70°~90° 侧卧位，腋下垫软枕，不需升高腰桥。骶尾部和肩胛部衬以软垫，用支架托起，用软垫保护四肢关节及躯干骨隆突部位。建立 2 条以上静脉输液通道，常规监测心电图、血压和血氧饱和度等观察指标。

2. 气腹的建立、穿刺套管的分布以及机器人操作系统的对接　参见本书第一章第二节"经腹腔入路上尿路手术机器人辅助腹腔镜操作通道的建立"部分的相关内容。

3. 手术过程

（1）分离、显露肾脏轮廓：腹腔镜探查有无肠管等脏器或血管损伤，辨认腹腔内解剖标志。松解手术区的大网膜或肠管与腹壁之间的粘连。沿结肠旁沟外侧 Toldt 线打开侧腹膜。左侧充分游离降结肠融合筋膜和 Gerota 筋膜前层之间的无血管间隙，使肠管翻向内下，离断脾结肠韧带使脾脏适度后仰，充分显露左肾中下部前表面和内侧缘肾门区。右侧离断肝结肠韧带，上挑肝脏，在结肠融合筋膜和 Gerota 筋膜前层之间的平面分离，将升结肠和十二指肠降部内翻坠下，显露下腔静脉前壁、右肾中下部轮廓和肾门区。见图 4-2-1~ 图 4-2-4。

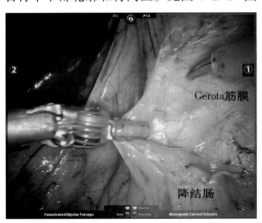

图 4-2-1　沿结肠旁沟外侧 Toldt 线打开侧腹膜（左）

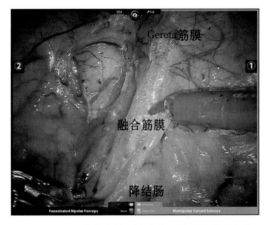

图 4-2-2　游离降结肠使之翻至腹部中线（左）

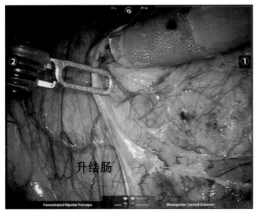

图 4-2-3　沿结肠旁沟外侧 Toldt 线打开侧腹膜（右）

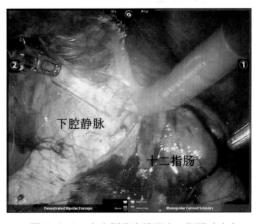

图 4-2-4　向内侧分离推开十二指肠（右）

（2）游离输尿管上段和肾盂：1号臂单极剪切开肾下缘内侧的 Gerota 筋膜层，左侧以生殖静脉为标记、右侧以下腔静脉为标记，分别在其外侧的深面寻及上段输尿管，镜下观察输尿管为一白色管状物，有蠕动波。挑起输尿管并向其深面分离、显露腰大肌筋膜，扩大腰大肌前间隙。以3号臂或助手的抓钳向外上方托起肾下极，沿输尿管的走行方向向上分离至肾盂，镜下观察肾盂多呈淡青色、积水扩张状态。交替应用1号臂单极剪和2号臂分离钳，钝加锐性分离肾盂壁表面的纤维结缔组织，充分游离肾盂的前、后壁和顶、底部。仔细观察肾盂形态，结合术前影像学检查和术中所见，判断 UPJ 梗阻的大致位置、狭窄段长度以及可能引起梗阻的病因，了解是否为输尿管高位附着，有无异位血管或粘连带的管腔外压迫等异常。左侧 UPJ 的游离见图 4-2-5~ 图 4-2-8，右侧 UPJ 的游离见图 4-2-9、图 4-2-10。

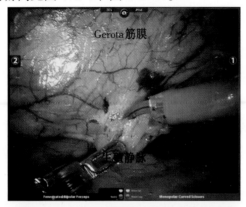

图 4-2-5　在生殖静脉外侧寻找输尿管（左）

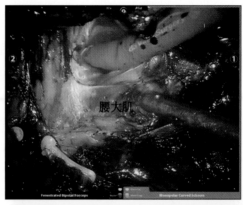

图 4-2-6　上提输尿管，游离腰大肌平面（左）

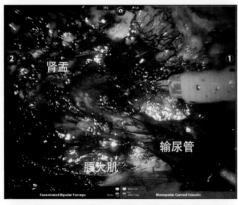

图 4-2-7　游离肾盂输尿管连接部（左）

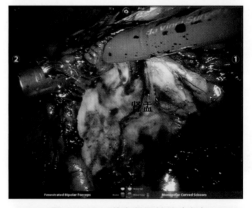

图 4-2-8　游离肾盂前壁（左）

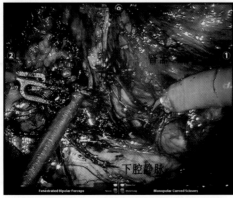

图 4-2-9　游离扩张的肾盂（右）

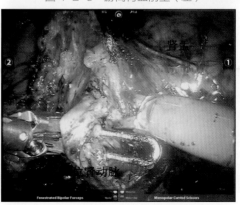

图 4-2-10　游离压迫 UPJ 的异位肾动脉（右）

有时由于 UPJO 继发尿路感染或术前留置双 J 管等因素的影响，肾盂和上段输尿管周围的炎性粘连比较严重，在分离时应注意保护其血运，不宜将输尿管游离得过长，以防术后缺血坏死而引起尿漏或管腔狭窄。若肾盂和周围组织界限不清，可保留其表面的筋膜组织。肾窦内脂肪不宜过多游离，以免损伤肾门的迷走血管而引起广泛渗血。

（3）裁剪肾盂和输尿管：1 号臂单极剪自肾盂的底部斜行剪开 0.5~1.0cm，使该切口的最低点距离肾窦 1.0~1.5cm，用吸引器清除肾盂内积水。根据减压后肾盂的形态，先自外下向内上弧形裁剪肾盂前壁，其后根据前壁的形态裁剪肾盂后壁，注意要使肾盂后瓣的边缘比前瓣向外凸出 1.0~2.0cm。最后剪断肾盂顶部的连接组织，使肾盂瓣切口的顶点距离肾窦 1.5~ 2.0cm。顺自然位置向上提起拟裁除的远端肾盂壁，在其斜坡状断面的最低位纵行向下剖开，越过 UPJO 狭窄段后顺行切开输尿管背侧 1.5~2.0cm。裁除多余的肾盂壁和 UPJO 组织，取出体外。裁剪肾盂时剪刀不通电，并使裁剪后的肾盂瓣无张力，以免组织回缩，不利于后续的缝合操作。分离创面小的部位渗血多可自止，对活动性出血可以 2 号臂双极钳电凝止血。左侧 UPJ 的裁剪见图 4-2-11~ 图 4-2-14。

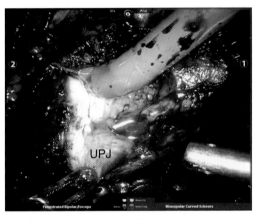

图 4-2-11　剪开肾盂底部（左）

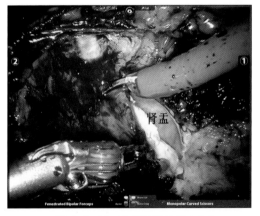

图 4-2-12　裁剪肾盂前壁（左）

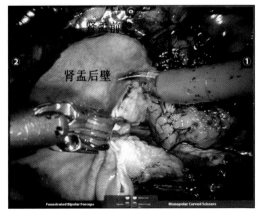

图 4-2-13　裁剪肾盂后壁（左）

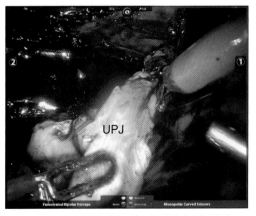

图 4-2-14　纵行剖开输尿管背侧（左）

若存在肾下极异位血管压迫，可先离断 UPJ，并将变异血管重新置于肾盂的对侧，以解除腔外压迫。一般无需离断迷走的副肾动脉，以免其供应的肾实质区域缺血。对于压迫 UPJ 的纤维条索或粘连带，可在充分松解后离断。UPJ 部位的息肉或瓣膜组织则需要完全切除，以减少术后梗阻复发的机会。右侧 UPJ 的裁剪见图 4-2-15~ 图 4-2-18。

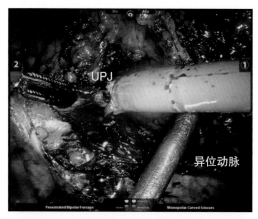

图 4-2-15　在异位血管下方离断 UPJ（右）

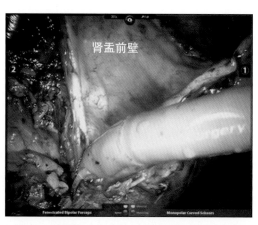

图 4-2-16　裁剪肾盂前壁（右）

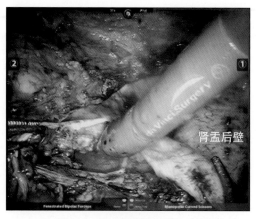

图 4-2-17　裁剪肾盂后壁（右）

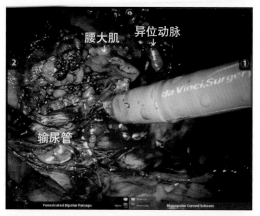

图 4-2-18　纵行劈开输尿管背侧

（4）肾盂输尿管成形：1 号机械臂更换为大号持针器。取 1/2 弧针带 4-0 可吸收（倒刺）线 15~20cm。第 1 针缝合肾盂瓣最低点和输尿管断面的最低位，缝针先自外向内穿过舌状肾盂瓣的下角，再自内向外穿过铲状输尿管断面的远侧豁口，收拢缝线打结。观察输尿管有无扭曲或旋转，自下而上连续全层对位缝合肾盂瓣和输尿管断面的前壁，针边距 1mm，针间距 1.5~2mm，逐针收拢缝线，保证黏膜对合黏膜，以免外翻，直至输尿管断面的上缘即将没入处打结。在导丝引导下，顺行放置 F5 双 J 管于输尿管内。另取 1 根 4-0 缝线，缝合肾盂瓣下角后壁和输尿管断面远侧豁口的下缘并打结，继之自下而上连续缝合肾盂瓣和输尿管瓣的后壁，至输尿管断面完全没入。最后，连续缝合剩余的肾盂瓣切口至顶部。注意操作时尽可能应用免钳夹技术，避免直接夹持输尿管或肾盂瓣黏膜，以免影响管壁血运。左侧肾盂输尿管吻合见图 4-2-19~ 图 4-2-22，右侧见图 4-2-23~ 图 4-2-30 。检查肾盂输尿管吻合口有无渗漏，必要时加针缝合，见图 4-2-31、图 4-2-32。

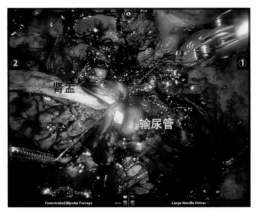

图 4-2-19　第 1 针缝合肾盂、输尿管切口最低位（左）

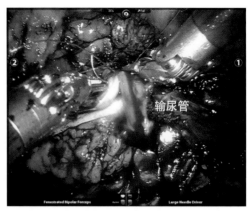

图 4-2-20　连续缝合输尿管肾盂前壁（左）

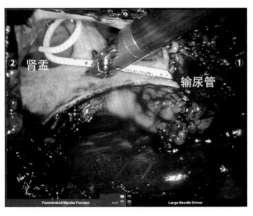

图 4-2-21　留置输尿管内支架管（左）

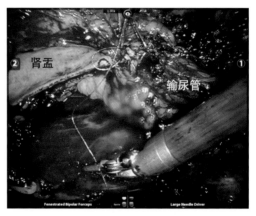

图 4-2-22　连续缝合肾盂瓣输尿管后壁（左）

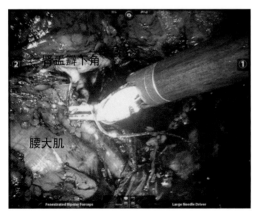

图 4-2-23　外进内出缝合肾盂瓣下角（右）

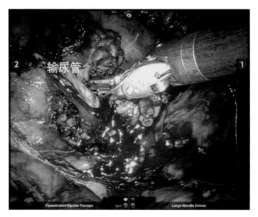

图 4-2-24　内进外出缝合输尿管最低位（右）

161

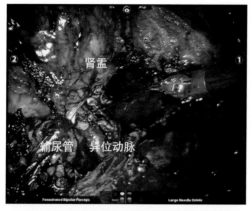

图 4-2-25　在异位血管前方吻合肾盂输尿管（右）

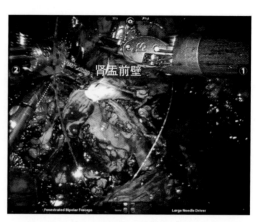

图 4-2-26　连续缝合肾盂输尿管前壁（右）

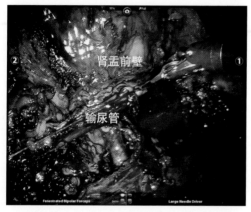

图 4-2-27　输尿管前壁吻合完毕打结（右）

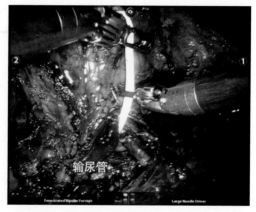

图 4-2-28　留置输尿管支架管（右）

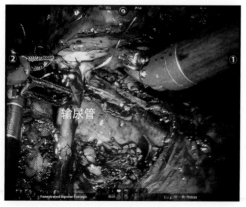

图 4-2-29　连续缝合肾盂瓣输尿管后壁（右）

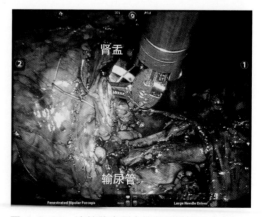

图 4-2-30　连续缝合剩余的肾盂瓣切口（右）

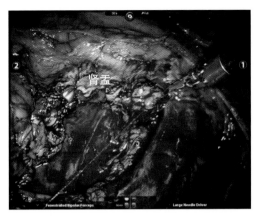

图 4-2-31　肾盂切口缝合完毕打结（右）

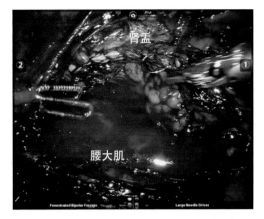

图 4-2-32　肾盂输尿管吻合术毕观（左）

双 J 管置入方法一：将超滑导丝硬头插入 F5 双 J 管盲端，经辅助套管孔送入腹腔，1 号臂持针器将双 J 管经输尿管切口插入管腔内，1、2 号机械臂向尾侧交替输送内支架管，观察双 J 管表面的刻度变化，直至其远端弯曲部进入膀胱，拔除导丝。然后将双 J 管的近端交替送入肾盂，使支架管的近端盘旋于肾盂内。

双 J 管置入方法二：先将超滑导丝软头沿输尿管切口送入远端达膀胱内，将剪去盲端的 F5 双 J 管顺导丝滑入输尿管管腔内，直至支架管将完全没入管腔，拔除导丝。然后将双 J 管的近端送入肾盂内。

（5）结束手术：降低气腹压力至 5~8mmHg，用生理盐水冲洗术野，创面彻底止血。于肾盂输尿管吻合口旁留置橡胶引流管，经侧腹壁套管孔引出固定。复位 Gerota 筋膜和肾脂肪囊，以可吸收线连续缝合关闭侧腹膜，使输尿管腹膜后化。直视下退出各个腹壁套管，移开手术机器人系统。逐一全层缝合腹壁切口，用无菌敷料包扎。

五、术中注意事项

1. 肾盂和输尿管的游离　RALP 一般只需分离肾脏的中下部，肾下极和肾盂要充分游离，注意尽量减少对输尿管的直接钳夹，保护好上段输尿管浆膜层的血运。若 UPJ 狭窄段较长，或因二次手术瘢痕粘连等原因使输尿管管壁僵硬、活动度减小，为达到无张力吻合的目的，可以充分松解整个肾脏，最多时可使其下移 4~5cm。

2. 肾盂和输尿管的裁剪　肾盂的前、后壁要分别剪开，依次用冷剪刀弧形劈开扩张的肾盂直至顶部，使肾盂瓣呈喇叭口状，且使肾盂切口后壁的边缘要比前壁向外多出 1~2cm。其后，向远侧纵行劈开拟废弃肾盂壁组织的最低位豁口，向远端越过 UPJ 狭窄段至输尿管正常管腔 1.5cm 以上。切除多余的肾盂壁组织和病变的 UPJ 段，保证肾盂瓣下角和输尿管断面最低点能够对位缝合，防止输尿管旋转或扭曲成角，重建漏斗状肾盂，恢复 UPJ 正常的肌蠕动功能。

3. 肾盂和输尿管的吻合　机械腕操作灵活，具有多自由度活动的特点，方便应用免钳夹技术进行无死角缝合。第 1 针定位缝合肾盂瓣和输尿管断面的最低位，然后连续对位缝合肾盂瓣和输尿管的前壁并留置双 J 管，最后缝合肾盂后壁。由于向外凸的肾盂瓣后壁增加了组织识别度，后壁的缝合变得更顺畅。推荐使用细的可吸收倒刺线进行肾盂输尿管的吻合，保持均等的针边距、间距，不但黏膜对合好，且异物存留更少。倒刺线单向自锁定缝合的功能使组织不易松滑，可达到密封吻合的目的，最大限度地降低术后尿漏的风险。

4. 双 J 管的放置　推荐在术中顺行放置，多无难度。一些技巧可帮助判断双 J 管的远端是否位于膀胱内，如在术前夹闭尿管（或膀胱内注入稀释的亚甲蓝溶液），膀胱内充盈尿液后空间变大，利于导丝和支架管末端的滑入，拔除导丝后观察，若发现双 J 管近端的主孔或侧孔溢尿，即提示其远端在膀胱内。另外，在双 J 管置入后 1~2min 开放尿管，如果尿液颜色变成浅粉红色，亦可初步判断双 J 管远端已进入膀胱。除非置管困难，一般不需要床旁 X 线照射定位。

六、术后处理

（1）常规静脉应用敏感抗菌药物，防止泌尿生殖道、腹腔及切口感染，及时复查血常规、尿常规、肾功能和电解质等。

（2）鼓励患者早期下床活动。待肛门排气、排便和胃肠功能恢复后开始进食流质食物，逐渐过渡至正常饮食。

（3）腹腔引流管留置 3~5d，在连续 24h 引流液 ≤ 20mL，且超声复查未见明显腹腔和肾区积液时，拔除引流管。

（4）术后 5~7d 拔除导尿管。有吻合口漏尿者可延长拔管时间，以保持膀胱低压空虚状态，促进肾盂输尿管吻合口的愈合。

（5）术后 6~8 周，可门诊膀胱镜下拔除输尿管内双 J 管。

（6）术后随访。动态观察患者的腰痛等症状是否消退。定期复查泌尿系超声，了解术后肾积水的缓解情况；若肾积水加重，则提示 UPJO 复发的可能，需要进一步检查确诊。利用利尿肾图可以了解分肾功能，并能鉴别因肾盂张力下降导致的假性梗阻。从术后拔除内支架管后开始，主要根据患者的主观症状以及超声检查结果（术后 3、6、12、24 个月分别行超声检查）或利尿肾图，了解有无复发。其间若出现症状，亦需要检查，至随访期内发现治疗失败为止。拔除输尿管支架管后 12 周可行 IVP 检查，了解患侧肾功能以及尿液排泄是否通畅。UPJO 手术成功的标准为患侧腰痛等症状消失，肾积水程度较术前减轻或不增加，患侧肾功能较术前好转或稳定在一定水平，B 超、IVP 或利尿肾图显示排空正常。

七、并发症防治

1. 下腔静脉损伤　罕见，偶发生于右侧 RALP 手术时。处理办法是增加气腹压力至 18~20 mmHg，或先以纱布压迫 3~5min，待出血停止后清除积血，检查静脉裂口的部位和大小，小的破口可予以 Hem-o-lok 血管夹夹闭，或腹腔镜下以无损伤血管缝线修补血管壁裂口，一般不需中转开放。

2. 尿漏　最常见，多为肾盂输尿管切口缝合技术欠佳或双 J 管位置不当所致。尿漏治疗期间应保持内、外引流通畅，积极防治腹腔感染和尿路感染，加强支持治疗措施。经过保守治疗，大多数尿漏在1~2周内自愈。若漏尿时间超过7d且无好转，可考虑行经皮肾穿刺置管引流术，以减少外渗尿液对周围组织的不良刺激，减轻炎症粘连和瘢痕形成的机会，防止继发性吻合口狭窄。

尿漏的预防办法主要是RALP术中充分利用机械腕操作灵活的优势，确保黏膜对黏膜精良缝合，保持合理的针距，并正确放置输尿管内支架管。手术结束前检查吻合口是否对位严密，有无液体渗漏，必要时间断加针。术后保持尿管通畅，使膀胱处于持续空虚状态。常规行泌尿系X线平片了解输尿管支架管有无脱落或移动，若发现双J管位置异常，建议尽早在内镜下重新调整。

3. UPJ吻合口狭窄　UPJ吻合口狭窄多继发于术后的尿漏、肾周感染或炎性瘢痕形成等，严重的UPJ狭窄常引起肾积水加重和（或）进行性肾功能损害。在留置支架管效果欠佳的情况下，可考虑采取内镜直视下输尿管狭窄段内切开或球囊扩张术，或待6个月后行二次RALP或开放成形手术。

防治办法：术中合理设计肾盂和输尿管的裁剪范围，以肾盂瓣无张力为原则，全程保证高质量的无张力缝合。缝线选择也很重要，细的4-0可吸收倒刺线对组织的刺激较轻，组织切缘的对合和密封好，尿漏发生率低。对术后出现吻合口漏尿的患者，早期行肾造瘘可以减少尿液的渗出，同时应当延长双J管的体内留置时间，必要时在带管期间更换1~2次，待吻合口黏膜完全生长覆盖吻合口、缝线吸收和瘢痕软化后再拔管，以期降低吻合口狭窄的发生率。

八、技术现状

1. 输尿管内支架管的放置　RALP术后是否需常规放置支架管做外引流或内引流存在争议，一些国外文献报道不放置支架管也有取得成功的案例，特别对于儿童患者，Helmy等的研究证实了这一观点。最近报道的一项随机对照试验（RCT）结果提示，肾盂成形术后仅放置肾造瘘管与仅放置双J管对肾功能恢复及尿液引流效果是一致的。近年来，国内学者多主张放置输尿管内双J管进行支撑，利用其管腔内引流和管周的引流作用，保证尿液下行通畅，减少尿外渗，防止吻合口扭曲或狭窄。

RALP术中关于肾盂尿液的引流方式可以根据术者经验及患者个体情况决定，无论是双J管内引流，还是肾造瘘或肾盂造瘘外引流，甚至无支架管化处理，均各有优缺点。建议在如下情况选择双J管内引流：①肾盂输尿管连接部病变段较长或生长有长段息肉，术中完全切除病变段后，吻合口张力高；②合并输尿管多段狭窄的病例；③初次术后UPJ吻合口狭窄行二次手术者。术前经膀胱镜逆行插入管的方式，支架管的近端可能会影响术中缝合操作。术中从输尿管切口顺行插入双J管是最常使用的方法，有学者建议经导尿管向膀胱内注射亚甲蓝，若观察到亚甲蓝自吻合口处溢出，则可确定双J管远端在膀胱内。必须认识到，内支架管对膀胱黏膜有刺激或损伤，长期留置容易并发血尿、膀胱刺激征、尿液反流、尿路炎症以及引流管堵塞等。

对于儿童，也可选择经皮肾造瘘体外引流，其优势是不需要再次麻醉下通过膀胱镜取出引流管，也能减少内置双J管相关的并发症，但有可能不利于病情的早期恢复。2002年Smith KE等首次证实了输尿管不放置支架管在儿童肾盂成形术中安全可行，该研究发现，无论是否放置内支架管，手术的总体成功率无显著性差异，但无管组患者术后尿外渗的风险高于置管组，因此建议在孤立肾、吻合困难、伴明显出血、慢性炎症导致输尿管狭窄或管腔不规则等情况下放置支架管引流。

2. 年龄、积水程度对 RALP 疗效的影响 RALP 在泌尿外科得到比较广泛的应用，得益于其放大的三维视野、运动缩放、机械手臂精确缝合、较短的学习曲线等，同时，机器人手术还具有传统腹腔镜技术的诸多优点。Traumann 等报道一组 60 例 UPJO 成人患者行 RALP 的手术成功率高达98%。Cundy 等进行的一项 Meta 分析认为，在儿童患者中 RALP 较 OP 可能减少了术中失血量、镇痛药物需求及缩短了住院时间，但却付出了更高的费用作为代价。根据 Autorino 等的分析，RALP及 LP 在成人 UPJO 中较儿童患者的技术优势显著，如果在降低其成本的前提下，RALP 很可能成为未来的首选微创术式。

对于年龄较小的患儿，由于其腹腔操作空间有限，且输尿管直径小，操作难度变大，加之其肠道更易受损伤等原因，使 RALP 对年龄较小的患者的适应证受到质疑。此外，由 UPJO 引起的巨大肾积水，因操作空间狭小，术中需大范围裁减扩张的肾盂并完成缝合，使手术难度进一步增大。Nerli 等认为，对于巨大肾积水患儿行腹腔镜肾盂成形术是安全可行的，手术效果令人满意，由于术中需要引流大量的积水，缝合巨人的肾盂，其手术时间明显长于非巨大肾积水组。

RALP 的操作和视野更好，不仅具有传统腹腔镜手术能减少围手术期并发症的优点，还使得学习曲线更快更有效。RALP 的另外一个优势是减轻了医生的工作强度，尤其当手术时间较长时，可保障肾盂和输尿管吻合的质量。但是，目前手术机器人系统的结构仍较庞大，较传统 LP 切口无痕化的微创优势并不明显，尤其对于经济不富裕的患者家庭而言，仍难以成为首选。待机器人设备微型化和国产智能操作系统推广以后，RALP 将会得到更多的应用。

3. RALP 的主要并发症 RALP 主要的并发症包括尿外渗、尿路感染、吻合口狭窄和血尿。OP常见的并发症是尿外渗、尿路感染、肠麻痹和肠梗阻，且更易发生切口感染。LP 更易发生尿外渗，这可能与不同技术的缝合质量有关。如果肾盂缝合的张力过大，则易发生尿液外渗，超声可排除是否有尿外渗的情况。尿外渗也发生在双 J 管堵塞和滑脱时，尿路平片可明确体内支架管的位置。当输尿管内双 J 管位置不佳时，通过肾周引流管观察，如果引流量逐渐减少，无腹痛、腹胀等，可以保守治疗至漏尿消失，在证实吻合口通畅后拔出引流管。如果尿漏的症状无缓解，引流量无减少或肾周引流管不通畅，建议尽早重置支架管或行肾造瘘术。对于患者初次手术后因瘢痕体质而引起的肾盂输尿管吻合口狭窄，在二次肾盂成形术后早期口服泼尼松预防，2 个月后逐渐减量，效果较好。

4. 螺旋形肾盂瓣技术和非离断式 Y-V 成形术 肾盂瓣成形技术适用于输尿管中上段狭窄段较长，尤其当输尿管有多发息肉样病变或二次肾盂成形手术时，多存在输尿管管壁僵硬、弹性差的情况，即使采用充分松解肾脏或游离输尿管等方法，在肾盂和输尿管端端吻合时仍很困难（图 4-2-33、图 4-2-34）。在这种情况下，RALP 可以充分利用其机械腕操作灵活的优势，通过螺旋状裁剪扩张的肾盂壁形成皮瓣，使肾盂瓣的远端下移，达到与输尿管近端最低位无张力缝合的目的，裁剪动作要轻柔、精细，注意保护肾盂壁瓣的血运（图 4-2-35、图 4-2-36）。缝合时应尽量采用免钳夹技术，完成黏膜对黏膜的水密封吻合，减少术后尿漏、输尿管缺血坏死甚至狭窄等并发症的发生（图 4-2-37 ~ 图 4-2-40）。

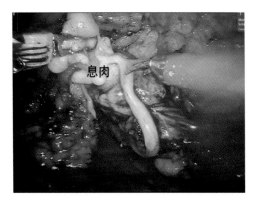

图 4-2-33　输尿管上段多发息肉病变

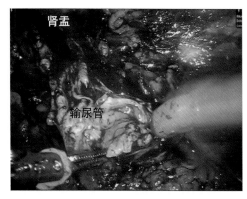

图 4-2-34　输尿管上段长段狭窄

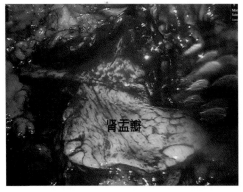

图 4-2-35　螺旋形裁剪肾盂瓣

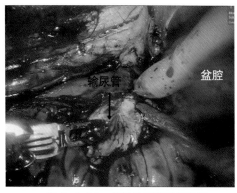

图 4-2-36　裁剪输尿管远侧断端

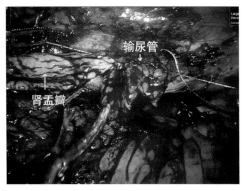

图 4-2-37　缝合肾盂瓣和输尿管最低位

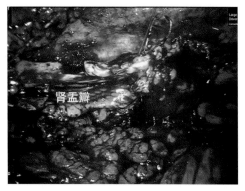

图 4-2-38　肾盂瓣无张力吻合

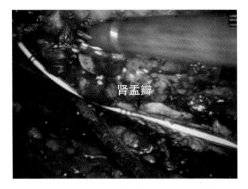

图 4-2-39　输尿管内留置双 J 管

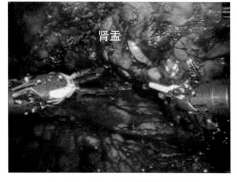

图 4-2-40　肾盂瓣成形术毕观

非离断式肾盂成形术临床上应用较少，Y–V 成形术 (Foley 术) 的原理是在肾盂输尿管连接部做 Y 形切口，并不完全离断输尿管，而是在肾盂上转移一片皮瓣覆盖于输尿管缺损，V 形缝合，从而通畅肾盂流出道，消除梗阻。Foley 术适用于特殊类型的 UPJO，如输尿管高位进入肾盂的情况，但不适合异位血管压迫等外在因素引起的肾盂扩张积水。

5. RALP 手术入路选择　尿路重建性手术需要熟练的腔镜下操作技术（特别是缝合技术）及组织辨认能力，而机器人系统的三维高清放大视野和灵活的机械腕较完美地解决了这个难题，学习曲线缩短。经腹腔入路 RALP 的操作空间大，解剖清晰，但暴露肾盂稍困难；经腹膜后入路能够快速暴露肾盂，但操作空间较小，解剖标志较少。至于选择经腹腔还是经腹膜后入路行 RALP，应综合考虑外科医生所擅长的领域以及患者的个体化因素。

Olsen 等在 2005 年报道经腹膜后入路完成了 14 例儿童 RALP。随后 Kaouk 等报道单侧 UPJO 患者经腹膜后入路 RALP 的结果中，手术时间、估计失血量、住院时间分别为 175min、50mL、48h，作者认为该术式的效果可媲美经腹入路 RALP。由于 UPJO 患者发生梗阻的部位处于腹膜后，经腹膜后入路能直接到达梗阻区域进行手术，若术后发生吻合口尿漏等并发症，尿液一般不会扩散进入腹腔，可先保守治疗。另外，一些肥胖患者或许更适合经腹膜后路径实施手术。Cestari 等在研究中比较了 36 例腹膜后入路和 19 例经腹腔入路 RALP 的手术效果，结果显示两者的手术时间、住院时间等相关数据无统计学差异。由于后腹膜 RALP 手术开展的数量相对较少，对其具体的套管穿刺点尚无明确标准。实际操作中，腹膜后入路机器人手术还面临着一些难题，如由于空间相对狭小，手术中易发生机械臂之间的碰撞。鉴于此，Crisan 等对原先的技术进行了改进，将 3 个机械臂（2 个工作臂和 1 个镜头臂）的套管呈三角形放置，从头部推入机器人，使各臂之间的操作空间变大。

6. RALP 对二次 UPJ 梗阻的治疗　长期以来，UPJO 术后再生梗阻是泌尿科医生面临的棘手问题。输尿管镜下狭窄段内切开术和球囊扩张术的失败率仍较高。OP 是最初解决 UPJ 二次梗阻的主要方法之一，其后，临床上开始尝试应用 LP 治疗 UPJO 术后梗阻。目前多数研究认为 RALP 二次手术成功率高，效果与初次手术相当。Hemal 等对初次手术失败的患者成功实施了二次 RALP，术中发现梗阻的主要原因有输尿管周围纤维化、狭窄或异位血管压迫等。Niver 等介绍了开展 RALP 二次手术的相关经验，他们将初发和复发 UPJO 肾盂成形术的手术时间、估计失血量和成功率等围手术期参数进行比较，结果显示两者之间的差异无统计学意义。由于机器人手术具有解剖结构清晰、容易学习的特点，能有效解除多种原因引起的 UPJO 术后二次梗阻。

7. RALP 在小儿泌尿外科中的应用　UPJO 是儿童肾积水中最常见的病因之一。虽然多数可以观察等待，仍有约 25% 的患儿需要手术。相关影像学检查（超声、MRU）明确诊断为单侧 UPJO 者，通过同位素肾图测定患肾的有效血浆流量（effective renal plasma flow, ERPF）明确分肾功能后，可选择下列手术指征（≥ 1 项）：①患肾 ERPF < 40%；②患肾肾盂分离（APD）进行性增加；③ UPJO 引起腹痛、尿路感染等症状。相较于经典的开放 Anderson–Hynes 术式，LP 具有恢复快、住院时间短及并发症少等优势，但同时也有对术者技术要求较高以及学习曲线较长等缺陷。随着机器人手术系统的发展，其操作灵活、稳定、高效等优点使得 RALP 逐渐应用于 UPJO 患儿的治疗，并在某些方面较 LP 更具优势。

RALP 是最常见的小儿机器人手术。有研究者调查了美国 2008—2010 年间的 5557 例小儿肾盂成形术，其中采用机器人实施手术的占 13.4%。Singh 等报道的 34 例儿童 RALP 的总成功率达 97%，据此作者认为该手术可有效治疗儿童 UPJO。对于小儿 RALP 的学习曲线，Tasian 等进行了一项前瞻性的队列研究，在全部 100 例手术中，80 例为缺少手术经验的医生完成、20 例为经验丰富的医生完成，结果缺少经验的医生每例手术的用时较前次减少约 3.7min，他们完成 37 例后的用时与有经验医生的手术时间相当。在机器人和传统腹腔镜辅助的儿童肾盂成形术的手术效果比较研究中，Subotic 等回顾性分析了 39 例手术，结果显示 RALP 组平均手术时间较 LP 组短，两者的住院时间和并发症发生率相近。近期的一项关于 37 275 例儿童 RALP 与 OP 及 LP 大样本对比研究的结论为：RALP 在临床上开展的数量较 LP 多，且比 OP 患者住院时间短，但手术的费用更高。

8. RALP 的技术优势和不足　RALP 的真正优势体现在精细缝合技术上，几乎所有关于 RALP 手术的文献均提到了机械腕对于缝合过程的帮助。随着手术经验的不断积累，RALP 的缝合速度还有进一步提高的空间。在 Gettman 等的研究中 RALP 缝合时间为 41.5min，相对应的 LP 缝合时间为 74min。Bird 等提到与 LP 相比，RALP 的缝合时间可从 60min 下降至 48min。Franco 等虽未单独统计缝合时间，但也指出在总手术时间无差别的前提下，RALP 由于前期准备的时间较长，因此推断其用于分离、缝合等有效操作的时间比 LP 短。影响 RALP 缝合速度的因素，可能在于持针器与剪刀之间的更换步骤略为烦琐，但这可以通过附带剪刀功能的持针器解决。机械臂操作的精细性同样还能在游离、修裁 UPJ 组织以及留置双 J 管时发挥优势，对节省术者体力也有很益。

RALP 也存在着不足之处。①手术系统设备体积庞大，占用空间多；②机器人没有力反馈系统，术者主要靠视觉和经验操作；③机械臂过于精细，不便做粗重动作如整理及搬动肠管，且易损伤器械；④机械臂的消耗及手术费用较高，对医疗保障系统和患者均属于较大负担。随着科技水平的提升、机器人系统的普及以及手术技术细节的改良，前述弊端必会逐一得到改进，但至少在目前阶段，仍需要认真对待这些缺陷，并与患方充分沟通。

9. 机器人单孔肾盂输尿管离断成形术　机器人单孔腹腔镜手术（robotic laparoendoscopic single-site surgery，R-LESS）是机器人手术的新突破，旨在使手术更微创化。手术时在紧邻脐孔边缘做弧形切口，置入三通道或四通道单孔腹腔镜手术穿刺器，接通气腹后，在穿刺器正中的操作孔引入可弯曲腹腔镜，其他操作孔引入多角度可旋转的手术器械进行操作。R-LESS 通过一个孔完成全部的手术操作，仅留有一道瘢痕且隐藏在脐部，不但更美观，还在一定程度上减轻了患者的疼痛感。Buffi 等的报道证实了该手术的可行性，并认为其具有良好的短期临床疗效。此外，利用 R-LESS 进行的离断式肾盂成形术不同于肿瘤切除，无需额外的切口取标本。

然而，尽管 R-LESS 减少了穿刺通道，但增加了操作难度。在 2013 年欧洲泌尿协会（EAU）公布的机器人和单孔手术指南中指出：虽然 LESS 较常规腔镜手术有更好的美容效果，但这项技术的优势尚未得到证实，并且由于该手术的技术要求高，应由经验丰富的医生尝试开展。截至目前，机器人单孔手术还不够成熟，相关器械仍需不断改进，但其发展前景看好。

（陶金，朱照伟，于栓宝，任选义，张雪培）

【主编按】离断式肾盂成形术是治疗肾盂输尿管连接部梗阻（UPJO）的有效方法，无论开放手术、腹腔镜手术还是机器人手术，成功率都在 90% 以上。机器人手术系统有三维立体视野、操作灵活和手颤动过滤等优势，适合对裁剪精度要求高和需要多维度、多角度缝合的手术。机器人辅助腹腔镜肾盂成形术（RALP）多经腹腔入路完成，尤其适用于 UPJO 病变较复杂情况的治疗，如输尿管长段狭窄、二次成形手术等。"开天劈地法"肾盂成形术适用于绝大多数 UPJO 的手术治疗，其关键步骤包括：充分游离肾盂并识别其顶部和底部；适度游离输尿管至其与生殖静脉交叉点附近；非对称地剪开肾盂前、后壁，并使肾盂瓣后壁边缘向外多出 1~2cm，这样使整个肾盂的开口向外；在输尿管的背侧劈开其狭窄段，优先连续缝合肾盂输尿管切口的前壁，留置双 J 管后再缝合后壁。术中注意保护输尿管黏膜的血运，尽可能降低吻合口的张力；应用细的 4-0 或 5-0 可吸收线连续缝合，可以缩短手术时间，减少异物残留。对于肾盂积水明显的长段 UPJ 狭窄或多发息肉样病变引起的狭窄，可以螺旋状裁剪肾盂瓣与输尿管断端无张力缝合，达到水密封吻合。对于术后漏尿症状严重的患者，建议尽早行肾造瘘置管引流，以避免因尿液外渗而造成局部瘢痕形成和吻合口狭窄。对于瘢痕体质患者，在术后第 3 天口服泼尼松，术后 2 个月逐渐减量，可以预防吻合口瘢痕的形成。对初次肾盂成形手术失败者，可以尝试进行内镜下球囊扩张或内切开术，但成功率不高，仅适用于膜状狭窄或狭窄段比较短的情况。二次或三次 RALP 可以切除瘢痕和狭窄段并精确吻合输尿管，同样具有较好的临床效果，手术成功率超过 80%。

第三节　机器人辅助腹腔镜输尿管狭窄颊黏膜修复术

一、概述

　　输尿管狭窄是较为常见的泌尿外科疾病之一，多为慢性进展性病程，早期可无任何临床症状。随着输尿管狭窄程度的增加，肾积水可逐渐加重，进而导致患侧肾功能的进行性损害。输尿管狭窄可继发于手术损伤、结石嵌顿、炎症刺激、创伤、放疗及输尿管外压迫（如妊娠、盆腔疾病、腹主动脉瘤、腹膜后纤维化等病变），以及目前病因尚不十分明确的特发性狭窄。输尿管狭窄的部位越靠近肾脏，肾功能损害出现得越早，程度也越重，故早期治疗对肾功能的保护尤为重要。输尿管狭窄的治疗原则为及时解除梗阻，通畅尿液引流，保护肾功能。目前，针对输尿管狭窄的手术方式较多，临床上需要综合考虑输尿管狭窄的病因、狭窄段长度、部位、严重程度，患者的身体状况以及具体的医疗条件等，选择合适的治疗方案。

　　过去的十多年，机器人手术系统开创了微创泌尿外科新时代，改变了泌尿外科医生实施复杂性尿路重建手术的模式。机器人辅助腹腔镜技术的优势主要包括手术区域更好的三维可视化，更加精细和稳定的操作，降低了尿路重建性手术的难度，同时减轻术者长时间操作的疲劳感等，并兼具普通腹腔镜手术创伤小、并发症少、恢复快的优点，其效果等同或优于传统的腹腔镜技术。目前已开展的机器人腹腔镜技术可用于多种类型输尿管狭窄的治疗，如机器人辅助腹腔镜肾盂成形术、输尿管狭窄段切除吻合术、输尿管膀胱再植术等，并取得了比较满意的疗效。

对于输尿管中、上段的多发或长段狭窄，机器人辅助腹腔镜下舌黏膜或颊黏膜组织替代修复可降低手术风险，减少并发症并改善预后，避免应用永久性肾造瘘、肠代输尿管和（或）自体肾移植等创伤大且并发症较多的治疗方法，进而提高患者术后的生活质量。

二、适应证

1. 常规适应证

（1）输尿管上段狭窄，单一狭窄段长度大于 4cm。

（2）输尿管中、上段多处狭窄，无法行狭窄段切除端端吻合的患者。

2. 可选择性适应证

（1）输尿管狭窄段长度在 4cm 以下，在术中松解输尿管和（或肾脏）后，可试行无张力吻合术。

（2）输尿管下段狭窄，亦可行输尿管膀胱再植术或膀胱肌瓣卷管法狭窄段修复术等。

（3）输尿管全长缺损，或输尿管狭窄段长度大于 10cm，超过了颊黏膜替代技术的应用范围，可以考虑行肠代输尿管或其他复合术式。

三、术前准备

1. 常规准备 完善血常规、尿常规、凝血功能、感染性疾病筛查、肝肾功能、尿培养及药敏试验等化验，以及心电图、胸片检查和肺功能测定等。专科检查包括静脉肾盂造影、逆行插管输尿管肾盂造影，必要时行 CT 尿路造影或 MRU 等，明确输尿管狭窄的部位和严重程度等。

2. 口腔准备 由于该术式需获取口腔颊黏膜作为替代物，要告知患者提前 3d 使用口腔专用消毒液漱口，每日早、中、晚三餐后各含漱 10mL，5min / 次。对有口腔溃疡或感染的患者，用 1 ：5000 呋喃西林液每日餐后漱口 3~5 次，或者在溃疡处涂搽碘甘油，待溃疡面愈合后方可手术。

3. 物品准备 泌尿外科手术专用器械 1 套，口腔科器械 1 套，全套机器人腹腔镜手术系统，吸引器系统以及其他腹腔镜特殊器械，还包括 Hem-o-lok 血管夹、12mm 和 5mm 普通套管、双 J 管、超滑导丝、4-0 和 3-0 可吸收线缝线、备选可吸收止血纱布等材料。

四、手术步骤（经腹腔入路）

1. 麻醉与体位 静吸复合气管插管全身麻醉，健侧 70°~90° 侧卧位，腋下垫软枕，不需升高腰桥。骶尾部和肩胛部用软垫和支架托起，四肢关节及躯干骨隆突部位以软垫防护。建立 2 条以上静脉输液管道，连接心电、血压和血氧饱和度等监测设备。

2. 气腹的建立、穿刺套管的分布以及机器人操作系统的对接 参见本书第一章第二节"经腹腔入路上尿路手术机器人辅助腹腔镜操作通道的建立"部分的相关内容。我们习惯于 5 孔 2 臂法操作，简述如下（以右侧手术为例）：脐旁 2cm 穿刺气腹针，注入 CO_2 气体 3.0~3.5L/min，气腹压力 12~14mmHg。建立气腹后，经该切口置入 12mm 套管，机器人内窥镜探查腹腔有无肠管等脏器或血管损伤。分别于锁骨中线肋缘下、腋前线髂前上棘内侧距离镜头臂孔 8~10cm 处切开皮肤，摄像头监视下依次置入 8mm 机器人专用套管，为 1 号和 2 号机械臂通道，分别连接单极剪和双极钳。于肋缘下剑突旁置入 5mm 套管，用于助手的牵开暴露。再于耻骨联合上方距镜头臂孔 8cm 处置入 12mm 套管，由助手通过吸引器等器械协助操作。

3. 手术过程（以右侧手术为例）

（1）分离肾脏：辨认腹腔内解剖标志，松解手术区域大网膜或肠管与腹壁的粘连带。沿结肠旁沟外侧打开侧腹膜，使肠管翻向腹部中线，将结肠右曲和十二指肠降部翻向内下方，显露肾脏中下部的前面轮廓和肾门区。见图 4-3-1~ 图 4-3-4。

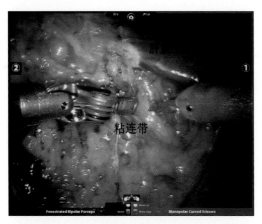

图 4-3-1　游离切断腹腔粘连带（右）

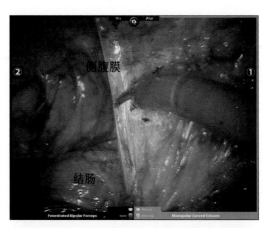

图 4-3-2　切开结肠外侧腹膜（右）

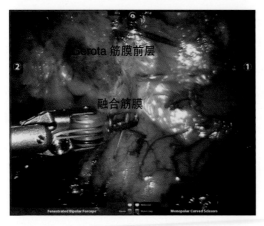

图 4-3-3　在 Gerota 筋膜和结肠融合筋膜之间游离（右）

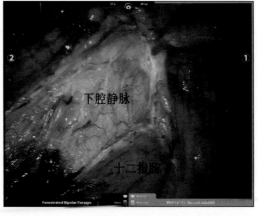

图 4-3-4　在下腔静脉和十二指肠融合筋膜间分离（右）

（2）显露输尿管狭窄段：1 号臂单极剪切开肾下极内侧的 Gerota 筋膜和肾脂肪囊，在其深面定位腰大肌筋膜，钝加锐性分离相结合扩大腰大肌前间隙，识别上段输尿管（为白色管状物），可视及蠕动波通过（图 4-3-5、图 4-3-6）。分离中、上段输尿管，向下至其与髂血管交界处，向上至肾盂输尿管连接部，肾盂一般呈积水扩张状态。有时狭窄段输尿管周围的粘连比较严重，在分离时应注意保护其血运（图4-3-7）。观察输尿管的形态，判断狭窄段的位置、严重程度和可能的病因。如果狭窄段向下延续至输尿管的盆腔段，则继续向尾侧游离，显露整个狭窄段及其远端1~2cm的正常管壁（图4-3-8）。

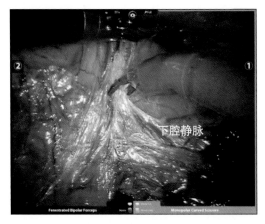

图4-3-5　在肾下极内侧切开 Gerota 筋膜

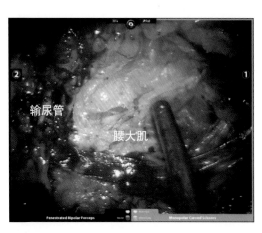

图4-3-6　沿腰大肌平面分离出输尿管上段

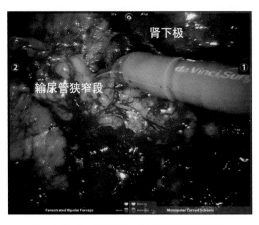

图4-3-7　钝加锐性分离输尿管狭窄段

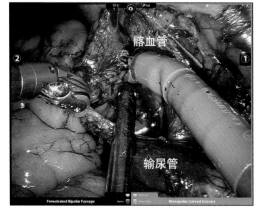

图4-3-8　游离输尿管狭窄段（盆腔段）

（3）裁剪狭窄段输尿管：1号臂单极剪不通电，冷刀模式于狭窄段上方切开输尿管，吸除肾盂内积水，再自上而下纵行劈开输尿管狭窄段前壁，直至越过狭窄远端并剖开正常输尿管管腔1.0~1.5cm（图4-3-9~图4-3-11）。用带刻度的导管或丝线测量输尿管狭窄段的长度。若狭窄段输尿管已完全闭锁，可裁除该段输尿管（图4-3-12），并适度修剪输尿管近、远侧的断端。创面渗血多可自止，对于输尿管切缘的活动性出血可应用2号臂的双极钳适度电凝止血。

（4）裁取颊黏膜：由另外一组医生完成。常规消毒口腔，暴露颊黏膜拟取材区域，用亚甲蓝在颊黏膜标记出拟裁取范围，通常一侧颊黏膜的可裁取最大面积为（5~7）cm×（1~2）cm。

取30mL生理盐水，滴加0.1%肾上腺素0.5mL，抽取其混合液10mL做颊黏膜下注射，然后沿标记线全层切开黏膜，沿黏膜下少血管层面锐性分离，整块切下标记范围内的全厚颊黏膜，放入4℃的无菌生理盐水中浸泡。手术过程中要注意防止损伤腮腺管开口。口腔创面以双极钳电凝止血，

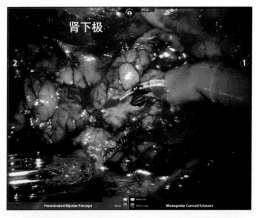

图 4-3-9　剖开狭窄段近侧扩张的输尿管

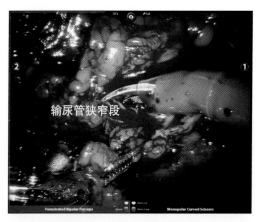

图 4-3-10　劈开输尿管狭窄段

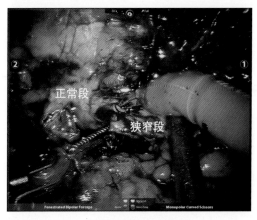

图 4-3-11　剖开输尿管狭窄段至正常段

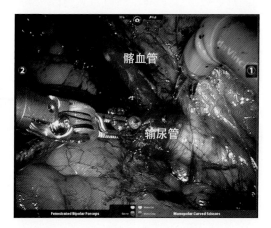

图 4-3-12　离断闭锁的输尿管（盆段）

3-0 可吸收线间断全层缝合颊黏膜切口。适度修剪切取的颊黏膜，标记细颗粒状的非黏膜面，以利于腹腔镜下手术时正确区分。

（5）颊黏膜修复输尿管狭窄段：将修整完毕的颊黏膜通过 12mm 套管送入腹腔，放置于输尿管狭窄段区域。颊黏膜输尿管狭窄修复的技术方法及操作要点如下。

1）补片法修复：预先在导丝引导下留置输尿管内支架管。铺展开颊黏膜片，使光滑的黏膜面朝向管腔，覆盖于剖开的输尿管狭窄段。先将颊黏膜片的上、下两端与输尿管剖开面的最高位、最低位缝合打结，起到定位和牵引作用。连续缝合颊黏膜片的上缘与输尿管的前壁，其后连续缝合颊黏膜片的下缘与输尿管的后壁。见图 4-3-13~ 图 4-3-20。该方法适合于输尿管狭窄处剖开后的后壁完整但前壁缺损较多的患者。

2）卷管法修复：适合于输尿管狭窄段完全闭塞的病例。将颊黏膜的光滑面朝上放置于输尿管近、远侧的断缘之间，取 4-0 可吸收线，分别将颊黏膜片的上、下端与输尿管的近、远侧断端间断缝合，输尿管内置入 F5 内支架管。以双 J 管为支撑物，连续缝合颊黏膜片的内、外侧边缘，使之呈管状包裹支架管，无张力状态下修复输尿管缺损。见图 4-3-21~ 图4-3-26。

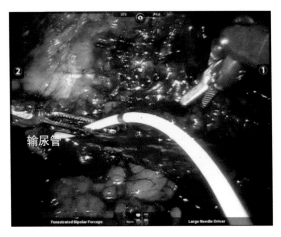

图 4-3-13　预置双 J 管于输尿管内

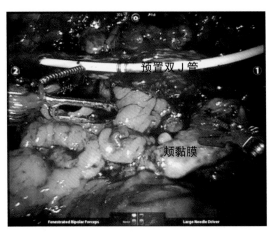

图 4-3-14　预裁取的颊黏膜送入术野

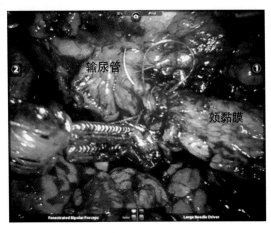

图 4-3-15　颊黏膜瓣与输尿管最低位缝合

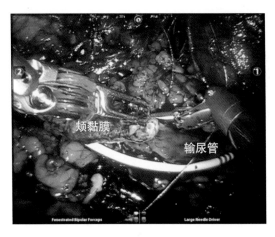

图 4-3-16　颊黏膜瓣与输尿管上端缝合

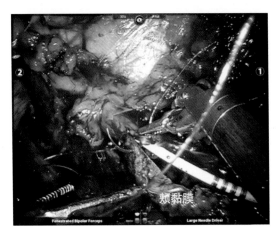

图 4-3-17　连续缝合颊黏膜和输尿管外侧壁

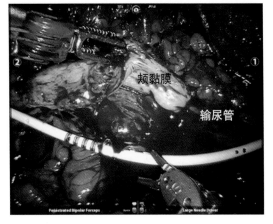

图 4-3-18　颊黏膜和输尿管外侧壁吻合完毕

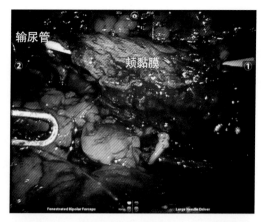

图 4-3-19　连续缝合颊黏膜和输尿管内侧壁

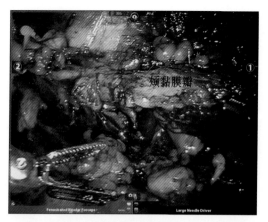

图 4-3-20　颊黏膜瓣和输尿管内侧壁吻合完毕

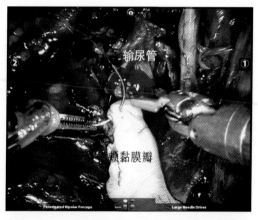

图 4-3-21　颊黏膜瓣下端和输尿管远侧断面缝合

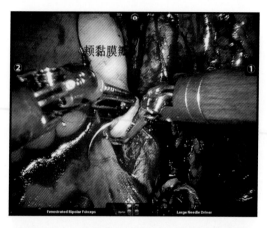

图 4-3-22　颊黏膜上端和输尿管近侧断面缝合

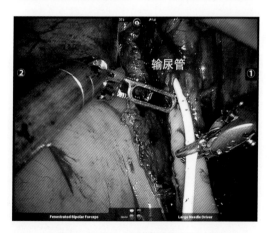

图 4-3-23　留置输尿管内双 J 管

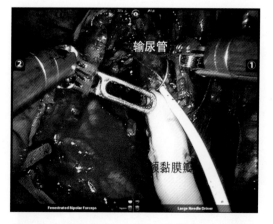

图 4-3-24　沿双 J 管由远至近连续缝合颊黏膜片

（6）输尿管腹膜后化：将附近的大网膜组织无张力拉拢至颊黏膜修复区输尿管的外侧，完全覆盖创面并与周边的腰大肌筋膜等组织间断缝合固定，以保护创面并增加颊黏膜的血供。若大网膜组织不足或张力过大，可将结肠复位覆盖颊黏膜修复区，间断缝合肠脂垂与周围筋膜组织，防止滑脱。无张力缝合残留的侧腹膜，使输尿管腹膜后化。见图 4-3-27~ 图 4-3-30。

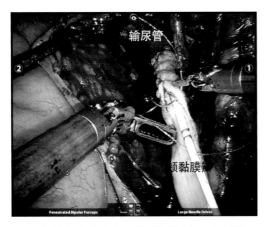

图 4-3-25　缝合颊黏膜两缘使之呈管状通道

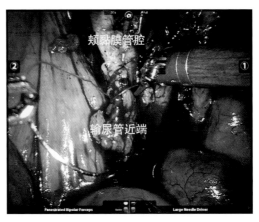

图 4-3-26　颊黏膜管状修复完毕

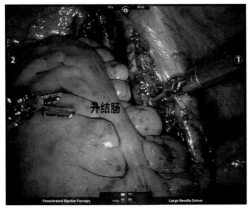

图 4-3-27　升结肠复位覆盖输尿管修复区

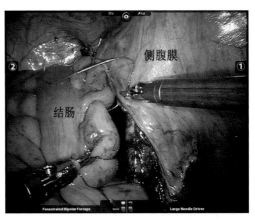

图 4-3-28　关闭侧腹膜

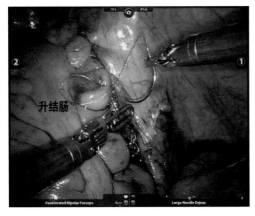

图 4-3-29　缝合结肠肠脂垂和侧腹膜切口

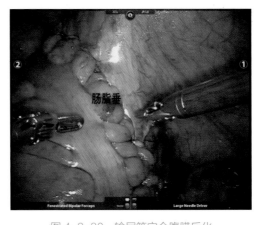

图 4-3-30　输尿管完全腹膜后化

（7）结束手术：用生理盐水冲洗术野，创面彻底止血。腹腔内留置橡胶引流管一根，从侧腹壁引出固定。清点物品，直视下退出各个腹壁套管和腹腔镜窥镜，移开手术机器人系统。逐一关闭切口，以无菌敷料包扎。

五、术后处理

（1）常规预防性应用抗菌药物，防止泌尿生殖道、腹腔及切口感染，及时复查血、尿常规。

（2）早期下床活动，尽早开始进流质饮食，逐渐过渡至普通饮食。

（3）腹腔引流管留置 3~5d，若连续 24h 引流液 ≤ 20mL，可拔除引流管。

（4）术后 5~7d 拔除导尿管。

（5）术后 6~8 周经膀胱镜拔除输尿管内支架管。

（6）出院后随访，观察腰痛和肾积水等症状、体征是否消退或减轻。定期复查泌尿系超声和 IVP，以了解患侧肾功能变化以及尿液排泄是否通畅。

六、技术现状

输尿管中、上段长段狭窄的治疗十分困难，前期用到的治疗方法包括肠代输尿管和自体肾移植术等，前者易出现电解质紊乱、肠梗阻、反复尿路感染等并发症，后者的手术复杂、风险高且大血管相关并发症多，因此这两种方法均有比较大的局限性，效果常不能令人满意。文献报道，口腔颊黏膜替代法治疗输尿管狭窄的疗效较好，其适应证为输尿管中、上段的长段狭窄，在狭窄段切除后无法实行端端吻合术，尤其适用于那些可能需要肠代输尿管或接受自体肾移植等复杂手术的患者。

颊黏膜取材更容易，创口愈合快，术后的取材相关并发症发生率低于舌黏膜，因此被较多地应用于尿路狭窄或缺损的重建手术。颊黏膜之所以能成为输尿管狭窄段的替代材料，主要是因为颊黏膜具有上皮层厚而无角化，且固有层高度血管化等解剖特点，具有易存活、无排异、无代谢紊乱等多种优点。

机器人辅助腹腔镜技术具有创伤小、放大倍数高、三维视野、缝合流畅、操作精准等优势，近年来开始应用于输尿管狭窄的修复成形术中，并取得了与开放手术相似的临床疗效。我们总结机器人辅助腹腔镜下颊黏膜替代法输尿管长段狭窄修复术的技术要点为：根据输尿管狭窄段病变的长度和严重程度，合理选择卷管法或补片法进行颊黏膜修复成形术，采用无张力精细吻合技术，保证颊黏膜补片或颊黏膜卷管顺畅无扭转。术毕要拉拢附近易得的大网膜、肠脂垂或肾脂肪囊等血运丰富的组织，转移覆盖或包裹颊黏膜修补区域，以保障颊黏膜组织血供，并促进侧支循环的生成，防止输尿管颊黏膜移植区域缺血坏死，降低输尿管狭窄和（或）尿漏等并发症的发生率。

（陶金，王声政，范雅峰，任选义，张雪培）

【主编按】对于多发或长段输尿管狭窄，自体移植物替代是一种可选择的术式，可以保护肾功能，提高术后生活质量。颊黏膜容易取材，创面愈合快，近年来被较多地应用于输尿管狭窄或缺损的修复重建。机器人辅助腹腔镜颊黏膜输尿管长段狭窄修复术创伤小、操作灵活、缝合精细，经腹腔入路手术还方便转移附近的大网膜、肠脂垂等组织覆盖手术区域，进而保障移植物的组织血供，以减少术后输尿管缺血性狭窄等并发症的发生。

第四节　机器人辅助腹腔镜输尿管膀胱再植术

一、适应证与禁忌证

1.适应证

（1）原发性膀胱输尿管连接部梗阻（vesicoureteral junction obstruction，UVJO），管腔重度狭窄，影响患侧肾功能。

（2）继发性输尿管下段狭窄或闭锁，包括非医源性（创伤性、炎症性或结核性）和医源性（多由泌尿内镜手术或妇产科盆腔手术引起），梗阻段长度≤4cm。

（3）膀胱输尿管反流（vesicoureteric reflux，VUR），合并中至重度输尿管扩张和肾积水、反复发作的泌尿系感染、肾功能不全等。

（4）输尿管膨出（ureterocele）经尿道腔内手术后，合并膀胱输尿管反流。

（5）其他病变，包括输尿管异位开口且引流侧的肾功能良好、输尿管阴道瘘、输尿管下段结石经其他治疗失败者等。

2.禁忌证

（1）输尿管末端肿瘤、膀胱侧壁或三角区肿瘤侵犯输尿管开口引起的输尿管下段狭窄。

（2）神经源性膀胱功能障碍。

（3）膀胱容量过小，如膀胱结核、妇科肿瘤压迫输尿管且有盆腔放疗史等。

（4）急性尿路感染未控制。

（5）其他，如重要脏器功能不全难以接受全麻和手术，或难以纠正的凝血功能障碍。

二、术前准备

　　常规实验室检查包括血常规、凝血功能、尿常规、肝肾功能、电解质、血糖、尿液细菌培养及药敏试验、心电图、胸部X线片等。专科检查包括腹部和泌尿系超声、静脉肾盂造影（IVP）和（或）输尿管插管逆行肾盂造影。必要时腹盆腔螺旋CT平扫和增强检查，了解有无输尿管外压性病变，若患者对造影剂过敏或为高龄老人、小儿等，可以选择磁共振水成像。术前明确诊断输尿管下段梗阻的部位、严重程度及其狭窄段长度。膀胱镜可了解膀胱容量以及下尿路黏膜情况，尿流动力学检查适用于伴有排尿功能异常或膀胱输尿管反流的患者。术前按常规准备清洁肠道，禁食水6h，切皮前0.5h预防性应用抗菌药物。

三、手术步骤

　　1.麻醉与体位　静吸复合气管插管全身麻醉，取仰卧15°~20° 头低脚高体位，患侧臀部稍垫高。以软垫保护躯干和四肢关节骨隆突等易受压部位。留置导尿管，术区常规消毒、铺巾。

2.气腹的建立、穿刺套管的分布以及机器人操作系统的对接　参见本书第一章第二节"经腹腔入路下尿路手术机器人辅助腹腔镜操作通道的建立"部分。套管位置可根据患者体型、手术侧别、病变类型和术者习惯加以调整，套管穿刺时要防止损伤腹壁血管和肠管等腹腔脏器。

3.手术过程

（1）腹腔镜探查：腹腔镜下辨认骨盆入口、结肠、小肠、髂血管、子宫及其附件（女性）、膀胱等解剖学标志，分离影响手术区操作的肠管或大网膜与腹、盆壁之间的粘连带，尤其是在左侧手术时需要充分游离乙状结肠与盆侧壁的粘连。见图 4-4-1~ 图 4-4-4。

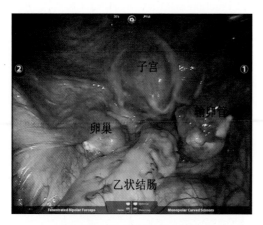

图 4-4-1　盆腔探查（女性）

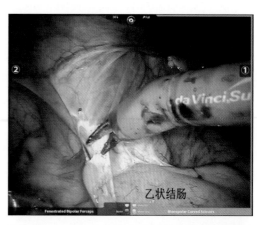

图 4-4-2　剪开乙状结肠与盆侧壁粘连带（女性）

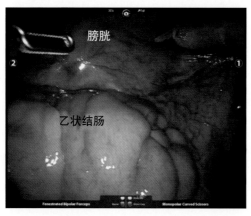

图 4-4-3　盆腔探查（男性）

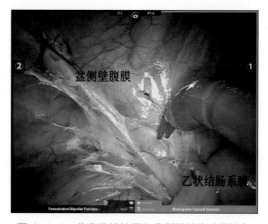

图 4-4-4　分离乙状结肠和盆侧壁粘连（男性）

（2）游离输尿管盆腔段：1 号臂单极剪沿髂外动脉搏动处剪开侧腹膜，斜行向下扩大切口，适当分离后即可见到跨越髂血管的输尿管，其管腔多呈明显扩张状态，有时可视及蠕动波通过。2 号臂分离钳夹持输尿管表面筋膜并沿其向盆腔走行的方向钝加锐性分离，直至输尿管末端和膀胱底部侧壁的交界处，充分显露病变的狭窄段。分离输尿管时要注意保留完整的外膜及其表面少量脂肪组织，防止损伤动脉血供，以免术后因缺血性坏死而引起尿漏和继发性狭窄等并发症。靠近膀胱壁以 2 枚 Hem-o-lok 血管夹夹闭输尿管末端并居中剪断，其后上提输尿管断端向近侧游离至越过髂血管，足够长度的输尿管可以保证后续缝合的无张力。切除狭窄段病变，根据输尿管管腔的直径和形态予以适度裁剪，使输尿管末端断面呈斜坡状。若空虚状态下的输尿管直径在 1.5cm 以上，需要纵向斜行裁除一部分管壁，并应用细的可吸收线缝合成形，以利于在输尿管膀胱再植时的黏膜下包埋，并建立确切的抗反流结构。男性输尿管盆腔段的游离和裁剪见图 4-4-5~ 图 4-4-8。

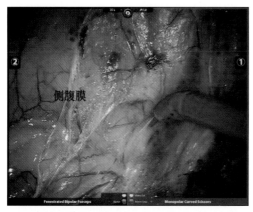

图 4-4-5　剪开盆侧壁腹膜层（左）

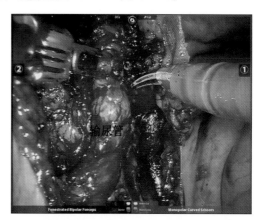

图 4-4-6　游离盆腔段输尿管（左）

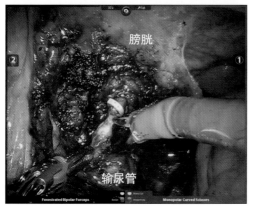

图 4-4-7　夹闭、剪断输尿管末端

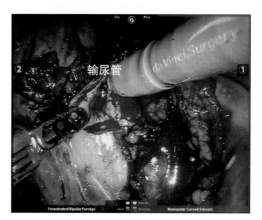

图 4-4-8　裁剪输尿管末端

　　对于有生育要求的女性，需要在卵巢固有韧带的外侧打开侧腹膜寻找输尿管，以保护输卵管和卵巢的血运。其后，沿输尿管盆腔段的走行向下游离至近膀胱处，靠近膀胱壁用 Hem-o-lok 血管夹夹闭后离断，并适度裁剪输尿管末端。其后在子宫圆韧带的下方剪开盆底腹膜，将输尿管的断端经此切口提出，待再植于膀胱侧后壁。女性输尿管盆腔段的游离和裁剪见图 4-4-9~ 图 4-4-14。

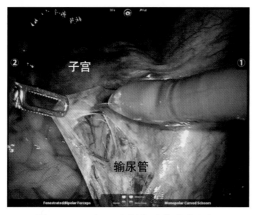

图 4-4-9　切开右侧盆壁腹膜（女）

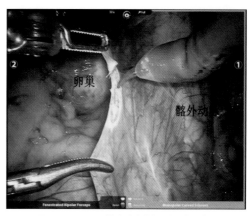

图 4-4-10　游离右侧输尿管（女）

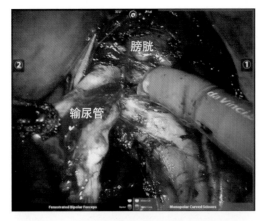

图 4-4-11　游离右输尿管至与膀胱连接处（女）

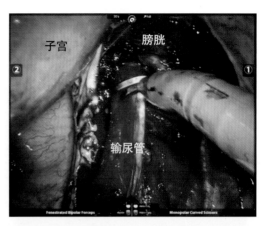

图 4-4-12　夹闭右侧输尿管末端并剪断（女）

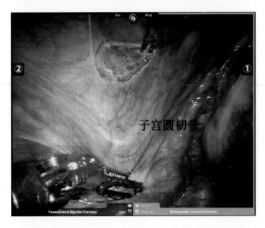

图 4-4-13　在子宫圆韧带下方剪开盆底腹膜（女）

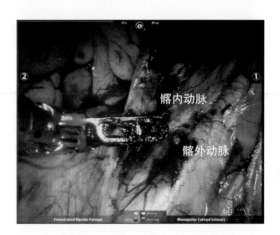

图 4-4-14　输尿管游离后创面止血

（3）膀胱壁切口：经尿管注入无菌生理盐水 300mL 充盈膀胱，电剪切开膀胱侧后壁表面的盆底腹膜 3.0~4.0cm，锐性分离膀胱壁浆肌层至黏膜下层，其后向两侧潜行游离使膀胱黏膜膨出（图 4-4-15~ 图 4-4-17）。于膀胱壁切口黏膜层的顶部切开 0.5~0.8cm，吸净膀胱内液体（图 4-4-18）。

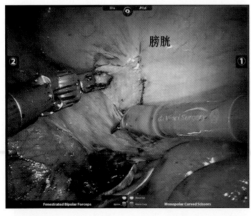

图 4-4-15　剪开膀胱侧后壁腹膜（左）

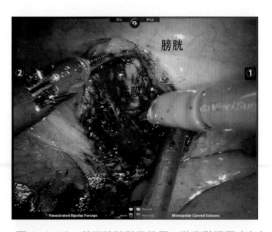

图 4-4-16　剪开膀胱壁浆肌层，游离黏膜层（左）

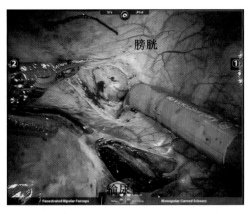

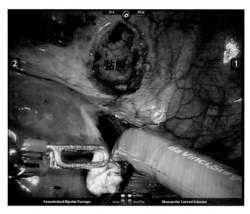

图 4-4-17　切开膀胱侧后壁分离黏膜层（右）　　　图 4-4-18　在膀胱侧后壁黏膜顶部切口（右）

（4）输尿管膀胱吻合：取 4-0 可吸收倒刺线，从 12 点处开始缝合。第 1 针外进内出全层穿过输尿管切口最低位，经膀胱切口顶部的全层自内而外穿出后打结，缝线暂不剪除。第 2 针缝合 6 点处，全层缝合输尿管斜断面顶部和膀胱壁黏膜切口的最低位并打结，然后自下而上连续缝合膀胱壁切口的黏膜层和输尿管断面的内侧壁（左）或外侧壁（右）。留置 F5 双 J 管于输尿管内，远端盘旋于膀胱内，近端向头侧输送达肾盂。其后，自下而上连续缝合膀胱黏膜切口和输尿管末端断面的外侧壁（左）或内侧壁（右）。最后，间断缝合膀胱壁切口的浆肌层 3~5 针，将输尿管末端包埋于膀胱浆肌层的下方，形成足够长度的黏膜下隧道，以抵抗膀胱内尿液反流的发生。黏膜下隧道法输尿管膀胱再植的操作过程见图 4-4-19~ 图 4-4-36。

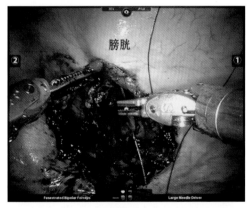

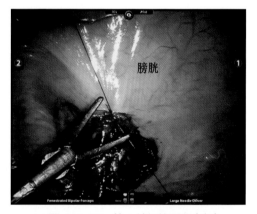

图 4-4-19　输尿管膀胱全层缝合第 1 针（左）　　　图 4-4-20　第 1 针打结固定（左）

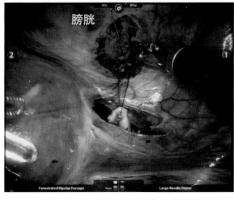

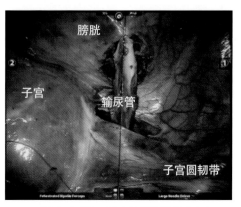

图 4-4-21　输尿管膀胱全层缝合第 1 针（右）　　　图 4-4-22　第 1 针打结固定（右）

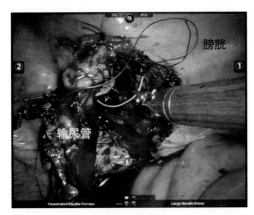

图 4-4-23　输尿管膀胱黏膜层缝合第 2 针（左）

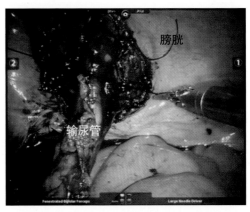

图 4-4-24　第 2 针打结固定（左）

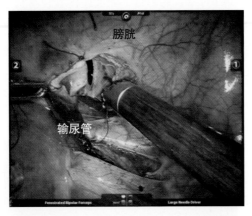

图 4-4-25　输尿管膀胱黏膜层缝合第 2 针（右）

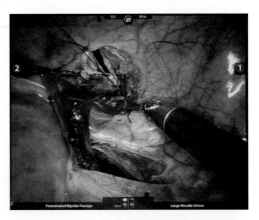

图 4-4-26　第 2 针打结固定（右）

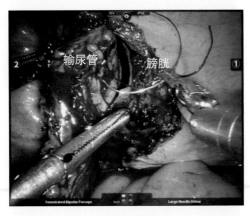

图 4-4-27　连续缝合输尿管膀胱切口内侧壁（左）

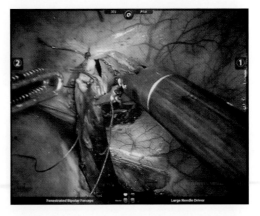

图 4-4-28　连续缝合输尿管膀胱切口外侧壁（右）

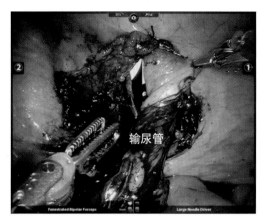

图 4-4-29　留置输尿管内支架管（左）

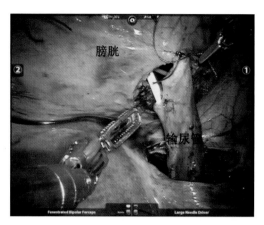

图 4-4-30　留置输尿管内支架管（右）

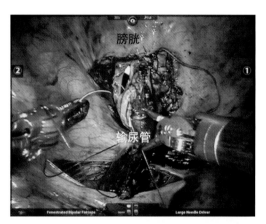

图 4-4-31　连续缝合输尿管膀胱切口外侧壁（左）

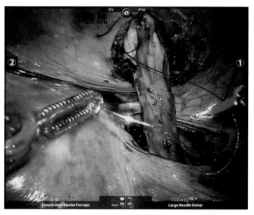

图 4-4-32　连续缝合输尿管膀胱切口内侧壁（右）

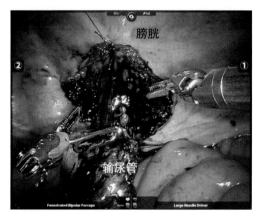

图 4-4-33　输尿管膀胱黏膜层吻合完毕（左）

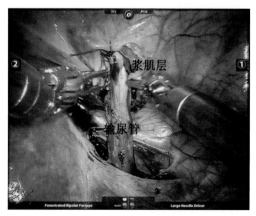

图 4-4-34　输尿管膀胱黏膜层吻合完毕（右）

185

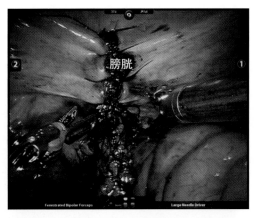
图 4-4-35　浆肌层包埋形成黏膜下隧道（左）

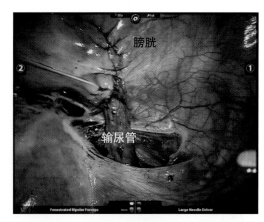
图 4-4-36　浆肌层包埋形成黏膜下隧道（右）

输尿管膀胱缝合时要防止输尿管旋转或扭曲，吻合口的针距均匀对称。吻合完毕，可向膀胱内注水 200~300mL，检查有无渗漏，必要时间断加针缝合。

（5）结束手术：用 4-0 可吸收倒刺线连续缝合关闭盆底腹膜层，关闭沿输尿管盆腔段走向切开的侧腹膜，使输尿管及其与膀胱的吻合口恢复为腹膜后化状态（图 4-4-37、图 4-4-38）。留置橡胶或硅胶引流管于盆腔底部的最低位，从侧腹壁的套管孔引出（图 4-4-39、图 4-4-40）。

清点手术物品，直视下去除腹壁套管后退镜，移开手术机器人系统，逐一缝合腹壁切口。

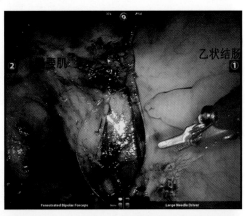
图 4-4-37　关闭盆壁腹膜使输尿管腹膜后化（左）

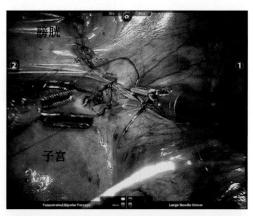
图 4-4-38　关闭盆壁腹膜使输尿管腹膜后化（右）

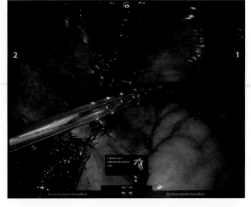
图 4-4-39　留置引流管至盆腔最低位（男）

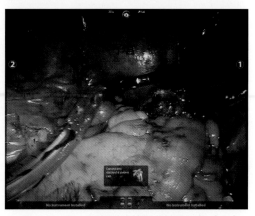
图 4-4-40　留置引流管至盆腔最低位（女）

四、术后处理

（1）常规预防性应用抗菌药物。

（2）一般在术后3~5d，24h腹腔引流液≤20mL，复查彩超无明显盆腔积液时，可拔除盆腔引流管。

（3）术后1周左右拔除导尿管。

（4）术后6~8周在膀胱镜下拔除输尿管内双J管，观察并记录输尿管膀胱吻合口形态等。

（5）门诊随诊。治疗成功的标准为症状消失，肾积水减轻，肾功能好转或稳定在一定水平，超声、IVP或利尿肾图显示排空正常。拔除输尿管支架管后2~4周行超声或利尿肾图检查，以后每间隔3、6、12个月查超声1次。术后3~6个月查IVP，了解肾功能以及有无吻合口狭窄和（或）膀胱输尿管反流征象。术后6个月膀胱镜检查，了解输尿管膀胱吻合口的形态和喷尿情况。利尿肾图作为一种无创检查，可了解分侧肾功能。随访时间从拔除内支架管后开始计算，主要依据患者的主观症状及超声等的检查结果来了解病情变化，至随访期间发现治疗失败为止。

五、并发症及其防治

腹腔入路机器人辅助腹腔镜输尿管膀胱再植手术后的并发症包括出血、感染、尿漏等。腹部CT平扫可在早期发现术区渗血、肠道损伤、尿性囊肿或输尿管扩张及梗阻等的征象，CT增强扫描可发现尿液外渗和尿性囊肿，同时了解引流管的位置。

1. 出血　术中出血一般可及时发现，通常在增加气腹压力后行腔镜下处理，大多不需要中转开放。术后出血多与术中止血不彻底有关，或闭合的小血管重新开放所致；创面渗血多表现为腹腔引流管的引流量增多，超声提示腹、盆腔有积液或血肿形成。术后大出血虽少见，可一旦出现血红蛋白进行性下降的征象，要通畅引流，快速补液，并及时复查血常规，严密观察血红蛋白变化，必要时成分输血或手术探查止血。鉴于输尿管的走行与髂血管关系密切，为预防大出血，术中一般不需打开髂外动、静脉的血管鞘，以免误伤大血管。

2. 尿漏或尿外渗　尿外渗通常与输尿管膀胱吻合技术欠佳有关，或者是因为输尿管末段缺血、感染等因素引起吻合口愈合不良所致。当术后出现可疑漏尿时，首先要保证盆腔引流管和尿管通畅，并了解输尿管内双J管的位置有无异常。如盆腔引流量持续较多，则及时化验引流液的肌酐浓度，并和淋巴漏等并发症相鉴别。治疗尿漏时，患者可取斜坡卧位使渗出的尿液积聚于盆腔，保持引流管通畅，并使膀胱处于持续低压状态，同时积极防治腹腔和盆腔感染，适度延迟拔尿管时间。尿漏现象常在数天内逐渐减少至消失。如CT扫描提示尿性囊肿已形成，可视情况行囊肿穿刺引流。

由于机器人腹腔镜手术缺乏触觉和力反馈系统，术中吻合口的张力大小需要术者通过视觉和经验来判断。尿漏的发生常与吻合口张力过大有关，切忌在张力较大的情况下强行缝合。遵循无张力吻合的原则在输尿管膀胱再植的过程中至关重要，以免术后继发性吻合口梗阻和尿漏，导致手术效果不佳甚至二次手术。

3. 吻合口狭窄　输尿管膀胱吻合口狭窄的原因包括缝合技术不良、输尿管扭曲成角、管壁缺血坏死或炎性瘢痕增生等，可表现为术后患侧腰痛、肾积水加重或肾功能进行性损害。预防吻合口狭窄的关键在于术中保护好输尿管血运，合理设计膀胱侧后壁切口的位置和黏膜下隧道长度，建立黏膜下隧道时，要避免浆肌层最后一针缝线对输尿管的卡压。术后一旦出现吻合口狭窄的临床表现，需要动态观察，随着局部瘢痕组织的软化，其症状或可缓解。若腰痛、肾积水等症状进行性加重，可重新留置输尿管内双 J 管支撑引流，必要时行输尿管球囊扩张或内镜下狭窄段切开术，严重者需二次手术切除输尿管病变段。

4. 腹腔感染　腹腔感染多与尿外渗和腹腔的尿液污染有关，有时因腹腔内淤血处理不及时引起。治疗上可给予敏感抗菌药物应用、通畅引流、加强营养支持等，顽固性尿外渗者可早期行肾造瘘术。

5. 膀胱输尿管反流　膀胱输尿管反流与新建吻合口缺乏有效的抗反流结构有关，严重者需要考虑重建膀胱黏膜下隧道。一般而言，黏膜下隧道的长度为所裁取的输尿管下段内径的 3 倍以上，可获满意效果。此外，再造的输尿管膀胱乳头也可以有效防止膀胱输尿管反流。

6. 输尿管内支架管移位　输尿管内双 J 管移位可能引起上尿路梗阻或吻合口渗漏，有时伴发患侧腰部疼痛和酸胀不适。腹部 X 线平片可了解支架管位置，一旦发现双 J 管移位，大多通过基本的腔内操作技术加以调整后，症状即可缓解。

六、技术现状

机器人辅助腹腔镜手术在提供视野深度和缝合、裁剪等精细操作方面的优势明显。当输尿管下段狭窄段病变长度较短时，机器人辅助腹腔镜输尿管膀胱再植术是一个操作相对简单、围手术期并发症比较少的机器人手术。输尿管下段梗阻的位置如果较高，在切除狭窄段以后会出现输尿管膀胱吻合口张力过大的情况，相关并发症的发生率相应增加。当术中发现吻合口张力较大时，可根据患者具体情况和术者经验，采用相应的补救措施，包括游离足够长度的盆腔段输尿管并尽量保留其血运，或合理运用膀胱壁肌瓣和腰肌悬吊等技术。腰肌悬吊技术相对易于做到，且对膀胱结构影响较小，并发症较少。与肠代输尿管等更为复杂的技术相比，膀胱壁肌瓣和腰肌悬吊手术后的尿路感染、电解质紊乱等并发症的发生率要低得多。

（陶金，董彪，范雅峰，任选义，张雪培）

第五节　机器人辅助腹腔镜阑尾补片输尿管狭窄修复术

一、概述

随着内镜手术的发展，医源性损伤所致输尿管狭窄逐渐增多。对于长度小、程度轻的输尿管狭窄，可首先尝试输尿管镜下球囊扩张或内切开等治疗手段，但成功率难以保证且可能成为再次损伤的因素。对于复杂的长段输尿管损伤，临床上可根据受损部位选择肾盂成形术、输尿管端端吻合术、输尿管膀胱再植术（联合膀胱瓣或膀胱腰肌悬吊等术式）以及自体肾移植术等手术方式。除此之外，自体组织替代输尿管也是重要的修复手段，常用的替代物包括肠管、口腔黏膜、阑尾。1912年，国外学者首次报道使用阑尾替代输尿管，手术方式包括端端吻合技术和阑尾补片技术，目前应用最多的是补片式技术。阑尾作为一种自体材料，目前越来越多地用于输尿管狭窄的修复中，且取得了较为满意的修复效果。阑尾补片输尿管成形术（appendiceal onlay flap ureteroplasty）可在腹腔镜或机器人辅助腹腔镜下完成。传统腹腔镜器械对于组织的快速游离有一定优势，且除视觉外还可利用触觉反馈判断组织性质，但是对于此类修复手术，机器人拥有放大的三维视野以及于狭小空间内精细缝合的优势。

二、适应证与禁忌证

1. 适应证

（1）较明确的输尿管损伤史，存在上尿路梗阻临床症状（腰痛、继发感染、结石等）及肾功能受损表现，影像学检查明确的成人右侧输尿管中上段狭窄（长度一般在 2~6cm）。

（2）狭窄部位或长度不适合行输尿管镜下内切开或球囊扩张、输尿管端端吻合术、输尿管膀胱再植术，或前述治疗方法失败。

（3）已行双 J 管置入，但效果不佳或因并发症难以长期维持。

（4）患侧肾功能尚可，具有保肾价值。

2. 禁忌证

（1）心肺基础疾病失代偿，严重出血倾向疾病等麻醉或手术禁忌证。

（2）控制不佳的泌尿系感染。

（3）既往有阑尾炎、阑尾肿瘤等阑尾病变或阑尾已被切除。

（4）无手术备选方案（如无法使用口腔黏膜或肠管等情况），不可贸然尝试使用阑尾，因为是否选择阑尾常需术中探查阑尾长度和质量而定。

三、术前准备

1. 常规准备　血、尿常规，肝肾功能和电解质测定，凝血功能，胸部 X 线片，心电图等。

2. 专科准备　建议术前行肾造瘘，待患侧肾功能稳定后再实施后续检查及治疗；完善影像学检查（如顺行及逆行造影检查、CTU 等），定位输尿管狭窄部位及长度；控制已存在的上尿路感染，入院后常规尿培养检查；检查造瘘管并连接三通以备术中注水用；术前留置导尿管。

3. 肠道准备　由于该术式需获取阑尾组织作为替代物，术前 1d 开始进流质饮食并服用泻药清理肠道，术前 12h 禁食水。

4. 物品准备　泌尿外科手术专用器械 1 套，全套机器人腹腔镜手术系统，吸引器系统以及其他腹腔镜特殊器械，还包括 Hem-o-lok 血管夹，12mm、8mm 和 5mm 套管，双 J 管及超滑导丝，4-0

和 3-0 可吸收缝线等材料。

四、手术步骤

1. 麻醉与体位 静吸复合气管插管全身麻醉，左侧卧位，右侧垫高 45°~60°，建立 2 条以上静脉输液管道，连接心电图、血压和血氧饱和度监测设备等。

2. 气腹的建立、穿刺套管的分布以及机器人操作系统的对接 可参考本书第一章第二节"经腹腔入路上尿路手术机器人辅助腹腔镜操作通道的建立"部分的相关内容。我们习惯使用第 3 机械臂辅助的技术，建立通道的方法简述如下：常规消毒铺巾，取右锁骨中线肋缘下 1cm 小切口，切开腹壁各层，置入气腹针，建立气腹，注气压力至 14mmHg，并在此点置入一个 8mm 套管；脐旁 3cm 穿刺 12mm 套管，引入机器人腹腔镜，对腹腔进行观察；监视下分别于肋缘下锁骨中线、腋前线肋缘下以及右下腹置入 3 个机器人套管，引入机器人机械臂。

3. 手术过程

（1）显露术区：辨认腹腔内解剖标志，松解手术区域的粘连带，纵行切开右结肠旁沟外的侧腹膜，游离升结肠，使肠管翻向腹部中线。探查阑尾。打开肾下极内侧的筋膜，识别输尿管（白色、蠕动的管状物为正常输尿管组织）。见图 4-5-1~ 图 4-5-4。

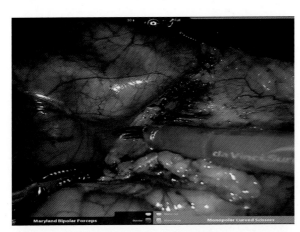

图 4-5-1　游离升结肠

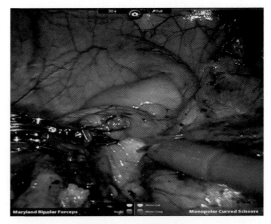

图 4-5-2　探查阑尾

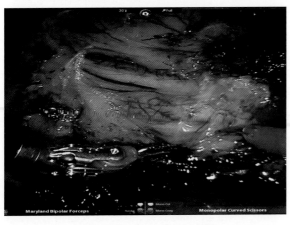

图 4-5-3　打开 Gerota 筋膜

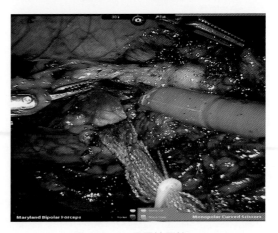

图 4-5-4　显露输尿管

（2）处理病变输尿管：使用 4-0 可吸收线缝合，固定输尿管病变远端，防止输尿管回缩。输尿管狭窄常与周围组织粘连，难以鉴别。可通过以下几种方法确定狭窄段位置及长度：①根据术前造影估计长度；②术中从肾造瘘注入 20mL 生理盐水，可使狭窄段上方的输尿管扩张；③静脉注射或肾造瘘管内注入吲哚菁绿（ICG），使用近红外荧光成像观察正常输尿管灌注，以确定狭窄段范围。见图 4-5-5、图 4-5-6。

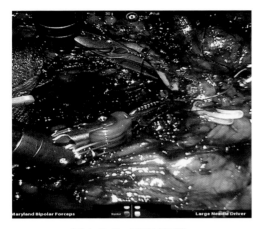

图 4-5-5　固定输尿管

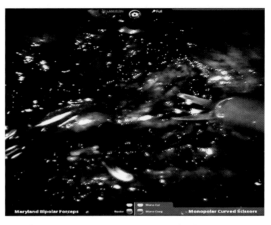

图 4-5-6　吲哚菁绿荧光成像

识别输尿管狭窄段后，继续向两端游离输尿管，显露整个狭窄段和 1~2cm 正常管壁。自上而下纵行切开输尿管，直至越过狭窄远端并剖开正常输尿管管腔 1.0~1.5cm。对于管腔无完全闭锁的狭窄段，用剪刀适当剔除周围瘢痕组织；对于管腔完全闭锁、周围瘢痕较重的狭窄段，需切除狭窄病变，适度修剪输尿管两断端后行输尿管后壁重建（注意在完全切断后壁之前，应在张力适中的情况下拉紧两断端并缝合一针，避免断端收缩），完成后壁重建后，从输尿管断端插入双 J 管。用带刻度的导管测量输尿管狭窄段的长度。见图 4-5-7~ 图 4-5-12。

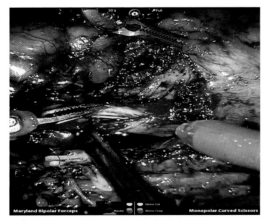

图 4-5-7　腹侧纵行切开输尿管

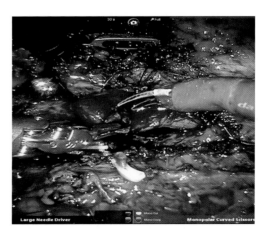

图 4-5-8　完整切除病变输尿管

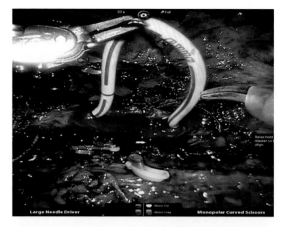

图 4-5-9　拔除术前留置的双 J 管

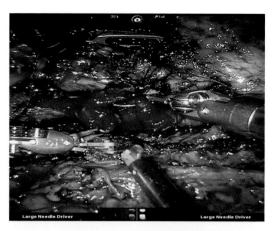

图 4-5-10　缝合输尿管后壁

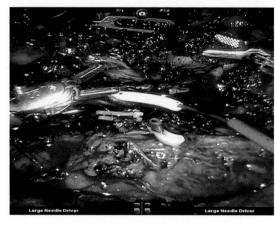

图 4-5-11　插入双 J 管

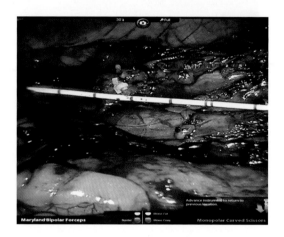

图 4-5-12　准确测量病变长度

（3）制备阑尾补片：观察阑尾形态，在阑尾根部施放两枚 Hem-o-lok 血管夹后离断，保留阑尾系膜。将阑尾牵拉至输尿管断端，剪除阑尾两断端，获取所需长度的阑尾。将阑尾沿对系膜缘纵行剖开，获得阑尾补片。见图 4-5-13～图 4-5-18。

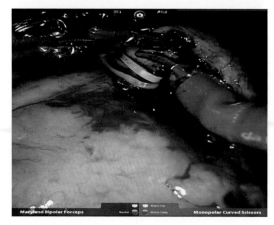

图 4-5-13　沿根部切断阑尾

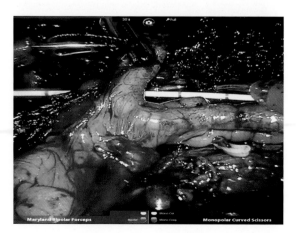

图 4-5-14　比较阑尾长度

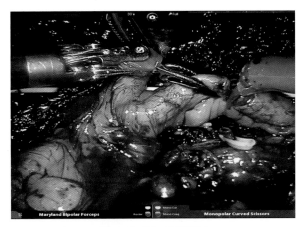

图 4-5-15　截取阑尾

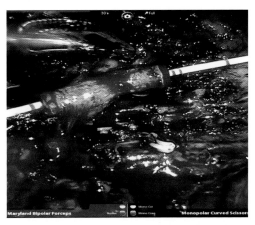

图 4-5-16　获得合适长度的阑尾

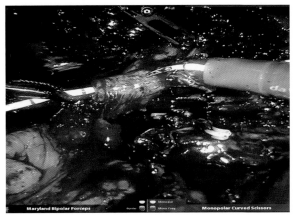

图 4-5-17　纵行剖开阑尾

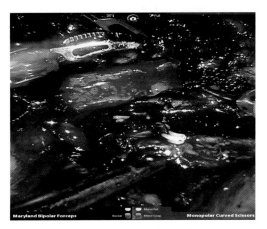

图 4-5-18　处理完毕的阑尾补片

（4）吻合阑尾补片：将阑尾补片覆盖于剖开的输尿管管腔上方，使光滑的黏膜面朝向管腔，使用 4-0 可吸收线无张力吻合。首先吻合输尿管剖开面下极，缝合并打结，起到定位与牵引作用，随后连续缝合吻合补片与输尿管前壁。见图 4-5-19、图 4-5-20。

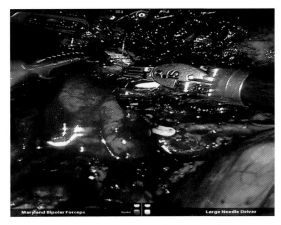

图 4-5-19　吻合输尿管剖开面下极

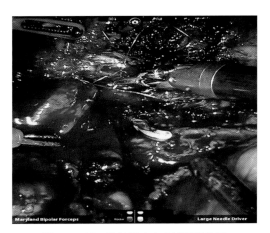

图 4-5-20　连续缝合吻合输尿管前壁

（5）大网膜包绕吻合区域：将附近的大网膜组织从阑尾系膜下方无张力拉拢至阑尾补片修复区输尿管的外侧，完全覆盖创面，与周边的腰大肌筋膜等组织间断缝合固定。随后将结肠复位，间断缝合肠脂垂与周围筋膜组织。见图 4-5-21、图 4-5-22。

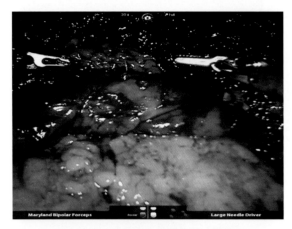
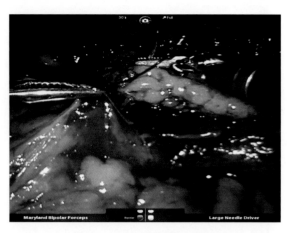

图 4-5-21　大网膜从阑尾系膜下方穿过　　　　　　图 4-5-22　结肠复位、缝合

（6）结束手术：用生理盐水冲洗术野，创面彻底止血。腹腔内留置引流管一根，从侧腹壁引出固定。清点物品，直视下退出各个腹壁套管和腹腔镜窥镜，移开手术机器人系统，逐一关闭切口。

五、术后处理

术后患者留置 3~4 种管路，包括双 J 管、导尿管、肾造瘘管（术前已行肾造瘘者则继续保留，否则无需留置）和腹腔引流管。可根据以下几方面指导患者术后恢复及随访安排。

（1）患者一般状态允许下，鼓励其及早下床活动，循序渐进恢复饮食。

（2）术后保证足够热量供应，饮食不佳者注意补液，术后 3d 常规静脉使用抗菌药物，有感染征象或存在高危因素者可酌情加强应用。

（3）无特殊情况，尿管可保留 1~2 周，尤其对于吻合口比较靠下的病例。

（4）术后 4~6d，24h 引流量＜ 50mL，则拔除引流管。如果引流液较多且减少趋势不明显，则查引流液的肌酐值，或可发现尿漏并及早处置。

（5）出院前常规行 KUB 检查，以确定双 J 管的位置是否合适。术后 2 个月复查输尿管镜，视吻合口愈合情况选择拔管或换管。

（6）术后 2 周若无异常情况，可将肾造瘘管间断夹闭，逐渐过渡至完全夹闭。术后 3~4 个月，按期拔除双 J 管后，经肾造瘘行尿路造影、上尿路影像尿动力学检查如 Whitaker test（肾盂压测定）、CTU 或动态 MRI 检查，观察尿路通畅性及功能是否正常。之后可每 6~12 个月复查泌尿系超声，观察有无肾积水、尿路结石等情况。

六、技术现状

阑尾作为一种自体材料，由于其血供丰富、无排异、易存活、较少吸收尿液，已被越来越多地用于输尿管中下段狭窄的手术修复中，且取得了肯定的修复效果。阑尾补片主要适用于修复 2~6cm 长的输尿管中上段狭窄，这种术式可避免部分患者实施回肠代输尿管术，减少患者的创伤和风险，降低电解质紊乱、肠梗阻、反复尿路感染等并发症的发生率。区别于阑尾端端吻合技术，阑尾补片技术可降低术后吻合口狭窄的发生率。相比口腔黏膜补片，阑尾系膜提供丰富的血供，理论上可降低因组织缺血坏死而致吻合口瘘的风险。另外，通过输尿管后壁加强重建技术，可以有效解决输尿管管腔完全闭锁的情况，避免被迫采用回肠代输尿管术。

机器人辅助腹腔镜阑尾补片修补术的技术要点总结如下：本技术可以修复输尿管中上段 2~6cm 狭窄；对于输尿管管腔完全闭锁的病例，可先行后壁加强重建技术，再行补片修补；提前探查阑尾是必要的，若发现阑尾短小或炎症改变，不可选择阑尾制作补片，改用口腔黏膜补片或回肠代输尿管术。

（韩冠鹏，樊书菠，李学松）

第六节　机器人辅助腹腔镜回肠代输尿管术

一、概述

输尿管狭窄是泌尿外科的常见疾病之一，可由先天性或后天性因素导致。输尿管狭窄的治疗策略依据狭窄的部位和长度决定。狭窄部位在上段，可以采用肾盂成形术或肾盂瓣法；狭窄部位在中段，可以采用输尿管端端吻合术；狭窄部位在输尿管下段，可以采用膀胱输尿管再植术或膀胱瓣及腰大肌悬吊技术。当以上方式都不可实施时，还可采用自体补片技术进行修复。若自体补片技术亦无法实施，尤其对于长段、多处的输尿管狭窄或缺损，回肠代输尿管术将成为解决办法之一，但因其手术较为复杂，出现远期并发症的概率较其他术式高，故需严格把握该术式的适应证及禁忌证。

1906 年，Shoemaker 等人首次报道了回肠代输尿管术在结核患者中的应用。1959 年，Goodwin 等成功将这一术式推广。随着微创外科技术的普及，2000 年，Gill 等人首次成功应用腹腔镜进行回肠代输尿管术，并于此后证实腹腔镜下回肠代输尿管术相比开放手术在术后恢复方面有明显优势，但在术后并发症发生率上无显著差异。2007 年，Kamat 等人报道了 3 例腹腔镜回肠代输尿管术。2014 年，Sim 等报道了 4 例腹腔镜回肠代输尿管术。近年来，机器人因其清晰的手术视野、精准灵活的手术操作而快速普及，机器人辅助腹腔镜下回肠代输尿管术亦开始应用于临床，成为目前应用较为成熟和广泛的术式。

二、适应证与禁忌证

1. 适应证

（1）输尿管病变（狭窄或缺损等非肿瘤性因素）长度过长（＞8cm）。

（2）无法行其他手术予以修复，如膀胱瓣、肾盂瓣、输尿管–输尿管吻合、输尿管膀胱再植术、口腔黏膜替代或阑尾补片替代。

（3）患侧肾功能尚可，GFR＞10mL/min 或患侧尿量＞400mL/d。

2. 禁忌证

（1）肠道自身疾病，如炎性肠病或者放射性小肠炎。

（2）基础肾功能不全，血清肌酐＞2.0mg/dL（176.8 μmol/L），还包括患侧 GFR＜10mL/min 或患侧尿量＜400mL/d。

（3）因自身基础疾病不能耐受麻醉和手术等。

三、术前准备

1. 常规准备　血、尿常规，生化、凝血检测等，胸部 X 线片，常规导联心电图等。

2. 肠道准备　包括机械性肠道准备和抗生素肠道准备两个方面。手术前 1d 开始进流质饮食，术前晚行清洁肠道准备，麻醉前禁食水至少 6h。

3. 专科检查　肾造瘘造影用于判断输尿管病变位置；膀胱造影用于明确膀胱容量，术中必要时同时行膀胱扩大。

四、手术步骤（以右侧输尿管为例）

1. 麻醉与体位　静吸复合气管插管全身麻醉。取 45°～60°斜卧位，腋下垫软垫，骶、尾部和肩胛部垫以软垫，用支架托起，四肢关节及躯干骨隆突部位以软垫防护。建立 2 条以上静脉输液管道，连接心电图、血压和血氧饱和度监测设备等。

2. 气腹的建立、穿刺套管的分布以及机器人操作系统的对接　常规消毒铺巾，取右侧锁骨中线肋缘下 1cm 小切口，置入气腹针，注气压力至 14mmHg，脐旁 3cm 穿刺 12mm 套管，引入机器人腹腔镜。监视下分别于患侧锁骨中线肋缘下、腋前线髂嵴部位以及锁骨中线右下腹分别置入 3 个机器人套管，引入机器人臂，同时在脐上正中线分别置入 5mm 及 12mm 助手操作套管。可参考本书第一章第二节"经腹腔入路上尿路手术机器人辅助腹腔镜操作通道的建立"部分。

3. 手术过程

（1）显露术区，确认病变：纵行切开结肠旁沟外的后腹膜，游离升结肠，将结肠游离至内侧，打开 Gerota 筋膜，找到输尿管或肾盂，确认病变位置。见图 4-6-1～图 4-6-4。

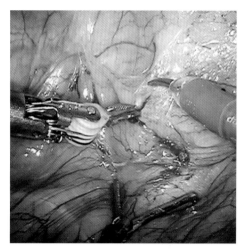

图 4-6-1 游离升结肠

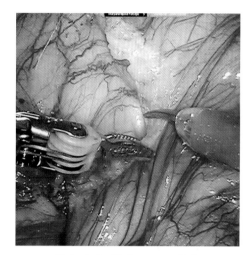

图 4-6-2 游离 Gerota 筋膜

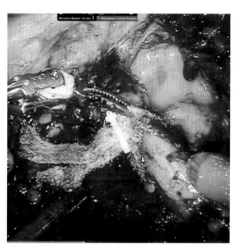

图 4-6-3 显露输尿管

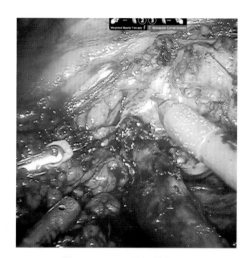

图 4-6-4 显露近端肾盂

（2）修剪近端肾盂或输尿管，测量所需肠管长度：于病变的上方剪开输尿管或肾盂，剔除瘢痕组织，确认尿液可自行顺畅地流出。充盈膀胱，测量正常输尿管至膀胱顶部距离。镜下找到回盲部，在距回盲部 15~20cm 处做好标记。见图 4-6-5、图 4-6-6。

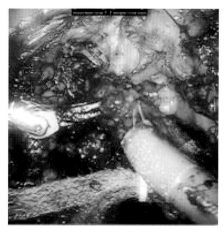

图 4-6-5 切开输尿管

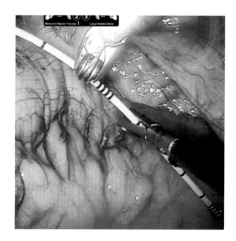

图 4-6-6 测量狭窄段长度

（3）体外制备肠代输尿管：取下腹部正中一小切口（5~6cm），进入腹腔。找到回盲部标记，截取回肠的长度要在所测输尿管狭窄距离的基础上增加5cm，将肠管离断，用吻合器吻合两回肠断端，恢复肠管连续性。截取的肠管以10%稀释碘伏液反复冲洗至清洁，测量截取肠管延展长度，在所截取回肠的输出端制作抗反流乳头结构，内放置F7双J管一根，并将双J管的两端固定于肠管上。关闭回肠系膜裂孔，还纳截取肠管入腹腔，置入升结肠外侧。暂时关闭此处小切口，或采用切口保护套外套自制手套以隔绝腹腔与外界的连通性，以便重新建立气腹。见图4-6-7~图4-6-10。

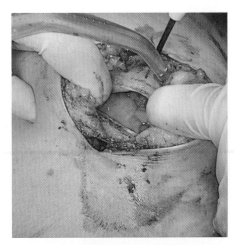

图4-6-7　取脐下正中小切口（约5cm）

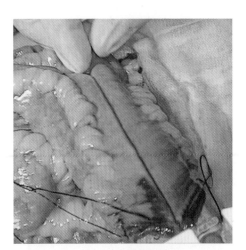

图4-6-8　回肠侧侧吻合

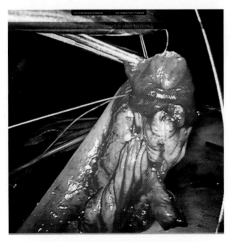

图4-6-9　制作抗反流乳头结构

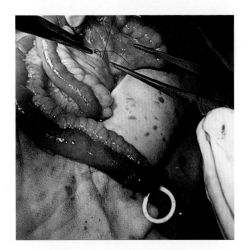

图4-6-10　留置双J管

（4）输尿管回肠吻合及回肠膀胱吻合：重新建立气腹，将近端回肠内的双J管放置至肾盂或输尿管内，用1B405自锁定倒刺缝线将输尿管或肾盂断端与回肠近端行吻合。将回肠远端吻合至膀胱顶部，在膀胱顶壁切开适当小口，钝性扩开至回肠管径大小，将双J管尾端放置于膀胱内，回肠乳头置入膀胱内并与膀胱壁吻合。见图4-6-11~图4-6-14。

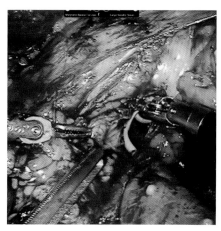

图 4-6-11　近端双 J 管置入肾盂

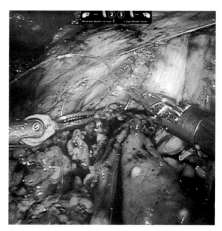

图 4-6-12　回肠输尿管近端吻合

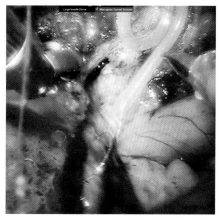

图 4-6-13　切开膀胱顶壁

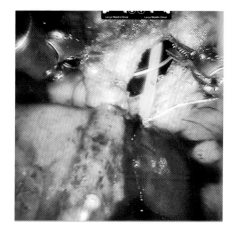

图 4-6-14　回肠远端膀胱吻合

（5）膀胱注水试验确认吻合口不漏水后放置引流管：向膀胱及肾造瘘注水，观察有无上、下吻合口漏水，如有漏水，以4-0微乔线缝合加固漏水处。输尿管回肠吻合口处及盆腔各留置引流管1根。

（6）左侧肠代输尿管术时需将所需回肠从肠系膜裂口穿出：行左侧肠代输尿管术时，由于乙状结肠的遮挡，需将制备的肠管自乙状结肠系膜穿出，至乙状结肠外侧。体外构建肠管前可提前预制乙状结肠系膜裂孔，待肠管还纳回腹腔后，把所取回肠从裂孔穿出，确认肠管系膜无扭转后，将近端移至左肾盂开口处行近端吻合，而后行远端－膀胱顶壁吻合。见图 4-6-15、图 4-6-16。

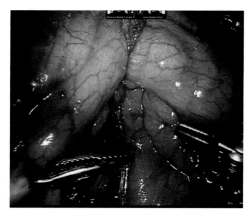

图 4-6-15　乙状结肠系膜裂孔

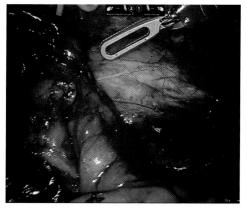

图 4-6-16　肠管自乙状结肠系膜穿出

五、术后处理与护理要点

术前下胃管，术后常规禁食，观察患者的体温、引流量、排气情况及腹部体征，检测肾功能和电解质变化。保持引流通畅，定时检查导尿管，必要时可用生理盐水冲洗，以防血块或肠道分泌物堵塞。待肠道恢复通气后拔除胃管，开始进食。术后 4~8 周进行泌尿系顺行造影检查，检查中未见造影剂外漏则可拔除双 J 管。

六、术后并发症与处理要点

1. 吻合口漏尿 吻合口漏尿可引起尿性囊肿或瘘道形成，通过肾造瘘造影可诊断。持续开放肾造瘘管，同时应适当延长肾造瘘和输尿管支架管的留置时间。

2. 回肠输尿管梗阻 梗阻常由于肠壁水肿或肠管黏液产生过多引起，留置肾造瘘管或支架管，缓慢低压冲洗可解决此问题，但需排除回肠的扭曲。

3. 肠梗阻 由于手术对小肠组织行切除、吻合，故部分患者存在肠梗阻可能性，这些患者大多可通过保守治疗的方式缓解，极少需要外科干预处理。

4. 肠段缺血坏死 肠系膜血管受压可致肠段缺血坏死，应立即手术开腹探查。

5. 电解质紊乱 如术前肾功能良好，则回肠代输尿管段的长度与并发症的发生率有明显相关性。术后需定期复查动脉血气，必要时口服碳酸氢钠片。

七、技术现状

回肠代输尿管手术适用于各种原因包括手术、结石、感染、放化疗、自身免疫等引起的长段输尿管狭窄，无法采取其他方法修复的患者，在总肾功能允许、患侧肾功能有保留价值、患者保肾意愿强烈且依从性很好的前提下，可实施该术式。该手术的技术要点如下。

（1）手术时机选择：输尿管损伤后及时发现、及时处理。Ⅰ期手术时无水肿及粘连，解剖清楚，组织血运好，便于手术实施。Ⅱ期手术难度加大，并发症发生率为Ⅰ期手术的 5 倍。

（2）没有条件行Ⅰ期手术的，建议先行肾造瘘保护肾功能，减少尿液渗出，以减轻局部粘连，利于Ⅱ期手术。

（3）游离输尿管至正常位置。准备接受此类手术的患者，既往经常有多次手术史，甚至放疗史，输尿管往往被厚重的纤维组织包裹，因此游离时要注意辨认，防止损伤周围血管等重要脏器组织。

（4）肠段以顺蠕动方式替代输尿管。注意分辨肠段的近端和远端。

（5）截取回肠段的长度要适当，过短，吻合困难；过长，易发生扭曲、梗阻。肠段要顺着蠕动的方向放置。

（6）保证无张力吻合，吻合前输尿管内尿液必须达到可无阻力流出这一标准。

（7）术后代输尿管段放置合适的支架管及膀胱放置引流。

（8）拔除体内双 J 管后行肾造瘘管造影或上尿路影像尿动力学检查，评估回肠代输尿管引流通畅情况及尿液排出功能情况，证实无外漏、引流通畅后，夹闭肾造瘘管观察1周，若无明显积水及症状，可将其拔除。

（9）所有的病例术后尿液中会有黏液，一般逐渐减少。术中用较浓碘伏冲洗回肠，术后用抑酸剂可以减少肠黏液的产生。术后应告知患者，避免顾虑和紧张。大宗的临床研究资料表明，回肠代输尿管术有较好的长期效果。

目前对于手术是否需要采用抗反流设计仍存在一定争议，我们认为对于非结石患者远端吻合采取轻度抗反流设计是有必要的。代输尿管膀胱吻合抗反流技术主要是乳头法等，我们采用乳头套叠缝合技术。采用抗反流乳头法，是因为不需切割浆膜层、肌层，且不需避开膀胱黏膜，乳头法易进行，且可提高成功率，缩短操作时间。在吻合过程中需特别警惕远端吻合口狭窄问题。针对机器人及腹腔镜辅助回肠代输尿管手术，我中心采用体外构建肠管技术，不仅节约了手术时间，减少了术后肠道相关并发症的发生，同时也提高了手术安全性。

回肠代输尿管患者术后，需要按照特定标准进行康复治疗，并建立规范的随访制度，我们将这些患者视同于原位新膀胱患者进行规范化管理，这样可以最大限度地避免患者出现远期并发症。回肠代输尿管手术的远期并发症之一是代谢性酸中毒。肠管的腺上皮具有回吸收功能，会吸收尿液中的毒素成分，造成机体内环境紊乱，可表现为代谢性酸中毒的临床症状，如嗜睡、疲劳、恶心、呕吐、厌食和腹部烧灼感等，通过血气分析监测碱剩余可以了解酸中毒情况，有些患者需要服用一段时间碳酸氢钠治疗（2~6g/d）进行纠正。如果酸中毒不及时纠正，长期代谢性酸中毒会引起机体内环境恶化，损伤肾功能，导致相应并发症的发生。故对于接受回肠代输尿管手术的患者，我们建议对其长期随访，这样可以降低远期并发症的发生风险。

（许洋洋，杨昆霖，李学松）

参考文献

［1］Gettman M T，Peschel R，Neururer R，et al. A comparison of laparoscopic pyeloplasty performed with the daVinci robotic system versus standard laparoscopic techniques：initial clinical results［J］. Eur Urol，2002，42（5）：453-457，discussion 457-458.

［2］Helmy T，Blanc T，Paye-Jaouen A，et al. Preliminary experience with external ureteropelvic stent：alternative to double-J stent in laparoscopic pyeloplasty in children［J］. J Urol，2011，185（3）：1065-1069.

［3］Smith K E，Holmes N，Lieb J I，et al. Stented versus nonstented pediatric pyeloplasty：a modern series and review of the literature［J］. J Urol，2002，168（3）：1127-1130.

［4］Traumann M，Kluth L A，Schmid M，et al. Robot-assisted laparoscopic pyeloplasty in adults：excellent long-term results of primary pyeloplasty.［J］. Urologe A，2015，54（5）：703-708.

［5］Cundy T P，Shetty K，Clark J，et al. The first decade of robotic surgery in children［J］. J Pediatr Surg，2013，48（4）：858-865.

［6］Autorino R，Eden C，El-Ghoneimi A，et al. Robot-assisted and laparoscopic repair of ureteropelvic junction obstruction：a systematic review and meta-analysis［J］. Eur Urol，2014，65（2）：430-452.

［7］Nerli R B，Reddy M N，Hiremath M B，et al. Surgical outcomes of laparoscopic dismembered pyeloplasty in children with giant hydronephmsis secondary to ureteropelvic junction obstruction［J］. J Pediatr Urol，2012，8

（4）：401-404.

［8］ Olsen L H，Jørgensen T M. Roboticlly assisted retroperitoneoscopic heminephrectomy in children：initial clinical results［J］. J Pediatr Urol，2005，1（2）：101-104.

［9］ Kaouk J H，Hafron J，Parekattil S，et al. Is retroperitoneal approach feasible for robotic dismemberd pyeloplasty：initial experience and long-term results［J］. J Endourol，2008，22（9）：2153-2159.

［10］ Cestari A，Buffi N M，Lista G，et al. Retroperitoneal and transperitoneal robot-assisted pyeloplasty in adults：techniques and results［J］. Eur Urol，2010，58（5）：711-718.

［11］ Crisan N，Neiculescu C，Matei D V，et al. Robotic retroperitoneal approach-a new technique for the upper urinary tract and adrenal gland［J］. Int J Med Robot，2013，9（4）：492-496.

［12］ Hemal A K，Mishra S，Mukharjee S，et al. Robot assisted laparoscopic pyeloplasty in patients of ureteropelvic junction obstruction with previously failed open surgical repair［J］. Int J Urol，2008，15（8）：744-746.

［13］ Niver B E，Agalliu I，Bareket R，et al. Analysis of robotic-assisted laparoscopic pyleloplasty for primary versus secondary repair in 119 consecutive cases［J］. Urology，2012，79（3）：689-694.

［14］ Singh V，Sinha R J，Gupta D K，et al. Prospective randomized comparison between transperitoneal laparoscopic pyeloplasty and retroperitoneoscopic pyeloplasty for primary ureteropelvic junction obstruction［J］. JSLS，2014，18（3）：e2014.00366.

［15］ Tasian G E，Casale E. The robotic-assisted laparoscopic pyeloplasty：gateway to advanced reconstruction［J］. Urol Clin North Am，2015，42（1）：89-97.

［16］ Subotic U，Rohard I，Weber D M，et al. A minimal invasive surgical approach for children of all ages with ureteropelvic junction obstruction［J］. J Pediatr Urol，2012，8（4）：354-358.

［17］ Bird V G，Leveillee R J，Eldefrawy A，et al. Comparison of robot-assisted versus conventional laparoscopic transperitoneal pyeloplasty for patients with ureteropelvic junction obstruction：a single-center study［J］. Urology，2011，77（3）：730-734.

［18］ Wang F，Xu Y，Zhong H. Robot-assisted versus laparoscopic pyeloplasty for patients with ureteropelvic junction obstruction：an updated systematic review and meta-analysis［J］. Scand J Urol，2013，47（4）：251-264.

［19］ Sukumar S，Roghmann F，Sood A，et al. Correction of ureteropelvic junction obstruction in children：national trends and comparative effectiveness in operative outcomes［J］. J Endourol，2014，28（5）：592-598.

［20］ Franco I，Dyer L L，Zelkovic R. Laparoscopic pyeloplasty in the pediatric patient：hand sewn anastomosis versus robotic assisted anastomosis—is there a difference?［J］. J Urol，2007，178（4 Pt 1）：1483-1486.

［21］ Buffi N M，Lughezzani G，Fossati N，et al. Robot-assisted，single-site，dismembered pyeloplasty for ureteropelvic junction obstruction with the new da Vinci platform：a stage 2a study［J］. Eur Urol，2015，67（1）：151-156.

［22］ Zhou H，Sun N，Zhang X，et al. Transumbilical laparoendoscopic single-site pyeloplasty in infants and children：initial experience and short-term outcome［J］. Pediatr Sur Int，2012，28（3）：321.

［23］ Tugcu V，Ilbey Y O，Sonmezay E，et al. Laparoendoscopic single-site versus conventional transperitoneal laparoscopic pyeloplasty：a prospective randomized study［J］．Int J Urol，2013，20（11）：1112-1117.

［24］Reddy M N，Nerli R B. The laparoscopic pyeloplasty：is there a role in the age of robotics?［J］．Urol Clin North Am，2015，42（1）：43-52.

［25］Hopf H L，Bahler C D，Sundaram C P. Long-term outcomes of robot-assisted laparoscopic pyeloplasty for ureteropelvic junction obstruction［J］．Urology，2016，90：106-110.

［26］Merseburger A S，Herrmann T R，Shariat S F，et al. EAU guidelines on robotic and single-site surgery in urology［J］．Eur Urol，2013，64（2）：277-291.

［27］Olweny E O，Park S K，Tan Y K，et al. Perioperative comparison of robotic assisted laparoendoscopic single-site（LESS）pyeloplasty versus conventional LESS pyeloplasty［J］．Eur Urol，2012，61（2）：410-414.

［28］Gupta N P，Nayyar R，Hemal A K，et al. Outcome analysis of robotic pyeloplasty：a large single-centre experience［J］．BJU Int，2010，105（7）：980-983.

［29］Tobis S，Venigalla S，Balakumaran K，et al. Analysis of a large single-centre experience with robot-assisted pyeloplasty［J］．Int J Urol，2013，20（2）：230-234.

［30］Hemal A K，Mukherjee S，Singh K. Laparoscopic pyeloplasty versus robotic pyeloplasty for ureteropelvic junction obstruction：a series of 60 cases performed by a single surgeon［J］．Can J Urol，2010，17（1）：5012-5016.

［31］程嗣达，李新飞，熊盛炜，等．机器人辅助腹腔镜上尿路修复手术：单一术者108例经验总结［J］．北京大学学报（医学版），2020，52（4）：771-779.

［32］吴荷玉，吴丽，王平，等．输尿管上段狭窄行腹腔镜舌黏膜补片修复的手术配合［J］．护理学杂志，2017，32（4）：40-42.

［33］葛光炬，李恭会，朱世斌，等．颊黏膜替代法在机器人辅助输尿管上段狭窄手术中的应用［J］．中华泌尿外科杂志，2018，39（6）：433-436.

［34］方克伟，李泽惠，徐鸿毅，等．经尿道输尿管镜技术在泌尿外科的应用（附1100例报告）［J］．中华泌尿外科杂志，2007，28（3）：192-195.

［35］曹华林，周辉霞，马立飞，等．机器人辅助腹腔镜输尿管再植术治疗小儿梗阻性巨输尿管的疗效［J］．中华泌尿外科杂志，2019，40（11）：801-805.

［36］吴振起，巩会杰，时京，等．腹腔镜黏膜下隧道法联合腰大肌悬吊输尿管膀胱再植术（附22例报道）［J］．微创泌尿外科杂志，2020，8（1）：35-38.

［37］付成龙，张超，过菲，等．输尿管体外修剪在腹腔镜输尿管膀胱再植术中的应用［J］．第二军医大学学报，2019，40（4）：451-454.

［38］Razdan S，Silberstein I K，Bagley D H. Ureteroscopic endoureterotomy［J］．BJU Int，2005，95（suppl 2）：94-101.

［39］Engel O，Rink M，Fisch M. Management of iatrogenic ureteral injury and techniques for ureteral reconstruction［J］．Curr Opin Urol，2015，25（4）：331-335.

［40］Martin L W. Use of the appendix to replace a ureter case report［J］．J Pediatr Surg，1981，16（6）：799-800.

［41］Knight R B，Hudak S J，Morey A F. Strategies for open reconstruction of upper ureteral strictures［J］．Urol Clin North Am，2013，40（3）：351-361.

［42］Dagash H，Sen S，Chacko J，et al. The appendix as ureteral substitute：a report of 10 cases［J］. J Pediatr Urol，2008，4（1）：14－19.

［43］Reggio E，Richstone L，Okeke Z，et al. Laparoscopic ureteroplasty using on－lay appendix graft［J］. Urology，2009，73（4）：927－928.

［44］Duty B D，Kreshover J E，Richstone L，et al. Review of appendiceal onlay flap in the management of complex ureteric strictures in six patients［J］. BJU Int，2015，115（2）：282－287.

［45］Wang J，Xiong S，Fan S，et al. Appendiceal onlay flap ureteroplasty for the treatment of complex ureteral strictures：initial experience of nine patients［J］. J Endourol，2020，34（8）：874－881.

［46］黄炳伟，王杰，张鹏，等. 吲哚菁绿在复杂上尿路修复手术中的应用［J］. 北京大学学报（医学版），2020，52（4）：651－656.

［47］Lee Z，Moore B，Giusto L，et al. Use of indocyanine green during robot－assisted ureteral reconstructions［J］. Eur Urol，2015，67（2）：291－298.

［48］Zhong W，Du Y，Yang K，et al. Ileal ureter replacement combined with Boari Flap－Psoas Hitch to treat full－length ureteral defects：technique and initial experience［J］. Urology，2017，108：201－206.

［49］Cheng S，Fan S，Wang J，et al. Laparoscopic and robotic ureteroplasty using onlay flap or graft for the management of long proximal or middle ureteral strictures：our experience and strategy［J］. Int Urol Nephrol，2021，53（3）：479－488.

［50］毕革文，谭毅. 长段输尿管缺损临床治疗与组织工程的研究进展［J］. 中国临床新医学，2013（06）：595－598.

［51］Ordorica R，Wiegand L R，Webster J C，et al. Ureteral replacement and onlay repair with reconfigured intestinal segments［J］. J Urol，2014，191（5）：1301－1306.

［52］刘沛，吴鑫，朱雨泽，等. 回肠代输尿管术治疗医源性长段输尿管损伤［J］. 北京大学学报（医学版），2015，47（4）：643－647.

［53］Martinez－Sagarra J M，Amon S J，Santos L J，et al. Ileal uretero plasties［J］. Arch Esp Urol，1992，45（9）：961－966.

［54］Goodwin W E，Winter C C，Turner R D. Replacement of the ureter by small intestine：clinical application and results of the ileal ureter［J］. J Urol，1959，81（3）：406－418.

［55］Gill I S，Savage S J，Senagore A J，et al. Laparoscopic ileal ureter［J］. J Urol，2000，163（4）：1199－1202.

［56］Stein R J，Turna B，Patel N S，et al. Laparoscopic assisted ileal ureter：technique，outcomes and comparison to the open procedure［J］. J Urol，2009，182（3）：1032－1039.

［57］Kamat N N，Khandelwal P. Laparoscopy－assisted reconstruction of a long－segment ureteral stricture using reconfigured ileal segment：application of the Yang Monti principle.［J］. J Endourol，2007，21（12）：1455－1460.

［58］Sim A，Todenhöfer T，Mischinger J，et al. Intracorporeal ileal ureter replacement using laparoscopy and robotics［J］. Cent Euro J Urol，2014，67（4）：420－423.

［59］Brandao L F，Autorino R，Zargar H，et al. Robotic ileal ureter：a completely intracorporeal technique［J］. Urology，2014，83（4）：951－954.

［60］张雪培. 泌尿外科腹腔镜手术图解［M］. 郑州：河南科学技术出版社，2014.

第五章

机器人辅助腹腔镜前列腺手术

第一节　前列腺局部解剖

一、前列腺大体形态结构

前列腺（prostate）位于人体真性骨盆的下部，深藏于直肠前、尿生殖膈的上方，位于耻骨联合下缘和耻骨弓的后下方。前列腺外观形似板栗，是由腺体组织和纤维肌性组织构成的实质性器官，其长、宽、厚度分别约 4cm、3cm 和 2cm。前列腺近端的底部较宽大、稍凹陷，朝向后上与膀胱颈部相贴，有尿道从其中央穿过。前列腺的远端为尖部，朝向前下延续于尿道膜部。尿道外括约肌覆盖于前列腺尖部和尿道膜部的周围，略呈"Ω"型。前列腺的体部位于底部和尖部之间，其腹侧面微凸隆，背侧面较平坦。前列腺体部的后下方与精囊和输精管壶腹部相毗邻。双侧射精管从邻近膀胱处斜行穿过前列腺体部的背侧，开口于前列腺部尿道后壁的精阜部位。前列腺大体观见图 5-1-1。

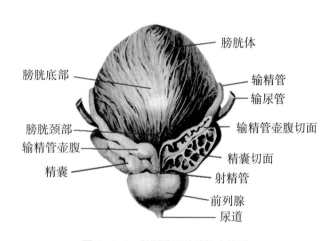

图 5-1-1　前列腺及膀胱的大体观

膀胱体

膀胱底部

输精管

输尿管

膀胱颈部

输精管壶腹切面

输精管壶腹

精囊切面

精囊

射精管

前列腺

尿道

二、前列腺的筋膜和韧带

前列腺的周围包绕有三层重要的固有筋膜。最外侧的第一层筋膜是盆内筋膜（endopelvic fascia），又称盆筋膜，分为脏层和壁层。盆筋膜脏层覆盖于前列腺尖部两侧，其深面为阴茎背深静脉的主要分支，即左、右侧静脉丛分支。盆筋膜壁层紧贴耻骨背侧面和肛提肌等盆壁肌肉组织表面。清除盆筋膜表面附着的脂肪组织以后，可显露出位于前列腺尖部两侧的盆筋膜反折。在反折处切开盆筋膜，向两侧钝性拨开肛提肌，便可分离出前列腺尖部，并进一步处理阴茎背深静脉复合体等解剖结构。

第二层筋膜为前列腺包膜，覆盖于前列腺的腹侧和两侧面，是由盆筋膜的脏层延续而来。盆筋膜和前列腺包膜之间分布有阴茎背深静脉的多数分支和 Santorini 静脉丛（前列腺静脉丛）。切开盆筋膜反折时，要防止损伤走行在盆筋膜内下方和前列腺侧外方的血管神经束（neurovascular bundle，NVB）。

第三层筋膜即前列腺被膜，又称固有囊。前列腺被膜与包膜间呈网状分布有大量的前列腺静脉血管丛，手术损伤可能引起活动性出血。

前列腺筋膜解剖见图 5-1-2。

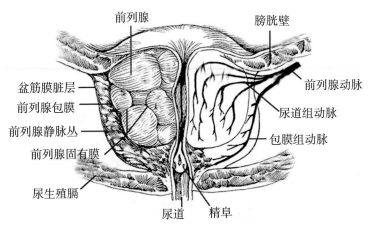

图 5-1-2　前列腺的筋膜

Denonvillier's 筋膜（迪氏筋膜）位于前列腺背侧面和直肠前壁筋膜的前面，一般的观点认为迪氏筋膜分前、后两层。迪氏筋膜的前层是尿生殖膈深层筋膜向上的延续，覆盖于前列腺、精囊和射精管的后面，迪氏筋膜的后层覆于直肠前表面，两层筋膜之间为疏松的少血管间隙，充填以黄色脂肪组织，并有血管和神经走行。迪氏筋膜是阻止前列腺癌细胞和炎症向直肠等周围脏器、组织浸润和扩散的屏障。在前列腺癌根治性切除手术过程中，在迪氏筋膜前、后层之间的平面分离，可以避免损伤直肠，但是当局部有炎症、粘连或肿瘤浸润时，这一正常的解剖间隙常难以准确识别。另有观点认为迪氏筋膜仅是一层位于直肠前壁和前列腺背侧之间的薄弱结缔组织，这层筋膜在精囊和输尿管壶腹部交界处最致密，在向前列腺尖部延伸后逐渐变薄，而传统上的迪氏筋膜前、后分层在腹腔镜下难以分辨。这些不同的解剖学表现也可能与个体差异有关。

耻骨前列腺韧带左、右侧各有一条，是由盆筋膜和前列腺包膜相延续并反折而成，向前附着于耻骨支的下部，向后附着于前列腺尖部与尿道外括约肌的交界处。阴茎背深静脉的最大分支浅表支穿行于两条耻骨前列腺韧带之间。耻骨前列腺韧带的深面走行有阴茎背深静脉复合体，侧方分布有前列腺侧静脉。在前列腺癌根治术中，如果对这些部位的血管处置不当，则有引起大出血的风险。

三、尿道外括约肌

尿道外括约肌位于尿生殖膈内，其侧面观呈倒置的马蹄形。尿道外括约肌的后方和会阴中心腱相连接，迪氏筋膜亦起始于会阴中心腱。前列腺癌根治手术时，在尿道膜部的近侧靠近前列腺尖部切断，有望减轻对外括约肌的损伤，且尿道有效长度的增加还利于膀胱颈和尿道断端的无张力对位缝合。尿道膜部和外括约肌的完整保留可以改善术后尿控功能，减少尿失禁的发生，并有望降低吻合口瘘和尿道狭窄等并发症的发生率。

四、阴茎背深静脉和前列腺静脉丛

阴茎背深静脉在穿过尿生殖膈后有 3 个分支，分别为最大的浅表支和左、右侧静脉丛，前者分布于前列腺和膀胱颈的中部，后二者分布于前列腺后外侧并与阴部静脉丛、膀胱静脉丛之间有广泛的交通支。

前列腺回流的静脉血在前列腺底部的前面和两侧面汇集成血管丛，这些静脉丛同时还收集阴茎背深静脉的回血，最终合流注入髂内静脉。阴茎背深静脉的诸多分支与前列腺静脉丛、阴部静脉丛、膀胱静脉丛之间存在广泛的交通，盆腔手术时一旦损伤上面所述的任何一处静脉血管，均可能造成不易控制的活动性出血。

五、前列腺的动脉和神经

前列腺的动脉血供主要来源于自髂内动脉发出的膀胱下动脉。膀胱下动脉供应前列腺的分支又分为尿道组和包膜组，此外还分支供应膀胱底部和精囊的后下方。左、右侧尿道组动脉分别经由膀胱颈部后外侧的 5 点和 7 点处进入前列腺基底部，主要分支供应膀胱颈部和尿道周围的前列腺腺体，亦即是良性前列腺增生腺体的主要血供来源。包膜组动脉位于左、右侧盆筋膜的深面，沿前列腺的背外侧壁和直肠前壁的侧上方下行，沿途分支主要供应前列腺包膜和外周带的腺体等。前列腺的动脉血供见图 5-1-3。

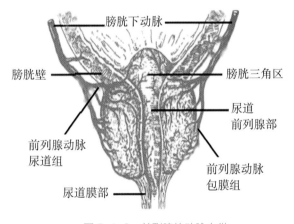

图 5-1-3 前列腺的动脉血供

盆腔神经丛发出的自主神经支配前列腺、尿道和阴茎海绵体，这些神经分支呈网状包裹前列腺包膜组动脉并与之相伴下行，合称为血管神经束（NVB）。NVB 紧贴在盆筋膜脏层的下方，在前列腺包膜和迪氏筋膜的侧外方走行，保留 NVB 对术后性功能的延续和恢复具有重要意义。

六、前列腺的淋巴回流

前列腺周围淋巴网的淋巴液引流分为外侧、中部和内侧三个淋巴链，收集淋巴液的淋巴管在离开前列腺后伴随髂内动脉走行。外侧链位于髂外动脉外侧，中链位于髂外静脉前内侧，内侧链位于髂外静脉下方。内侧链的其中一组淋巴结位于闭孔神经周围，收集的淋巴液主要引流至闭孔和髂内淋巴结，少数汇流至髂外和骶前淋巴结，故闭孔淋巴结被认为是前列腺癌淋巴转移第一站。前列腺癌根治术时淋巴结清扫的范围主要包括中链和内侧链，包括闭孔组的淋巴脂肪组织。

（任选义，张雪培）

第二节　机器人辅助腹腔镜根治性前列腺切除术

一、概述

前列腺癌（prostate cancer，PCa）是男性泌尿生殖系统最常见的恶性肿瘤，按照 WHO 2018 年 GLOBOCAN 统计，在世界范围内，其发病率在男性所有恶性肿瘤中居第 2 位，仅次于肺癌。据统计，2019 年美国新发前列腺癌患者 174 650 人，占男性所有恶性肿瘤的 20%，新增死亡例数达 31 620 人，仅次于肺癌。亚洲 PCa 的发病率和死亡率远低于欧美国家，但近年来增长迅速。同样，中国 PCa 发病率呈现持续快速增长趋势，2015 年全国发病率 10.23/10 万，死亡率为 4.36/10 万。随着我国人均寿命的延长，PCa 的发病率将逐渐增长。

2016 年新版的《WHO 泌尿系统及男性生殖器官肿瘤分类》将前列腺原发的上皮源性恶性肿瘤分为以下多种组织学类型：腺泡腺癌、导管腺癌、导管内癌、尿路上皮癌、腺鳞癌、鳞状上皮癌、基底细胞癌、神经内分泌肿瘤。而 Gleason 评分仅适用于腺泡腺癌和导管腺癌。

前列腺癌在疾病初期与良性前列腺增生症状类似或无特殊临床表现，早期 PCa 常无典型症状，当肿瘤侵犯膀胱颈部或阻塞尿道时会产生下尿路症状，严重可能出现肉眼血尿、尿潴留、尿失禁等。晚期 PCa 骨转移时可引起骨痛、病理性骨折、营养不良和贫血，严重的骨髓压迫可能出现截瘫和大小便失禁等症状。PCa 的临床诊断主要依靠血清前列腺特异性抗原（prostate specific antigen，PSA）筛查、直肠指诊（DRE）和系统性前列腺穿刺活检。肛诊和 PSA 检查怀疑为前列腺癌的患者，推荐经直肠或经会阴超声引导下系统性前列腺穿刺活检获得病理结果，这是诊断 PCa 最可靠的检查手段。

影像学检查可为 PCa 的临床分期诊断和治疗方案的制订、疗效评价、术后随访等提供重要的参考依据。MRI 可显示前列腺包膜的完整性、肿瘤是否侵犯前列腺周围组织及器官，也可以显示盆腔淋巴结受侵犯的情况及骨转移病灶等。一旦 PCa 诊断成立，推荐全身核素骨显像（ECT），尤其对于高危患者。ECT 检查的敏感性较高，可较普通 X 线片提前 3~6 个月发现骨转移灶，是评价 PCa 骨转移最常用的方法。目前应用最广泛的前列腺癌分期系统是美国癌症分期联合会（AJCC）制定的 TNM 分期系统（2017 年，第 8 版）。国际上对无远处转移 PCa 患者常用的预后风险分组标准如下。①低危组（同时满足下述 3 个条件）：PSA < 10ng/mL，Gleason 评分 < 7，$T_{1~2a}$。②中危组：PSA

208

10~20ng/mL，或 Gleason 评分 =7，或 T_{2b}。③高危组：PSA > 20ng/mL，或 Gleason 评分 > 7，或 T_{2c}；任何 PSA，任何 Gleason 评分，T_{3-4} 或 N^+，局部进展性 PCa。

根治性前列腺切除术（radical prostatectomy，RP）是治疗器官局限性及局部进展期 PCa 的最有效的方法之一。RP 的手术范围包括完整切除前列腺和精囊，同时还应在不影响肿瘤切除的情况下，尽可能保护患者的尿控和勃起功能。传统上采用开放根治性前列腺切除术（open radical prostatectomy，ORP），并综合考虑肿瘤分期、全身状况及患者的预期寿命等来决定是否手术。随着微创技术的发展，腹腔镜根治性前列腺切除术（laparoscopic radical prostatectomy，LRP）开始广泛应用于临床病理确诊的前列腺癌，在肿瘤控制、尿控功能保留和术后勃起功能的恢复等方面可媲美 ORP。腹腔镜下显示的视野清晰，有助于精确辨认盆腔底部的解剖结构，手术创伤小，出血少，术后恢复快，并发症少。经过近 30 年的技术发展，LRP 的关键步骤趋于标准化。

2000 年，da Vinci 机器人手术系统被美国 FDA 批准应用于临床，同年首次报道了机器人辅助腹腔镜根治性前列腺切除术（robot-assisted laparoscopic radical prostatectomy，RALRP）。RALRP 使原本高难度的前列腺癌根治术变得相对安全易行，已成为在全球范围内应用例数最多的泌尿外科机器人手术。大量文献报道，RALRP 术中的出血更少，并且和传统 ORP 或 LRP 相比较，RALRP 在术后尿控和勃起功能恢复方面的优势更显著。经过近 20 年的发展，在 PCa 高发的欧美国家，RALRP 正逐渐成为治疗局限性 PCa 新的金标准。

二、适应证与禁忌证

1. 手术适应证　RALRP 手术应综合考虑肿瘤的风险分级、患者的预期寿命以及总体健康状况。术前应充分告知患者可能发生的手术并发症，特别是手术对尿控及勃起功能造成的潜在不良影响。

（1）T_{1a}~T_{2c} 的器官局限性前列腺癌：推荐根治性手术，对包膜外侵袭概率较低的低危及中危患者可考虑在术中保留 NVB，对局限性高危 PCa 可选择施行扩大的盆腔淋巴结清扫。对于术前有性功能、T_{1a}~T_{2a} 期病变、Gleason 评分 < 3+4=7 以及血清 PSA < 10ng/mL 的 PCa 患者，推荐采用保留 NVB 的手术方式。

（2）T_{3a} 期 PCa：可以有选择地实施根治性手术及盆腔淋巴结清扫。对于 Gleason 评分 > 7，血 PSA > 20ng/mL 的局部进展高危 PCa 患者，在根治性手术后可辅以内分泌治疗、放疗以及其他综合治疗。

（3）T_{3b} 期 PCa：围手术期并发症发生的概率较高，应在与患者充分沟通的基础上谨慎选择手术。有学者主张在给予新辅助内分泌治疗后，再行根治性前列腺切除术，以期降低切缘阳性率，部分患者或可获得治愈机会。

（4）患者预期寿命：尽管手术没有硬性的年龄规定，一般施行前列腺根治性手术的中、低危患者预期寿命应大于 10 年；局限性高危、局部进展性患者的预期寿命应大于 5 年。

（5）全身健康状况：前列腺癌患者多为高龄男性，手术并发症发生率与患者的健康状况密切相关，80 岁以后再进行手术治疗的相关并发症发生率和死亡率有明显上升趋势。术前应仔细评估全身状况，对平素身体健康，无心、脑、肺等脏器严重器质性病变，且麻醉耐受力较好的患者施行手术比较安全。

（6）手术时机：一般认为穿刺后数周，待局部炎症和水肿消退，施行手术可以降低手术难度、减少手术并发症。通过良性前列腺增生手术病理明确诊断的前列腺癌，一般应等待 12 周后施行根治性手术比较安全。

2. 手术禁忌证

（1）T_4 期 PCa，影像学检查显示明显的前列腺包膜外肿瘤浸润，包括直肠等脏器、组织受侵，或肿瘤已浸润骨盆壁。

（2）伴有广泛的骨转移或其他脏器远处转移。如果前列腺以外的癌转移灶少于 4 个，也可以手术治疗。在手术后辅助内分泌治疗、局部放疗等综合措施，能够延长患者的生存时间，5 年生存率要高于非手术治疗。

（3）合并显著增加手术或麻醉风险的疾病，如严重的心血管疾病、呼吸系统疾病及凝血功能障碍。

3. 盆腔淋巴结清扫的适应证　不建议对低危风险组 PCa 患者施行盆腔淋巴结清扫。对中、高危风险组 PCa 患者可选择施行盆腔淋巴结清扫，同时应结合术者经验、患者的健康状况等因素综合考虑。目前不建议术中行淋巴结快速病理检查并在淋巴结有阳性结果时终止手术。

RALRP 术中扩大盆腔淋巴结清扫（ePLND）的概念，是相对于单纯的闭孔淋巴结活检而言。ePLND 包括髂外动静脉、髂内动脉内侧及闭孔淋巴结，此范围与膀胱根治性切除术中的"标准淋巴结清扫"的范围相近似。扩大盆腔淋巴结清扫有利于较准确地进行术后病理分期，以及切除微小的淋巴结转移灶，对辅助治疗的选择有一定的指导价值。

4. 保留 NVB 的适应证　RALRP 术中保留 NVB 有助于改善患者的功能学预后（包括术后尿控及勃起功能的恢复），可在大部分局限性前列腺癌中施行，对于局限性低、中危前列腺癌，尽可能保留双侧 NVB。前列腺癌包膜外侵犯是保留 NVB 手术的相对禁忌证，术中快速病理检查及术前多参数 MRI 有助于判断，在肿瘤控制的基础上尽可能保留单侧 NVB。如果术中不能确定或高度怀疑前列腺肿瘤残留，应放弃保留 NVB。另外，术后勃起功能的恢复还与患者年龄、术前勃起功能状况密切相关，对于要求保留勃起功能的患者，术前应做充分评估和沟通。

三、手术入路

（1）经腹膜外途径：该入路术式较为广泛地应用于局限性低、中危前列腺癌。该入路操作空间的建立较为简单，术野显露良好，对腹腔脏器干扰小，但是若行 ePLND 则较为困难。

（2）经腹腔途径：该入路提供了更人的操作空间和范围，尤其对需行 ePLND 以及拟行更广泛的淋巴结清扫的 PCa 患者较为适合。

四、术前准备

术前常规对患者进行系统性的全身检查和综合评估。完善实验室化验，包括血、尿常规，肝肾功能，出、凝血功能，血糖，电解质，血 PSA，血清碱性磷酸酶等，以及胸部 X 线片和（或）CT 平扫，心电图，肺功能测定，肝、胆、脾、胰彩超，心脏和颈部大血管彩超等检查，全面了解患者的心、脑、肺、肾、肝等重要脏器的结构和功能状态。前列腺 MRI、CT 和 ECT 等检查，能够了解有无肿瘤的局部浸润或全身性骨转移，结合血 PSA 以及前列腺穿刺活检病理结果的 Gleason 评分，较准确地判断 PCa 临床分期。

术前 3d 开始流质饮食并逐渐过渡至术前 1 日的清流质饮食，口服肠道抗菌药物。术前 1d 静脉补充液体、能量和电解质，术前晚和术日晨行清洁灌肠，或同时口服缓泻剂清洁肠道。术区常规备皮，术前禁食水 6h，留置经鼻胃管。切皮时预防性应用抗菌药物，手术时间若 ≥ 2h 则加用 1 次。

五、手术步骤

RALRP 可经腹腔途径和经腹膜外途径进行。现有研究显示两种入路的临床效果相似，下面分别予以介绍。

（一）经腹腔途径前入路机器人辅助腹腔镜根治性前列腺切除术

1.麻醉与体位 气管插管静吸复合全身麻醉，仰卧，头低 25°~30°，半截石位，髋关节外展，膝关节屈曲，两小腿置于脚蹬上。腰下垫软枕，肩部放软垫和托板，双上肢内收于躯干旁，患者头部平齐于手术台顶端。腹部和会阴部术区消毒，铺无菌手术单，留置 F18 气囊尿管。建立 2 条以上静脉输液通道，中心静脉置管，桡动脉置管监测动脉压并备术中血气分析抽血用。

2.气腹的建立，穿刺套管的分布以及机器人操作系统的对接 参见本书第一章第二节"经腹腔入路下尿路手术机器人辅助腹腔镜操作通道的建立"相关部分的内容。

3.手术过程

（1）分离耻骨后间隙，显露前列腺轮廓：腹腔镜探查腹腔和盆腔，分离大网膜和肠管的粘连带。1 号臂单极剪在右侧脐旁正中韧带外缘切开腹膜，并扩大腹膜切口至腹股沟内环处，识别输精管并剪断之。沿着膀胱外侧靠近盆壁的腹膜外少血管间隙，钝加锐性向深处分离，直至显露盆底筋膜。其后扩大腹膜切口的近侧，向深处分离显露右侧髂外动静脉。见图 5-2-1~ 图 5-2-5。

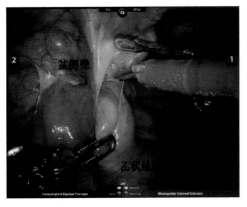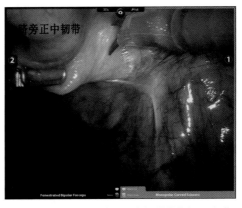

图 5-2-1　分离盆腔粘连带　　　　　　图 5-2-2　在右侧脐旁正中韧带外缘切开腹膜

同法切开左侧脐旁正中韧带外缘对称部位的腹膜，并沿盆壁和腹膜外脂肪之间的白色疏松组织层向深处分离，直至盆筋膜层。其后向近侧扩大腹膜切口，分离显露左侧髂外血管。见图5-2-6~图5-2-8。

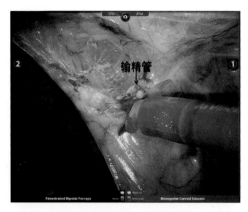

图 5-2-3　剪断右侧输精管

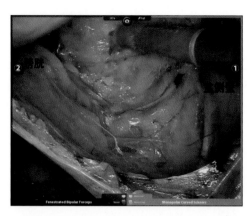

图 5-2-4　分离膀胱右侧壁与盆侧壁之间隙

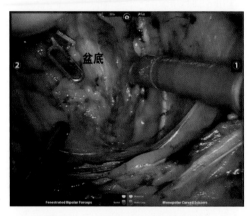

图 5-2-5　显露右侧盆底肌肉筋膜

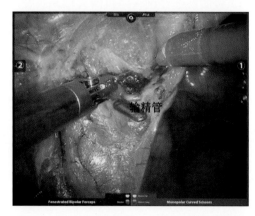

图 5-2-6　在左侧脐旁正中韧带外缘切开腹膜

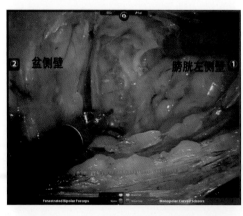

图 5-2-7　分离膀胱左侧壁与盆壁之间隙

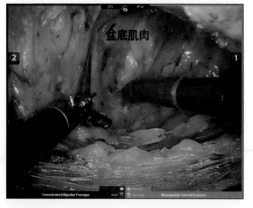

图 5-2-8　显露左侧盆底肌肉筋膜

高位横行切断脐正中韧带和脐旁正中韧带，靠近耻骨联合部的骨膜面向深处游离。快速分离膀胱前间隙充填的疏松组织，进入耻骨后前列腺前间隙，显露两侧的盆内筋膜。使用3号臂无创抓钳或助手抓钳向头侧牵拉膀胱并保持一定张力，钝加锐性剔除前列腺表面附着的数量不等的脂肪组织，游离出耻骨前列腺韧带，显露前列腺腹侧轮廓及其与膀胱颈部接壤的部位。两条耻骨前列腺韧带之间有阴茎背深静脉的表浅支走行，可以用 2 号臂双极钳凝闭，其后在靠近前列腺的一侧凝固并剪断一部分耻骨前列腺韧带。在有些患者盆内筋膜的内侧表面可见到副阴部动脉，这一解剖变异的发生率在 15% 左右，该变异血管的保留有助于术后阴茎勃起功能的恢复。耻骨后间隙的分离过程见图 5-2-9~ 图 5-2-14。

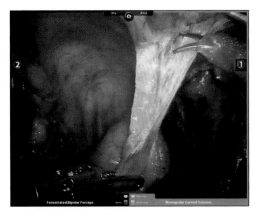

图 5-2-9　切断脐正中韧带和脐旁正中韧带

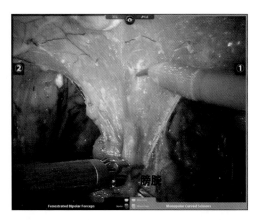

图 5-2-10　快速分离膀胱前间隙的疏松组织

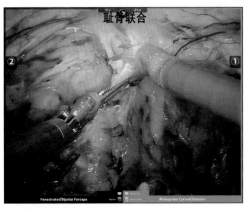

图 5-2-11　进入耻骨后间隙

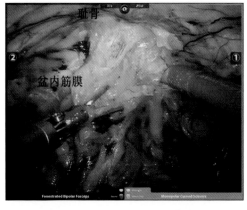

图 5-2-12　显露两侧盆筋膜

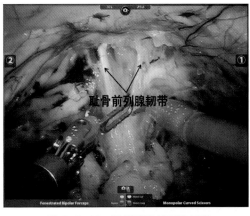

图 5-2-13　显露耻骨前列腺韧带

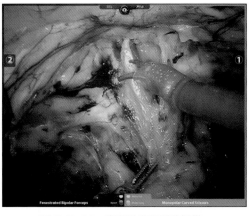

图 5-2-14　离断耻骨前列腺韧带

（2）处理阴茎背深静脉复合体（dorsal deep vein complex，DVC）：在前列腺体部的外侧纵行切开左侧盆筋膜反折，向右轻推腺体并保持一定张力，朝左外上方钝性拨开肛提肌，显露前列腺尖部的左侧。同法处理右侧盆筋膜，充分显露前列腺尖部的右侧。待尿道括约肌和DVC等结构经分离孤立以后，可仔细观察识别DVC和尿道相邻部位的凹陷。1号臂更换为大号持针器，取2-0可吸收线，在尿道前方"8"字贯穿缝合DVC，收紧缝线并打结，或以1-0可吸收倒刺线免打结缝合DVC结构。此外，应用双极钳充分电凝DVC后逐层离断，或可免于上述缝合的步骤，节约手术时间。对于这种免缝合技术，若在剪开DVC后其尾侧断端有活动性出血，可予以电凝或缝扎止血。盆筋膜和DVC的处理见图5-2-15~图5-2-22。

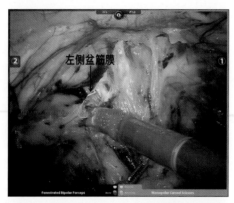

图 5-2-15　切开左侧盆筋膜

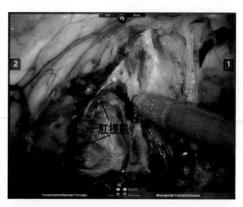

图 5-2-16　向左侧推开肛提肌

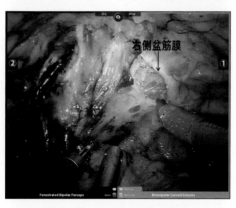

图 5-2-17　切开右侧盆筋膜

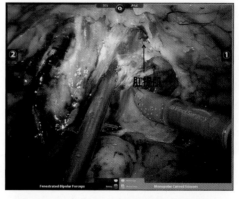

图 5-2-18　向右侧推开肛提肌

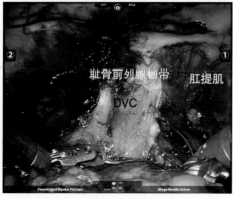

图 5-2-19　"8"字缝合 DVC

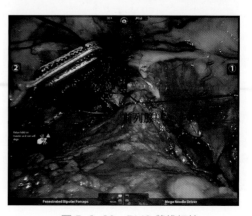

图 5-2-20　DVC 缝线打结

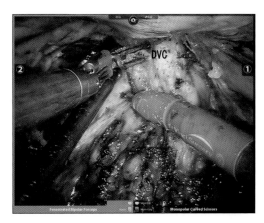

图 5-2-21　双极钳充分凝闭 DVC（免缝合法）

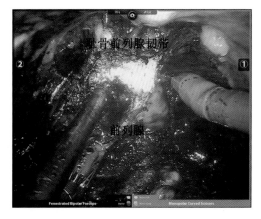

图 5-2-22　离断耻骨前列腺韧带和 DVC

（3）离断膀胱颈部：应用 3 号臂无创抓钳或由助手的分离钳向头侧牵拉膀胱，另一助手轻轻牵拉尿管，通过气囊的活动可初步判断前列腺和膀胱颈的连接部（图 5-2-23、图 5-2-24）。或以机器腕轻轻碰触前列腺背侧和膀胱前壁并观察，前者的质地较韧，后者的组织在按压后易塌陷，借此可以粗略判断膀胱颈的大致位置。

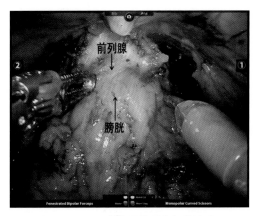

图 5-2-23　牵拉尿管观察气囊活动

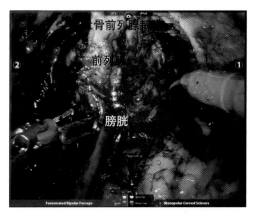

图 5-2-24　判断前列腺和膀胱连接部

1 号臂单极剪横行切开前列腺和膀胱颈部连接处的表层筋膜，钝加锐性分离膀胱颈部前壁的肌纤维组织，由浅入深直至切透黏膜层。露出尿管后，靠近前列腺一侧向左、右方向扩大膀胱颈部前壁切口。排空水囊并将尿管头部提出膀胱。于体外固定尿管，在盆腔术野朝向尾侧上方牵拉尿管头端，上提前列腺底部并保持一定张力。靠近前列腺底部逐层离断膀胱颈部后壁的黏膜层和肌纤维组织，注意尽可能保留膀胱颈的完整性。膀胱颈和前列腺连接部的处理过程见图 5-2-25~ 图 5-2-30。

如前列腺中叶增生明显影响膀胱颈部后壁的分离，可在向两侧扩大膀胱壁切口以后，充分暴露膀胱三角区并识别双侧输尿管开口。其后向头侧牵开膀胱，沿尿道内口弧形切开膀胱壁黏膜层和肌层组织，钝加锐性剥离出增生的前列腺中叶，继之离断膀胱颈部后壁的组织连接。

（4）分离输精管壶腹和精囊：继续向尾侧提起前列腺，并向头侧牵开膀胱。1 号臂电剪刀垂直向下切开前列腺基底部和膀胱颈部后下壁之间的连接并向两侧扩大切口，钝加锐性游离、切断膀胱颈部侧后方的组织，显露位于前列腺背侧面的输精管壶腹部和精囊轮廓。提起左侧输精管并以双极

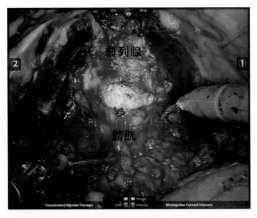

图 5-2-25 横行切开前列腺和膀胱颈部连接处

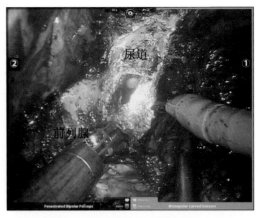

图 5-2-26 切开膀胱颈部前壁

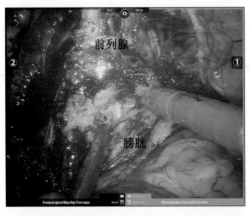

图 5-2-27 向两侧扩大膀胱颈部前壁切口

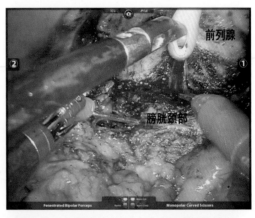

图 5-2-28 向尾侧耻骨方向牵拉尿管头端

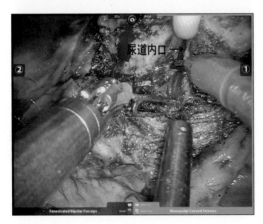

图 5-2-29 切开膀胱颈部后壁组织

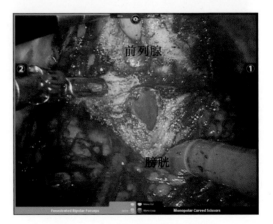

图 5-2-30 保留膀胱颈的完整性

钳凝闭与之伴行的血管后剪断壶腹部。其后，在输精管壶腹部的外下方分离左侧精囊，精囊动脉常走行于精囊尖部，可予以 Hem-o-lok 血管夹夹闭或电凝后剪断，整体剥离精囊。同法处理右侧输精管壶腹部和精囊，充分显露精囊与前列腺结合部。见图 5-2-31~图 5-2-38。

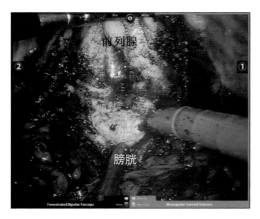

图 5-2-31　离断前列腺和膀胱颈后壁之间的连接

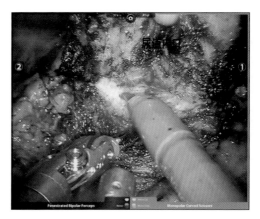

图 5-2-32　向两侧扩大膀胱颈部下后壁的分离面

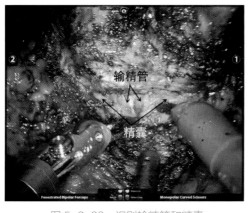

图 5-2-33　识别输精管和精囊

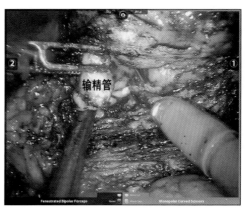

图 5-2-34　游离、切断左侧输精管壶腹部

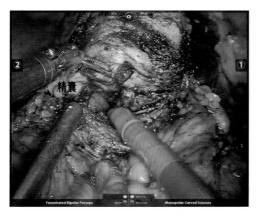

图 5-2-35　游离左侧精囊

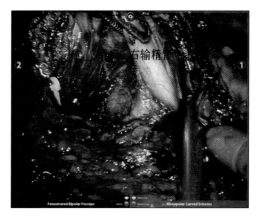

图 5-2-36　游离右侧输精管

（5）分离前列腺背侧面：

1）筋膜间技术：上提精囊和输精管断端，在精囊与前列腺的结合部横行切开迪氏筋膜，显露出的黄色脂肪提示进入了迪氏筋膜前、后层之间的疏松组织层（图 5-2-39、图 5-2-40）。筋膜间技术即是在这一少血管层面内分离，通常应用钝性分离为主的方法游离前列腺背侧面，直到前列腺尖部，初步孤立前列腺侧血管蒂的内侧面（图 5-2-41、图 5-2-42）。

筋膜内技术的技术要点是紧贴前列腺包膜分离。在前列腺体部的 3 点（右侧壁）和 9 点（左侧壁）处高位切开盆筋膜脏层，靠近前列腺包膜向外下方钝加锐性分离，能够较完整地保留走行于前列腺侧后方的 NVB。见图 5-2-47、图 5-2-48。

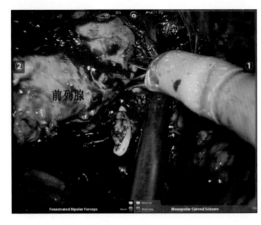

图 5-2-47　保留右侧 NVB

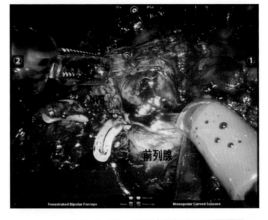

图 5-2-48　保留左侧 NVB

（7）分离尿道：使用 3 号臂或助手的抓钳向头侧牵拉前列腺并维持一定张力，在 DVC 缝扎线的近端逐层切割、离断 DVC，显露前列腺尖部和尿道的连接部。钝加锐性分离尿道前壁和两侧壁，靠近前列腺尖部冷刀剪断尿道前壁，退出尿管。其后，切断尿道后壁，上翻前列腺，小心离断直肠尿道肌，以及前列腺尖部两侧残留的连接组织，完整切除并移开标本。尿道的处理见图 5-2-49、图 5-2-50。

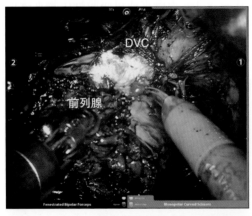

图 5-2-49　切断 DVC

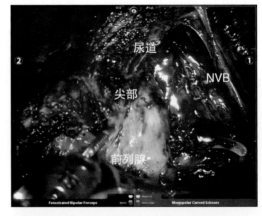

图 5-2-50　靠近前列腺尖部离断尿道

仔细检查术野，生理盐水冲洗创面，应用双极钳电凝、血管夹或可吸收线缝合等手段彻底止血。对于完整保留的 NVB 组织，可以应用 3-0 可吸收倒刺线由远及近连续薄层缝合 NVB 两侧的筋膜组织，兼具止血和包裹 NVB 的作用，我们称之为"卷管法"保神经技术，见图 5-2-51、图 5-2-52。

（8）淋巴结清扫：可行标准的盆腔淋巴结清扫术（图 5-2-53、图 5-2-54）。或仅清扫闭孔窝淋巴结缔组织，用于 PCa 临床分期。清除的淋巴组织可按照其部位，分别装入不同的标本袋并标记后送病理检查。

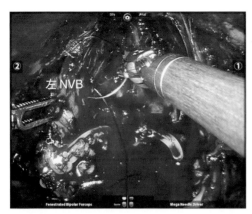

图 5-2-51 前列腺切除后创面缝合止血

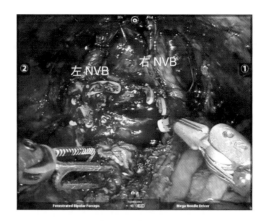

图 5-2-52 "卷管法"完整包裹双侧 NVB

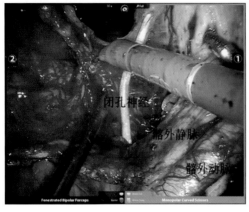

图 5-2-53 右侧盆腔淋巴结标准清扫术

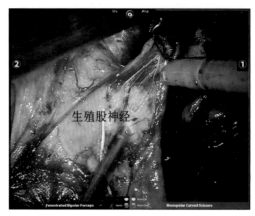

图 5-2-54 左侧盆腔淋巴结标准清扫术

（9）膀胱颈部重建（可选步骤）：根据前列腺切除以后的膀胱颈部切口的实际大小，决定是否实施颈口重建。若膀胱颈口宽大，尚需要仔细观察膀胱三角区和输尿管有无损伤。应用呋塞米 20mg 静脉注射，有助于识别输尿管开口的位置，必要时直视下留置输尿管内支架管。此外，膀胱颈部的重建也可在完成膀胱颈部和尿道后壁及两侧壁的吻合后，再根据膀胱颈部前壁的形态加以成形。

膀胱颈部的重建可以使用 2-0 可吸收（倒刺）线，参照膀胱颈口的形态，可采用重建膀胱后壁的"网拍样"缝合技术（图 5-2-55、图 5-2-56）。或应用单纯的膀胱颈口缝合缩窄技术。

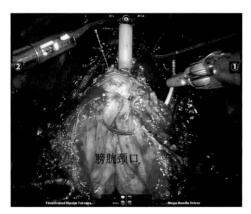

图 5-2-55 重建膀胱颈部后壁

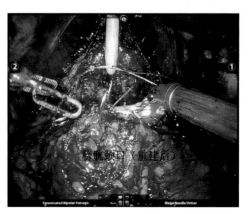

图 5-2-56 膀胱颈口重建后外观

（10）膀胱颈尿道吻合：普通腹腔镜条件下最常采用的缝合技术是膀胱颈部和尿道的全层单针连续缝合，这一方法也可以复制到RALRP中，机械腕操作的灵活性远超普通的直持针器。选取2-0可吸收单股微乔线带5/8弧度的UR6圆针，该型号缝针在夹持后，比较适合在狭窄的男性骨盆内实现不同方向的旋转动作。一般从3点处缝合第1针并打结，其后顺时针连续缝合至9点处收紧缝线，将尿管插入膀胱内。接着缝合剩余的半周尿道和膀胱颈口，在2点处出针，并和第1针的线尾打结。其后通过加强缝合膀胱颈部浆肌层和耻骨后DVC残端的方法，可以覆盖尿道吻合口的前壁。这种加强尿道前壁的缝合技术可以缩小膀胱尿道角度，对术后早期尿控功能的恢复有益。

由于机器人手术系统具有高清晰放大的三维视野和7个自由度活动的机械腕，为进一步提高手术效率，我们在RALRP术中膀胱尿道吻合时优先采用双针双线双向连续缝合技术。具体方法是取2根2-0可吸收倒刺缝线，各截取15cm，在体外将线尾部打结后送入盆腔。这种倒刺缝线可避免缝合后的组织松脱，其张力足以牵拢尿道和膀胱颈，密封性好。

双针双线双向连续缝合技术：第1针自膀胱颈部6点稍偏左位置自外向内穿入，第2针同法自6点稍偏右位置穿入，针间距2~3mm。1号臂夹持位于左侧的缝针，在尿管引导下，经尿道断端后壁6点稍偏左位置自内向外穿出，接着顺时针连续缝合膀胱颈部和尿道的左半周，插入尿管（图5-2-57、图5-2-58）。其后，1号臂夹持右侧的缝针，经尿道后壁6点稍偏右位置自内向外穿出，逆时针连续缝合剩余的右半周（图5-2-59）。两侧的缝针在12点处穿出，线尾打结（图5-2-60），膀胱内注入生理盐水200~300mL，观察吻合口有无渗漏，必要时加针缝合（图5-2-60）。若吻合口的张力较大，可将膀胱前壁浆肌层和耻骨前列腺韧带及DVC残端间断缝合2~3针，以减轻张力，防止术后漏尿，同时尿道前壁的加强有助于术后尿控功能的恢复。

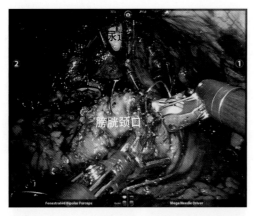
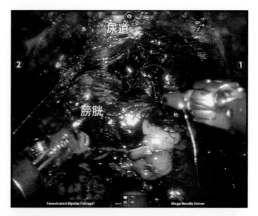

图5-2-57　第1针缝合膀胱颈部和尿道后壁6点位置　　图5-2-58　连续缝合膀胱颈部和尿道左侧壁

（11）结束手术：手术创面彻底止血（图5-2-61、图5-2-62），留置盆腔引流管，经左侧髂窝内腹壁套管孔引出固定。

移除各个机械臂，腔镜直视下逐一拔除各套管，观察穿刺通道有无活动出血。关闭气腹，移开机器人系统。通过扩大的脐部套管孔或另取下腹部正中切口，取出前列腺标本并送病理检查。以可吸收缝线逐层缝合腹壁切口，注意避免组织间死腔残留，防止术后腹壁血肿、感染或切口疝的形成。用无菌敷料包扎切口。

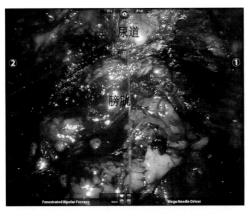

图 5-2-59　连续缝合膀胱颈部和尿道右侧壁

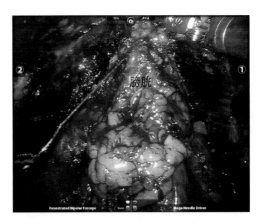

图 5-2-60　加强缝合吻合口前壁后打结

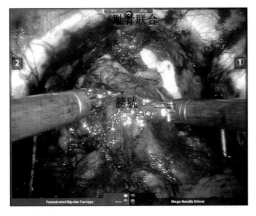

图 5-2-61　膀胱尿道吻合术毕观（淋巴结清扫）

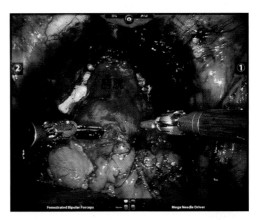

图 5-2-62　盆底创面彻底止血

（二）经腹膜外途径机器人辅助腹腔镜根治性前列腺切除术

1.麻醉与体位　静吸复合气管插管全身麻醉，仰卧位，头低 25°~30°。为便于机器人手术车进入会阴区，可按半截石位用 Allen 脚蹬固定下肢。腰下垫软枕，肩部放软垫和托板，双上肢内收于躯干旁，患者头部与手术台顶端平齐。术区和会阴部消毒，铺手术单，留置 F18 气囊尿管。

2.气腹的建立，穿刺套管的分布以及机器人操作系统的对接　可参考本书第一章第二节"经腹膜外入路下尿路手术机器人辅助腹腔镜操作通道的建立"相关部分的内容。我们习惯于"六孔两臂法"操作通道，具体建立方法如下：于脐下缘纵切口 3.0cm，切开腹直肌前鞘，手指伸入钝性分离下腹壁前间隙，置入自制气囊充气 500~600mL，保留 3~5min。切口内置入 12mm 套管，间断全层缝合切口固定套管，连接气腹管，充入 CO_2 气体，建立腹膜外气腹空间，气腹压力 12~14mmHg。窥镜监视下于右、左侧腹直肌旁脐下 3cm 切口分别置入 8mm 专用套管，分别连接 1、2 号机械臂。在脐水平线的上方，与 2 号臂套管对称的部位置入 12mm 辅助套管，于左、右侧髂前上棘内上方 3cm 分别切口、置入 5mm 套管。第 1 助手在患者左侧、第 2 助手在右侧，显示器分别位于患者身体的两侧和头侧。

3.手术过程

（1）分离耻骨后间隙：钝加锐性分离并扩大耻骨后间隙，清除附着在前列腺前表面、膀胱前壁和盆筋膜表面的脂肪组织，显露耻骨联合下缘、耻骨前列腺韧带和盆筋膜等解剖学标志。见图5-2-63、图5-2-64。

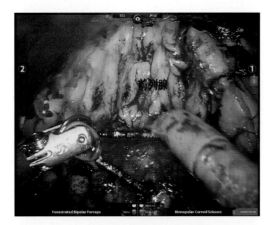

图 5-2-63　显露耻骨后间隙

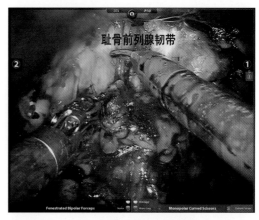

图 5-2-64　剔除前列腺表面脂肪组织

（2）切开盆内筋膜：锐性切开右侧盆筋膜反折（弓状韧带）近端，斜向下朝尾侧扩大盆筋膜切口，向左侧推开前列腺并保持适度张力，朝侧上方钝性拨开肛提肌，并分离显露出前列腺尖部的右侧（图5-2-65、图5-2-66）。同法处理左侧盆筋膜并分离出前列腺尖部的左侧（图5-2-67、图5-2-68）。

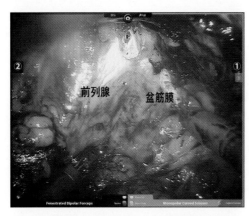

图 5-2-65　切开右侧盆筋膜

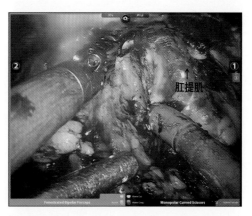

图 5-2-66　推开右侧肛提肌

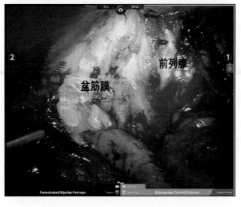

图 5-2-67　切开左侧盆筋膜

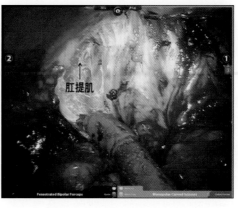

图 5-2-68　推开左侧肛提肌

靠近前列腺侧凝固、切断耻骨前列腺韧带，避免损伤在韧带深面穿行的阴茎背深静脉复合体（DVC）。保留该韧带的耻骨侧组织，可增加尿道前方的厚度支持，利于术后尿控功能的恢复。若盆筋膜弓状韧带的解剖结构不易识别，则应靠近盆壁一侧切开盆筋膜，以免误入前列腺包膜内引起出血或伤及走行在其侧后方的 NVB。

（3）游离前列腺尖部，显露并缝扎 DVC：钝加锐性分离并清理前列腺尖部两侧与肛提肌间的纤维肌性连接，充分显露尖部，识别 DVC 结构和尿道膜部前壁的界限。取 2-0 带针可吸收缝线长约 15cm，1 号臂持针器反向约呈 100° 夹持缝针的后 1/3~1/4，使缝针的凸面朝向盆壁并平行于耻骨联合，从 DVC、前列腺尖部和尿道前壁三者结合部之间的凹隙内进针，缝针自右向左水平穿过，针尖从左侧的对称部位穿出，其后重复上述方法第 2 次进针，完成 DVC 的"8"字缝合，缝线打外科结。

（4）离断膀胱颈部：通过观察前列腺的腹侧面轮廓，结合牵拉尿管气囊时看到的受阻部位，判断前列腺基底部和膀胱颈的连接处。1 号臂剪开前列腺和膀胱颈部交界处的前壁，显露颈部肌纤维和前列腺基底部包膜之间的平面，循此间隙向深处钝加锐性分离，同时向两侧延伸切割。切开膀胱颈部前壁后，观察尿道内口的形态和前列腺中叶的大小。向尾侧牵开尿管头部上提前列腺，向头侧牵拉膀胱，靠近尿道内口弧形切开膀胱颈部后壁黏膜层、肌层及其后方组织，尽量保持膀胱颈口的完整性。见图 5-2-69~ 图 5-2-72。

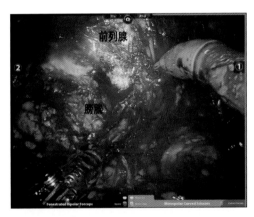

图 5-2-69　切开前列腺膀胱颈部连接处

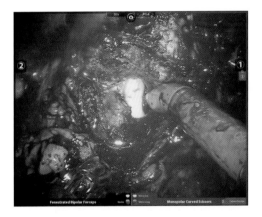

图 5-2-70　切开膀胱颈部前壁

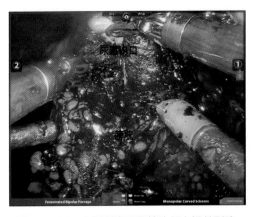

图 5-2-71　向尾侧牵开尿管头部上提前列腺

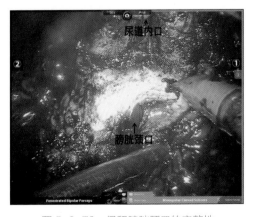

图 5-2-72　保留膀胱颈口的完整性

（5）分离输精管壶腹部和精囊：助手持抓钳朝向耻骨后方牵引尿管头部，抬高前列腺基底部。垂直向下切开膀胱颈部后方 5~7 点的位置，横断该处纵向走行的纤维肌性组织，并向两侧扩大分离面，可看到深面的输精管壶腹部和精囊轮廓。上提右侧输精管予以游离后切断，显露位于其外下方的精囊（图 5-2-73）。紧贴精囊表面钝加锐性分离，靠近尖部离断精囊动脉，注意避免损伤在其侧后方走行的 NVB。同法处理左侧输精管和精囊（图 5-2-74），充分显露精囊三角。

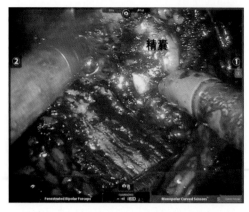

图 5-2-73　分离右侧输精管和精囊

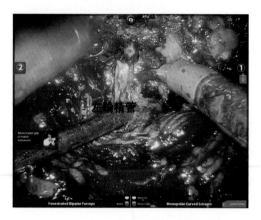

图 5-2-74　分离左侧输精管和精囊

（6）分离前列腺背侧面：助手向前上方提起两侧的输精管壶腹和精囊，在精囊三角下方横行切开迪氏筋膜（图 5-2-75），暴露出的黄色脂肪层提示进入直肠前间隙的分离平面。在迪氏筋膜前、后层之间，靠近前列腺背侧面向深处钝加锐性分离至尖部，显露前列腺两侧的血管蒂，见图 5-2-76。

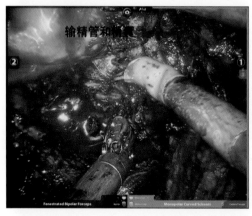

图 5-2-75　切开迪氏筋膜

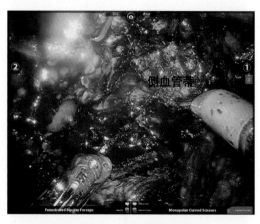

图 5-2-76　游离前列腺背侧面

　　若应用筋膜内技术，则 2 号臂钳夹迪氏筋膜的前层并向头侧牵拉，保持适度张力，紧贴前列腺背侧包膜的表面钝加锐性剥离，保留完整的迪氏筋膜于直肠前方。

　　（7）处理前列腺侧血管蒂：向左上方牵拉输精管断端和精囊并保持张力，显露前列腺基底部右侧较粗厚的血管蒂，靠近前列腺包膜施放 1~2 枚 Hem-o-lok 血管夹夹闭、离断侧血管蒂，同法处理左侧。位于前列腺体部两侧的血管蒂逐渐变薄，可沿前列腺体部的包膜钝加锐性分离，向侧后方推开 NVB 直至前列腺尖部。操作时及时吸除渗血，创面活动性出血点可夹闭，尽量不用电凝止血。

若患者肥胖或前列腺增生明显，其基底部的侧血管蒂较肥厚，从前列腺的背侧不易充分暴露。这种情况下可以先切开 DVC，离断前列腺尖部与尿道之间的连接，其后再向头侧翻起前列腺，逆行分离逐步切断侧血管蒂组织，完整切除标本。

如术前影像学检查有提示，或术中发现肿瘤已浸透前列腺包膜层，则应用筋膜外技术，广泛切除两侧的血管蒂组织（图 5-2-77、图 5-2-78）。如肿瘤仅浸润一侧的前列腺包膜，且患者有保留性功能的需求，可考虑应用筋膜间技术保留一侧的 NVB；对于无性功能要求的患者，亦可广泛切除双侧血管蒂，以降低切缘阳性的发生率。

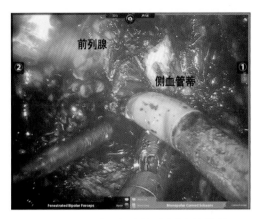
图 5-2-77　广泛切除前列腺右侧血管蒂

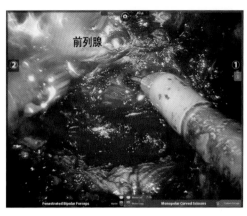
图 5-2-78　广泛切除前列腺左侧血管蒂

（8）离断尿道：向头侧牵拉前列腺，切断 DVC 缝线和前列腺尖部之间的前纤维肌肉基质区，显露前列腺包膜。钝加锐性分离出尿道的前壁和两侧壁，靠近前列腺尖部冷刀切断尿道及其两侧的连接组织，保护尿道外括约肌以及在其侧下方走行的 NVB。向头侧牵开前列腺尖部，显露腺体后方的直肠尿道肌并靠近前列腺包膜将其剪断。见图 5-2-79、图 5-2-80。

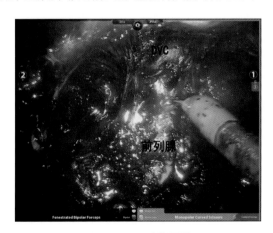
图 5-2-79　离断尿道

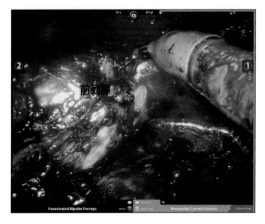
图 5-2-80　切除前列腺

完整切除标本，暂置于标本袋内。用生理盐水冲洗创面，吸引器清除渗血和积液，检查有无直肠损伤，应用双极钳电凝或血管夹彻底止血。见图 5-2-81、图 5-2-82。

（9）膀胱颈尿道吻合：若膀胱颈保留完整，其颈口多与尿道断端直径相接近，可直接行膀胱

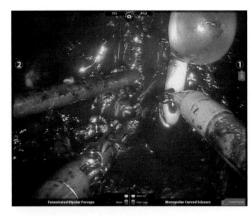

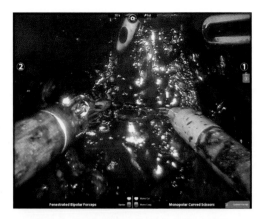

图 5-2-81　前列腺切除后创面止血　　　　　图 5-2-82　双侧 NVB 广泛切除术后观

颈和尿道的断端吻合术。如患者既往曾行前列腺电切除术，或前列腺中叶体积肥大明显，或因膀胱颈部可疑肿瘤侵犯而切除组织过多等情况，则残留的膀胱颈口往往比较宽大，大多需要重建膀胱颈部，方法如下。①重建后壁：修剪膀胱颈部，剔除可疑组织送病理检查，识别并保护输尿管开口。取 2-0 可吸收线，连续全层缝合膀胱颈后唇 2~4 针，缩窄膀胱颈口直径至 1.0~1.5cm。②重建侧壁：在膀胱颈部 4 点和 9 点位置各自间断全层缝合 1~3 针，缩窄膀胱颈口。

膀胱颈尿道吻合：取两根 2-0 带针可吸收倒刺缝线，线长 15cm，尾端打结。双针分别自膀胱颈部 6 点位置的膀胱壁外穿入，间距 2~3mm。以尿道内口的尿管进退为标志，先引导左侧缝针经尿道断端 6 点位置自内而外出针，其后顺时针连续缝合膀胱颈部和尿道的左半周（需 3~4 针），缝合时保持黏膜层的良好对位。插入 F18 气囊尿管入膀胱。右侧缝针自 6 点位置开始，逆时针缝合膀胱颈口和尿道断端的右半周。两侧的缝针在 12 点处汇合，收紧缝线打结。膀胱颈和尿道双针双线连续缝合过程见图 5-2-83~ 图 5-2-87。

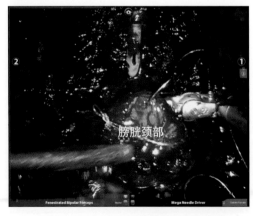

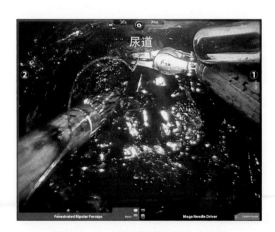

图 5-2-83　缝合膀胱颈部 6 点位置　　　　　图 5-2-84　缝合尿道断端 6 点位置

尿管气囊注水 20mL，向外轻轻牵拉。膀胱内注水 200~300mL，检查吻合口有无渗漏。为加强吻合口的前壁，可间断缝合膀胱颈部浆肌层与尿道前壁上方的 DVC 复合结构 2~3 针。见图 5-2-88~ 图 5-2-90。

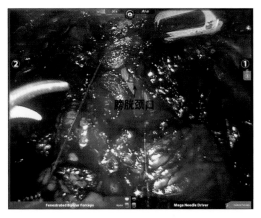

图 5-2-85　顺时针缝合膀胱颈部和尿道左侧壁

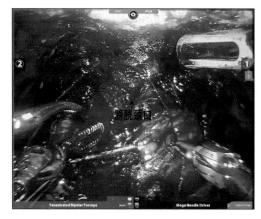

图 5-2-86　逆时针缝合膀胱颈部和尿道右侧壁

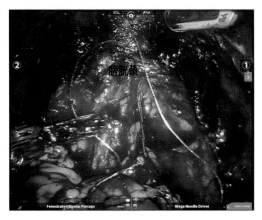

图 5-2-87　在 12 点处收拢双侧缝线

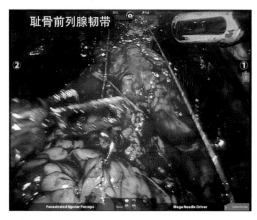

图 5-2-88　缝针穿过耻骨前列腺韧带

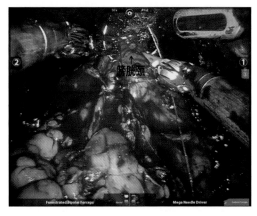

图 5-2-89　缝针穿过膀胱颈部浆肌层

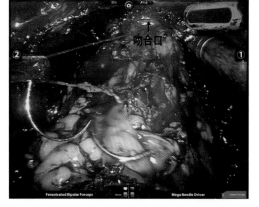

图 5-2-90　收紧缝线打结，加强尿道前壁

（10）清扫盆腔淋巴结：标准的盆腔淋巴结清扫范围上至髂血管分叉，下至内环口，外侧至生殖股神经，内侧以输尿管为界，底部抵达盆底肌肉筋膜。可先行钝加锐性分离、整块切除右侧髂外动、静脉周围和闭孔窝的淋巴结缔组织，注意保护好闭孔神经，闭孔血管可以保留或切断。同法行左侧盆腔淋巴结清扫。简易的盆腔淋巴结清扫术仅仅清除闭孔窝的淋巴结缔组织（图 5-2-91、图 5-2-92），主要用于 PCa 的临床分期。

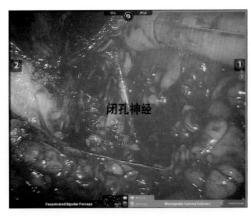

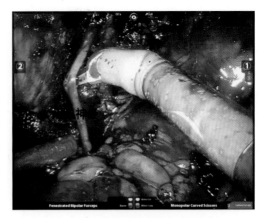

图 5-2-91　切除右侧闭孔淋巴组织　　　　　　图 5-2-92　切除左侧闭孔淋巴组织

（11）结束手术：降低气腹压力至 5~8mmHg，创面止血，留置耻骨后引流管，经左下腹壁套管孔引出固定。经脐下腹壁切口取出标本。检查腹壁各穿刺点有无活动性出血，依次缝合各切口，以无菌敷料包扎。

（三）经腹腔途径后入路机器人辅助腹腔镜根治性前列腺切除术

1. 麻醉与体位　静吸复合气管插管全身麻醉，下肢以弹力袜预防深静脉血栓，双腿分开固定，取 25°~30° 的 Trendelenburg 体位。基本方法近同经腹腔途径的前入路 RALRP。

2. 腹腔镜操作通道的建立　基本同前入路 RALRP，我们习惯于放置 5 枚套管，简述如下：于脐上弧形切口置入 12mm 套管作为镜头孔，气腹压 12~14mmHg，直视下于脐孔左侧 8cm 处放置 8mm 专用套管连接 2 号臂，再向左侧 8cm 处放置 8mm 专用套管连接 3 号臂；脐孔右侧 8cm 处放置 8mm 专用套管连接 1 号臂。镜头孔与 2 号臂连线中点上方 4cm 处放置 12mm 套管为辅助孔。机器人系统自中线由患者的足侧进入。1 号臂接单极剪，2 号臂接双极分离钳，3 号臂接无创抓钳。助手位于患者左侧，3 号臂的操作功能亦可以由第二助手代替，以节约器械，并锻炼助手。

3. 手术过程

（1）游离前列腺背部和两侧面：30° 腹腔镜的镜头视野朝上。暴露直肠膀胱陷凹，弧形切开直肠膀胱陷窝腹膜皱襞的下方，分离出双侧输精管、精囊。用带线直针（荷包线缝针）对膀胱及精囊进行悬吊能够更好地暴露手术视野。找到迪氏筋膜，并从前列腺筋膜内的层面将其钝性推向直肠一侧。沿着前列腺背侧面，紧贴其包膜分离至前列腺尖部。同时应用筋膜内技术紧贴前列腺包膜自两侧游离，显露出左、右侧血管蒂的内侧面。见图 5-2-93~ 图 5-2-104。

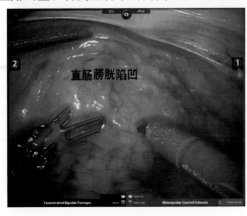

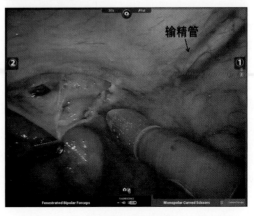

图 5-2-93　暴露直肠膀胱陷凹　　　　　　图 5-2-94　切开膀胱直肠皱襞下方的腹膜

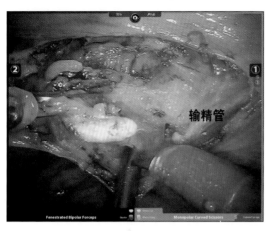

图 5-2-95　游离、切断右侧输精管

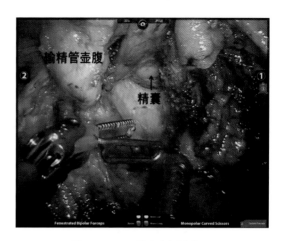

图 5-2-96　游离右侧精囊

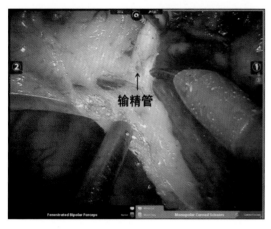

图 5-2-97　游离左侧输精管

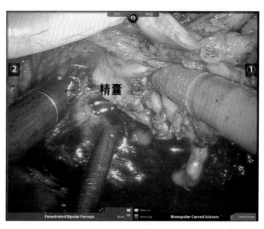

图 5-2-98　游离左侧精囊

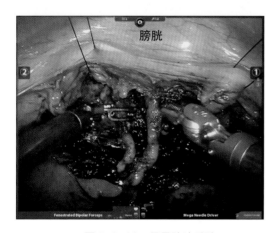

图 5-2-99　悬吊膀胱后壁

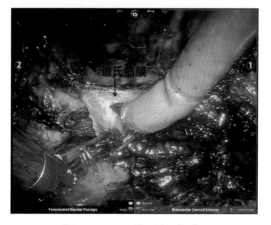

图 5-2-100　推开迪氏筋膜

（2）离断膀胱颈、游离前列腺腹侧面：识别膀胱颈部及其与前列腺基底的连接处。通过 Hem-o-lok 血管夹夹闭、切断或钝性分离的方法，游离前列腺体部两侧的血管蒂。充分显露膀胱颈部，离断膀胱颈的前、后壁（图 5-2-105~ 图 5-2-107）。继续在筋膜内钝性游离前列腺的腹侧面直至前

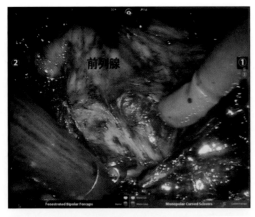

图 5-2-101　游离前列腺背侧

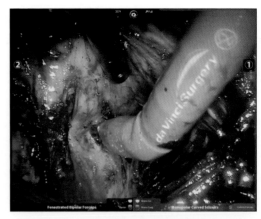

图 5-2-102　游离前列腺背侧至尖部

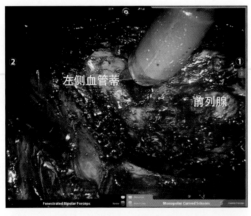

图 5-2-103　游离前列腺左侧面

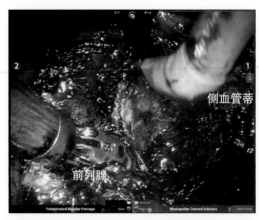

图 5-2-104　游离前列腺右侧面

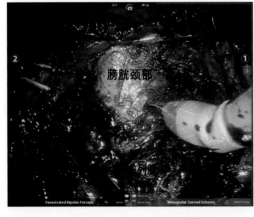

图 5-2-105　游离膀胱颈部

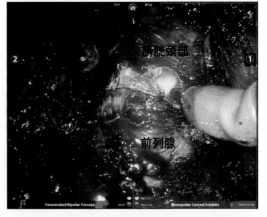

图 5-2-106　切开膀胱颈部后壁

列腺尖部（图 5-2-108）。完全保留逼尿肌围裙、耻骨前列腺韧带和 DVC。

（3）切除标本：靠近前列腺尖部离断尿道，移走前列腺标本，创面止血。见图 5-2-109~ 图 5-2-112。

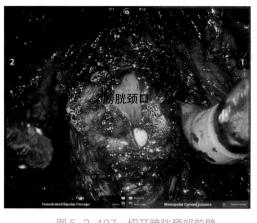

图 5-2-107　切开膀胱颈部前壁

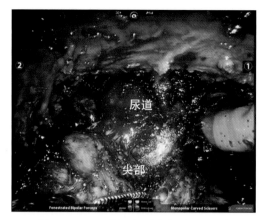

图 5-2-108　游离前列腺腹侧面至尖部

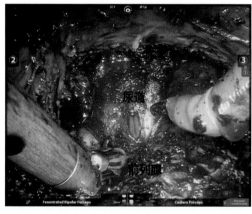

图 5-2-109　离断尿道前壁

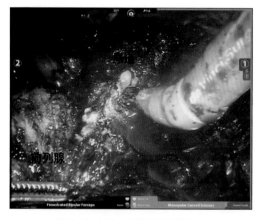

图 5-2-110　离断尿道后壁

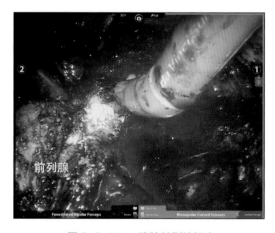

图 5-2-111　移除前列腺标本

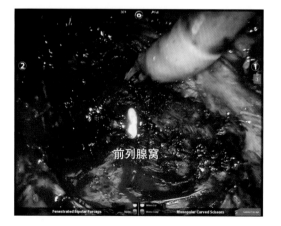

图 5-2-112　前列腺窝创面止血

（4）吻合膀胱颈和尿道：应用双针双线连续缝合技术，先缝合 12 点位置，左侧逆时针、右侧顺时针方向连续缝合膀胱颈口和尿道，在尿道断端 6 点处汇合打结。后入路膀胱颈尿道吻合过程见图 5-2-113~ 图 5-2-120。

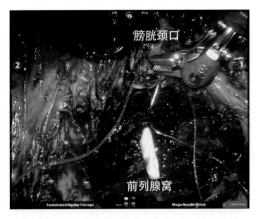

图 5-2-113　由外向内进针缝合膀胱颈部 12 点位置

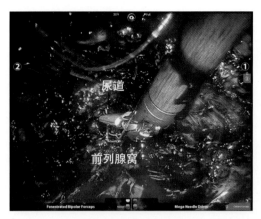

图 5-2-114　由内向外出针缝合尿道 12 点位置

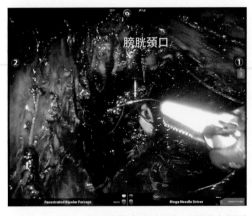

图 5-2-115　逆时针缝合膀胱颈部和尿道左侧壁

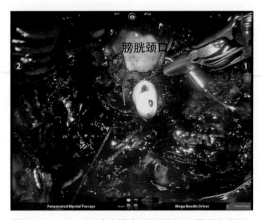

图 5-2-116　顺时针缝合膀胱颈部和尿道右侧壁

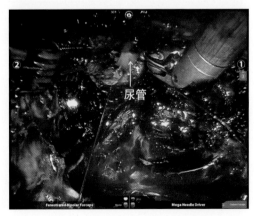

图 5-2-117　将尿管送入膀胱内

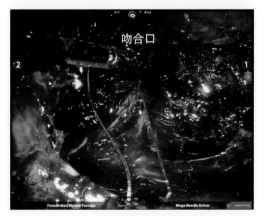

图 5-2-118　最后缝合膀胱颈和尿道壁 6 点位置

（5）盆腔淋巴结清扫术：行标准的盆腔淋巴结清扫或改良清扫术式。见图 5-2-121、图 5-2-122。

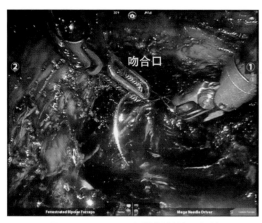

图 5-2-119　双侧缝针的线尾打结

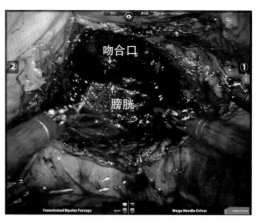

图 5-2-120　膀胱颈尿道吻合完毕

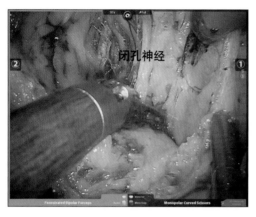

图 5-2-121　切除右侧盆腔淋巴结

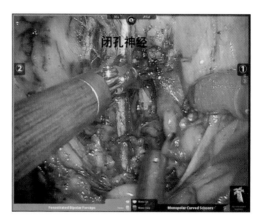

图 5-2-122　切除左侧盆腔淋巴结

（6）结束手术：降低气腹压力，创面彻底止血。关闭盆底腹膜，留置盆腔引流管（图 5-2-123~图 5-2-126）。移开机器人系统，移除各腹壁套管，逐一缝合腹壁切口。

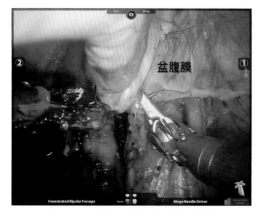

图 5-2-123　关闭右侧盆腹膜切口

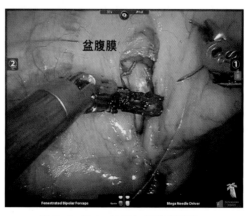

图 5-2-124　关闭左侧盆腹膜切口

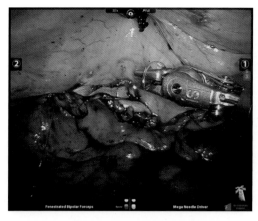

图 5-2-125　关闭盆底腹膜

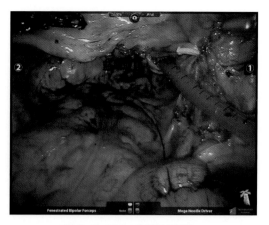

图 5-2-126　留置引流管

六、特殊情况的 RALRP 术中处理

1. 大体积前列腺癌　100g 以上的大体积前列腺癌占据了有限的盆腔空间，而男性的骨盆腔又相对狭小，从而使 RALRP 术中对前列腺的分离、显露和缝合等操作变得困难。对于中叶明显增生的 PCa，在打开膀胱颈部前壁后，可以尿道内口为标记切开膀胱黏膜层，并远离输尿管开口，必要时插入输尿管导管作为导引。其后，沿着增大腺体的包膜分离开膀胱颈部后壁的肌纤维组织，切忌误切进入腺体，以减少出血并降低切缘阳性发生率等。最后，向尾侧抬起肥厚的腺体中叶，显露前列腺背侧面，进行输精管和精囊的游离。

大体积前列腺的腺体多凸入膀胱，在分离和切除前列腺后不易保留完整的膀胱颈口，大多需要重建膀胱颈部。颈口重建可采用缝合前壁、缝合后壁或侧壁的方法，其中以重建后壁的技术最常用。当膀胱颈部后壁切口靠近三角区时，重建后壁则相当于向后延伸了膀胱三角区，可以进一步使双侧输尿管开口远离新建立的膀胱颈口。

2. 经尿道前列腺切除术后的前列腺癌　在经尿道前列腺切除（TURP）术后早期，前列腺包膜周边存在不同程度的组织水肿，特别是若术中发生了包膜穿孔和冲洗液外渗等，术后粘连尤为严重。一般要求在 TURP 3 个月以后再实施 RALRP，有望降低切除难度，并减少并发症的发生。

TURP 术后膀胱颈部与前列腺基底部的正常边界不易识别，在分离和切开时要仔细辨认尿道内口和膀胱三角区的关系。此外，标本切除以后残留的膀胱颈口通常比较宽大，可采用相应的重建技术缩窄膀胱颈口，以利于膀胱颈和尿道的吻合，并减少尿漏的发生。

3. 新辅助内分泌治疗后的前列腺癌　对于分期较晚的 PCa，术前新辅助内分泌治疗有望降低临床分期，使一部分局部晚期的 PCa 患者获得手术根治性治疗的机会。临床实践发现，尽管经过内分泌治疗后的前列腺体积或有一定程度的缩小，但是前列腺周围的解剖层次变得不清晰，前列腺包膜和筋膜之间的界限比较模糊。在这种情况下，可以采用筋膜外技术，广泛切除 NVB 以降低切缘阳性发生率，并可应用双极钳充分电凝止血，以减少创面渗血，并加快手术速度。

七、术后处理

1. 抗菌药物选用和支持治疗 根据患者的全身状态评估和手术中的具体情况，酌情选择抗菌药物的种类和使用疗程，一般预防性应用 3~5d。若 RALRP 术中合并直肠损伤，则须全疗程联合应用足量的抗厌氧菌药物。同时，术后经静脉和（或）静脉外途径补充人体所必需的液体、能量和电解质等，一般无需止血药物，以免发生下肢深静脉血栓形成。此外，对于合并营养不良或低蛋白血症患者，可加强营养支持。

2. 饮食和体位 患者全麻清醒和生命体征稳定后，可取头高脚低斜坡卧位，以利于盆腔积液的引流。待肛门排气和（或）听诊肠鸣音恢复后开始进流质饮食，逐步过渡至半流质饮食和普通饮食。合并直肠损伤者应该延长禁食时间，并加强营养支持。

3. 长期卧床患者并发症的预防 鼓励患者术后早期开始四肢和关节的主动、被动活动，在身体条件许可的情况下尽早下床。可人工按摩或气压泵治疗以促进下肢血液循环。可应用气垫床，嘱患者按时翻身、拍背咯痰，静脉应用或雾化驱动吸入化痰药物，防止坠积性肺炎和身体受压部位褥疮形成等。

4. 腹盆腔引流管的管理 RALRP 术后保持盆腔引流管通畅，记录引流物的量及性状，及时复查彩超了解盆腔有无明显积液，并根据实际情况调整引流管的位置，待 24h 引流液 ≤ 20mL 时拔除引流管。若每天引流管内引出大量的尿样液体，则提示吻合口漏尿，应延长引流管的留置时间，等待尿漏消失和瘘口愈合。如若术中有直肠损伤的发生，则在按照相应的外科原则进行处置的同时，适当推迟引流管的拔除。

5. 尿管的管理 如若 RALRP 术中膀胱颈部保留完整且膀胱尿道吻合满意，未发生尿漏等并发症，可在术后 7~10d 拔除导尿管，观察排尿情况，对尿失禁者可加强肛提肌康复锻炼。若术中膀胱尿道吻合口张力较大，则建议保留尿管 2 周。对于吻合口尿漏者，一般留置导尿管 2~3 周或更长，待尿道瘘口闭合后再拔除。若 RALRP 术中合并直肠损伤，则应推迟拔尿管时间至 3 周以后。

6. RALRP 术后随访 RALRP 术后应根据肿瘤危险程度分级、术后病理特征及辅助治疗方案制订个体化的随访策略。患者出院后定期复查血常规、尿常规、肾功能、胸部 X 线片、盆腔 CT 和泌尿系彩超等。PSA 水平和 DRE（直肠指诊）为常规随访项目。PSA 检查建议术后 3 个月内每月查一次，如果 PSA 降至 0.1ng/mL 以下，1 年内每 3 个月检查 1 次；如无进展，1 年后每 6 个月检查 1 次。DRE 应每年检查 1 次，但如果术后 PSA 水平维持在 0.2ng/mL 以下，可以暂不检查。

根治性前列腺切除术后随访的意义在于动态观察疗效及评估预后，帮助患者更好地应对病情变化。同时建议对 RALRP 患者术后的功能学预后及生活质量进行随访。理想的术后 PSA 应降至测不出水平，但目前大部分研究仍以 0.1ng/mL 为阈值。若 PSA 未能降至阈值以下，则考虑可能的原因为肿瘤局部残留、术前存在肿瘤转移或残留了良性前列腺组织等，进而需要重新对患者进行评估并选择相应的治疗方案。

7. RALRP 术后辅助治疗 前列腺癌根治性切除术后辅助治疗的目的是消灭术后肿瘤床的残留病灶、残余阳性淋巴结及其他部位的微小转移灶，以提高长期生存率。辅助内分泌治疗适用于病理淋巴结阳性者，能够改善术后 10 年肿瘤特异性生存率及总生存率。辅助放疗适用于术后具有 pT_{3-4}、淋巴结转移和切缘阳性等病理特征者，这类患者具有较高的术后生化复发率、临床进展风险和肿瘤特异性死亡率。推荐在 RALRP 术后尿控功能恢复后开始接受辅助治疗，而淋巴结阳性者术后即刻辅助内分泌治疗效果更好。

八、并发症防治

根治性前列腺切除术围手术期死亡率为 0%~2.1%。近期并发症主要包括严重出血、直肠损伤、深部静脉血栓、肺栓塞、高碳酸血症、尿漏、感染等，远期并发症主要包括术后尿失禁、勃起功能障碍、膀胱颈挛缩、尿道吻合口狭窄。为了减少手术并发症的发生率，术前应充分评估手术风险，术中应参照解剖标志在正确的分离层面精细操作，在不影响肿瘤完整切除的前提下，尽可能保留功能性尿道长度、尿道括约肌及 NVB。

1. 术中出血　RALRP 术中出血多发生在处理 DVC 和前列腺侧血管蒂的过程中。预防措施包括确切处理 DVC，离断前列腺尖部时剪刀要与 DVC 缝线有一定距离。一旦 DVC 出血，可试用双极钳电凝止血，亦可"8"字缝扎或连续锁边缝合止血，但要避免反复电凝止血，以防止尿道外括约肌和 NVB 的不可逆性热损伤。应用 Hem-o-lok 血管夹夹闭前列腺侧血管蒂后再离断的方法，可减少创面渗血，但过多的异物残留亦有不利影响。由助手辅助应用 10mm 的 LigaSure 能量平台离断前列腺侧血管蒂，其止血效果比较确切。对于小的弥漫性创面渗血，用干纱布压迫数分钟或可自止，或待快速移除前列腺标本后再彻底处置。

应用筋膜内技术的 RALRP，前列腺侧血管蒂的创面渗血比较多，这种情况下也尽量不用电凝止血，并尽量少用血管夹以减少异物存留。可酌情选用细的可吸收线缝扎止血，或应用"卷管法"连续缝合 NVB 两侧的筋膜组织，使之呈管状包裹隔离 NVB，既可止血，又能避免术后渗血、渗液对 NVB 的不良刺激。

2. 直肠损伤　RALRP 术中的直肠损伤多发生于以下情况下：在切开迪氏筋膜时距离直肠过近，未能正确进入迪氏筋膜前、后层间隙内分离；或在游离前列腺背侧至尖部的层面时过于靠近直肠壁，误切进入直肠前壁。其他原因还包括术者经验不足，或由于 PCa 的临床分期较晚，肿瘤局部已突破前列腺包膜累及直肠，或见于 TURP 术后因前列腺周围慢性炎性粘连而失去了正常的解剖层次，在创面出血和视野不清的条件下盲目操作切破直肠。

一旦发现直肠损伤，应立即清除破口周围的污染组织，应用碘伏溶液和大量生理盐水冲洗。直肠损伤大多可以 Ⅰ 期缝合，一般不需结肠造口。取 3-0 可吸收线，分两层交叉缝合直肠壁缺损，确切修补直肠损伤。在下一步的膀胱尿道吻合时，建议重建膀胱颈部使其口径接近于尿道断端，实施严格的黏膜对黏膜缝合。术后通畅引流，尽量减少可能引起吻合口漏尿的不利因素，因为漏尿和感染会显著增加直肠损伤部位愈合的难度。

直肠损伤修补术后建议扩肛治疗，必要时留置肛管排气 2~3d。术后保持盆腔引流通畅，应用足量广谱抗菌药物和抗厌氧菌药物。其他措施包括延长禁食时间、加强静脉营养、推迟盆腔引流管和尿管的拔管时间等。

对于 RALRP 术后才发现的直肠损伤，临床上可能表现为腹膜炎症状或经直肠内漏液。合并吻合口漏尿的患者会出现在尿管内排出粪气样物质的现象。一旦怀疑直肠破裂，应立即禁食，应用广谱抗菌药物、营养支持和对症治疗。严重者可能需要二次手术探查，必要时可行结肠造瘘，待半年后再手术修补直肠瘘口。

直肠损伤的预防措施包括术前做好肠道清洁工作，RALRP 术中保持视野清晰，在正确的解剖平面内精细操作。在分离直肠前间隙时紧贴前列腺背侧面剥离，分离前列腺尖部时靠近包膜切断尿道后壁。前列腺窝止血时尽量避免在直肠前壁进行过多的电凝操作，特别应禁用单极电凝装置止血，防止直肠穿孔或迟发性直肠损伤。

3. 膀胱和输尿管损伤 RALRP 术中的膀胱损伤少见。在经腹腔入路手术中横断脐正中韧带时可能会误切开膀胱顶部，一旦发生，即刻应用可吸收线缝合修补，术后保持尿管通畅使膀胱空虚，多可愈合。

输尿管损伤可见于切开膀胱颈部后壁时误伤输尿管壁内段或其开口，少见于膀胱颈部重建或尿道吻合操作的过程。一旦发生输尿管损伤，建议留置输尿管内双 J 管 4~6 周，必要时直视下修补输尿管破损。

预防输尿管损伤的主要办法是术中完整保留膀胱颈部。当 PCa 侵犯膀胱颈部或前列腺中叶肥大遮挡输尿管开口时，应在充分暴露术野的条件下谨慎操作。RALRP 术中应用呋塞米等利尿药物有助于引出输尿管喷尿征，可以清晰地看到输尿管开口部位。对于切除前列腺以后膀胱颈部宽大的情况，优选应用修补后壁的技术，并在看清输尿管开口的前提下进、出针，使重建后的膀胱颈口远离输尿管开口。

4. 闭孔神经损伤 闭孔神经损伤常见于 RALRP 的盆腔淋巴结清扫阶段，在清除髂内组闭孔窝淋巴组织的过程中发生。致伤原因多为热灼伤或闭孔神经意外被切断。对于闭孔神经的部分或全部断裂，可应用细的可吸收线缝合修复。预防办法包括熟悉闭孔窝的解剖结构，包括闭孔血管、神经走行的特点和毗邻关系，这对于肥胖和存在淋巴结转移的患者尤其重要。

5. 切缘阳性 切缘阳性（positive surgical margin，PSM）最常发生的部位是前列腺尖部和基底部。PSM 的发生率与 PCa 诊断时的 PSA 水平、肿瘤体积、肿瘤分期、穿刺活检组织的 Gleason 评分、术前是否接受了内分泌治疗以及不同术者实施 RALRP 手术的习惯和技巧等因素均有关系。PSM 患者术后生化复发、局部复发和远处转移等的发生率均高于切缘阴性者。

PSM 多由于 PCa 浸润前列腺包膜，手术分离困难；或术中为刻意保留 NVB 组织，导致 PCa 组织切除不彻底；或为了保留膀胱颈部和功能性尿道长度，分离时靠前列腺过近所致。由于位置关系，PSM 在前列腺的侧后外方较少见，但是如果在 RALRP 术中采用筋膜内技术保留 NVB 时，亦潜在切破包膜的可能性，进而引起 PSM。

PSM 的预防措施：RALRP 手术时务必做到在正确的解剖层面分离前列腺背侧和体部，充分游离前列腺尖部，避免残留肿瘤组织。具体操作技巧包括在距离前列腺尖部 1cm 以上离断 DVC、锐性离断尿道直肠肌、在离断前列腺基底部时保留 3~5mm 膀胱颈部组织等。如术中发现前列腺包膜浸润的征象，应果断放弃保留 NVB 的方案，改行筋膜外技术广泛性切除病变，也没必要再保留膀胱颈部的完整性。因为 RALRP 最主要的目标是肿瘤控制，不必为了保留 NVB 而付出 PSM 甚或术后复发的代价。

6. 术后吻合口尿漏和尿道狭窄　RALRP 术后尿漏的诊断标准：在确保膀胱空虚的前提下，经耻骨后引流出尿样液体 > 50mL/d，持续 3d 以上。尿漏发生的原因包括膀胱颈尿道吻合口张力过高，或缝合技术粗糙如针间距不均、缝线收拢不紧或组织撕裂等，以及导尿管早期滑脱、吻合口感染、组织坏死或愈合不良等不利因素的存在。预防方法主要是保证膀胱颈和尿道吻合口无张力，以及黏膜对黏膜的精良缝合，术后保持尿管通畅并避免脱落。

发生吻合口漏尿后应加强抗菌药物应用，保持尿管和引流管通畅，适度延长导尿管留置时间。大部分瘘口在 1~4 周内可自愈，膀胱造影可证实尿瘘是否闭合。术后尿漏容易导致吻合口瘢痕形成和继发性尿道狭窄，排尿相尿路造影可了解吻合口的通畅情况。

术后尿道狭窄可能继发于吻合口尿漏，还可见于因感染和局部组织坏死等所导致的瘢痕愈合。尿液或炎性渗出物的刺激会引起吻合口局部组织僵硬和挛缩。对于吻合口瘢痕挛缩，可定期扩张尿道，或在直视下应用内镜技术处理。

7. 尿失禁　RALRP 术后尿失禁发生的原因多与术中盆底肌和尿道外括约肌发生了不同程度的损伤有关，或膀胱颈的完整性遭到了破坏，或由于盆腔神经丛分支破坏而导致尿道外括约肌去神经和膀胱逼尿肌不稳定收缩等。RALRP 术后以暂时性尿失禁最常见，可通过肛提肌舒缩运动的锻炼来改善症状，多数可在 3~6 个月内恢复。完全性尿失禁虽少见，但对患者生活质量的影响较大，恢复慢，预后常不佳。

RALRP 术后尿失禁的预防办法主要是术中保留完整的膀胱颈和尿道外括约肌，以及足够长度的功能性尿道。研究认为，膀胱尿道吻合口前、后壁的加强或重建可以提高术后早期的尿控功能，但在半年以后的区别并不明显。此外，术中 NVB 的保留亦可能促进术后尿控功能的恢复。

8. 男性性功能障碍　RALRP 术后性功能障碍主要与术中盆腔神经丛及其勃起分支的破坏有关，其中最重要的阴茎海绵体神经与尿道管腔的间隔不足 5mm，较易受到损伤。其他相关因素还包括 PCa 浸润 NVB，或术中未能有效保留 NVB。术后创面的渗血、渗尿、炎性渗出以及继发性纤维化对 NVB 的破坏等不利因素，均不同程度地影响着术后性功能的恢复。

NVB 的保留可显著降低术后性功能障碍的发生率，因此，但凡具有手术经验、设备和技术条件的情况下，均应尽可能保留并有效地保护 NVB，术后通畅盆腔引流，积极防止尿漏、盆腔感染和尿路感染等不利因素的发生。

9. 围手术期血栓相关并发症　RALRP 涉及前列腺恶性肿瘤、腹腔镜气腹和盆腔手术等多种有可能改变患者血流动力学的不利条件，因此必须高度重视术后血栓并发症的防治。目前，就围手术期是否预防性应用抗血栓药物尚无统一意见，但术后的各种预防深静脉血栓形成的措施必不可少，包括弹力袜的穿戴、早期床上和床下活动、下肢的人工按摩或气压泵应用等。

10. 盆腔淋巴结清扫并发症　根治性前列腺切除行盆腔淋巴结清扫相关的并发症发生率为 20% 左右，包括腹腔脏器损伤、血管损伤和淋巴漏、术后淋巴囊肿形成等。这些并发症的发生与淋巴结清扫的范围、腹腔和盆腔粘连的程度等存在关联性，务必要注意预防。经腹腔入路 PLND 术后盆腔淋巴囊肿形成的发生率低于经腹膜外入路手术。对于大的盆腔淋巴囊肿，单纯穿刺放液的效果不佳，可以在腹腔镜下行囊肿开窗引流术。

九、技术现状

1. 新辅助治疗　新辅助治疗主要包括新辅助内分泌治疗、新辅助化疗等。新辅助内分泌治疗能够降低术后切缘阳性率、术后病理分期及淋巴结的阳性率，并达到缩小前列腺体积的目的。新辅助内分泌治疗的时间一般为 3~6 个月甚至更长。但是多项研究提示新辅助治疗不能改善患者疾病特异性生存率及总生存率，因此不推荐作为常规的治疗选项。

2. NVB 保留　NVB 的保留应视患者的病情和术者的技术掌握情况而定。RALRP 保留 NVB 的主要方法包括筋膜间和筋膜内技术，其中以前者的应用较为广泛。当前研究认为，保留 NVB 的解剖学基础在于支配阴茎海绵体的 NVB 与前列腺侧后方包膜的平均距离为 5mm。机器人手术系统的三维视野、高清晰度放大图像和机械腕的多自由度活动等技术优势，为 RALRP 术中 NVB 的保留提供了良好的条件支撑。

筋膜间保留 NVB 的技术可以在离断前列腺耻骨韧带、切开盆筋膜并缝扎 DVC 控制出血的基础上进行，其要点包括在精囊三角的基底部切开迪氏筋膜，其后在迪氏筋膜前、后层之间游离前列腺的背侧面，进而分离出两侧的血管蒂。由于前列腺侧血管蒂基底部较宽厚，常有尿道组动脉经此穿入前列腺，故可在靠近包膜施放 Hem-o-lok 血管夹高位夹闭、离断侧血管蒂，其后向前列腺的侧后方钝性剥离、推开包含血管和神经分支的纤维结缔组织。自前列腺体部朝向尖部，侧血管蒂的分布逐渐变薄，可以利用机器人手术系统高清放大和操作灵活的特点，在前列腺包膜和盆筋膜脏层之间钝加锐性分离，剥离开走行于侧后方的 NVB。创面渗血尽量少用电凝止血，可在看清出血点后以小血管夹准确夹闭，或以可吸收线薄层缝合止血。对于弥漫性渗血，用干纱布压迫 3~5min 后多可自止。

筋膜内保留 NVB 的技术不需切开盆筋膜，不离断耻骨前列腺韧带，无需缝扎 DVC，而且整个操作过程几乎不用电能。由于筋膜内技术可以保留尽可能多的尿道周围支持结构，包括大部分的盆筋膜以及走行在筋膜之间的包膜组血管束和神经纤维等，理论上更加利于术后尿控和勃起功能的恢复。目前，筋膜内技术的长期肿瘤学结果尚需论证，故其手术适应证的把握更为严格，主要应用于术前有勃起功能的低危 T_1 期 PCa 患者。对于一部分 T_2 期的低危 PCa 患者，亦可尝试应用筋膜内技术保留一侧或双侧 NVB。

保留 NVB 的 RALRP 术后存在肿瘤局部复发的风险，文献报道肿瘤 PSM 的发生率在 10% 左右。如在手术中发现前列腺包膜周围存在明显粘连，则不必强求保留 NVB，可以应用筋膜外技术切除双侧的盆筋膜以及在其侧后方走行的血管神经组织，以降低 PSM 的发生率，保证肿瘤控制效果。

3. RALRP 的不同手术入路　RALRP 最常见的手术入路是经腹腔途径的前入路术式，其基本方法是在打开耻骨后间隙、切开盆筋膜并缝扎 DVC 后，在前列腺的前方离断膀胱颈部，其后上抬前列腺基底部游离出输精管和精囊，切开迪氏筋膜并在其前、后层之间钝加锐性游离前列腺背侧面，并分离出侧血管蒂予以结扎和离断，最后离断 DVC 和尿道，切除标本。

近年来有学者尝试经腹腔途径的"后入路"实施 RALRP，该术式不再打开膀胱前间隙，而是首先切开直肠膀胱陷凹的盆底腹膜，在膀胱后方逐步分离出输精管壶腹部和精囊，游离前列腺背侧面至尖部，再分离两侧的血管蒂，离断膀胱颈部，游离前列腺腹侧面至尖部，切断尿道并移除前列腺标本，最后完成膀胱颈部和尿道断端的吻合。后入路 RALRP 保留了完整的盆筋膜、NVB 和 DVC 等结构，术后尿控功能和性功能的恢复较好。但该入路的不足之处是操作空间较为狭小，即使在机器人手术系统的辅助下操作难度仍较高，手术耗时较长，在近期内尚属于一种有挑战性的手术。

4. RALRP 的手术效果　多项 Meta 分析结果显示，RALRP 的术中出血量和输血率显著低于常规的 ORP 和 LRP，而 RALRP 的手术时间、导尿管留置时间、住院时间和并发症发生率等与传统手术并无显著性差异；RALRP 的 PSM 发生率和近期肿瘤控制效果与传统手术相似。由于 RALRP 大规模应用于临床的时间还比较短，目前尚缺乏有关其术后生化复发和长期肿瘤控制方面的大宗数据。

部分研究认为，由于 RALRP 高清放大和操作精准的技术特点，可以保留尽可能多的 NVB，因而患者术后勃起功能恢复得更快，且其短期的尿控效果亦优于传统手术。

5. RALRP 术中盆腔淋巴结清扫（PLND）的范围和意义　国内对于前列腺癌 PLND 的范围形成了以下共识：对于高危 PCa（Gleason 评分 $\geq$ 8，血 PSA $\geq$ 20ng/mL，临床分期在 T_{2b} 以上）应常规行 PLND，其清扫范围包括髂外、髂内血管旁和闭孔区域淋巴结，可较准确地评估有无盆腔淋巴结转移。对于低危前列腺癌，可以观察等待，或行改良的 PLND。RALRP 以其三维视野高清放大和精确操作的技术优势，可以较轻松地完成 PLND。一般认为，PLND 对 PCa 的 N 分期和术后辅助治疗具有较大指导意义，但治疗上价值有限。亦有研究认为，扩大 PLND 可增加获取淋巴结的数量，这是预测 PCa 淋巴结转移的独立危险因素，并可以提高肿瘤特异性生存率，但其确切的临床价值尚需更多研究进一步证实。

（陶金，范雅峰，李腾飞，任选义，张雪培，周芳坚）

【**主编按**】前列腺癌（PCa）是男性泌尿生殖系统最常见的恶性肿瘤，根治性前列腺切除术（RP）是治疗器官局限性及局部进展 PCa 的有效方法。机器人腹腔镜前列腺根治性切除术（RALRP）是全球范围内应用最广泛的泌尿外科机器人手术，逐渐成为治疗局限性 PCa 的新的标准术式。RALRP 可经腹腔和经腹膜外途径完成，经腹腔入路更方便于进行盆腔淋巴结清扫术，而腹膜外入路术后肠粘连等并发症的发生率较低。对局限性低、中危 PCa，RALRP 应用筋膜内或筋膜间技术可以保留单侧或双侧血管神经束（NVB），术中在处理 DVC 和前列腺侧韧带的过程中容易发生出血，一定要给予足够重视。"卷管法"保留 NVB 能够达到确切止血和隔离保护神经束的双重目标，这对术后尿控功能及性功能的恢复非常有益。对于局部晚期 PCa，多在新辅助治疗以后再实施根治性手术。对于有远处转移但转移灶小于 4 个的 PCa 患者，根治性手术后辅以内分泌治疗等综合措施能够显著延长生存时间。RALRP 双针双线连续缝合技术可以缩短手术时间，保证膀胱颈部和尿道的吻合质量，减少尿漏等并发症的发生。一旦术后出现较顽固的漏尿征象，大多数可以采用等待观察的方法，一般可自愈。在不同的患者中选择性应用加强缝合尿道前壁或尿道重建后壁的技术方法，对术后早期的尿控功能恢复有益。经腹腔途径后入路 RALRP 适用于局部早期的 PCa，术中应用筋膜内技术紧贴前列腺包膜剥离，可以完整保留逼尿肌围裙、耻骨前列腺韧带和 DVC 结构，有利于术后尿控功能和性功能的恢复。对于高危 PCa，实施盆腔淋巴结清扫术对患者的生存有益。

第三节　机器人辅助腹腔镜保留尿道前列腺剜除术

一、概述

良性前列腺增生（benign prostatic hyperplasia，BPH）是影响老年男性生活质量的常见问题，主要是由位于尿道周围的腺体增生压迫尿道，导致排尿梗阻而引起的一系列临床症状和体征。排尿梗阻症状有排尿费力、排尿等待、分段排尿、急性尿潴留或慢性尿潴留；尿路刺激症状有夜尿次数增多、尿频、尿急，甚至充溢性尿失禁。如继发尿路感染或膀胱结石，可出现尿痛、急迫性尿失禁、血尿等。长期慢性梗阻可引起双侧上尿路扩张积水而损害肾功能，导致慢性肾功能不全。症状明显时影响患者生活质量，出现并发症如尿路感染或肾功能不全，则威胁患者生命。

BPH 如症状较轻，可采用药物治疗；药物不能控制症状，或者已出现并发症如慢性尿潴留、继发膀胱结石、反复尿路感染或急性尿潴留，甚至上尿路改变，则需要手术治疗解除梗阻。前列腺增生症常用手术方式主要为经尿道前列腺切除（或剜除）和耻骨后经膀胱前列腺摘除，这两类手术方式均将尿道与尿道周围增生腺体一起切除，可出现一系列问题，如术中出血，术后继发性出血、膀胱颈挛缩、尿道狭窄、逆行射精和尿失禁（主要为暂时性尿失禁）等，会不同程度地影响患者生活质量。

保留尿道前列腺剜除术（Madigan 手术）符合前列腺增生症的病理生理，可避免经尿道前列腺切除和耻骨后经膀胱前列腺摘除术后出现的尿路刺激症状、继发性出血、尿道狭窄、膀胱颈挛缩和尿失禁等影响患者生活质量的问题。该术式于 1990 年报道后国内有不少单位开展，最初是开放手术方式，后来也有用腹腔镜技术的，但都因术中尿道容易撕裂或损伤的问题，一直未能成为主流的手术方式。但根据前列腺增生的病理生理，Madigan 手术是前列腺增生症最合理的手术方式，现在借助机器人辅助腹腔镜技术可完美施行。

二、手术指征

梗阻症状明显或已出现并发症并以两侧叶增生为主的前列腺增生症患者，可考虑施行保留尿道前列腺剜除术，特别是有保留射精功能需求的年纪较轻的患者。

有慢性前列腺炎的小体积前列腺增生、以中叶增生为主、经尿道前列腺手术后复发的患者，不适合做保留尿道前列腺剜除术。

三、术前准备

按一般前列腺增生症手术进行术前准备，包括重要生命器官（心、肺、肾等）功能的评估，血生化、血型和血常规检查，特别注意血 PSA 水平和直肠指检以排除前列腺癌之可能性。尽管现在前列腺增生症手术已很少输血，但仍应做好可能输血的准备。

四、手术步骤（腹膜外耻骨后入路）

1. 麻醉与体位　气管内全麻。先平卧位，消毒铺巾。安置好操作通道（套管）后，再取 15°~20° 头低足高位，连接并固定机器人机械臂。

2. 手术过程

（1）建立腹膜外耻骨后操作腔：与腹腔镜下耻骨后前列腺癌根治术相似，在脐旁做 1.5~2.0cm 纵行皮肤切口，在偏离正中线 0.3cm 处切开腹直肌前鞘，向外侧推开腹直肌，沿腹直肌深面向下和两侧钝性分离，制作腹膜外腔，再用气囊充气进一步扩大操作腔，如图 5-3-1 安置机械臂通道和助手辅助通道。

（2）显露前列腺两侧叶和膀胱颈：清除前列腺表面脂肪后可见增生的前列腺两侧叶和膀胱颈（图 5-3-2）。

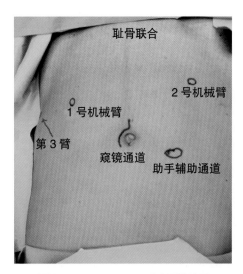

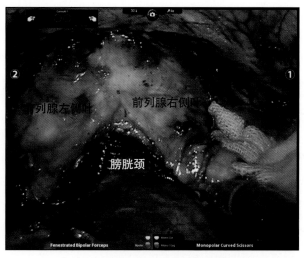

图 5-3-1　Madigan 手术通道位置　　　　　图 5-3-2　显露前列腺两侧叶和膀胱颈

（3）切开前列腺外科包膜并分离增生腺体：在膀胱颈与前列腺交界处，横行切开前列腺外科包膜至增生腺体。在外科包膜与增生腺体之间钝性分离一般很容易，出血也少（图 5-3-3）。分别分离前列腺两侧叶至两侧 5 点和 7 点位置，然后再沿此平面分离至前列腺尖部。注意操作时始终保持在外科包膜与增生腺体之间的平面，否则容易出血。

（4）分离尿道：在两侧叶之间纵行切开，从膀胱颈部位仔细辨认和分离尿道操作时应紧贴增生腺体，慢慢推开尿道。初学者辨认前列腺部尿道可能困难，只要紧贴增生腺体表面细心分离，是可以避免损伤尿道的。分离过程中如遇出血可用双极钳电凝止血，务必保持视野清晰，尽量避免损伤（尤其是撕裂）尿道（图 5-3-4）。

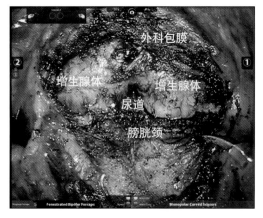

图 5-3-3　在前列腺外科包膜的增生腺体之间分离

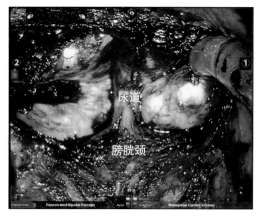

图 5-3-4　分离尿道前列腺部

（5）剜除增生腺体：继续向前列腺尖部分离并剜除一侧增生腺体，然后剜除另一侧腺体。将尿管退至前列腺部尿道，注水充盈前列腺部尿道检查有无尿道损伤漏尿（图 5-3-5）。

（6）前列腺部尿道损伤修补：剥离增生腺体时如发现尿道损伤，应及时用 3-0 可吸收线缝合修补，以免后续分离操作使损伤或裂口扩大而难以修补。剜除增生腺体后做尿道充盈试验，如有漏尿，说明尿道有损伤，用 3-0 可吸收线做无漏缝合，修补后应再次做充盈试验，证实无漏尿后才可（图 5-3-6）。

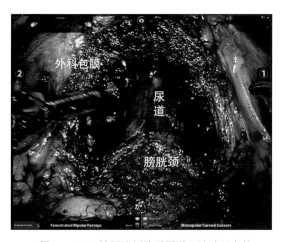

图 5-3-5　前列腺剜除后尿道和膀胱颈完整

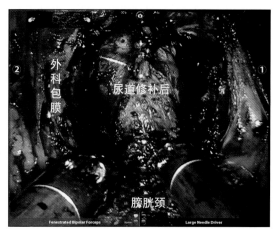

图 5-3-6　尿道损伤缝合后充盈试验证实无漏尿

（7）缝合外科包膜：再次冲洗前列腺窝，仔细止血。将导尿管插入膀胱，冲洗膀胱并充盈膀胱，再次检查前列腺部尿道和膀胱颈无漏尿后，用 3-0 可吸收倒刺线连续缝合前列腺外科包膜。耻骨后放置 24 号引流管结束手术。

五、术后处理

（1）麻醉清醒后即建议患者下床活动。

（2）肠蠕动恢复后即可进食。

（3）术后无需膀胱冲洗。

（4）术中无尿道损伤，术后第一天拔除导尿管排尿。

（5）术中有尿道损伤并修补满意，导尿管留置 1 周后拔除，修补不满意则留置导尿管 2 周。

（6）耻骨后引流管术后 1~2d 拔除。

（周芳坚，李永红，危文素）

第四节　机器人辅助腹腔镜经膀胱入路根治性前列腺切除术

一、概述

前列腺癌是老年男性常见的恶性肿瘤。近年来，随着我国日益普及的 PSA 筛查、饮食方式改变及人口老龄化，前列腺癌尤其是局限性前列腺癌的发病率逐年升高。针对早期局限性前列腺癌，根治性前列腺切除术是目前使用最为广泛的治疗方法之一。自 Schuessler 等在 1997 年首次报道腹腔镜下根治性前列腺切除术（laparoscopic radical prostatectomy，LRP）以来，随着腹腔镜手术技术的发展以及腹腔镜辅助手术器械的更新和进步，LRP 在世界范围内广泛开展，并逐渐成为局限性前列腺癌的首选治疗方法。2000 年，da Vinci 机器人系统被美国 FDA 批准使用。2001 年 Binder 和 Kramer 报道了机器人辅助腹腔镜下根治性前列腺切除术（robot-assisted laparoscopic radical prostatectomy，RALRP）。由于前列腺位于盆腔深处，周围空间狭小，术中需要保护血管神经束并重建膀胱颈，应用机器人手术系统正好克服了这些缺点。与开放手术和传统腹腔镜手术相比，机器人手术系统的多自由度机械臂和高清三维视野进一步克服了盆腔空间狭小对根治性前列腺切除术的限制，降低了手术操作难度。多项研究认为，RALRP 的术中出血和围手术期输血概率明显低于开放手术和传统腹腔镜手术，而且在术后尿控能力和勃起功能的恢复方面也显著优于开放手术和传统腹腔镜手术。目前，RALRP 在国内外许多中心相继开展并普及，逐渐成为根治性前列腺切除术的标准术式。对于未侵犯前列腺包膜的局限性前列腺癌，保留走行于前列腺后外侧的神经血管束能够在确保肿瘤控制效果的前提下，最大限度地保护尿控和勃起功能。就术后尿控功能的早期恢复而言，各地学者们都在不断努力，包括耻骨尿道韧带的重建和膀胱颈尿道吻合缝线的改良等。

根据手术入路的不同，RALRP 分为前入路和后入路。以膀胱为标志物，前入路是从膀胱前表面分离，以经耻骨后间隙前列腺切除术和阿芙罗狄面纱（veil of Aphrodite）技术为主；后入路是从膀胱后表面分离，以经直肠膀胱陷凹和保留耻骨后间隙前列腺切除术为主。前入路 RALRP 因其手术过程流畅，经验及技术要求相对较低，适合初学者。前入路首先分离耻骨后间隙、暴露和分离前列腺前表面，解剖标志明显，后续的整个手术操作过程均在相对良好的视野和空间下进行。但其整体手术时间较长，因前入路破坏了耻骨后间隙，术后患者发生腹股沟斜疝的概率要高于后入路 RALRP 患者，同时因前入路背深血管复合体及部分小血管受损，其术中出血量相对较多。后入路 RALRP 通过直肠膀胱陷凹，从前列腺后方寻找筋膜内平面，避免侵入前列腺前方的 Retzius 间隙（耻骨后间隙），该技术实现了 360° 筋膜内切除，并尽可能保留了盆内筋膜、神经血管束、前列腺丛、耻骨前列腺韧带等结构的完整性。因其要求保留耻骨后间隙，需要更精细的解剖和相当丰富的手术经验及技巧。尽管后入路 RALRP 较前入路 RALRP 更为复杂，但一旦术者技术熟练，其手术时间可以显著缩短。因操作空间较小，后入路处理巨大前列腺相对较为困难。

在此基础之上，国内王共先教授团队基于 da Vinci Si 手术机器人系统，创新性地采用经膀胱入路完成了 RALRP 的手术步骤，并从 2018 年 4 月起，针对局限性低风险前列腺癌患者开展经膀胱 RALRP。初步结果提示，经膀胱入路机器人根治性前列腺切除术技术可行，手术步骤简便，可推广性高，是局限性低危前列腺癌的一种新的可选术式。经膀胱入路机器人根治性前列腺切除术术后即刻尿控率比较理想，切缘阳性率与其他入路无显著差异，对肿瘤控制效果和性功能的评价有待于进一步随访。

二、适应证与禁忌证

1. 适应证

（1）适应于临床分期 $T_1 \sim T_{2c}$ 的患者。T_{3a} 期：目前认为根治术在 T_{3a} 期前列腺癌治疗中占据重要地位。部分患者术后证实为 pT_2 期而获得治愈机会；对于术后证实为 pT_{3a} 期的患者可根据情况行辅助内分泌治疗或辅助放疗，亦可取得良好的治疗效果。$T_{3b} \sim T_4$ 期：严格筛选后（如肿瘤未侵犯尿道括约肌或未与盆壁固定，肿瘤体积相对较小）可行根治术并辅以综合治疗。N_1 期：目前有学者主张对淋巴结阳性患者行根治术，术后给予辅助治疗，可使患者生存受益。

（2）预期寿命：预期寿命 ≥ 10 年可选择根治术。

（3）健康状况：身体状况良好，没有严重心肺疾病的患者。

（4）PSA 或 Gleason 评分高危患者的处理：对于 PSA > 20ng/mL 或 Gleason 评分 ≥ 8 的局限性前列腺癌患者符合上述分期和预期寿命条件的，根治术后可给予其他辅助治疗。

2. 禁忌证

（1）患有显著增加手术危险性的疾病，如严重的心血管疾病、肺功能不良等。

（2）患有严重出血倾向或血液凝固性疾病。

（3）预期寿命不足 10 年。

三、术前准备

术前根据 PSA、直肠指检和影像学检查结果评估前列腺肿瘤风险并进行临床分期。其他术前常规准备包括完善心肺功能评估、备血和手术区备皮与皮肤清洁（脐部清洁）。术前肠道准备和预防性使用抗菌药物可不纳入常规术前准备范畴，主要依术者和所在单位习惯而定。

四、手术步骤

1. 麻醉与体位 静吸复合气管插管全身麻醉，动脉插管监测动态有创动脉压，动态监测 CO_2 分压，深静脉插管保持静脉通道通畅。采取 Trendelenburg 体位，头低脚高位（约 30°）（图 5-4-1）。将患者妥善固定于手术床上，两下肢分开并放平，穿弹力袜防止下肢深静脉血栓形成，肩部以肩托保护，防止臂丛神经损伤，头部稍垫高，眼睛闭合贴膜保护。

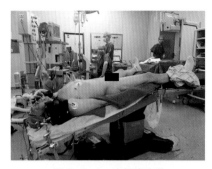

图 5-4-1 头低脚高位

2. 套管位置 如图 5-4-2 所示。其中，镜头套管戳孔（C）位于脐上 1~2cm 处，1 号、2 号机械臂套管戳孔（R_1、R_2）位于镜头套管戳孔两侧（腹直肌外侧缘）距镜头套管戳孔（C）8cm 处，3 号机械臂套管戳孔（R_3）位于 2 号机械臂套管戳孔（R_2）外侧约 8cm 处，12mm 助手套管戳孔（A_1）位于 1 号机械臂套管戳孔（R_1）外侧约 8cm 处。前入路 RALRP 采用上述 5 套管，后入路及经膀胱入路 RALRP 在镜头套管戳孔（C）与 1 号机械臂套管戳孔（R_1）间往头侧方向增加一个 5mm 助手孔套管（A_2）。1 号机械臂器械为机器人单极剪或持针器，2 号机械臂器械为机器人 Maryland 双极钳，3 号机械臂器械为机器人 Prograsp 抓钳。由于后入路手术空间相对狭小，可将 2 号机械臂的主操作器械之一 Maryland 双极钳与 3 号机械臂负责牵引为主的 Prograsp 抓钳对调，以获得更大的器械活动度。

3. 机器人车的定泊与手术室的布局 穿刺完成后，调整好体位，以镜头臂穿刺点与目标区连线的延长线为准线，由一助指挥，巡回护士推动机器人车入位，使镜头臂穿刺点、镜头臂及中心柱在一直线上，推动机器人车至镜头臂位于 C 点上方停止，将各机械

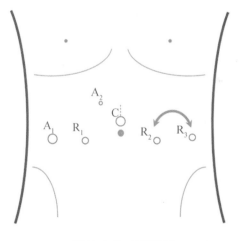

图 5-4-2 套管位置

臂与各穿刺点的套管连接，将镜头 30° 朝上与镜头臂连接固定后置入腹腔，将单极剪和 Maryland 双极钳分别与 1 号和 2 号臂连接，直视下将器械移入手术区域并固定。将 Prograsp 抓钳与 3 号臂连接，直视下移入腹腔手术区域外左侧固定待用。至此完成机器人车定泊（图 5-4-3）。

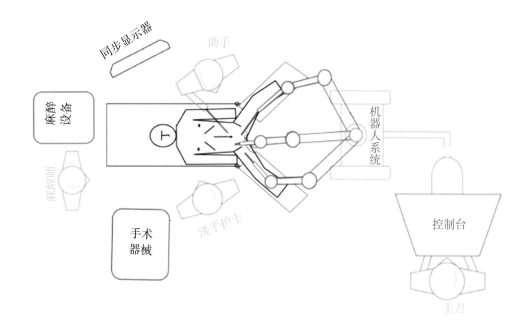

图 5-4-3　机器人车的定泊与手术室的布局：机器人车定泊于患者尾侧

4. 手术过程

（1）切开膀胱：纵行切开膀胱后上壁 5~8cm，用腹壁悬吊缝线将膀胱切口向两侧牵开，显露两侧输尿管口，明确输尿管口与尿道内口、前列腺的解剖关系。见图 5-4-4~ 图 5-4-7。

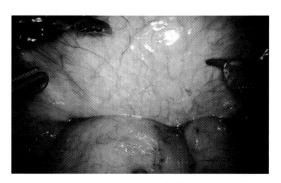

图 5-4-4　辨认膀胱

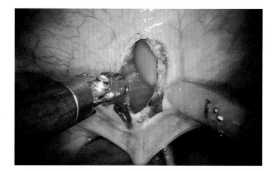

图 5-4-5　切开膀胱

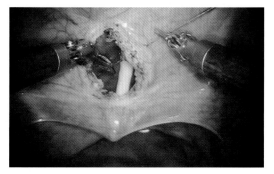

图 5-4-6　缝合线牵引右侧膀胱切口

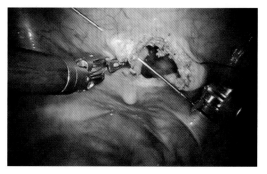

图 5-4-7　缝合线牵引左侧膀胱切口

249

（2）分离尿道内口：辨认输尿管间嵴、双侧输尿管口、尿道内口等解剖结构，用单极剪沿尿道内口做一环形切口，切开膀胱黏膜及膀胱肌层。见图5-4-8、图5-4-9。

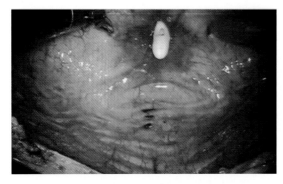 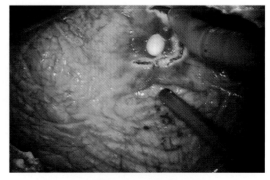

图5-4-8 辨认尿道内口　　　　　　　　　　　　图5-4-9 分离尿道内口

（3）分离输精管和精囊：沿环形切口下缘向深部分离，显露两侧输精管和精囊，抓钳抓起部分输精管，游离离断输精管，然后提起输精管断端，分离离断精囊。见图5-4-10、图5-4-11。

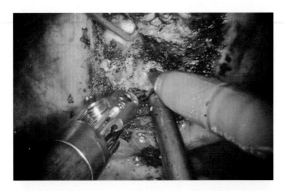 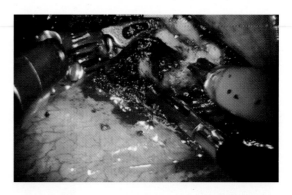

图5-4-10 分离左侧输精管和精囊　　　　　　　图5-4-11 分离右侧输精管和精囊

（4）分离前列腺后表面：不打开迪氏筋膜，前列腺背侧的分离层面在迪氏筋膜与前列腺之间，两侧的分离层面在前列腺筋膜内。显露前列腺包膜，紧贴前列腺包膜分离前列腺后表面直至前列腺尖部后方。见图5-4-12~图5-4-15。

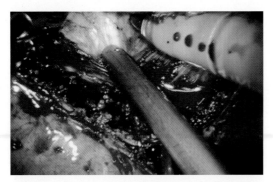 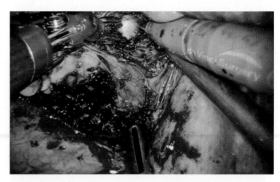

图5-4-12 分离前列腺后表面　　　　　　　　　图5-4-13 分离前列腺右侧

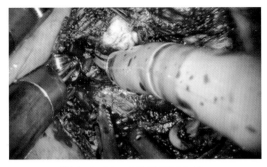

图 5-4-14　分离前列腺左侧

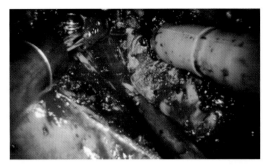

图 5-4-15　紧贴前列腺包膜分离至前列腺尖部

（5）处理前列腺蒂并保留神经血管束：在前列腺侧面 4~5 点处用 Maryland 双极钳紧贴前列腺包膜分离出间隙，单极剪打开盆内筋膜，显露前列腺神经血管束。紧贴前列腺包膜，用 Hem-o-lock 血管夹及冷刀离断前列腺侧血管蒂，将神经血管束从前列腺完全游离。见图 5-4-16~ 图 5-4-21。

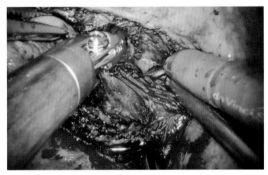

图 5-4-16　分离前列腺右侧血管蒂

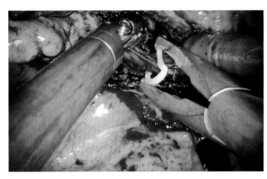

图 5-4-17　夹闭、离断前列腺右侧血管蒂

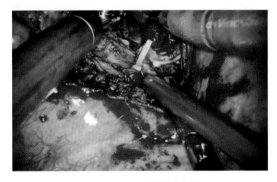

图 5-4-18　保留前列腺右侧 NVB

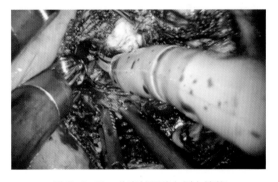

图 5-4-19　分离前列腺左侧血管蒂

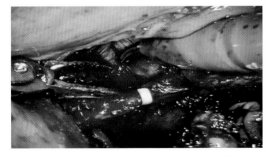

图 5-4-20　夹闭、离断前列腺左侧血管蒂

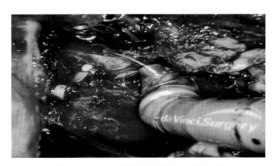

图 5-4-21　保留前列腺左侧 NVB

（6）分离前列腺尖部：沿环形切口上缘向深部分离至前列腺包膜，紧贴前列腺包膜向前分离前列腺前表面至前列腺尖部，显露尿道。见图 5-4-22、图 5-4-23。

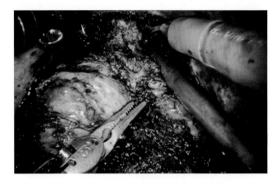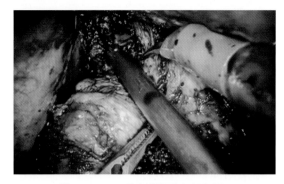

图 5-4-22　分离前列腺尖部右侧　　　　　　　　图 5-4-23　分离前列腺尖部左侧

（7）分离、离断尿道，移出标本：见图 5-4-24、图 5-4-25。

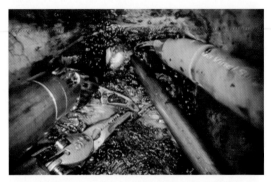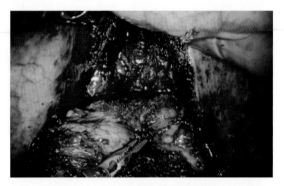

图 5-4-24　靠近前列腺尖部分离尿道　　　　　　图 5-4-25　离断尿道、移出标本

（8）尿道 - 膀胱颈吻合：膀胱后壁缝合重建（图 5-4-26）。采用双针双线连续缝合技术，用可吸收倒刺缝线吻合尿道与膀胱颈。自 6 点位置开始，第一针顺时针连续缝合吻合口后壁，缝合半周后自尿道外口插入一 F18 双腔气囊尿管至膀胱内；第二针同法，逆时针继续缝合一周完成吻合。见图 5-4-27~ 图 5-4-29。

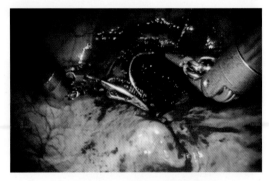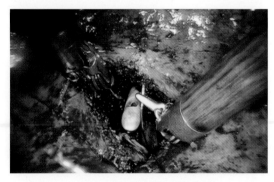

图 5-4-26　重建膀胱颈口后壁　　　　　　　　　图 5-4-27　缝合膀胱颈部和尿道后壁

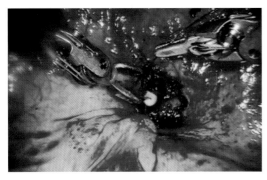 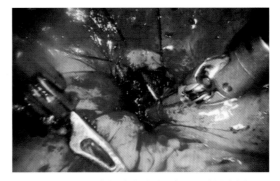

图 5-4-28 连续缝合膀胱颈部和尿道左侧壁　　　　图 5-4-29 连续缝合膀胱颈部和尿道右侧壁

（9）分肌层和浆膜层依次关闭膀胱切口：见图 5-4-30~ 图 5-4-31。

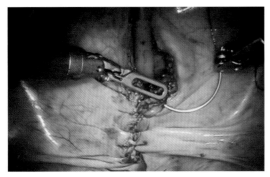 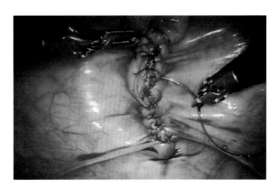

图 5-4-30 缝合膀胱　　　　　　　　　图 5-4-31 加固缝合膀胱

（10）结束手术：导尿管气囊注水后稍牵拉，膀胱注水 100mL，检查有无渗漏。标本装袋，检查术野和止血，取出标本，不留置引流管。缝合各套管戳孔及切口，以无菌敷料包扎。

五、术后处理

（1）监测血压、脉搏、呼吸，仔细观察患者的一般情况。

（2）观察导尿管引流情况，记录尿量，术后 1 周拔除导尿管。

（3）术后常规应用广谱抗菌药物。

（4）鼓励患者早期下床活动，预防下肢静脉血栓形成，鼓励咳嗽咳痰，预防肺部感染。根据肠道恢复情况逐步恢复正常饮食。

六、并发症的防治

1. 术中并发症

（1）术中出血：术中游离精囊、切断膀胱颈和分离前列腺尖部时常引起出血。双极钳电凝在术中止血效果较好，特别是在处理精囊、前列腺尖部、前列腺包膜和膀胱颈部的出血时。

（2）脏器损伤：术中可出现直肠、膀胱和输尿管的损伤，尤其在分离前列腺尖部时极易引起直肠损伤。如直肠纵肌损伤或直肠黏膜有小的破口，可使用3-0可吸收缝线进行创面无张力缝合并在术后留置肛管。创面缝合完毕后再次缝合包埋创面，并反复冲洗；若破口较大，则需行乙状结肠造瘘术。如果损伤膀胱，可使用可吸收缝线修补缝合，并适当延长导尿管留置时间，保持尿液引流通畅。输尿管损伤较少见，通常发生在膀胱后壁及三角区的分离时，将输尿管误认为输精管，处理时需放置双J管，缝合修补损伤处。

2. 术后并发症

（1）吻合口尿漏：吻合口尿漏通常是由于吻合技术原因所致，也可能由于术后吻合口破裂所致，有些是由于术后导尿管早期脱落引起的。应适当延长导尿管留置时间，保持尿液引流通畅。若术后导尿管早期脱落，应尽可能重新留置导尿管并妥善固定。

（2）尿失禁及性功能障碍：一般将术后尿控功能恢复定义为完全干燥或每天使用不超过一块尿湿护垫。尿控功能较差者可在术后即刻进行盆底肌锻炼，绝大多数患者随着时间的延长尿控功能可逐渐恢复正常。前列腺癌患者大多数是老年人，术前一般存在一定程度的性功能障碍，评估术后性功能情况是不容易的。术后早期服用血管活性药物（前列腺素合成酶抑制剂等）对预防和治疗勃起功能障碍均有益，目前，前列腺素合成酶抑制剂（西地那非、伐地那非等）是治疗的首选口服药物。对于部分药物治疗无效而又有性需求的较年轻的前列腺癌患者，可以考虑选择阴茎海绵体注射、真空收缩装置和阴茎假体植入等治疗方法。

（3）吻合口狭窄：吻合口狭窄的发生率很低，多为吻合口瘢痕挛缩所致，一般可经尿道电切处理。

（4）切缘阳性：切缘阳性最常见的部位为前列腺尖部和后侧，少见部位为后外侧和神经血管束区域。手术切缘阳性率不仅与肿瘤体积、分期、PSA水平、Gleason评分等因素有关，而且也与手术技巧有关。精细准确的前列腺解剖分离（包括尖部处理）有助于降低切缘阳性率。

七、技术现状

经膀胱入路的手术操作局限于前列腺周围的骨盆空间，对周围其他组织的损伤较少，初步手术效果提示该入路在治疗低危局限性前列腺癌患者方面，术后尿控、勃起功能和肿瘤控制效果比较理想。区别于其他入路手术操作，机器人辅助腹腔镜经膀胱入路根治性前列腺切除术首先需要把握手术适应证，因经膀胱入路手术区域相对狭小，建议选择肿瘤负荷较低的局限性前列腺癌患者，总PSA＜20ng/mL，Gleason评分≤7，临床分期$T_{1-2c}N_0M_0$，前列腺体积小于80mL。其次是术野的暴露，经膀胱入路保留了耻骨后间隙和直肠膀胱陷凹的完整性，经膀胱完成所有主要的手术操作，术野较深、较小，可辅助一些特殊方式暴露扩大视野，比如利用腹壁悬吊缝线将膀胱切口向两侧牵开，经膀胱在盆腔深处分离前列腺腺体、精囊和输精管可借助于3号机械臂对前列腺进行有效牵拉。再次是分离顺序的选择，经膀胱入路关键在于找到正确的分离平面，因此应最先分离前列腺底部的输精管和精囊，并在前列腺后表面和迪氏筋膜之间尽量向前列腺尖部分离，避免损伤直肠的同时沿此平面向两侧分离神经血管束和前列腺血管蒂，并在前列腺表面汇合。最后是膀胱颈尿道吻合，经膀胱入路完成膀胱颈尿道吻合的方式大致与前入路相同，可采用双针双线连续缝合技术。封闭吻合口之前，可向前列腺窝内填充少许止血材料，关闭膀胱后无需在盆腔或腹腔留置引流管。

从开展机器人辅助腹腔镜经膀胱入路根治性前列腺切除术的经验看，在对患者进行严格筛选的基础上，正确实施上述手术步骤，能够获得较好的术后尿控及肿瘤控制效果。经膀胱入路的手术分离范围小，随着术者经验的积累和技术的熟练，可以在较短时间内完成。经膀胱入路机器人辅助腹腔镜根治性前列腺切除术具有手术步骤简单、术后功能恢复快等优势，是治疗局限性前列腺癌的一种可选术式。

（王共先，黄伟）

参考文献

［1］Siegel R L，Miller K D，Jemal A. Cancer statistics，2019［J］. CA Cancer J Clin，2019，69（1）：7-34.

［2］齐金蕾，王黎君，周脉耕，等. 1990—2013 年中国男性前列腺癌疾病负担分析［J］.中华流行病学杂志，2016，37（6）：778-782.

［3］Finkelstein J，Eckersberger E，Sadri H，et al. Open versus laparoscopic versus robot-assisted laparoscopic prostatectomy：the European and us experience［J］. Rev Urol，2010，12（1）：35-43.

［4］Binder J，Kramer W. Robotically-assisted laparoscopic radical prostatectomy［J］. BJU Int，2001，87（4）：408-410.

［5］Ficarra V，Novara G，Artibani W，et al. Retropubic，laparoscopic，and robot-assisted radical prostatectomy：a systematic review and cumulative analysis of comparative studies［J］. Eur Urol，2009，55（5）：1037-1063.

［6］王国民.前列腺癌机器人辅助手术的现状与展望［J］.肿瘤防治研究，2017，44（10）：643-646.

［7］Galfano A，Ascione A，Grimaldi S，et al. A new anatomic approach for robot-assisted laparoscopic prostatectomy：a feasibility study for completely intrafascial surgery［J］. Eur Urol，2010，58（3）：457-461.

［8］艾星，李宏召，马鑫，等.机器人辅助腹腔镜前列腺根治性切除术中尿控和性功能保留的关键手术技巧［J］.微创泌尿外科杂志，2017，5（1）：59-61.

［9］Chang K，Abdel Raheem A，Santok G，et al. Anatomical retzius space preservation is associated with lower incidence of postoperative inguinal hernia development after robot-assisted radical prostatectomy［J］. Hernia，2017，21（4）：555-561.

［10］Lim S，Kim K，Shin T，et al. Retzius-sparing robot-assisted laparoscopic radical prostatectomy：combining the best of retropubic and perineal approaches［J］. BJU Int，2014，114（2）：236-244.

［11］Tan G，Srivastava A，Grover S，et al. Optimizing vesicourethral anastomosis healing after robot-assisted laparoscopic radical prostatectomy：lessons learned from three techniques in 1900 patients［J］. J Endourol，2010，24（12）：1975-1983.

［12］Sharma N L，Papadopoulos A，Lee D，et al. First 500 cases of robotic-assisted laparoscopic radical prostatectomy from a single UK centre：learning curves of two surgeons［J］. BJU Int，2011，108（5）：739-747.

［13］Freire M P，Weinberg A C，Lei Y，et al. Anatomic bladder neck preservation during robotic-assisted laparoscopic radical prostatectomy：description of technique and outcomes［J］. Eur Urol，2009，56（6）：972-980.

［14］Hamada A，Razdan S，Etafy M H，et al. Early return of continence in patients undergoing robot-assisted laparoscopic prostatectomy using modified maximal urethral length preservation technique [J]. J Endourol, 2014, 28 (8): 930-938.

[15] Lee D I, Wedmid A, Mendoza P, et al. Bladder neck placation stitch: a novel technique during robot-assisted radical prostatectomy to improve recovery of urinary continence [J]. J Endourol, 2011, 25 (12): 1873-1877.

[16] Hurtes X, Roupret M, Vaessen C, et al. Anterior suspension combined with posterior reconstruction during robot-assisted laparoscopic prostatectomy improves early return of urinary continence: a prospective randomized multicentre trial [J]. BJU Int, 2012, 110 (6): 875-883.

[17] Kojima Y, Hamakawa T, Kubota Y, et al. Bladder neck sling suspension during robot-assisted radical prostatectomy to improve early return of urinary continence: a comparative analysis [J]. Urology, 2014, 83 (3): 632-639.

[18] 周晓晨, 傅斌, 刘伟鹏, 等. 机器人辅助腹腔镜下根治性前列腺切除术保留耻骨后间隙技术与阿芙罗狄蒂面纱保留神经技术的比较研究 [J]. 中华泌尿外科杂志, 2017, 38 (6): 500-501.

[19] Daouacher G, Waldén M. A simple reconstruction of the posterior aspect of rhabdosphincter and sparing of puboprostatic collar reduces the time to early continence after laparoscopic radical prostatectomy [J]. J Endourol, 2014, 28 (4): 481-486.

[20] 王少刚, 王志华. 机器人辅助腹腔镜下膀胱后入路前列腺癌根治术的优势及进展 [J]. 临床泌尿外科杂志, 2017, 32 (12): 903-907.

[21] Galfano A, Di Trapani D, Sozzi F, et al. Beyond the learning curve of the Retzius-sparing approach for robot-assisted laparoscopic radical prostatectomy: oncologic and functional results of the first 200 patients with ≥ 1 year of follow-up [J]. Eur Urol, 2013, 64 (6): 974-980.

[22] Kang S, Schatloff O, Haidar A, et al. Overall rate, location, and predictive factors for positive surgical margins after robot-assisted laparoscopic radical prostatectomy for high-risk prostate cancer [J]. Asian J Androl, 2016, 18 (1): 123-128.

[23] Schroeck F R, Jacobs B L, Bhayani S B, et al. Cost of new technologies in prostate cancer treatment: systematic review of costs and cost effectiveness of robotic-assisted laparoscopic prostatectomy, intensity-modulated radiotherapy, and proton beam therapy [J]. Eur Urol, 2017, 72 (5): 712-735.

[24] Dixon A R, Lord P H, Madigan M R. The Madigan prostatectomy [J]. J Urol, 1990, 144 (6): 1401-1403.

[25] Wang P, Xia D, Ye S Y, et al. Robotic-assisted urethra-sparing simple prostatectomy via an extraperitoneal approach, Urology [J]. Urology, 2018, 119, 85-90.

[26] Stolzenburg J U, Kallidonis P, Qazi H, et al. Extraperitoneal approach for robotic-assisted simple prostatectomy [J]. Urology, 2014, 84 (5): 1099-1105.

[27] Tullika Garg, Amanda J Young, Korey A Kost, et al. Burden of Multiple Chronic Conditions among Patients with Urological Cancer [J]. J Urol, 2018, 199 (2): 543-550.

[28] WEI F, WU Y, TANG L, et al. Trend analysis of cancer incidence and mortality in China [J]. Sci China Life Sci, 2017, 60 (11): 1271-1275.

[29] Schuessler W W, Schulam P G, Clayman, R V, et al. Laparoscopic radical prostatectomy: initial short-term

experience［J］. Urology，1997，50（6）：854-857.

［30］Binder J，Kramer W. Robotically-assisted laparoscopic radical prostatectomy［J］. BJU Int，2001，87（4）：408-410.

［31］Navora G，Ficarra V，Rosen R C，et al. Systematic review and meta-analysis of perioperative outcomes and complications after robot-assisted radical prostatectomy［J］. Eur Urol，2012，62（3）：431-452.

［32］Seo H J，Lee N R，Son S K，et al. Comparison of robot-assisted radical prostatectomy and open radical prostatectomy outcomes：a systematic review and meta-analysis［J］. Yonsei Med J，2016，57（5）：1165-1177.

［33］Allan C，Ilic D. Laparoscopic versus robotic-assisted radical prostatectomy for the treatment of localised prostate cancer：a systematic review［J］. Urol Int，2016，96（4）：373-378.

［34］Menon M，Tewari A，Peabody J，et al. Vattikuti Institute prostatectomy：technique［J］. J Urol，2003，169（6）：2289-2292.

［35］Savera A T，Kaul S，Badani K，et al. Robotic radical prostatectomy with the "Veil of Aphrodite" technique：histologic evidence of enhanced nerve sparing［J］. Eur Urol，2006，49（6）：1065-1073，discussion 1073-1074.

［36］Pasticier G，Rietbergen J B，Guillonneau B，et al. Robotically assisted laparoscopic radical prostatectomy：feasibility study in men［J］. Eur Urol，2001，40（1）：70-74.

［37］周晓晨，傅斌，张成，等. 经膀胱入路机器人辅助根治性前列腺切除术的短期疗效分析［J］. 中华泌尿外科杂志，2019，40（2）：127-131.

［38］Zhou X C，Fu B，Zhang C，et al. Transvesical robot-assisted radical prostatectomy：initial experience and surgical outcomes［J］. BJU Int，2020，126（2）：300-308.

［39］张雪培. 泌尿外科腹腔镜手术图解［M］. 郑州：河南科学技术出版社，2014.

四、膀胱的血管、淋巴和神经

1. 膀胱的血管

（1）膀胱上动脉：由脐动脉的未闭合部发出，沿途发出输尿管支和膀胱输精管动脉供应输尿管下段及输精管。膀胱上动脉走行至膀胱壁后，发出 3~4 条分支供应膀胱的外上侧面、顶部和前壁。

（2）膀胱中动脉：膀胱中动脉可由髂内动脉或膀胱上动脉发出，沿途发出分支供应膀胱的后面。膀胱中动脉的个体变异较多，有时并不能被识别。

（3）膀胱下动脉：膀胱下动脉通常由阴部内动脉、髂内动脉或臀下动脉发出，其分支分别供应膀胱的底部和颈部、输尿管下部、精囊、前列腺和尿道近端等。

（4）其他动脉分支：由臀下动脉、直肠下动脉和闭孔动脉等发出的膀胱分支供应膀胱体部后面、底部和精囊。女性的子宫动脉和阴道动脉亦分支供应膀胱底部。前述众多的动脉分支在膀胱周围呈网状分布，其终末支常深入分布至膀胱壁的肌层和黏膜层。

（5）膀胱的静脉：膀胱的静脉不与动脉伴行。膀胱的静脉回流常在膀胱表面和壁内形成丰富的血管丛，静脉血流经膀胱和前列腺底部的后外侧汇集成静脉网，形成的膀胱下静脉走行于膀胱（前列腺）侧后方的血管蒂内，最后注入髂内静脉。膀胱静脉网向后与前列腺和精囊（女性为子宫、阴道等）的静脉相交通，形成膀胱直肠静脉丛、膀胱前列腺静脉丛（男性）或膀胱子宫阴道静脉丛（女性）。在膀胱根治性手术时，由于盆腔静脉丛交通广泛，如处置不当，可能引起难以控制的大出血。

盆腔及膀胱的动脉见图 6-1-3。

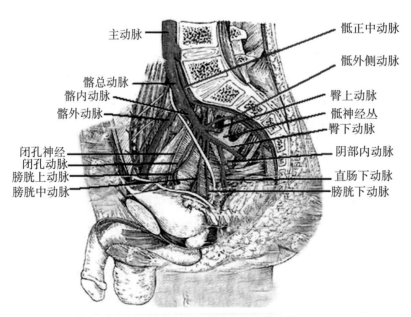

图 6-1-3　盆腔及膀胱的动脉

2. 膀胱的淋巴　

膀胱的淋巴起源于膀胱黏膜层、肌层和浆膜层的毛细淋巴管。膀胱前壁的淋巴液汇入淋巴管并沿脐动脉注入髂内淋巴结。膀胱后壁的淋巴液汇入髂外淋巴结或髂内、髂总和骶前淋巴结。膀胱三角区和下外侧的淋巴液汇入髂外和髂内淋巴结。膀胱颈部淋巴液的一部分直接汇入主动脉旁淋巴结（腰淋巴结）、主动脉后或主动脉淋巴结。膀胱癌经淋巴途径早期可转移至髂总动脉分叉处。根治性膀胱切除术行标准淋巴结清扫的范围向上至髂血管分叉，外侧以生殖股神经为界，整块清除包括髂血管外组、内组和闭孔组在内的淋巴结缔组织。

3. 膀胱的神经 膀胱接受自主神经的支配。膀胱的副交感神经来自于 S_2~S_4 脊髓段，组成的内脏神经节前纤维穿过下腹下丛和膀胱丛到达逼尿肌的神经节，再发出节后纤维支配逼尿肌。副交感神经兴奋时逼尿肌收缩，膀胱排空。

膀胱的交感神经来自于 T_{11}~L_2 脊髓段，其节前纤维经下腹下丛进行突触交换，节后纤维支配膀胱颈部括约肌和逼尿肌。交感神经兴奋时膀胱颈部括约肌收缩，膀胱储尿。

阴部神经发出分支支配尿道外括约肌，尿道外括约肌为横纹随意肌，其功能为辅助控制排尿。

（任选义，张雪培）

第二节　机器人辅助腹腔镜根治性膀胱切除术概论

一、概述

膀胱癌（bladder cancer，BCa）的发生是复杂、多因素、多步骤的病理变化过程，其中较为明显的两大致病因素是吸烟和接触工业化学产品。BCa 在全球范围内的发病率居恶性肿瘤的第 9 位，在男性排第 7 位，在女性排第 10 位之后。在欧美国家，膀胱癌的发病率居男性恶性肿瘤的第 4 位，位列前列腺癌、肺癌和结肠癌之后，在女性恶性肿瘤中亦排在第 10 位以后。在我国的泌尿生殖系统恶性肿瘤发病率排名中，膀胱癌排在第 1 位。最近几年发布的数据显示，2015 年我国新发 BCa 病例 80 500 例，包括 62 100 例男性和 18 400 例女性。2015 年我国膀胱癌死亡率为 2.37/10 万，位居全身恶性肿瘤的第 13 位，其中男性膀胱癌的死亡率为 3.56/10 万，位居第 11 位；女性膀胱癌的死亡率为 1.11/10 万，位居第 16 位。

2016 年，WHO 对膀胱癌的病理类型进行了更新。膀胱癌主要包括膀胱尿路上皮癌、膀胱鳞状细胞癌和膀胱腺癌，分别占膀胱癌的 90% 以上、约 5% 和 2% 以下。膀胱癌的组织学分级与 BCa 复发及其组织学行为密切相关，WHO 2004 分级法将尿路上皮肿瘤分为低度恶性潜能乳头状尿路上皮肿瘤、低级别和高级别尿路上皮癌。TNM 分期是判断膀胱肿瘤预后最有价值的指标之一，目前临床工作中普遍采用国际抗癌联盟（UICC）在 2017 年发布的第 8 版 TNM 分期法，其中 T_{is}、T_a、T_1 期膀胱癌统称为非肌层浸润性膀胱癌（non-muscle invasive bladder cancer，NMIBC），而 T_2 期以上的膀胱癌称为肌层浸润性膀胱癌（muscle invasive bladder cancer，MIBC）。NMIBC 占初发膀胱肿瘤的 70%，其中 T_{is}、T_1、T_a 期分别约占 10%、20% 和 70%。根据复发风险和预后的不同，NMIBC 可分为低危、中危、高危和极高危四组。NMIBC 的高危因素包括 T_1 期肿瘤，高级别尿路上皮癌，原位癌或同时满足多发、复发和直径大于 3cm 的低级别尿路上皮癌。大约 30% 的 BCa 初诊即为 MIBC，MIBC 是一种致命的恶性肿瘤。近年来，随着临床研究的进展，MIBC 的治疗也呈现出综合化的趋势。

根治性膀胱切除术（radical cystectomy，RC）+ 盆腔淋巴结清扫术是治疗无远处转移 MIBC 的标准术式，是可以提高患者生存率、避免局部复发和远处转移的有效治疗方法。手术方案需要结合患者的一般状况，依据膀胱肿瘤的病理类型、发生部位、分期、分级、肿瘤有无累及邻近器官等具体情况加以选择。对部分高危 NMIBC 亚组或极高危 NMIBC 亚组患者，亦推荐行 RC 治疗。开放根治性膀胱切除术（open radical cystectomy，ORC）是治疗 MIBC 的金标准。1993 年，Sanchez de Badajoz 等报道了首例因膀胱癌行腹腔镜下根治性膀胱切除术（laparoscopic radical cystectomy，LRC）的病例。和 ORC 相比，LRC 的切口小、创伤小、出血少、术后疼痛程度轻、康复快。腹腔镜的高清放大作用使术野中的解剖结构更清晰，可以精确处理膀胱的血管和神经，彻底清扫盆腔淋巴结，并避免损伤重要血管、神经和尿道括约肌等结构，且有助于 NVB 的保留。此外，腹腔镜手术有效地缩短了肠管在体外的暴露时间，术后腹腔感染等并发症减少，有利于胃肠道功能的恢复。LRC 的操作步骤较烦琐，对手术者的技术要求高，学习曲线较长。

2003 年，Wolfram 等首次报道了机器人辅助腹腔镜根治性膀胱切除术（robot-assisted radical cystectomy，RARC）+ 原位回肠新膀胱术，显示了手术的安全性和有效性。此后，泌尿外科医生广泛采用 RARC 治疗 MIBC 和高危 NMIBC。机器人辅助系统的机械臂非常稳定，能过滤掉人手的细微抖动，而在人手未能达到的空间，机器腕操作灵活，可使深处狭窄部位的脏器切除和精细重建手术变得相对易行。

Menon 等规范化地描述了男性 RARC 的操作步骤：①靠近直肠膀胱凹陷的底部横行切开腹膜，分离输精管和精囊，再行切开迪氏筋膜，保留精囊和输精管壶腹部于膀胱，分离前列腺背侧至尖部；②分离膀胱两侧面，在髂动脉搏动处找到输尿管并向下游离至膀胱壁外，在靠盆壁的无血管区分离膀胱侧壁，离断膀胱侧韧带及膀胱上动脉等组织；③分离膀胱前壁与耻骨间的膀胱前间隙，切断耻骨前列腺韧带，游离并根治性切除整个膀胱及前列腺。现有经验表明，RARC 具有创伤小、术野暴露清晰、出血少、恢复快等技术优势，且能达到与 ORC 和 LRC 等同的肿瘤控制效果。

近 20 年来，RARC 已逐渐发展到技术成熟阶段，越来越多的研究结果表明 RARC 是一种安全、有效且可推广的技术。在一些医疗中心，RARC 已成为标准化可重复术式。加速康复外科及完全腹腔内尿流改道技术的应用，甚至使 RARC 在围手术期并发症和术后住院时间等手术结局方面优于开放手术，达到了精准治疗和快速康复的双重目标。RARC 在盆腔淋巴结清扫和 NVB 保留等技术优势方面的新进展，有望进一步改善手术预后，提高患者的生活质量。

二、适应证与禁忌证

1. 适应证和切除范围

（1）无远处转移、局限性的 MIBC（$T_{2-4a}N_{0-x}M_0$）；

（2）高危的 NMIBC（复发或多发的 T_1 期高级别肿瘤）。

（3）伴发原位癌的 T_1 期高级别肿瘤，或卡介苗（BCG）灌注治疗无效的 NMIBC。

（4）经尿道电切除术（transurethral resection，TUR）和膀胱灌注治疗无效的膀胱广泛乳头状病变。

（5）尿路上皮癌伴不良组织学亚型。

（6）膀胱非尿路上皮恶性肿瘤，如膀胱鳞状细胞癌、膀胱腺癌、膀胱肉瘤等。

（7）挽救性膀胱全切除术的手术指征：非手术治疗无效、保留膀胱治疗后肿瘤复发的 MIBC。

其他事项包括：患者全身情况应相对较好，尤其是心、肺功能较好，能够耐受全麻和较长时间的气腹下手术。术前仔细评估患者的总体状况，排除有严重合并症不能耐受手术者。

RARC 的手术切除范围包括膀胱及其周围脂肪等结缔组织、输尿管远端，并同时行盆腔淋巴结清扫术。男性患者还应包括前列腺、精囊，女性患者还应包括子宫、附件和部分阴道前壁。如膀胱恶性肿瘤已侵犯男性尿道前列腺部或女性膀胱颈部，或术中冷冻发现切缘阳性，可考虑同期行全尿道切除。对于选择原位新膀胱作为尿流改道术式的患者，应尽可能保留支配尿道的自主神经以改善术后尿控功能。对于性功能要求较高的男性患者，神经血管束的保留可以使部分患者保留性功能。对于女性患者，保留生殖器官可以缩短手术时间，并改善新膀胱术后尿控功能，但应在技术成熟且在器官局限性 BCa 患者中选择应用。

2. 禁忌证　若患者存在以下情况，可能会相应地增加手术风险及难度，建议谨慎选择 RARC。

（1）体重指数 > 30kg/m^2。

（2）非器官局限性的膀胱肿瘤，癌肿浸润周围脏器，大血管甚至腹、盆壁，或已有远处靶器官转移。

（3）广泛的盆腔淋巴结肿大。

（4）既往有腹腔或盆腔手术史，特别是结直肠手术史。腹部有广泛粘连和（或）多发性、包裹性积液，以及中等量以上腹水。

（5）存在预计不能耐受气腹及长时间头低足高体位的其他疾病。

（6）高危患者合并严重的心、肺、肝、脑、肾等重要脏器功能不全，ASA 评分Ⅳ～Ⅴ级，不能耐受全麻和手术，预期寿命较短。

（7）伴有急性尿路感染，或存在未控制的腹壁软组织严重感染，或活动性腹腔内感染如化脓性腹膜炎等。

（8）存在未能纠正的凝血机制异常，有严重出血倾向。

三、盆腔淋巴结清扫术

1. 概述　盆腔淋巴结转移是膀胱癌最常见的远处转移方式，也是 BCa 临床分期的重要依据。核素显像定位技术显示，BCa 早期的淋巴转移分布主要在闭孔、髂外、髂总、腹下和膀胱周围区域的淋巴结，从躯干近端至远端的淋巴结阳性发生率呈现递减现象。

盆腔淋巴结清扫术（pelvic lymph node dissection，PLND）能够清除可能存在的癌转移灶，并可用于评估膀胱癌、前列腺癌和阴茎癌等的临床分期。PLND 已成为 MIBC 根治性手术治疗的标准内容，还可以为预后判断提供重要的信息。研究发现，采用根治性切除术治疗的 BCa 患者术后发现盆腔淋巴结转移的发生率约为 25%，转移至Ⅱ级盆腔淋巴组的概率低于 20%，转移至Ⅲ级淋巴结组的概率低于 5%。确定 RARC 的淋巴结清扫范围时应该严格把握手术适应证，根据患者的具体病情制订个体化手术方案，因人施治。PLND 可以改善预后，提高膀胱癌患者的肿瘤特异性生存率。

机器人辅助 PLND 一般经腹腔进行，该入路的操作空间大、视野开阔，腹腔镜下的三维解剖关系显露清晰，有助于根据病变分期和术中具体情况选择相应的盆腔淋巴结清扫方案。与开放手术相比，机器人腹腔镜手术更安全、创伤更小，可以更加精细地分离并结扎视野所及的淋巴管和细小血管分支，减少大出血、闭孔神经损伤和术后淋巴漏等不良事件的发生，术后康复快、并发症少。

2. 盆腔淋巴结分组

（1）髂外组淋巴结：分布在髂外动静脉周围，包括外侧群、中间群和内侧群，引流腹股沟、下腹部前壁、膀胱、前列腺（或子宫和阴道上半部）的淋巴液。

（2）髂内组淋巴结：分布在髂内动静脉分支周围或其夹角内，以及骶髂关节的前面，引流盆壁大部、会阴深部、盆腔脏器和臀深部的淋巴液。

（3）骶前组淋巴结：分布在骶骨前方，引流膀胱、直肠、前列腺（或子宫）、盆后壁的淋巴液。该组的淋巴输出管注入髂总淋巴结。

（4）髂总组淋巴结：分布在髂总血管周围，包括外侧群、中间群和内侧群，引流盆腔、下腹部和下肢的淋巴液。该组的淋巴输出管注入腰淋巴结。

3. 盆腔淋巴结分级

（1）Ⅰ级：包括双侧髂外组、闭孔和髂内组淋巴结等位于真骨盆内的区域淋巴结，其上界到达髂总动脉分叉水平。

（2）Ⅱ级：包括双侧髂总组和骶前组的区域淋巴结，其下界为髂总动脉分叉水平，上界至腹主动脉分叉。

（3）Ⅲ级：包括腹主动脉和下腔静脉周围的腹膜后组淋巴结，其下界为腹主动脉分叉水平，上界至肠系膜下动脉起始部。

4. 盆腔淋巴结清扫的范围

（1）标准 PLND：清扫范围为Ⅰ级盆腔淋巴结组，外侧界为生殖股神经，远端到旋髂静脉和 Cloquet 淋巴结，近端到髂总血管分叉处，后侧界为髂内血管，包括髂外血管、髂内血管、闭孔区及膀胱周围的淋巴结组织。标准 PLND 是最常应用于 RARC 的手术方式。

（2）局限 PLND：清扫范围包括髂外静脉后缘、闭孔窝、髂内静脉和髂外静脉分叉处的淋巴组织，以及脐内侧韧带、耻骨弓状韧带和盆侧壁肌群表面附着的淋巴组织。局限 PLND 一般作为前列腺癌根治术应有的手术步骤，其应用指征包括血 PSA > 20ng/mL 和（或）影像学检查提示盆腔淋巴结受累，清扫的目的主要是用于前列腺癌的临床分期。

（3）改良 PLND：仅清扫髂内组淋巴结和闭孔淋巴结。一般适用于腹股沟淋巴结阳性的阴茎癌患者，兼具有临床诊断分期和治疗价值。

（4）扩大 PLND：清扫范围包括Ⅰ级和Ⅱ级盆腔淋巴结组，是在标准淋巴结清扫的基础上向上扩展至主动脉分叉处，包括髂总血管、腹主动脉远端及下腔静脉周围的淋巴和脂肪组织，包括骶前淋巴结。部分学者认为扩大清扫范围亦应包括Ⅲ级盆腔淋巴结，上界至肠系膜下动脉水平。对于术前或术中怀疑淋巴结转移者应考虑行扩大 PLND，适用于膀胱癌的准确分期，并且可能使有转移的

BCa 患者获益。但是，随着盆腔淋巴结清扫范围的扩大，其围手术期并发症如淋巴漏、淋巴囊肿等的发生率亦呈增加趋势。

5. 盆腔淋巴结清扫的数目　PLND 获取的淋巴结数量和手术清扫的范围呈正相关。有的研究者认为膀胱癌患者的肿瘤特异性生存率和 PLND 清扫的数目呈正相关，因此建议行扩大范围的 PLND；亦有研究认为，PLND 清扫的淋巴结数目和膀胱癌患者的预后关系不明确。目前认为，由于需清扫的淋巴结个数受患者个体差异、切除及送检方式、病理医生主观判断等因素的影响，因此不应单纯以淋巴结清扫个数作为判断手术效果的指标。

6. 盆腔淋巴结清扫的并发症

（1）术中并发症：主要包括输尿管盆腔段损伤、髂血管及其分支损伤、闭孔血管和闭孔神经损伤等。盆腔内的血管分布丰富且复杂，因此在进行淋巴结清扫手术时应循着解剖层面和间隙小心操作，避免损伤重要的血管、神经和淋巴管，防止术中大出血和淋巴漏等的发生。闭孔神经损伤需要即时修复。单侧闭孔神经损伤会引起下肢内收困难，双侧损伤可引起行走障碍。

（2）术后并发症：包括盆腔血肿、盆腔感染、淋巴漏、盆腔淋巴囊肿、肠梗阻、盆腔和下肢淋巴水肿、下肢深静脉血栓形成，甚至肺栓塞等致死性并发症。术后并发症中以无症状的盆腔淋巴囊肿较为常见，但多不需特殊处理，只有当淋巴囊肿体积较大或引起压迫症状时，才考虑超声引导下穿刺或置管引流。

四、术前准备

1. 术前检查　手术前进行全身和泌尿系统的系统性检查，全面评估心、肺、肝、脑、肾等重要脏器功能。常规完善血常规、尿常规、粪常规、肝肾功能、血糖、电解质、血脂、血凝指标、感染性疾病筛查等各项化验，以及心电图、心脏和大血管彩超、肺功能测定等基础性检查。影像学专科检查包括超声、CT 及 CT 尿路造影（CTU）、MRI 及 MRU、静脉肾盂造影（IVP）等，主要用于了解膀胱病变的严重程度，以及胸腹盆腔脏器、腹膜后淋巴结和盆腔淋巴结及上尿路的情况，有助于准确判断膀胱癌分期。腹部超声可以同时检查肾脏、输尿管、前列腺和其他腹腔脏器等有无结构异常。

传统的 IVP 可评估双侧肾脏功能，并初步排除可能存在的上尿路上皮肿瘤。泌尿系统 CT 平扫 + 增强和 MRI 有助于评估膀胱肿瘤肌层浸润的程度以及是否累及周围脏器，并判断有无盆腔淋巴结转移征象。CTU 能提供更多的泌尿系统信息，可以部分替代 IVP 检查。对造影剂过敏、肾功能不全、IVP 检查肾脏不显影或伴有肾盂输尿管积水的患者，MRU 能显示整个泌尿道特别是上尿路梗阻的部位和原因、是否有上尿路肿瘤等。胸部 X 线摄片 / 胸部 CT 扫描、全身核素骨扫描或 PET-CT 主要用于排除胸部、骨骼以及远处靶器官的转移，全身骨显像可比 X 线提前 3~6 个月发现骨转移病灶。在检测有无骨转移时 MRI 的敏感性远高于 CT，甚至高于核素骨扫描。对于肺部有结节或 MIBC 拟行根治性膀胱切除术的患者，推荐术前行胸部 CT 检查以明确有无肺部转移。

常规膀胱镜检查并钳取膀胱内新生物组织活检，明确膀胱肿瘤的大小、形态（乳头状或广基的）、数目、部位以及周围膀胱黏膜的异常情况。如果影像学检查发现膀胱内有肿瘤样病变，也可以直接行诊断性经尿道膀胱肿瘤电切除术（transurethral resection of bladder tumor，TUR-BT），以取得准确的组织学分级和病理分期。术前综合分析多种影像学资料和辅助化验结果，明确诊断，了解有无癌肿的周围浸润、盆腔淋巴结转移和（或）靶器官转移等，制订个体化手术方案。

2. 常规准备 有效控制患者合并的高血压、糖尿病和冠心病等内科基础性疾患，充分纠正存在的电解质紊乱、贫血和低蛋白血症等。术前 2~3d 开始肠道准备，从低渣、半流质饮食过渡到流质和清流质饮食，口服肠道抗菌药物（如氧氟沙星、甲硝唑等），必要时静脉输液补充营养液和维生素 K 等。女性患者于术前 3d 开始用稀释的碘伏溶液冲洗阴道，每天 2 次，告知患者在膀胱癌术后有阴道缩窄可能，有可能需要补充雌激素或定期扩张阴道。

术前 1d 静脉补液 2000~2500mL。会阴部和腹部备皮。术前晚及术日晨清洁肠道，留置经鼻胃管连接胃肠减压装置。备去白红细胞悬液 2~4 个单位。保留气囊尿管，麻醉诱导期预防性静脉应用抗菌药物，手术时间如超过 2h 则加用抗菌药物 1 次。

五、术后处理

（1）常规入住监护室行心电图、血压和血氧饱和度等生命指征监测，记录出入水量，给予头孢类抗生素或喹诺酮类药物防止肺部、腹腔、泌尿生殖道和切口感染等。

（2）麻醉清醒后，取头高脚低体位以利于局限并引流盆腔的渗血和渗液，记录引流物颜色及引流量。在 24h 引流液 < 20mL，且超声探查未见明显腹、盆腔积液时可拔除引流管。若在切除膀胱的过程中有直肠损伤，则需延迟拔除盆腔引流管。若新膀胱术后出现吻合口漏尿，亦应在证实尿漏愈合后拔除引流管和尿管。

（3）术后持续或间断胃肠减压，禁食 1~3d，给予营养支持。鼓励患者早期床上和床下活动，促进下肢血液循环并预防下肢深静脉血栓形成。待肛门排气、排便，或听诊肠鸣音恢复后，可拔除胃管，试进流质饮食观察有无腹胀、恶心等不适，逐渐过渡至半流质饮食和普通饮食。

（4）原位新膀胱术后需要低压冲洗膀胱 4~6 次 /d，并根据患者康复情况于术后 2 周左右拔除导尿管，记录即刻尿控情况。尿控良好的定义：每天使用尿垫 ≤ 1 片。术后加强康复训练和理疗，盆底肌功能锻炼可有效促进尿控功能的恢复。术后 6~8 周拔除输尿管内支架管，如有输尿管新膀胱吻合口漏尿，则适当延迟拔管时间。

（5）回肠膀胱术（又称回肠导管术、Bricker 膀胱术）后要保持肠腔清洁并通畅引流，防止消化道黏液和分泌物的聚积或堵塞，必要时间断低压冲洗。术后 1~2 周可拔除回肠导管内的引流管，3~4 周拔除输尿管支架管。

（6）门诊随诊，定期复查血常规、尿常规、肾功能和电解质等。术后 1~2 个月行泌尿系超声，了解有无肾积水和输尿管扩张等尿路形态学改变，动态观察新膀胱的容量并测定残余尿量。根据国际尿控协会（ICS）技术报告标准，检测最大膀胱测压容积（MCC）和最大尿流率（Q_{max}）等，观察术后 1、3、6、12 个月时的尿控功能恢复情况。术后半年行静脉肾盂造影检查，了解分侧肾功能以及有无输尿管吻合口狭窄或新膀胱尿液反流等。

六、技术和研究现状

1. RARC 的技术特点 腹腔镜根治性膀胱切除 + 盆腔淋巴结清扫 + 体外尿流改道术是近 30 年来逐渐发展成熟的微创术式。LRC 在技术上能够复制 ORC，兼具微创优势，并有相似的肿瘤控制效果。RARC 在技术上复制了 LRC，学习曲线变短，且手术操作更加灵活和精细，出血少，并发症发生率低。对于熟悉机器人手术系统设备和盆腔解剖的泌尿外科医生而言，经过一定手术例数的积累，便能很好地完成一台 RARC。机器人辅助系统的机械腕像开放手术时医生的手指一样灵活，在高清放大图像和三维立体视野下，长杆机械臂能够到达狭窄骨盆腔的深部进行分离、切割和缝合等操作，尤其是对于骨盆狭小和（或）体型肥胖的男性而言，可以显著降低手术难度，并保证操作的精准度。作为最新的微创外科术式之一，RARC 的临床可行性已经被越来越多的研究所认可，其手术疗效及安全性在多项回顾性及随机对照研究中得以证实，成为膀胱癌外科治疗的有效手段之一。

2. RARC 的围手术期并发症 术中出血量与手术输血率是重要的围手术期事件。对于 RC 这种复杂手术，术中出血量和输血率、手术时间和围手术期并发症等均可能对患者的住院时间产生较大影响。多数学者认为低手术出血量和低输血率是 RARC 相对于 ORC 的一大优势。近期研究结果显示，RARC 在围手术期指标，如失血量和术后止痛药物应用等方面均优于开放性手术。如在 4 项 RCT 研究中，有 3 项研究确认了在患者尿流改道术式相同的情况下，RARC 相对于 ORC 在降低手术出血量方面所体现的优势。但是，多项回顾性研究并未发现 RARC 和 ORC 患者在住院时间上有显著差异；也有一些研究认为 RARC 术后住院时间较短，但这可能是因为不同研究中 RARC 组与 ORC 组的患者所接受的体外尿流改道术术式存在差异。

RARC 围手术期事件中关于术后并发症的相关研究较多，其结果也不尽相同。在最近 4 项比较 RARC 和 ORC 的 RCT 研究中，Nix 等未发现 RARC 组在术后并发症发生率以及 Clavien-Dindo 分级上的差异；在 Khan 对于 20 例 ORC 患者、19 例 RARC 患者和 15 例 LRC 患者的研究中，也未发现 RARC 术后 30d 和 90d 的总并发症发生率与接受 ORC 或 LRC 手术患者之间存在显著差异。另外在 Novara 的 Meta 分析中，RARC 术后 90d 的总并发症发生率显著低于 ORC 组，并且 RARC 术后 90d Clavien-Dindo 分级Ⅲ级的并发症率显著低于 ORC。

3. RARC 的技术优势 近年来，RARC 在淋巴结清扫和保留 NVB 等方面展现出了技术优势，这对于改善手术预后并提高患者生活质量具有重要价值。目前已有保留 NVB 的文献报道，结果显示约 50% 患者在保留 NVB 后性功能恢复良好，并且在手术时间、并发症和肿瘤学疗效方面，保留 NVB 的 RARC 与传统手术之间的差异并不明显。

4. 机器人辅助腹腔镜 PLND 的发展 标准 PLND 清扫范围包括髂外、髂内血管组和闭孔窝淋巴组织。扩大 PLND 则沿着主要盆腔血管清除包括髂内、髂外、闭孔和髂总组的区域淋巴结，可切除 90% 以上的原发淋巴转移覆盖区域。尽管扩大的 PLND 可能通过消除潜在的肿瘤微转移灶来提高患者的肿瘤特异性生存率，但随着手术时间延长，术中血管损伤的风险增加，围手术期的并发症增多，且存在损伤交感神经链导致术后性功能障碍的风险。

5. RARC 的尿流改道 尿流改道术尚无标准治疗方案，不同尿流改道术式与其术后并发症密切相关，应根据患者的年龄、伴随疾病、术前肾功能、预期寿命、盆腔手术及放疗史等具体状况，并结合患者的要求及术者经验谨慎选择。尿流改道术式应由患者在充分知情的前提下自主选择，并以保护肾功能和提高生活质量为最终目标。对于神经质、精神疾病、预期寿命短、肝或肾功能严重受损的患者，不建议采用过于复杂的尿路改道术式。

原位新膀胱是在盆腔原位构建一个低压、容量合适、顺应性佳、尿控理想的储尿囊，以最大限度地模仿正常的排尿功能。原位新膀胱术后短期内由于膀胱容量小，肠道蠕动功能的存在，以及患者尚未适应新的排尿模式等因素，患者大多会出现尿频、尿急、尿失禁以及尿控恢复时间偏长等症状。新膀胱术后的尿控功能主要取决于新膀胱的形状、容量、所选用肠管的部位，以及神经血管及尿道括约肌的保护、功能尿道的保留等手术因素。完全腹腔镜下原位回肠新膀胱术可能有助于早期尿控功能的恢复，其原因主要在于 RARC 淋巴结清扫和肿瘤切除更精细，较完整地保留了 NVB 和功能性尿道，并且机械腕精细缝合的优势使得新膀胱与尿道和输尿管的吻合质量更佳。

（任选义，张雪培，周芳坚）

【主编按】da Vinci 机器人手术系统的机械臂非常灵活和稳定，可使盆腔深部脏器的切除和重建手术变得相对简单。机器人辅助腹腔镜全膀胱切除术（RARC）逐渐成为标准化可重复术式，RARC 在 PLND 和 NVB 保留方面的优势，有利于肿瘤控制和原位新膀胱术后尿控功能的恢复。PLND 还可用于评估膀胱癌的临床分期，而 NVB 的保留还可使部分患者保留性功能。随着技术进步，接受全腹腔镜下机器人辅助原位回肠新膀胱术或回肠膀胱术的患者人数逐年增加，手术时间明显缩短且取得了较好的疗效。

第三节　机器人辅助腹腔镜根治性膀胱切除术（男性）

一、麻醉与体位

静吸复合气管插管全身麻醉。仰卧位，双上肢内收于躯干两侧，肩部置挡板和软垫，以避免过度头低位引起的臂丛神经麻痹或肌肉劳损。患者下肢半截石位，腿部处于马镫上，膝关节弯曲 30°，髋关节屈曲度最小，双腿伸展以适应机器人手术系统。亦有术者习惯于采用分腿位，但应注意保护患者腿部以避免机械臂的压迫。

腹部手术区和会阴部消毒，铺无菌巾。中心静脉置管，建立 2 条以上静脉输液通路。监测桡动脉压，及时进行动脉血气分析，监测有无因长时间手术和气腹引起的 CO_2 蓄积或酸中毒。术前半小时预防性应用抗菌药物。留置导尿管，尿管气囊注水 10mL。备吡柔比星和 5% 葡萄糖溶液。

二、建立气腹，分布穿刺套管，对接机器人操作系统

可参考本书第一章第二节"经腹腔入路下尿路手术机器人辅助腹腔镜操作通道的建立"的相关内容。我们一般习惯于采用 6 孔操作法，2 位助手上台，操作通道建立的过程如下：于脐上缘皮肤弧形切口，Veress 气腹针穿刺进入腹腔，连接 CO_2 气腹机，气腹压力 12~14mmHg，置入 12mm 通用套管为腹腔镜窥镜通道。30° 窥镜探查有无套管穿刺伤或脏器、大血管损伤，是否存在肠粘连、腹水，以及有无腹腔内肿瘤种植或转移征象。分别于脐下两横指右、左侧腹直肌旁皮肤切口，直视下分别置入 8mm 机器人专用套管，为 1 号和 2 号臂通道，1 号臂连接单极剪，2 号臂连接双极钳。于 2 号臂外下方皮肤切口，置入 8mm 专用套管，为 3 号臂通道；该通道若留置为 5mm 通用套管，则可以节省 1 个机械臂的使用。于内窥镜套管与 2 号臂套管连线中点的上方置入 12mm 套管，为第一助手使用的辅助通道。于 1 号臂外下方皮肤切口，置入 5mm 或 12mm 套管，为第二助手通道。各辅助孔及机械臂通道之间的距离要求 8~10cm 为佳，至少在 6cm 以上。RARC 手术中，套管的具体位置可根据患者体型和术者习惯加以调整。术者在控制台主操作，第一、第二助手分别立或坐在患者左、右侧辅助操作。

三、手术步骤

1. 游离双侧输尿管中下段（先右后左的顺序） 头低脚高 25°~30° 体位。助手向头侧牵开肠管，充分暴露盆腔手术区域。消瘦者可于骨盆入口处视及髂动脉搏动，右侧较容易看到在腹膜下蠕动的输尿管。在右髂外动脉表面旁开 1~2cm 斜行剪开侧腹膜，找到右输尿管并沿其走行向下钝加锐性游离，分离出输尿管盆腔段至膀胱壁外与输精管交叉处。在输尿管与膀胱连接处施放两枚 Hem-o-lok 血管夹，居中剪断。其后上提输尿管近端向头侧游离，至越过髂总动脉水平，将输尿管游离段暂置于右髂窝。见图 6-3-1~ 图 6-3-6。

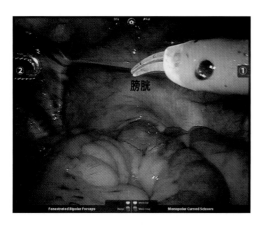

图 6-3-1 腹腔镜探查盆腔脏器

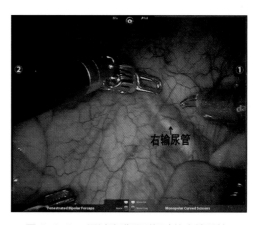

图 6-3-2 透过腹膜看到蠕动的右输尿管

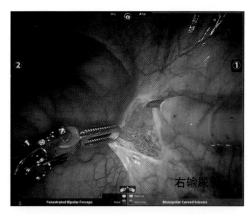

图 6-3-3　斜行剪开右侧髂窝腹膜

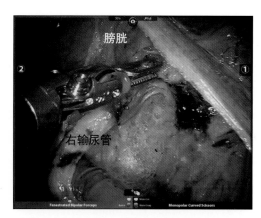

图 6-3-4　游离右输尿管下段

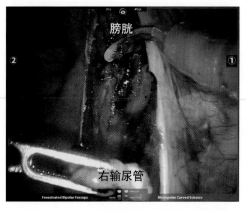

图 6-3-5　于近膀胱处夹闭、离断右输尿管

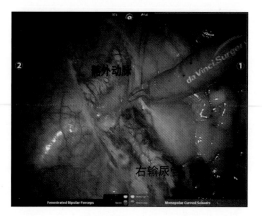

图 6-3-6　游离右输尿管盆腔段并暂置于髂窝

同法处理左输尿管（图 6-3-7~ 图 6-3-12）。由于乙状结肠处常与壁层腹膜粘连，影响左输尿管的暴露，可提前予以松解。其后斜行剪开左侧髂总血管表面的腹膜和筋膜组织，游离出左输尿管盆腔段并于其近膀胱壁处夹闭、离断。

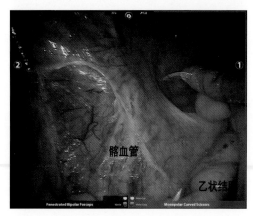

图 6-3-7　游离乙状结肠的粘连

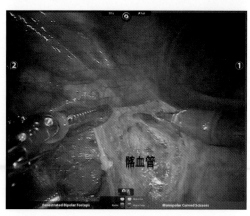

图 6-3-8　斜行剪开左侧髂窝腹膜

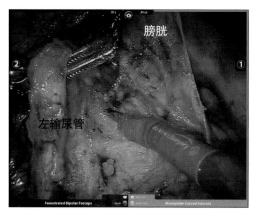

图 6-3-9　游离左输尿管下段

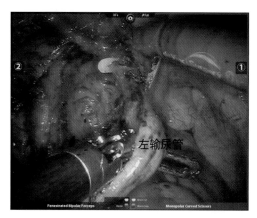

图 6-3-10　于近膀胱处夹闭左输尿管

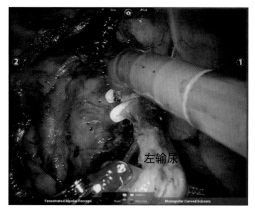

图 6-3-11　离断左输尿管

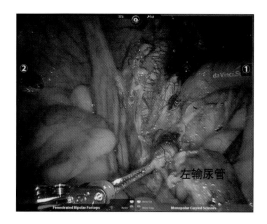

图 6-3-12　游离左输尿管盆腔段越过髂总动脉水平

手术过程中要保留输尿管浆膜层和血运组织的完整，尽量不直接钳夹输尿管壁。夹闭输尿管末端可防止尿液溢出影响手术及造成人工输尿管扩张、积水，有利于后续尿流改道术时进行输尿管插管和吻合等操作。但是，输尿管管腔的夹闭时间不宜超过 2h，以免影响肾功能，尤其对于功能性独肾患者，应警惕长时间输尿管夹闭引起急性肾功能不全和高钾血症等的风险。

拟行回肠导管尿流改道术者，可于乙状结肠后壁与骶骨前方的相对无血管间隙分离出一个宽约 2 指的通道，将左输尿管盆腔段经骶骨前方转移至右侧，和右输尿管盆腔段一起暂置于右髂窝内。

2. 游离膀胱侧韧带并离断侧血管蒂（按先右后左的顺序）

（1）游离膀胱侧韧带外侧平面：沿脐旁正中韧带外侧靠近盆壁处切开右侧腹膜，识别并离断输精管。向头侧扩大腹膜切口，与游离输尿管时切开的腹膜开口连通。游离膀胱壁外侧间隙脂肪层与右盆壁之间的少血管平面，靠近盆壁向深处钝加锐性分离，直至显露盆侧壁肌肉的筋膜层。此时暂不离断脐旁正中韧带，可以起到悬吊膀胱的作用。见图 6-3-13、图 6-3-14。

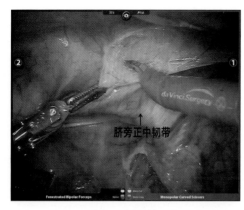

图 6-3-13　沿脐旁正中韧带外侧切开侧腹膜

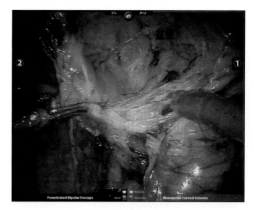

图 6-3-14　游离膀胱侧韧带的外侧平面

（2）分离膀胱侧韧带内侧平面：将术野转至膀胱右侧后下方区域，沿右髂内动脉内侧与直肠外侧脂肪层之间的少血管平面钝加锐性分离，显露盆底肌肉筋膜层后，沿这一少血管间隙朝向尾端分离至膀胱侧后壁。至此，在前述两处分离平面之间的孤立结缔组织束即膀胱侧韧带，其内分布着走向膀胱右侧后壁的血管、神经等组织，即膀胱侧血管蒂。见图 6-3-15、图 6-3-16。

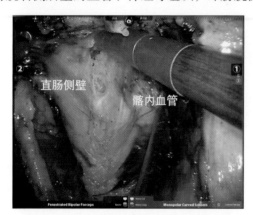

图 6-3-15　分离膀胱侧韧带的内侧平面

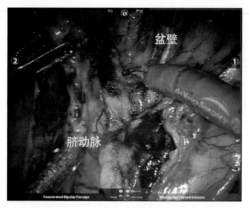

图 6-3-16　孤立、显露膀胱侧韧带（右）

（3）离断膀胱侧血管蒂：靠近髂内动脉以 Hem-o-lok 血管夹夹闭、离断右侧脐动脉和膀胱上动脉，近、远端各保留 1 枚血管夹。向左上方提起膀胱并保持一定张力，助手应用 Hem-o-lok 血管夹、LigaSure 能量平台或直线切割闭合器等器械，分束闭合并离断侧血管蒂组织，对于较薄弱的连接组织，亦可以 2 号臂双极钳电凝后离断，直至膀胱底部的后外侧。见图 6-3-17~ 图 6-3-20。

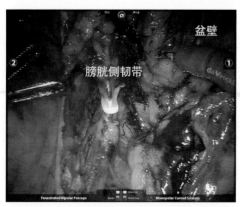

图 6-3-17　夹闭脐动脉和膀胱上动脉（右）

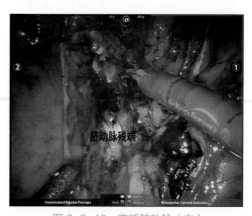

图 6-3-18　离断脐动脉（右）

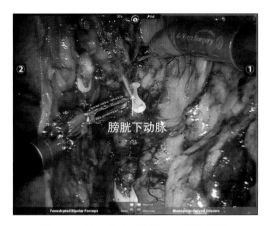

图 6-3-19 逐束离断膀胱右侧血管蒂

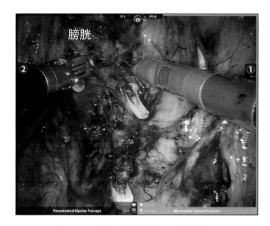

图 6-3-20 显露膀胱右侧底部

（4）按照上述步骤（1）、（2）、（3）的方法处理膀胱左侧血管蒂。见图 6-3-21~ 图 6-3-28。

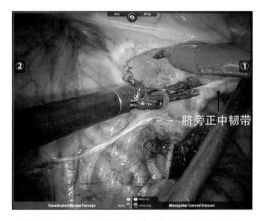

图 6-3-21 沿脐旁正中韧带左侧切开侧腹膜

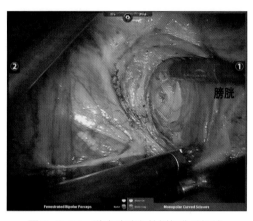

图 6-3-22 游离膀胱左外侧与盆壁间隙

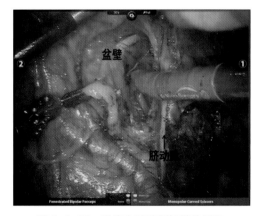

图 6-3-23 游离左膀胱侧韧带外侧面

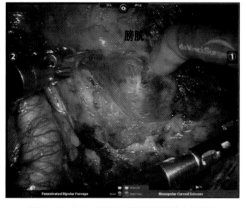

图 6-3-24 游离左膀胱侧韧带内侧面

操作注意事项：手术中以脐旁正中韧带、输精管、盆侧壁、盆筋膜、脐动脉、髂外血管、髂内动脉和闭孔神经等解剖结构为标志，采用钝加锐性相结合的方法沿着膀胱侧韧带两侧的少血管层面间隙分离，深部界限以盆底肌肉筋膜为标记。注意识别髂内动脉的前、后干及其分支，闭孔动、静脉可予以保留或切断。阴部内动脉要尽量保留，以防止术后发生血管性阳痿。臀上动脉亦需要保

273

继续上提膀胱并保持一定张力，在输精管、精囊与前列腺底部三者之间汇合处（精囊三角）的下方，横行切开迪氏筋膜（图 6-3-35），若见到黄色脂肪组织露出，则提示进入了正确的解剖间隙。在迪氏筋膜前、后层之间的少血管平面钝加锐性分离，游离前列腺背侧面直至尖部，使前列腺与直肠前壁彻底分开（图 6-3-36）。同时以前列腺背侧的包膜为标记，向两侧钝性分离，显露前列腺两侧血管蒂的内侧面。

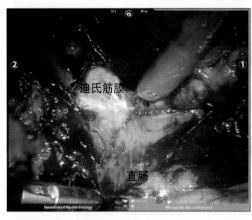

图 6-3-35 切开迪氏筋膜

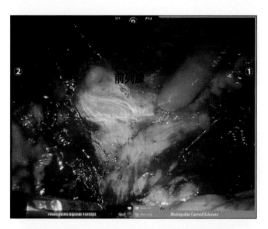

图 6-3-36 钝加锐性分离前列腺的背侧面

4. 游离膀胱前壁，处理 DVC 机器人手术视野转至前腹壁，于脐正中韧带及其两侧表面做高位弧形切口，并向两侧与已打开的腹膜连通。靠近耻骨联合下缘向深处分离疏松的结缔组织间隙，显露膀胱前壁和前列腺轮廓。剔除前列腺表面附着的脂肪组织，显露并离断耻骨前列腺韧带，凝闭走行于该对韧带裂隙内的阴茎背深静脉浅表支。见图 6-3-37~ 图 6-3-39。

分离前列腺体部的两侧，显露盆内筋膜并在其反折线处弧形切开，侧向钝性推开肛提肌使之缩向盆壁，再向中线远端分离显露前列腺尖部的两侧，保护阴茎背深静脉复合体（DVC）和尿道括约肌。1 号臂更换为大号持针器，取 2-0 带针可吸收线，缝针的凸面朝上平行于耻骨联合，经前列腺尖部、DVC 和尿道三者结合部右侧的凹隙进针，从左侧穿出，"8" 字缝合 DVC 并牢固打结。或以 0 号可吸收倒刺线缝合 DVC，贯穿 3 次后免打结，或以双极钳充分电凝 DVC 后剪断。见图 6-3-40~ 图 6-3-44。

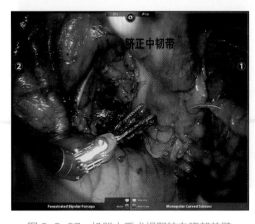

图 6-3-37 机器人手术视野转向腹部前壁

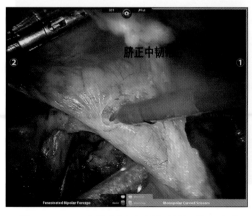

图 6-3-38 高位离断膀胱前壁的韧带和腹膜

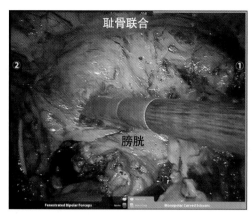

图 6-3-39　分离膀胱前间隙

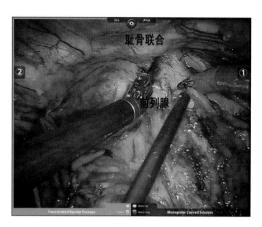

图 6-3-40　分离前列腺前间隙

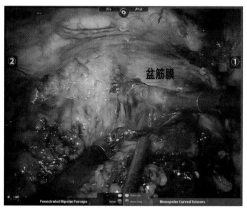

图 6-3-41　切开右侧盆筋膜，推开肛提肌

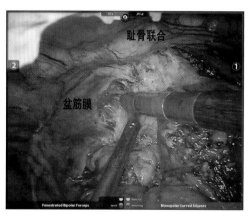

图 6-3-42　切开左侧盆筋膜，推开肛提肌

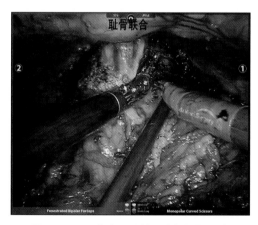

图 6-3-43　分离显露前列腺尖部的两侧

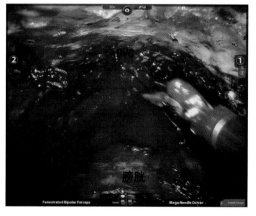

图 6-3-44　缝扎 DVC

5. 离断前列腺侧血管蒂　钳夹输精管和精囊并向左上方牵开膀胱，保持一定张力以显露前列腺右侧血管蒂。自基底部开始施放 Hem-o-lok 血管夹分束夹闭、离断侧血管蒂，或以 LigaSure 能量平台靠近前列腺包膜凝闭、切断侧韧带组织，直至前列腺尖部。在处理完基底部的侧血管蒂以后，前列腺体部两侧的连接组织常较薄弱，也可以采用靠近包膜钝性剥离的方法，遇到小血管则以 Hem-o-lok 血管夹夹闭或双极钳电凝后切断。同法处理前列腺左侧血管蒂。见图 6-3-45~ 图 6-3-48。

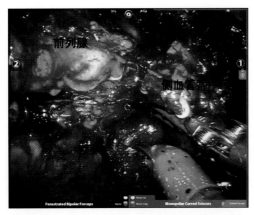

图 6-3-45　夹闭、离断前列腺基底部血管蒂（右）

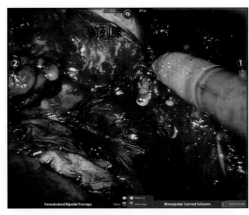

图 6-3-46　夹闭、离断前列腺体部侧血管蒂（右）

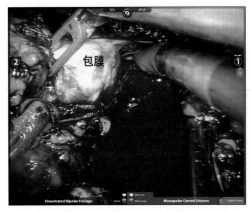

图 6-3-47　钝性剥离前列腺侧血管蒂至尖部（右）

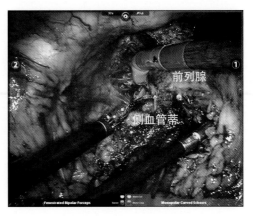

图 6-3-48　钝加锐性分离前列腺血管蒂（左）

若采用保留 NVB 的术式，可以靠近前列腺包膜钝加锐性分离，推开侧血管蒂。助手协助吸引显露术野，尽量少用或不用电能做功。小的创面渗血多可自止，活动性渗血则以小号 Hem-o-lok 血管夹准确夹闭，或取细的可吸收线精细缝扎止血。

6. 离断尿道，切除标本　术野转向耻骨后间隙，向下后方牵压前列腺的腹侧面，1 号臂电剪在 DVC 缝线的近端切开前列腺前方的纤维基质层组织，显露尖部。在游离尿道之前，可以将化疗药物（如吡柔比星 30mg）溶解后行膀胱保留灌注，以破坏膀胱内游离的肿瘤细胞，降低一旦膀胱破裂其内容物外溢而导致肿瘤细胞脱落种植的概率。靠近前列腺尖部分离出尿道的前壁和两侧壁，2 号臂分离钳自尿道后壁的下方伸入并撑开，环状游离尿道膜部约 1cm，撒出尿管。贴近前列腺尖部以大号 Hem-o-lok 血管夹夹闭尿道，以防止膀胱内尿液外溢和肿瘤细胞播散。在血管夹的远侧剪断尿道，必要时取少量尿道残端组织做快速冰冻病理检查。向头侧牵起尿道近侧断端，靠近前列腺尖部包膜切断其侧后方的尿道直肠肌等连接组织，完整切除包括全部膀胱及一小段输尿管、前列腺、双侧精囊和输精管壶腹部等在内的标本。见图 6-3-49~ 图 6-3-54。

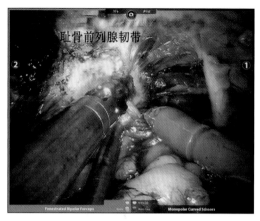

图 6-3-49　离断 DVC

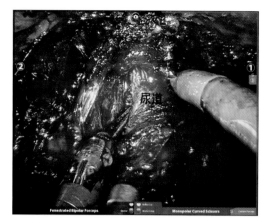

图 6-3-50　环状游离尿道膜部

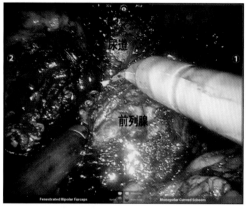

图 6-3-51　夹闭尿道

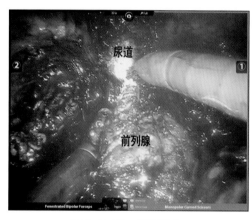

图 6-3-52　离断尿道

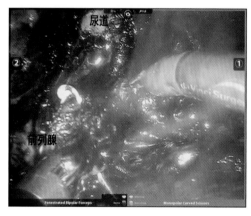

图 6-3-53　离断前列腺侧后方的连接组织

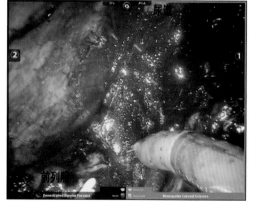

图 6-3-54　整块切除标本

　　将膀胱标本装入取物袋并收紧袋口，暂置于腹腔内。降低气腹压力至 5mmHg，用吸引器清除膀胱和前列腺切除后创面的渗血、渗液，生理盐水冲洗，应用 2 号臂双极钳或 Hem-o-lok 血管夹等手段彻底止血。对于保留 NVB 的术式，可取细的可吸收线连续缝合 NVB 两侧的筋膜组织，又称为"卷管法"保神经技术，见图 6-3-55、图 6-3-56。

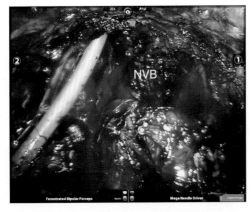

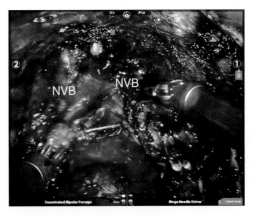

图 6-3-55　前列腺切除后创面缝扎止血　　　　　　　图 6-3-56　保留双侧 NVB

7. 盆腔淋巴结清扫（先右后左的顺序）　采用盆腔淋巴结程序化整块清扫技术，具体步骤如下。

（1）清除髂外组淋巴结（右侧）：在髂总动脉分叉水平切开血管鞘，并沿髂外动脉外侧向尾侧游离至内环口处清除髂外动脉外侧的淋巴组织；继之向内侧游离，显露髂外静脉。钝加锐性分离并切除髂外动脉表面及其后、内侧的髂外组淋巴组织。见图 6-3-57~ 图 6-3-60。

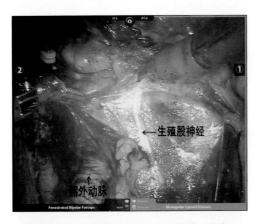

图 6-3-57　清除髂外动脉外侧的淋巴组织

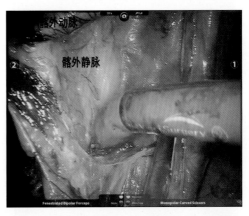

图 6-3-58　清除髂外动静脉后侧的淋巴组织

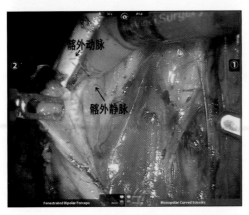

图 6-3-59　清除髂外动脉表面的淋巴组织

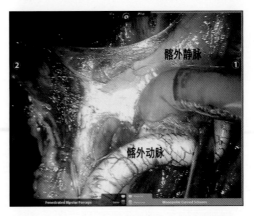

图 6-3-60　清除髂外动静脉之间的淋巴组织

（2）清除髂内组淋巴结和闭孔淋巴结（右侧）：沿髂外静脉的下缘向头侧游离，将髂外动脉内侧和髂外静脉周围的淋巴组织推向闭孔窝。分离出髂内动脉起始部，向尾侧分离、清除髂内动脉周围的淋巴组织并将其推向闭孔窝。分离髂内、外静脉夹角的淋巴组织，沿髂外静脉与髂腰肌之间分离显露盆壁肌肉层，顺闭孔肌筋膜的内侧游离，找到闭孔神经。清理髂外静脉与闭孔神经之间的淋巴组织，向尾侧游离，在旋髂深静脉的上方切断闭孔淋巴组织的下端连接，清除位于闭孔神经、闭孔血管周围的淋巴组织。见图6-3-61~图6-3-68。

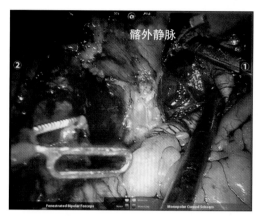

图 6-3-61　将髂外组淋巴组织推向闭孔窝

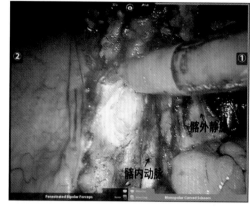

图 6-3-62　切除髂内动脉表面淋巴组织

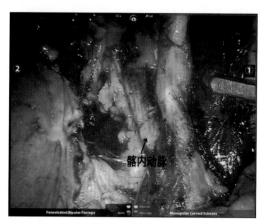

图 6-3-63　清除髂内动脉后方和内侧的淋巴组织

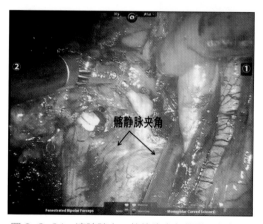

图 6-3-64　清除髂内、外静脉夹角的淋巴组织

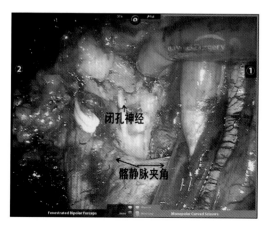

图 6-3-65　清理髂外静脉与闭孔神经之间的淋巴组织

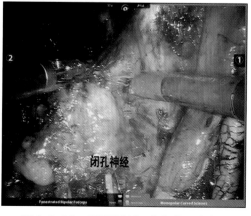

图 6-3-66　切断闭孔淋巴组织的下端连接

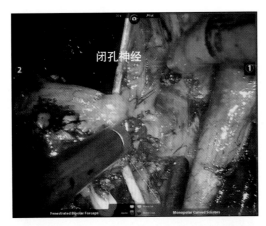

图 6-3-67　清除闭孔筋膜表面的淋巴组织

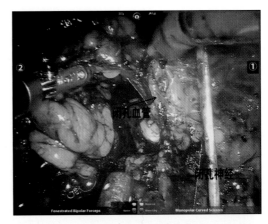

图 6-3-68　清除闭孔血管周围的淋巴组织

（3）清除髂总组淋巴结：于髂总动脉分叉处挑起髂外动静脉，向近端清除髂总动脉表面及其夹角的淋巴组织。见图 6-3-69、图 6-3-70。

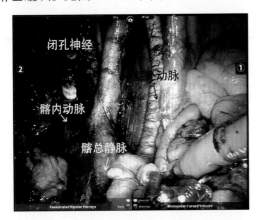

图 6-3-69　右侧盆腔淋巴清扫术后观

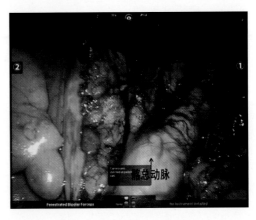

图 6-3-70　髂总组淋巴结清扫术后（右）

（4）同法完成左侧盆腔淋巴结清扫术。清除的淋巴组织放入不同的标本袋或手指套中分别取出。

（5）扩大盆腔淋巴结清扫：在完成标准 PLND 后，若行扩大 PLND，则继续游离右髂总动静脉旁、腹主动脉分叉周围、左髂总动脉旁和左髂总静脉前淋巴组织。扩大 PLND 包括骶前、肠系膜下动脉下方的腹部中线大血管前面以及下腔静脉和腹主动脉之间的淋巴组织。

（6）改良盆腔淋巴结清扫：又称简化 PLND，适合于高龄体弱的患者，清除范围仅包括髂外血管周围及闭孔窝淋巴结缔组织，以减少并发症。病理结果可作为临床分期的依据。

在 PLND 的过程中，在机器人手术系统的三维立体图像和高清放大视野下，应用灵活的机械腕精细操作，可最大限度地避免损伤盆腔重要血管和神经。先整体切除全膀胱，再行程序化 PLND 的优点是标本移开后的盆腔空间大，视野更开阔，操作更顺畅，可望缩短手术时间，减少副损伤的机会，降低围手术期并发症的发生率。

8. 取出标本，行尿流改道术　降低气腹压力，用生理盐水反复冲洗术野，创面彻底止血。留置盆腔引流管，从左髂窝内侧的套管切口引出并固定。取下腹部正中切口 4~6cm，取出标本。根据患者的具体病情和意愿，可行原位新膀胱术、回肠导管术或输尿管皮肤造口术。尿流改道的具体技术方法参见本章第五节。

四、技术要点

1. 游离膀胱后壁和前列腺背侧面 牵引膀胱以显露直肠膀胱陷凹，通常在此陷凹内可见两处横行的腹膜反折，较浅的反折线下方为输尿管，较深的反折下方为输精管和精囊。切开较深处的腹膜反折，找到输精管及精囊并游离至前列腺。向上牵拉输精管和精囊保持一定张力，于前列腺和精囊汇合处横行切开迪氏筋膜，若看到黄色脂肪组织则提示进入前、后层迪氏筋膜间隙，沿此平面分离前列腺的背侧面至尖部，使之与直肠前壁分离。若拟行筋膜内切除前列腺，则可钝加锐性分开迪氏筋膜前层与前列腺背侧的间隙，紧贴前列腺包膜向尾侧分离直至尖部。

2. 游离膀胱前壁 于脐正中韧带及左、右脐旁正中韧带的高位做腹膜弧形切口进入耻骨后间隙（Retzius 间隙），注意靠近耻骨分离可避免损伤膀胱。沿膀胱前壁的脂肪组织层分离膀胱前间隙，沿中线向远侧分离显露前列腺腹侧面，游离并处理耻骨前列腺韧带和阴茎背深静脉浅表支。其后显露盆内筋膜并在其反折线处切开，向侧上方推开肛提肌，再向中线的远侧分离显露前列腺尖部。

3. 处理阴茎背深血管复合体（DVC） DVC 是分布于前列腺尖部和尿道膜部前方的束状血管组织。一般多采取"8"字缝扎的方法，或以 LigaSure 能量平台凝闭 DVC。

4. 处理膀胱侧血管蒂 膀胱侧血管蒂是膀胱血供的主要来源，可利用 Hem-o-lok 血管夹分束夹闭后切断，或者由助手利用超声刀、直线切割闭合器或 LigaSure 能量平台分束处理。

5. 处理前列腺侧血管蒂 若患者无明确的膀胱肿瘤侵犯前列腺的证据或前列腺癌的诊断，在分离至前列腺基底部后先游离其背侧，紧贴前列腺包膜切断侧血管蒂，注意避免损伤直肠。若采用原位新膀胱作为尿流改道方式，可在肿瘤根治原则的基础上应用筋膜内技术切除前列腺，NVB 的保留有利于术后尿控功能及性功能恢复。

6. 离断尿道 靠近前列腺尖部离断已缝扎的 DVC，向深面分离显露尖部，环状游离尿道膜部。靠近前列腺尖部用大号 Hem-o-lok 血管夹完全夹闭尿道，并在血管夹远端离断尿道，以防止肿瘤细胞随尿液流出而污染创面，避免肿瘤细胞种植于切口或盆腔。

五、并发症及其防治

1. 大出血 RARC 的盆底分离面积较大，创面的渗血应及时清理和止血，保持无血视野。RARC 术中大出血常发生于处理侧血管蒂和 DVC 的过程中，多为血管闭合不牢、结扎不确切或结扎物脱落所致。出血量较大时影响视野，需要在腔镜下"8"字或锁边缝合止血，或以双极钳充分电凝。较少见的原因是腹壁套管置入时损伤了腹壁下动、静脉，且易被忽略。

RARC 出血的预防办法主要是在正确的解剖层面内精确分离，牢靠结扎或凝闭血管断端。保持在术野无血的条件下操作，还可以减少其他副损伤的发生率。对于较粗厚的侧血管蒂组织，应以 Hem-o-lok 血管夹夹闭后离断。移开标本后，降低气腹压力，用生理盐水冲洗术野，应用双极钳、缝线打结或血管夹等多种措施充分止血。最后在直视下取出各个腹壁套管，观察有无活动性出血。

2. 胃肠道并发症 术中直肠损伤多见于以下情况：游离前列腺背侧面时过于靠近直肠，而未能进入正确的迪氏筋膜间隙内；或者在术野出血、创面粘连或解剖结构不清的情况下贸然操作。直肠损伤后，在镜下常看见肠壁破孔内有淡黄色液体流出，此时应尽快清除污染物，清洗创面，交叉分层缝合修补直肠壁裂口，并用大量抗生素溶液冲洗。术后保持盆腔引流通畅，应用广谱抗菌药物，延长禁食时间，加强营养，定时扩肛以促进肠道排气和排便。

其他较常见胃肠道并发症包括肠麻痹、肠梗阻等，可出现腹痛、腹胀、恶心、呕吐等症状，严重者需要持续胃肠减压，并应用保护胃黏膜药物，加强抗感染和营养支持治疗，及时复查血常规和电解质等。一般不需二次手术探查。

3. 气腹相关并发症 较长时间的气腹手术可导致胸腔容积变小和肺膨胀受限，严重者可出现低氧血症甚至肺不张。术中缺血、缺氧和酸中毒还可能伴发心律失常，需要严密监测心电图并及时行血气分析。长时间头低位还可能导致眼睑水肿、胃液反流甚至吸入性肺炎等并发症。

4. 一般并发症

（1）切口感染：致病菌以肠道杆菌多见，一旦发生切口感染，需要加强换药，局部或全身应用抗菌药物。伤口分泌物行细菌培养和药敏试验可以指导药物的选择。

（2）切口全层裂开：多与低蛋白血症、营养不良或缝合技术欠佳有关，一旦出现，往往需要加强伤口换药，并加强营养支持，后期可行全层减张缝合。

（3）盆腔脓肿：多与盆腔内的积血和渗液引流不畅，并合并盆腔感染有关，在抗感染治疗效果不佳的情况下，可考虑行穿刺置管引流。

（4）性功能障碍：与盆腔神经丛尤其是支配海绵体的神经分支受损有关。

六、技术现状

无论选择何种手术方式，开放、腹腔镜或机器人辅助腹腔镜膀胱根治性切除三种技术都应遵循共同的肿瘤根治原则，实施精准的解剖性切除。针对不同的膀胱肿瘤临床分期和组织学分级，个体化选择盆腔淋巴结清扫手术方案。还应注重患者术后的生活质量，其中尿流改道方式的选择以原位新膀胱或回肠导管术为主。

关于机器人辅助腹腔镜膀胱根治性切除术的切缘问题，有一项包含 513 例 RARC 病理切缘的多中心研究结果显示，总体切缘阳性率为 6.8%，$\leqslant pT_2$ 的病例为 1.5%，pT_3 病例为 8.8%，pT_4 病例为 39.0%；另一项包含 4410 例 ORC 病理切缘的多中心研究结果显示，总体切缘阳性率为 6.3%，pT_2 的病例为 1.4%，pT_3 病例为 7.6%，pT_4 病例为 24.0%。由此可见，RARC 切缘阳性率与开放手术相近似。

传统的膀胱根治性切除手术将膀胱、前列腺、精囊全部切除，术后大多数患者尿控和勃起功能恢复较差，尤其是年轻患者，严重影响其生活质量。应用筋膜内技术沿前列腺包膜表面钝性分离，忌用电凝，或以 Hem-o-lok 血管夹靠近包膜结扎侧血管蒂，可以保护位于盆筋膜与迪氏筋膜交界处的 NVB。男性患者保留 NVB 有利于改善术后尿控和性功能，提高生活质量。同时，术中保留髂内动脉主干和进入阴茎海绵体的动脉如副阴部动脉，有助于防止术后血管性勃起功能障碍。

盆腔神经丛位于腹膜后的直肠两侧，走行于前列腺后外侧基底部，对于尿控和性功能具有至关重要的作用。只要情况允许，应至少保留一侧的 NVB，不仅有利于保留性功能和保护直肠功能，还可以改善原位新膀胱的尿控功能。保留神经的 RARC 术中行盆腔淋巴结清扫时，应注意保护输尿管内侧与中线之间的自主神经，常规上不做扩大范围的 PLND，不清扫骶前、腹主动脉旁淋巴结。

膀胱根治性切除术中盆腔淋巴结清扫范围问题存在争议。Meta 分析显示，扩大 PLND 相比标准 PLND 可以使 T_3~T_4 期患者获益，但并不能使 ≤ T_2 期的患者获益。因此，RARC 术中对 ≤ T_2 期的患者，应首选标准 PLND；而对于 cT_3~T_4 和可疑盆腔淋巴结转移的患者，应行扩大 PLND。

（朱照伟，陶金，师鑫，任选义，张雪培）

【主编按】男性 RARC 复制了改良整体法腹腔镜膀胱全切除的手术过程，技术要点如下：早期夹闭、离断输尿管可造成人工肾积水和输尿管扩张，方便尿路重建时输尿管与肠管或腹壁的缝合，对防止吻合口狭窄有一定价值。输尿管离断后膀胱侧后方空间变大，沿着髂内动脉内侧和直肠侧壁之间的少血管间隙分离，显露膀胱侧韧带内侧面；切开脐旁正中韧带外侧的腹膜，离断输精管并沿膀胱外侧壁与盆壁之间的少血管层面分离，显露盆底肌肉筋膜层，再向头侧分离至脐动脉起始部，至此呈梳状的膀胱侧血管蒂被完全孤立，应用 Hem-o-lok 血管夹、LigaSure 能量平台等予以分束闭合并离断。其后分离膀胱后壁和直肠前壁之间的解剖层面，处理膀胱侧后方连接组织，切断输精管壶腹部并提起，在精囊三角部位横行切开迪氏筋膜，钝性加锐性分离前列腺背侧面，尽量多地游离前列腺血管蒂基底部和内面。接着游离耻骨后膀胱前间隙，处理耻骨前列腺韧带和 DVC。DVC 的处理可"8"字缝扎或以双极钳充分凝闭后离断。男性患者切开两侧盆筋膜，游离出前列腺尿道结合部后夹闭、离断尿道，直至完整切除膀胱、前列腺等组织。移走标本后，手术空间更大，这时行盆腔淋巴结清扫的视野广阔，有助于彻底清除淋巴组织并保护重要的血管神经，可缩短手术时间，减少副损伤。"卷管法"保留 NVB 切实可行，尤其对于较年轻男性或拟接受原位新膀胱术式的膀胱癌患者，有利于术后尿控功能的恢复和性功能的保留。

第四节　机器人辅助腹腔镜根治性膀胱切除术（女性）

女性膀胱癌的发病率和致死率均低于男性，男、女性别之间发病率的比例约 3：1。女性肌层浸润性膀胱癌（MIBC）的标准手术方式仍然是根治性膀胱切除术（radical cystectomy，RC），切除范围包括封闭的全膀胱和一小段输尿管、近端尿道、子宫、卵巢、输卵管和阴道穹隆部前壁近端。

一、女性子宫韧带的解剖特点

1. 子宫圆韧带　成对出现，子宫圆韧带起于子宫角的前面和输卵管近端的下方，向外下方伸延抵达两侧骨盆壁后，穿过腹股沟管止于大阴唇前端。在行 RARC 时，可靠近盆壁离断子宫圆韧带。

2. 子宫阔韧带及卵巢固有韧带 子宫阔韧带位于子宫体的两侧，分前、后两叶，其上缘游离。阔韧带包含有丰富的血管、神经、淋巴管和疏松结缔组织，子宫动、静脉和输尿管从阔韧带的基底部穿过。阔韧带上缘游离，内侧的 2/3 包裹输卵管（伞部无腹膜遮盖），外侧的 1/3 移行为骨盆漏斗韧带，又称卵巢悬韧带（suspensory ligament of ovary）。悬韧带内有卵巢动、静脉穿行。卵巢内侧与子宫角之间的阔韧带，称为卵巢固有韧带或卵巢韧带。RARC 术中需要切开子宫阔韧带外叶的腹膜层，并高位切断卵巢固有韧带，以松解子宫体的两侧。

3. 子宫骶韧带 起自于子宫颈的后面上方，向两侧绕过直肠，抵达 S_2 和 S_3 椎体前面，为长约 4~5cm 的较坚韧的筋膜组织。RARC 术中在剪开直肠子宫陷凹的腹膜反折以后，向后推开直肠继续分离直肠侧窝，靠近骶骨离断子宫骶韧带。

4. 主韧带 又称子宫颈横韧带，位于子宫阔韧带下部，自子宫颈向两侧横向走行，止于骨盆侧壁。主韧带内包含子宫和阴道动脉及静脉丛。RARC 术中在游离并移开输尿管后，继续暴露膀胱的侧后壁，靠近骨盆壁离断子宫主韧带。

二、麻醉与体位

静吸复合气管插管全身麻醉。头低脚高 25°~30° 仰卧体位。双上肢内收于躯干两侧，肩部置挡板和软垫。患者下肢半截石位，腿部处于马镫上，髋关节屈曲最小，膝关节弯曲 30°，双腿伸展以适应机器人手术系统的进入。亦可采用分腿位，应注意保护患者腿部避免受机械臂压迫。腹部和会阴部术区消毒，铺巾。阴道内碘伏消毒，塞入半干的碘伏纱布团有助于术中判断阴道后穹隆位置，还可防止阴道壁切开后的气腹漏气现象。常规留置导尿管，气囊注水 10mL。备吡柔比星 30mg、5% 葡萄糖溶液 50mL。

三、气腹的建立，穿刺套管的分布以及机器人操作系统的对接

可参考本书第一章第二节"经腹腔入路下尿路手术机器人辅助腹腔镜操作通道的建立"相关内容。套管的具体位置可据患者体型和术者习惯加以调整。腹腔镜探查有无血管或脏器损伤、腹水和肿瘤转移等征象。

四、手术过程

1. 游离输尿管中下段 分离肠管或大网膜与腹、盆壁的粘连带，使肠管移向头侧。在右侧输卵管伞部和卵巢的外侧切开侧腹膜，以 Hem-o-lok 血管夹夹闭、离断卵巢悬韧带（图 6-4-1）。靠近盆壁内侧切开子宫阔韧带前叶，离断子宫圆韧带。向左上方牵开子宫及其右侧附件，在髂外动脉表面斜行剪开侧腹膜，找到右输尿管并沿其走行向远侧游离。助手上提右子宫角，剪开阔韧带后叶至基底部。继续向下分离输尿管盆腔段至膀胱右外侧壁与子宫动脉交叉处，于输尿管末端上 2 枚 Hem-o-lok 血管夹并居中剪断（图 6-4-2）。上提输尿管断端，向头侧游离输尿管盆段至越过髂总血管分叉的上方，暂置于右髂窝附近。

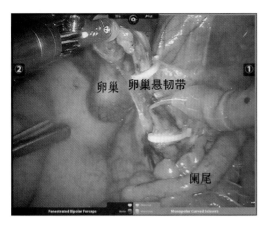

图 6-4-1　夹闭、剪断右侧卵巢悬韧带

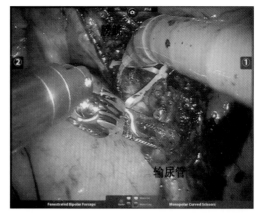

图 6-4-2　游离右输尿管盆腔段并于近膀胱处离断

由于乙状结肠的遮挡，左侧手术需要先分离开结肠与侧腹壁的粘连带，再按照前述与右侧相似的手术步骤，分离出左输尿管盆腔段至膀胱左外侧壁，夹闭后切断。见图 6-4-3、图 6-4-4。

尿流改道拟行回肠导管术式者，可于乙状结肠后壁与骶骨间的无血管层面分离出一个通道，将游离的左输尿管盆腔段向右拽出，暂置于右髂窝。年轻患者如有保留卵巢的要求，可在子宫角和卵巢之间，靠近子宫切开子宫阔韧带外侧 1/3 的前叶，保留卵巢悬韧带和卵巢。

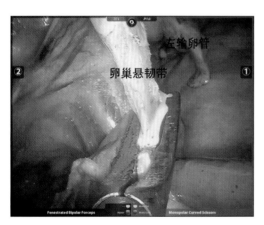

图 6-4-3　分离、剪断左侧卵巢悬韧带

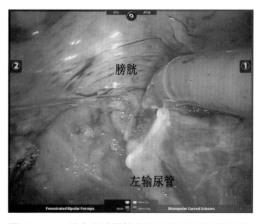

图 6-4-4　游离左输尿管盆腔段并于近膀胱处离断

2. 处理膀胱侧血管蒂（按先右侧、后左侧的顺序）

（1）分离膀胱侧韧带外侧平面：在脐旁正中韧带的右侧剪开盆壁腹膜，向下扩大腹膜切口，与头侧的开口相通。找到膀胱壁外侧脂肪层与盆侧壁之间的少血管疏松平面，向深处钝加锐性分离，直至显露盆侧壁筋膜层（图 6-4-5）。暂不切断脐旁正中韧带，起悬吊膀胱作用。

（2）分离膀胱侧血管蒂内侧平面：术野转至右输尿管盆腔段移走后的创面，游离髂内动脉内侧面与直肠右侧壁筋膜层之间的少血管层面（图 6-4-6），向深处分离显露盆底肌肉筋膜，并继续向尾侧游离至膀胱右侧后壁。

（3）离断膀胱侧血管蒂：孤立于上述两个盆底筋膜平面之间的结缔组织束即膀胱右侧韧带，又称膀胱右侧血管蒂，其内包含着走向膀胱侧后壁的动、静脉血管等组织。以 Hem-o-lok 血管

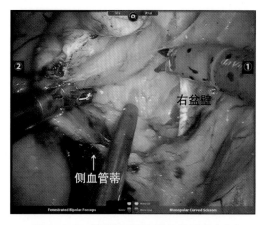

图 6-4-5　游离膀胱侧韧带外侧平面（右）

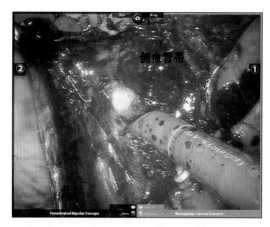

图 6-4-6　游离膀胱侧血管蒂内侧平面（右）

夹夹闭、离断右侧脐动脉和膀胱上动脉。向左上方提起膀胱并保持张力，应用直线切割闭合器、LigaSure 能量平台或 Hem-o-lok 血管夹等工具，分束闭合、离断侧血管蒂，对于较薄弱的连接组织可以应用双极钳凝闭后离断（图 6-4-7）。

（4）同上述方法处理膀胱左侧血管蒂。见图 6-4-8~ 图 6-4-10。

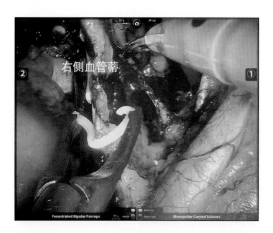

图 6-4-7　夹闭、离断膀胱右侧血管蒂

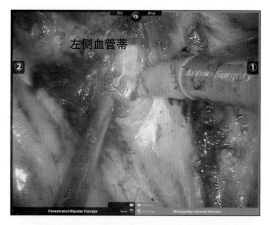

图 6-4-8　分离膀胱左侧血管蒂内侧平面

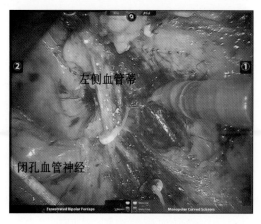

图 6-4-9　夹闭膀胱左侧血管蒂

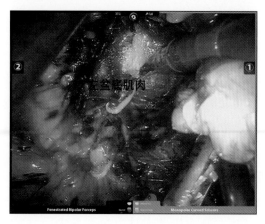

图 6-4-10　离断膀胱左侧血管蒂

3. 游离子宫颈和膀胱后壁　向头侧牵开乙状结肠，同时向上提起子宫及其附件。显露直肠子宫陷凹，切开该处的腹膜反折，并与两侧的阔韧带腹膜切口相连通。两侧输尿管断端的 Hem-o-lok 血管夹是分离子宫颈的标志之一。钝加锐性分离子宫颈后壁和两侧，分束夹闭、离断子宫骶韧带和主韧带。向后下方推开直肠，向上提起子宫，分离阴道后穹隆部与直肠前壁之间的少血管层面，显露膀胱后壁和底部。于膀胱的底部两侧可见厚薄不一的结缔组织，为通向膀胱侧后方的血管蒂，可应用 LigaSure 能量平台或 Hem-o-lok 血管夹分束闭合后离断，直至阴道后壁的近端。见图 6-4-11~图 6-4-14。

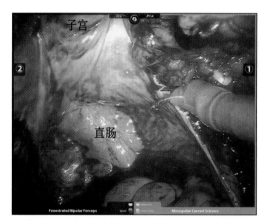

图 6-4-11　切开直肠子宫陷凹上方的腹膜反折

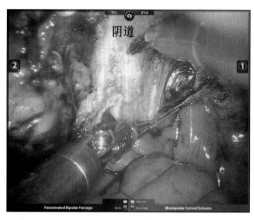

图 6-4-12　游离子宫和阴道后间隙

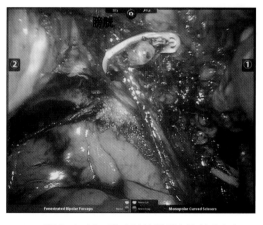

图 6-4-13　游离膀胱侧后血管蒂（右）

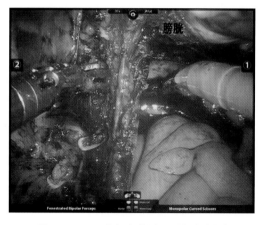

图 6-4-14　游离膀胱侧后血管蒂（左）

4. 分离、夹闭、切断尿道　将机器人手术视野移至前腹壁，在游离尿道之前，先行化疗药物膀胱保留灌注，降低一旦膀胱破裂导致肿瘤细胞外溢种植的概率。横行切断脐正中韧带和旁正中韧带，钝加锐性分离开耻骨后间隙的疏松组织，分离膀胱前壁，显露并电凝、切断耻骨膀胱（尿道）韧带，一般无需缝扎 DVC。牵拉尿管气囊判断膀胱尿道结合部并横行切开其表面盆筋膜层，钝性加锐性分离显露尿道前壁，再仔细游离出尿道的两侧壁，创面及时止血。游离尿道后壁和阴道前壁的间隙，环状分离出近端尿道 1cm 左右。撤出尿管，靠近膀胱颈部以大号 Hem-o-lok 血管夹夹闭尿道并离断。提起尿道断端向头侧牵引，逆行分离膀胱颈部后侧与阴道前壁之间隙，斜行切开膀胱前壁两侧覆盖的筋膜组织。见图 6-4-15~ 见图 6-4-22。

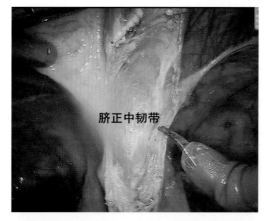

图 6-4-15　横行切断脐正中韧带和旁正中韧带

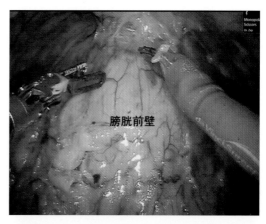

图 6-4-16　显露耻骨后膀胱前间隙

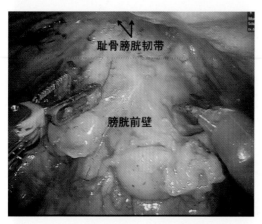

图 6-4-17　分离、显露耻骨膀胱韧带

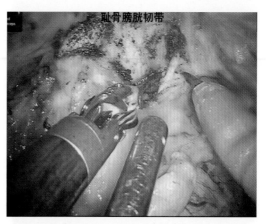

图 6-4-18　分离尿道前壁

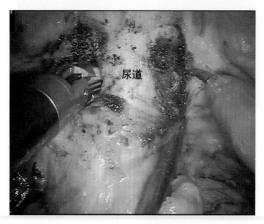

图 6-4-19　分离尿道后壁

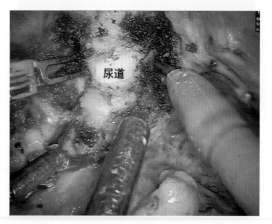

图 6-4-20　环状游离近端尿道约 1cm

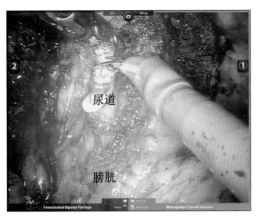

图 6-4-21　夹闭尿道并离断

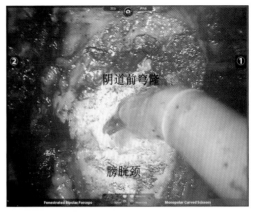

图 6-4-22　分离膀胱颈部后壁和阴道间隙

5. 切除标本，修复阴道断端　在膀胱颈部水平横行切开阴道前壁，环状扩大阴道壁切口，并使残端的阴道后壁组织多于前壁。整块切除全膀胱、一小段输尿管、子宫和附件以及部分阴道近端组织，将标本装入坚固的标本袋。1 号臂更换为大号持针器，取 0# 可吸收倒刺线，横行连续折返缝合阴道壁切口，密封阴道（图 6-4-23~ 图 6-4-26）。若不选择原位新膀胱作为尿流改道术式，尿道残端可用 1-0 可吸收线"8"字缝合关闭。

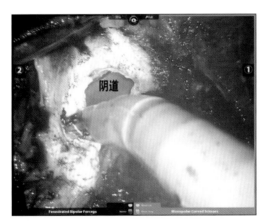

图 6-4-23　离断阴道壁

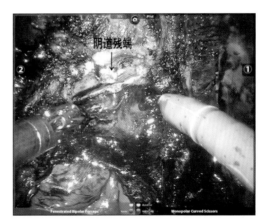

图 6-4-24　创面止血

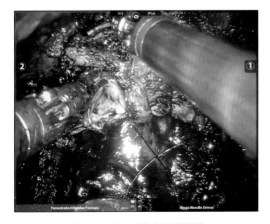

图 6-4-25　缝合阴道残端

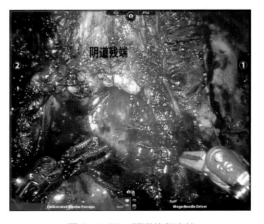

图 6-4-26　阴道修复完毕

6. 双侧盆腔淋巴结清扫（按先右后左的顺序） 机器人辅助腹腔镜根治性膀胱切除术（女性）PLND 的具体过程基本同男性手术。标准 PLND 的范围：近端为髂总血管分叉，外侧为生殖股神经，远端为旋髂静脉和 Cloquet 淋巴结，后侧至髂内血管，还包括闭孔、两侧坐骨前淋巴结。扩大 PLND 的范围包括闭孔、髂内、髂外、双侧髂总、腹主动脉远端和骶前组淋巴结。见图 6-4-27、图 6-4-28。

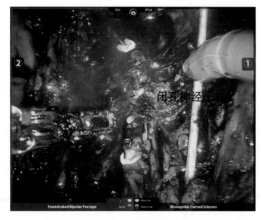 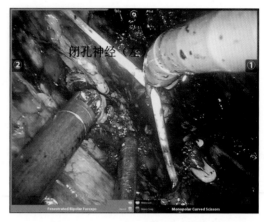

图 6-4-27 右侧盆腔淋巴结清扫　　　　　　　　图 6-4-28 左侧盆腔淋巴结清扫

7. 取出标本，行尿流改道术 降低气腹压力至 5mmHg，用生理盐水冲洗术野，创面彻底止血。留置盆腔引流管，从腹壁左侧的套管孔引出固定。下腹部正中切口 5~6cm，取出标本。根据既定手术方案，行原位新膀胱术、回肠导管术或输尿管皮肤造口术。有关尿流改道的技术方法参见本章第五节。

五、术中注意事项

（1）子宫阔韧带底部和卵巢悬韧带内走行的卵巢血管和子宫动、静脉可用 Hem-o-lok 血管夹夹闭后剪断，或以 2 号臂双极钳凝闭后切断，以防止术中出血或术后继发性出血。

（2）术中若不切开盆筋膜，可减少损伤和出血的机会。在切除标本后横行缝合阴道残端较纵行缝合可降低吻合口张力。

（3）在向尾侧游离输尿管盆腔段的过程中，应尽量避免对输尿管壁的过度钳夹或牵扯，注意保护其血运。对于自外向内走向子宫颈的子宫动、静脉可集束夹闭，不要过分游离，以免创面出血。

（4）对于年轻患者，若有保留卵巢的要求和指征，可在靠近子宫角的部位切开子宫阔韧带的外侧 1/3，避免损伤卵巢动、静脉。

六、技术现状

经典的女性 RARC 切除范围包括膀胱、子宫、卵巢及输卵管、阴道前壁和尿道近端。在女性 RARC 中，对尿道的处理是一个值得关注的问题。当肿瘤累及膀胱颈、尿道，或 T4 期肿瘤累及阴道前壁时，可行全尿道切除。T$_3$ 期以下的肿瘤，若对膀胱颈、尿道无侵犯，可保留尿道。近来，为在确保肿瘤控制效果的同时获得更好的生活质量，女性 RC 在不断改进，保留子宫和卵巢、保留阴道前壁、保留盆神经丛和保留尿道等术式均有开展。

女性膀胱切除时是否同时行内生殖器官切除，应根据患者年龄、内分泌状态、肿瘤浸润范围以及尿流改道方式的不同加以选择。近年的研究结果显示，对于有适应证的患者，保留子宫及附件并不影响肿瘤控制效果。Djaladat 等总结了 1031 例女性 RC 患者的病理结果发现，膀胱肿瘤累及女性生殖器官的概率为 4.9%，其中多数为阴道受累（2.3%），子宫受累的概率为 0.6%，卵巢受累的概率为 0.2%。必须指出的是，保留女性生殖器官是否会增加切缘阳性率，进而影响肿瘤根治效果，仍有待进一步研究，当前应谨慎选择合适的病例。

子宫和卵巢的切除无疑会影响患者的生育、内分泌和性功能。对于年轻的绝经期前女性患者，保留卵巢有助于维持正常的内分泌功能。中青年女性可考虑保留卵巢，其子宫若无明确病变或无直接受肿瘤浸润的证据，亦可予以保留。绝经后的患者不建议保留卵巢，如子宫无病变，当患者有要求时可保留子宫。若拟行原位新膀胱作为尿流改道方式，保留子宫的术式可以为新膀胱提供支撑，减缓其后坠，有望改善术后尿控功能。老年患者的子宫无生理功能，且肿瘤、炎症等病变发生率较高，建议切除。切除子宫后经阴道取出标本，能够进一步减轻腹壁创伤。

对于接受原位新膀胱的患者，可保留阴道前壁，这种术式保护了走行于阴道两侧及其表面的盆神经丛，有助于术后尿控功能的恢复和性功能的保留。保留阴道前壁还对新膀胱有支撑作用，可减少术后排尿困难的发生。足够的阴道长度还能够满足术后性功能的需要。此外，阴道断端切口与新膀胱尿道吻合口的交叉错位的处理方式，可能会减少术后新膀胱阴道瘘的风险。

（陶金，朱照伟，师鑫，任选义，张雪培）

【主编按】女性 RARC 复制了改良整体法膀胱全切除的手术过程，首先游离并夹闭输尿管，整体切除膀胱，阴道残端以可吸收倒刺线横行连续折返缝合；其后行盆腔淋巴结清扫术。清理耻骨后间隙后，其操作要点是在膀胱尿道连接处横行切开盆筋膜，环状游离尿道近端并夹闭切断，上提尿道断端逆行切除全膀胱。女性尿流改道手术方式的选择包括原位新膀胱术和回肠膀胱术等，可采用开放手术或在全腹腔镜下完成。

第五节　尿流改道术

一、概述

无论是开放手术、腹腔镜手术还是 RARC，膀胱根治性全切除后的下一步操作均为尿流改道术，其方法包括输尿管皮肤造口、回肠导管术、原位新膀胱以及临床上较少采用的乙状结肠新膀胱或直肠代膀胱等。经腹壁切口取出标本，同时体外完成尿流改道的方法比全腹腔镜下尿流改道术更易于实施，且兼顾了腹腔镜手术切口小的优势。现有报道显示，RARC 的尿流改道多数采用腹壁切口，于体外完成回肠导管术或回肠原位新膀胱术。

近年来，已多有腹腔镜下尿流改道术的报道。腹腔镜尿流改道方式的选择原则与开放手术基本相同。全腹腔镜手术可以预防因肠管长时间暴露于体外引起的胃肠道功能紊乱，减少体液丢失，并减轻切口疼痛。但是全腹腔镜下尿流改道术具有较大的挑战性，其在肠道和膀胱重建方面的耗时较长。此外，腹腔内尿流改道不但增加了手术时间，男性患者也未能很好地解决经腹部切口取出标本的问题。

da Vinci 机器人手术系统具备高清放大、稳定的三维视野和灵活的机械腕等独特优势，为实施完全腹腔镜下体内尿流改道术提供了便利，并且随着经验积累、技术改良和手术器械改进，这一术式的操作难度将进一步降低。

二、尿流改道术式选择

由于原位新膀胱术患者不需要腹壁造口，可以自主排尿，保持了生活质量和自身形象，已经逐渐被各大医疗中心作为根治性膀胱切除术后尿流改道的主要方式之一，可用于男、女性患者。首选回肠末段去管化制作的回肠新膀胱，体外构建回肠新膀胱可加快手术进程，减少腹腔污染。完全腹腔镜下构建新膀胱对技术的要求较高，耗时长，采用机器人辅助腹腔镜手术比较适合。回肠通道（导管）术是一种经典的，安全、有效的不可控尿流改道术式，也是最常用的尿流改道术式，其主要缺点是需腹壁造口，终身佩戴集尿袋。对于存在原位新膀胱禁忌证的患者，首选回肠导管术。对于无法采用回肠通道术的患者，可采用结肠通道术作为替代术式。如果患者一般情况较差，亦可考虑输尿管皮肤造口术。无论采取何种尿流改道方式，患者术后均应定期复查，了解是否存在上尿路梗阻、感染及结石等情况，及时治疗合并的病变，以减轻症状，保护肾功能。

1. 首选回肠导管术的指征

（1）肿瘤累及膀胱颈部或前列腺部尿道，尿道残端近侧 2.0cm 以内有肿瘤生长。

（2）膀胱肿瘤伴严重弥漫性黏膜病变，或膀胱原位癌累及近端尿道。

（3）患者年龄较大、体质较弱，不能耐受复杂的肠管重建手术，或对新膀胱术后可能发生的肠道相关并发症的接受程度和耐受力较差。

（4）伴有肾功能损害，尤其是功能性独肾。

2. 选择原位新膀胱术的指征

（1）男性膀胱颈部以下、女性膀胱三角区以下，残端尿道近侧 2cm 以内无肿瘤生长。

（2）尿道完整无损，尿道外括约肌功能良好，盆底肌肉不存在功能性缺陷。

（3）无弥漫性肠道病变或不曾有长段肠道切除手术史。

（4）术中快速冰冻病理切片提示尿道切缘肿瘤阴性。

（5）术前尿流动力学检查，腹内压测定 $\geq 60cmH_2O$，无腹壁疝或腹肌松弛等可能影响术后腹压排尿的不利因素。

（6）肾脏功能良好，可保证电解质平衡及代谢废物排泄。

原位新膀胱术的禁忌证：术前膀胱尿道镜检查明确肿瘤侵犯尿道，膀胱多发原位癌，盆腔淋巴结转移，估计肿瘤不能根治，术后盆腔局部肿瘤复发可能大，术前高剂量放疗，复杂的尿道狭窄以及生活不能自理者；女性患者肿瘤侵犯膀胱颈和（或）阴道前壁；对于存在膈肌裂孔疝、腹壁疝、盆底肌松弛、子宫脱垂等影响腹压的病变的情况，应慎重选择病例。

3. 输尿管皮肤造口术　输尿管皮肤造口术是一种简单的术式，其并发症发生率要明显低于回肠导管术，但是术后出现造口狭窄和逆行尿路感染的风险比较高。因此建议输尿管皮肤造口术选择性应用于预期寿命短、有远处转移、姑息性膀胱全切除、因肠道疾患无法利用肠管进行尿流改道及全身状态差不能耐受手术的患者。

三、体外回肠导管尿流改道术

1. 取出标本　移开 da Vinci 床旁机械臂系统，做绕脐腹部正中切口 4~6cm，依次切开腹壁各层进入腹腔，整块取出标本。

2. 截取回肠　提取末段回肠约 30cm 至体外，检查肠管质量。距离回盲部 20cm，量取一段长约 15cm 的回肠备用，所截取肠管的长度可以根据患者的胖瘦加以调整。截取肠管之前，可用无影手术灯透射肠系膜血管，要求拟截取的回肠段至少保留两条弓形动脉，以保证血运。见图 6-5-1~图 6-5-6。

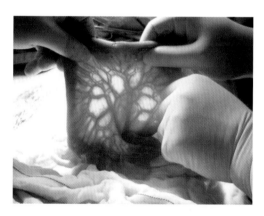

图 6-5-1　无影手术灯透射肠系膜血管

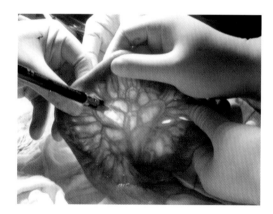

图 6-5-2　切开肠系膜

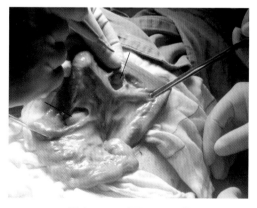

图 6-5-3　量取回肠导管

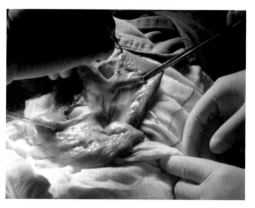

图 6-5-4　离断回肠导管输出襻

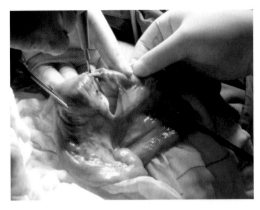

图 6-5-5　离断回肠导管输入襻

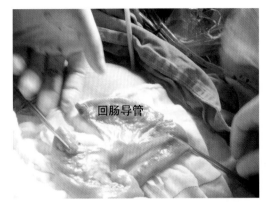

图 6-5-6　截取的回肠导管

截取回肠后，以稀释碘伏溶液反复冲洗，清洁肠腔并一定程度上破坏分泌肠液的腺体。所截回肠导管长度不宜大于 20cm，以免引起术后电解质紊乱，或因过长的回肠导管扭曲而导致尿液引流不畅，进而增加泌尿道感染或输尿管反流的机会。

3. 恢复小肠连续性　在游离回肠导管肠系膜的上方，对拢保留于原位的回肠近、远侧断端，用碘伏擦浴、清洁肠腔。取 3-0 带针可吸收线，于肠管的系膜缘和对系膜缘浆肌层分别缝合 1 针牵引线。间断全层缝合两侧回肠断端的后壁和前壁，浆肌层间断缝合包埋，吻合口宽度应可容纳拇指尖。恢复小肠连续性后，间断缝合肠系膜切口裂孔。将阑尾提出体外，处理阑尾系膜并切除阑尾，盲肠壁浆肌层荷包缝合包埋阑尾残端。见图 6-5-7~ 图 6-5-18。

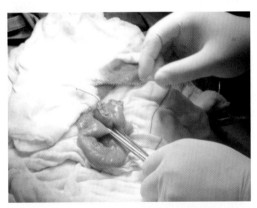

图 6-5-7　对拢回肠近、远侧断端

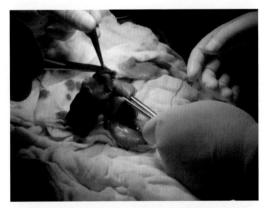

图 6-5-8　碘伏擦浴、清洁肠腔

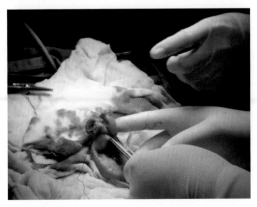

图 6-5-9　肠管对系膜缘缝合牵引线

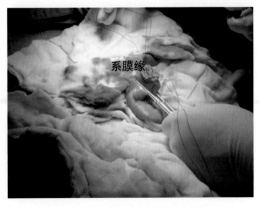

图 6-5-10　肠管系膜缘缝合牵引线

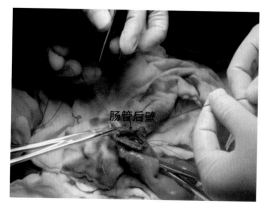

图 6-5-11 间断缝合肠管的后壁

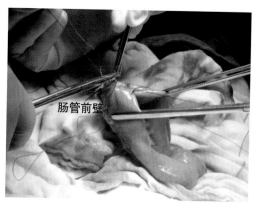

图 6-5-12 间断缝合肠管前壁

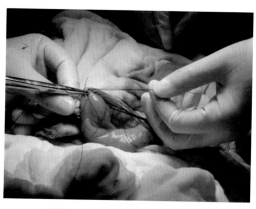

图 6-5-13 浆肌层间断缝合包埋

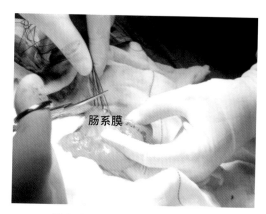

图 6-5-14 间断缝合肠系膜裂孔

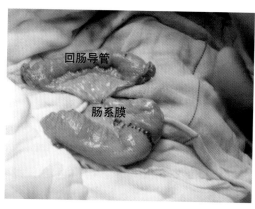

图 6-5-15 恢复肠管的连续性

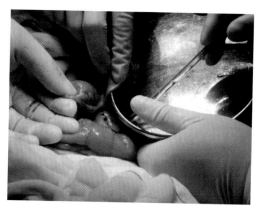

图 6-5-16 碘伏溶液冲洗回肠导管

4. 输尿管再植 裁剪左、右输尿管的长度使其可以无张力地再植于回肠导管近端，劈开输尿管的末端后壁，使之呈"斜坡状"。于回肠导管近侧的对系膜缘偏后的位置切口 0.5cm，取 5-0 可吸收线将左输尿管末端与回肠导管切口间断全层缝合，输尿管内插入 F8 单 J 管，近端经回肠导管腔内拖出（图 6-5-19~图 6-5-21）。将右输尿管再植于回肠导管邻近左输尿管吻合口偏远侧的位置，留置 F8 单 J 管（图 6-5-22、图 6-5-23）。输尿管再植时注意黏膜对黏膜缝合，一般不需浆肌层包埋，以免吻合口狭窄。间断全层缝合回肠输入襻横断面，浆肌层缝合包埋（图 6-5-24）。

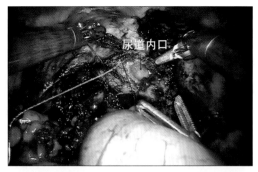

图 6-5-49　缝线标记回肠最低点并将其固定于尿道后壁

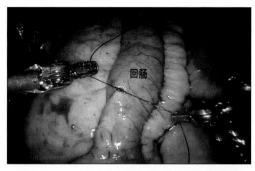

图 6-5-50　在最低点上游量取约 20cm 回肠并标记

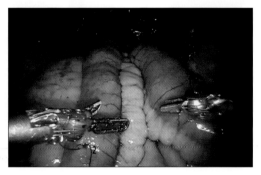

图 6-5-51　拟裁取回肠段量取标记完毕

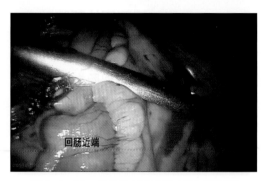

图 6-5-52　直线切割闭合器离断近端回肠

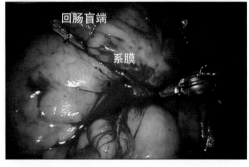

图 6-5-53　回肠系膜切缘出血点电凝止血

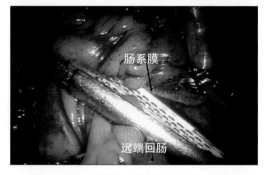

图 6-5-54　直线切割闭合器离断远端回肠

2. 恢复肠道连续性　将保留的近、远端肠管置于游离回肠襻的上方，对称排列。剪开近、远端肠管盲端的对系膜缘各 1.0cm，并拢对齐系膜缘。取直线切割闭合器，将其两排钉槽分别插入并列的两段肠腔切口内，扣动扳机完成肠管侧侧吻合。更换新的钉仓，切割、闭合经过第一次侧侧吻合后肠管的开放端，恢复肠管的连续性。回肠的端端吻合过程见图 6-5-55~ 图 6-5-62。

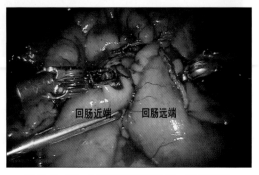

图 6-5-55　对称排列保留的近、远端回肠

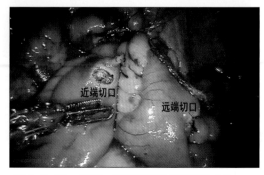

图 6-5-56　在近、远端回肠壁分别切口 1.0cm

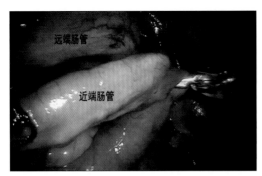

图 6-5-57　将直线切割闭合器的两排钉槽插入两段肠腔切口内

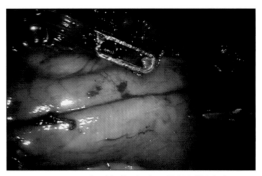

图 6-5-58　扣动扳机完成肠管的侧侧吻合

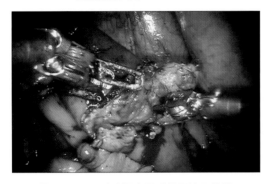

图 6-5-59　移去闭合器后的肠管开放端

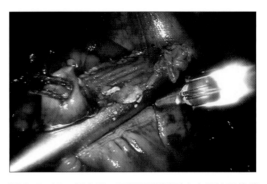

图 6-5-60　闭合近、远端回肠侧侧吻合后的开放端

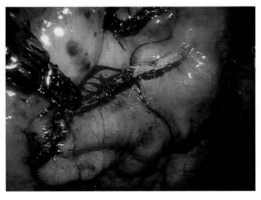

图 6-5-61　恢复回肠的连续性

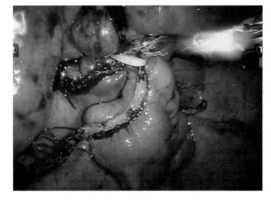

图 6-5-62　回肠吻合口止血

　　3. 新膀胱颈部和尿道吻合　将所截取回肠段的近、远端对称排列，1 号臂电剪在距离系膜缘 0.5cm 处纵行剖开游离肠管的全长，完成去管化，清除肠内容物。1 号臂更换大号持针器，取 3-0 可吸收线，将游离回肠片的最低位与尿道断端顺时针连续缝合，暂保持新膀胱颈口前壁 12 点处开放。见图 6-5-63~ 图 6-5-66。

　　4. 制作新膀胱　取 3-0 单向倒刺缝线，从最低位开始连续缝合剖开后回肠瓣的系膜缘，直至切口的最高位，构建新膀胱的后壁和顶部，见图 6-5-67、图 6-5-68。

　　取 3-0 单向倒刺缝线，缝合回肠瓣对系膜缘的底部，并将其最低位与尿道 12 点处缝合在一起，其后自最低位向上连续缝合回肠瓣的对系膜缘，至长约 6cm 处打结，构建新膀胱的颈部和前壁，插入气囊尿管，见图 6-5-69、图 6-5-70。

305

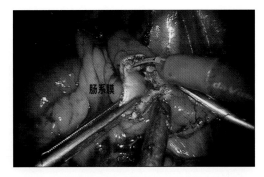

图 6-5-63　距离系膜缘 0.5cm 纵行剖开肠管

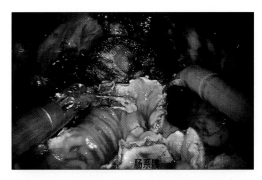

图 6-5-64　完成所截取肠管的去管化

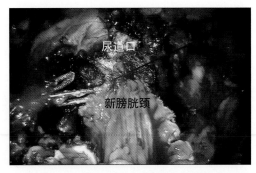

图 6-5-65　缝合新膀胱颈部和尿道

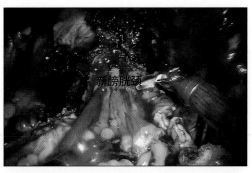

图 6-5-66　暂保持新膀胱颈口前壁 12 点处开放

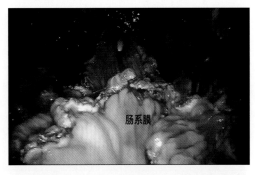

图 6-5-67　缝合两侧回肠瓣的系膜缘

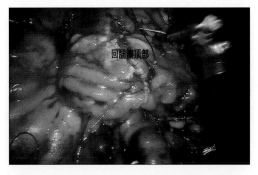

图 6-5-68　缝合回肠瓣系膜缘至顶部

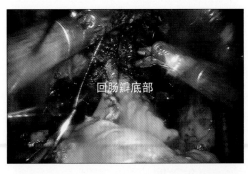

图 6-5-69　缝合回肠瓣对系膜缘底部最低位

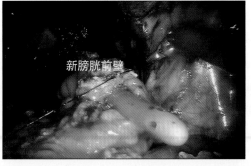

图 6-5-70　连续缝合回肠瓣对系膜缘至长约 6cm 处

　　向下翻转回肠瓣的顶部，将其与新膀胱前壁横行缝合，构建新膀胱顶部和两侧壁。1 号臂持针器拾取前述膀胱前壁的缝线，先与回肠瓣顶部中线处缝合打结，其后向左侧连续对位缝合回肠瓣的切缘，封闭切口。见图 6-5-71、图 6-5-72。

再取 1 根 3-0 可吸收倒刺线，同法向右侧连续对位缝合回肠瓣的切缘，封闭整个新膀胱（图 6-5-73、图 6-5-74）。新膀胱内注水 200mL，检查有无渗漏，必要时加针修补。

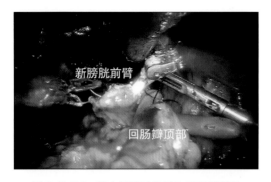

图 6-5-71　缝合新膀胱前壁和回肠瓣顶部

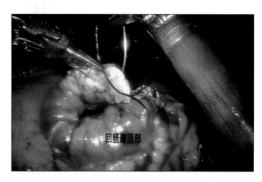

图 6-5-72　向左侧缝合新膀胱前壁和回肠瓣顶部

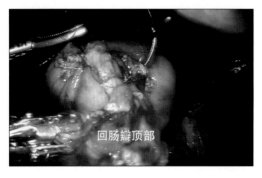

图 6-5-73　向右侧缝合新膀胱前壁和回肠瓣顶部

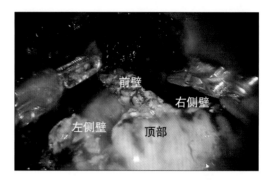

图 6-5-74　新膀胱构建完毕

5. 输尿管新膀胱吻合　将两侧输尿管的末端和 Hem-o-lok 血管夹一并剪除送病理检查，纵行剖开输尿管末端 1.0cm。根据输尿管的张力和走行方向选择其与新膀胱的吻合位点（图 6-5-75、图 6-5-76）。在新膀胱的左侧后壁切口 1.0cm，取 4-0 单股微乔线，间断缝合左输尿管远侧断面和新膀胱壁切口，将 F5 双 J 管置入输尿管，支架管上达肾盂，下端送入新膀胱内（图 6-5-77 ~ 图 6-5-79）。同法完成右输尿管新膀胱的再植（图 6-5-80 ~ 图 6-5-82）。以 3-0 可吸收线连续或间断缝合肠系膜切口，防止内疝。

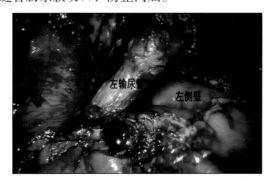

图 6-5-75　拟定左输尿管与新膀胱侧壁的吻合位点

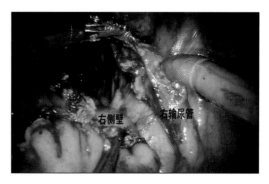

图 6-5-76　拟定右输尿管与新膀胱侧壁的吻合位点

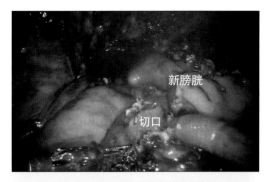

图 6-5-77　于新膀胱左侧后壁切口

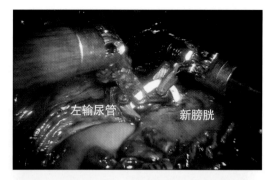

图 6-5-78　左输尿管再植于新膀胱（留置双 J 管）

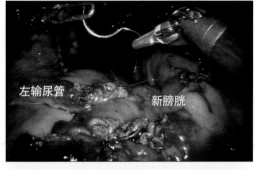

图 6-5-79　完成左输尿管新膀胱再植

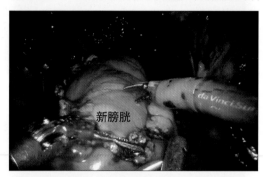

图 6-5-80　新膀胱右侧后壁切口

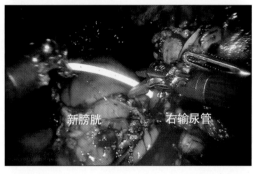

图 6-5-81　右输尿管再植于新膀胱（留置双 J 管）

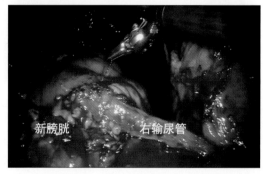

图 6-5-82　完成右输尿管新膀胱再植

　　6. 膀胱造瘘，结束手术　于新膀胱前壁切口 1.0cm，留置 F20 膀胱造瘘管，浆肌层缝合固定，于前腹壁引出（图 6-5-83、图 6-5-84）。创面彻底止血，留置盆腔引流管。清点物品，移开机器人手术系统，直视下取出各个套管，逐一缝合切口。

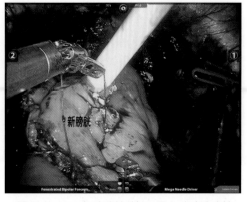

图 6-5-83　新膀胱前壁切口置入膀胱造瘘管

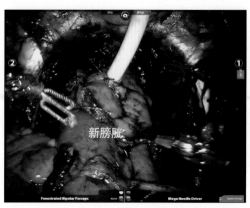

图 6-5-84　新膀胱造瘘术毕观

六、机器人辅助腹腔镜下回肠导管术

在距离回盲部 15～20cm 处仔细观察游离肠管的血运，1 号臂单极剪裁取末段回肠 15cm 左右（图 6-5-85～图 6-5-87）。在所截取肠管的肠系膜前方，以 3-0 可吸收线行近、远端肠管的断端吻合，浆肌层包埋，关闭肠系膜裂孔，恢复肠管的连续性（图 6-5-88～图 6-5-92）。

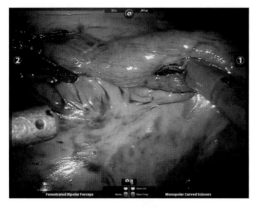

图 6-5-85　量取末端回肠 15cm

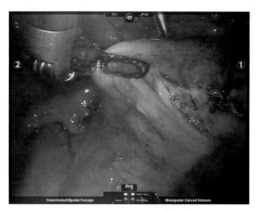

图 6-5-86　肠系膜打孔

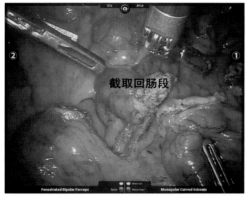

图 6-5-87　截取回肠段

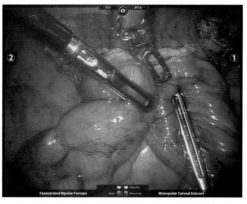

图 6-5-88　并拢近、远端回肠的断端

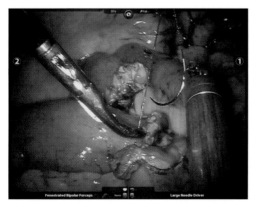

图 6-5-89　全层缝合近、远端回肠的断端

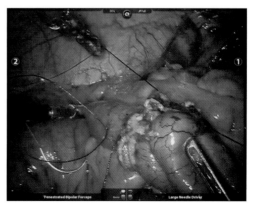

图 6-5-90　浆肌层包埋回肠吻合口

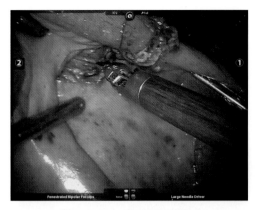

图 6-5-91 关闭肠系膜裂孔

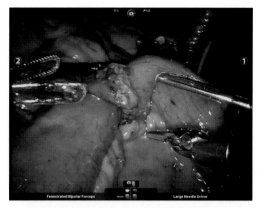

图 6-5-92 恢复回肠的连续性

于输入襻一端的回肠导管后壁近系膜缘处，做两处 0.8cm 的切口（图 6-5-93）。裁剪右输尿管末端，取 4-0 可吸收线，将右输尿管再植于前述回肠导管后壁的近侧切口，留置 F5 双 J 管于输尿管内（图 6-5-94、图 6-5-95）。同法完成左输尿管回肠导管的再植（图 6-5-96 ~ 图 6-5-98）。另取 2-0 可吸收线，间断缝合回肠导管输入襻的开口，并浆肌层荷包缝合包埋（图 6-5-99、图 6-5-100）。

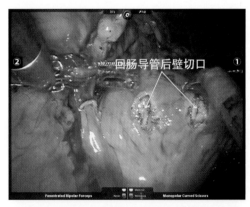

图 6-5-93 回肠导管后壁切开两处小口

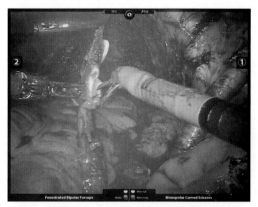

图 6-5-94 裁剪右输尿管末端

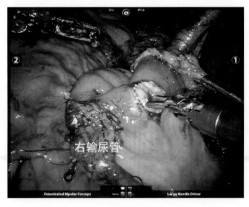

图 6-5-95 右输尿管回肠导管吻合

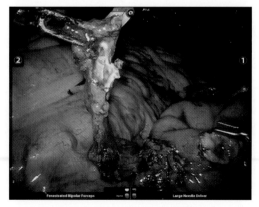

图 6-5-96 裁剪左输尿管末端

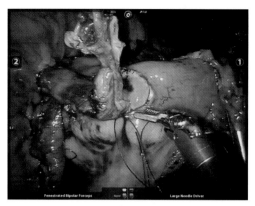

图 6-5-97　左输尿管回肠导管吻合

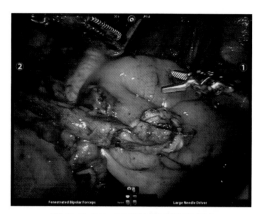

图 6-5-98　双侧输尿管再植术毕

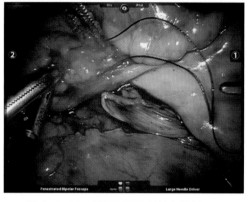

图 6-5-99　关闭回肠导管输入端的开口

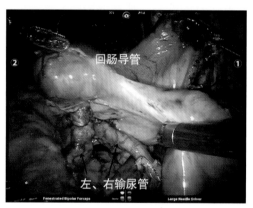

图 6-5-100　腔镜下回肠导管术毕观

在右下腹麦氏区做圆形皮肤切口 2.0cm，剔除皮下脂肪，切开腹外斜肌腱膜，分离腹壁肌肉，切开腹膜。将回肠导管输出襻引出体外，防止系膜扭转。按照开放手术的方法行回肠导管末端乳头状皮肤造口，见图 6-5-101、图 6-5-102。

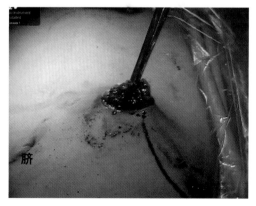

图 6-5-101　右下腹麦氏点皮肤切口

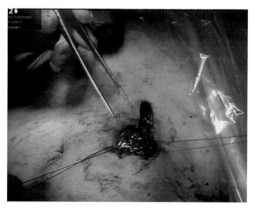

图 6-5-102　回肠导管皮肤造口

七、手术注意事项

1. 患者选择　开展 RARC 的早期建议选择体重指数＜ 30kg/m² 且无腹部手术史的膀胱癌患者。

待手术例数增加，度过最初的学习曲线以后，可逐渐增加手术难度。

2. 患者体位　由于 RARC+ 尿流改道的总手术时间较长，患者所有的可能受压部位均应有护垫隔离，以避免神经和肌肉损伤。同时应注意防止头面部受到镜头和机械臂的伤害，保护气管内导管以免松动或受压扭曲。

3. 游离输尿管　输尿管不要游离得过长，也不可过度分离输尿管周围的筋膜组织，以减少术后输尿管扭曲、缺血、坏死或管腔狭窄等情况的发生。

4. 肠管保护　由于 da Vinci 机器人手术系统缺乏力学反馈，术者难以感知机械臂的夹持力度，术者要凭视觉和经验来判断操作的力量。当摆动肠管时，可使用机械臂做拨、挑动作，尽量避免直接钳夹肠管。随着经验的丰富，技术熟练者通过视觉多可掌控机械臂的力度。

5. 新膀胱的截取　所截取的肠襻长度以能被拉入盆腔底部与尿道进行无张力吻合为宜，术中向盆腔深处牵拉新膀胱的动作应轻柔，谨防撕裂新膀胱颈部。如果在充分游离肠系膜后，游离的肠襻仍不能轻松地拉入盆底，则建议改行回肠导管术。

6. 新膀胱的制作　使用机械性侧侧吻合的方法恢复回肠连续性时，要注意直线切割闭合器必须插入所夹持回肠的对系膜缘，同时要将其头端的两侧边全部插入肠腔，以获取足够宽敞的吻合口。在扣动扳机时，要使用合适的器械适度夹持回肠断端，以免肠管滑动。在回肠襻去管化后，连续缝合折叠肠片时，注意缝针的间距应均匀，收紧缝线避免残留缝隙。

构建原位新膀胱手术要求肠管去管化，交叉折叠肠片成为半径更大和压力更小的近似球形体。完全腹腔镜下尿流改道，操作复杂，技术要求高。在机器人手腕技术的辅助下，腹腔镜缝合操作变得相对简单。随着机器人手术系统的普及，完全腹腔镜下尿流改道的手术数量逐渐增加，这种术式避免了肠道暴露，可以减少术中非显性失水，术后胃肠道并发症及感染等的发生率较低。体内构建新膀胱还可以恰当地保留远端输尿管的长度和血供，避免输尿管张力过高或者过于冗长而导致上尿路引流不畅。

八、术后处理

1. 饮食与体位　待麻醉完全清醒，生命体征基本稳定后，患者可取 20°~30° 头高脚低位，有利于盆腔渗血和渗出液的引流。原位新膀胱术后给予膀胱低压冲洗，4~5 次 /d，防止肠黏液堵塞管腔。在肛门排气和胃肠道功能恢复后，试进清流质饮食，少量多餐，观察有无腹胀等不适，逐渐过渡至流质、半流质和普通饮食。

2. 引流管的拔除　术后盆腔引流管可给予负压吸引，待引流液基本消失后即可拔除。若全膀胱切除手术中有直肠损伤，则应延迟拔管。术后若出现持续漏尿，应积极查找病因，并采取相应的处理措施，待瘘口愈合后再拔除盆腔引流管。

3. 导尿管及输尿管内支架管的拔除　原位新膀胱术后 2 周拔除导尿管，观察排尿情况。术后短期内通常有轻度尿失禁，可嘱患者行盆底肌锻炼和物理康复治疗。术后 4~6 周拔除输尿管支架管，若此前并发输尿管膀胱吻合口漏尿，则应延迟拔管时间。

九、并发症及其防治

1. 回肠导管并发症 回肠导管术的早期并发症可达 48%，包括尿路感染、肾盂肾炎、输尿管回肠吻合口瘘或狭窄。主要远期并发症是造口相关并发症、上尿路的功能和形态学改变。

2. 新膀胱并发症 原位新膀胱术后可能出现尿漏、尿失禁、排尿困难、尿潴留、膀胱输尿管反流和肾积水等并发症。对于术后早期出现的尿漏，可适当延长留置导尿管时间，保持盆腔引流管和尿管通畅，直到尿漏停止并经膀胱造影显示瘘口已愈合。对术后出现的尿失禁现象，应指导患者学会盆底肌康复锻炼的方法，规律训练，以促进尿道外括约肌功能的恢复，一般在 3~6 个月后多可自主控尿。保留神经血管束、前列腺或子宫的膀胱切除方式可以改善术后尿控。对于术后排尿困难者，可行膀胱尿道造影或膀胱镜查找病因，如发现膀胱尿道吻合口狭窄的情况，可考虑行内镜下狭窄段切开术，部分患者需要长期导尿或间歇性自我导尿。原位新膀胱的另一缺点是存在尿道肿瘤复发的风险，建议术前男性患者行尿道前列腺部可疑组织活检，女性行膀胱颈活检，或者术中行冷冻切片检查，术后定期行尿道镜检和尿脱落细胞学检查。

3. 肠瘘、内疝形成和肠梗阻 术后肠道吻合口瘘的内容物进入腹腔常出现腹膜炎症状，需要充分引流腹腔及盆腔的渗出物，应用广谱抗菌药物，必要时需要二次手术修补。对于突然出现腹痛和发热症状，高度怀疑肠管内疝的患者，需要急诊手术剖腹探查。术后肠梗阻包括早期的麻痹性肠梗阻和恢复后期粘连性肠梗阻，通常经保守治疗后可以缓解，一般不需手术。

4. 输尿管相关并发症 术后出现输尿管膀胱吻合口漏尿，主要治疗措施是通畅引流，抗感染，并延长输尿管内支架管和尿管的保留时间。如较长时间漏尿不能自愈或伴严重的腹腔感染等症状，可以考虑患侧肾造瘘，必要时需要二次手术修补瘘口。轻度的输尿管吻合口梗阻和输尿管反流不需特殊处理，如梗阻或反流导致反复的尿路感染和（或）肾功能损害，可再次手术探查，施行抗反流机制的输尿管再植术。

5. 尿潴留和膀胱结石 对新膀胱术后出现的尿潴留，可行间歇性自家清洁导尿和（或）腹压辅助排尿，新膀胱伴发的结石可应用内镜下钬激光碎石治疗。

十、技术进展

da Vinci 机器人系统具有三维高清的手术视野，机械腕灵活且稳定，术者不易疲劳，使得机器人辅助腹腔镜完全体内尿流改道术具有明显的技术优势，且有利于患者早期尿控功能的恢复。但完全机器人辅助腹腔镜尿流改道手术的操作步骤多、耗时长、难度大，在狭小空间内完成新膀胱的构建和吻合仍极具挑战性，学习曲线长。今后关于完全腹腔镜下尿流改道术的研究重点在于如何优化手术步骤，缩短手术时间，并探讨更简便的膀胱重建方法，减少输尿管反流和狭窄等并发症的发生率，同时还需要通过多中心的大样本量随机对照研究来验证其临床价值。

1. 尿流改道 RARC 术后尿流改道方式的选择与开放或腹腔镜手术基本相似，可选用腹腔外或腹腔内尿流改道。尿流改道的目标为尽可能在功能和解剖上恢复到术前水平，确保肿瘤完整切除，最大限度保留和关闭腹膜，接近于术前膀胱及输尿管的腹膜外解剖结构。术中尽量减少对输尿管的

胱炎、间质性膀胱炎等，膀胱刺激症状明显，严重影响生活质量，保守治疗效果不佳，或由此继发膀胱输尿管反流、上尿路积水或肾功能损害。

2. 禁忌证 ①尿道狭窄及膀胱颈挛缩；②严重的肾功能不全（血肌酐＞150μmol/L）；③拟采用的肠管存在病变，截取部分肠管可能会产生严重肠道并发症；④活动性泌尿系结核；⑤因严重的心、肺功能受损或凝血功能障碍而无法耐受手术。

三、术前准备

1. 术前常规检查 进行全身和泌尿系统的体格检查，初步评估重要脏器功能。完善血常规、尿常规、粪常规、肝肾功能、电解质、血糖、血脂、凝血功能、感染性疾病筛查、血型、胸片、心电图等术前常规检查。若患者高龄或合并其他系统基础疾病，需相应完善超声心动图、肺功能、血气分析等检查。

2. 疾病相关检查 完善泌尿系B超明确膀胱容量、残余尿情况，泌尿系CTU及三维重建明确膀胱挛缩情况并辅助制订手术计划，尿流率检查评估膀胱排尿动能，尿动力学检查明确是否存在下尿路梗阻。若患者有肿瘤放疗病史，需完善原发肿瘤评估，排除复发或转移。若患者合并结核，需提前长期、足量、足疗程、规律、联合应用抗结核药物治疗。

3. 手术准备 常规会阴区及腹部备皮。术前2~3d开始肠道准备，从低渣、半流食过渡至流质饮食，术前晚口服泻药清洁肠道。术前留置鼻胃管及导尿管，备悬浮红细胞2个单位，新鲜冰冻血浆400mL。术前预防性应用抗菌药物，必要时静脉补液。

四、手术步骤

1. 体位摆放及套管建立 患者取头低20°~30°截石位，麻醉满意后常规消毒、铺巾、留置导尿管。于脐上5cm处做小切口置入气腹针，建立气腹，保持腹腔压力在12~14mmHg。穿刺12mm套管作为机器人镜头臂通道（套管1），置入镜头，直视下分别于脐水平线上3cm左右旁开8~10cm处穿刺2个8mm套管作为机器人1号、2号操作臂（套管2、3），于右侧操作臂外侧8~10cm处穿刺8mm套管作为第3个机器人操作臂（套管4）。另于左侧操作臂内上方及外下方8~10cm处各放置1个12mm套管作为助手通道（套管5、6），于脐下正中8cm穿刺12mm套管作为腔镜吻合器置入的套管（套管7）。套管位置见图6-6-1。

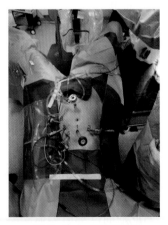

图6-6-1 套管位置

2. 游离膀胱 切开位于前盆壁的腹膜，扩大腹膜切口，充分游离膀胱壁外侧间隙脂肪层，剥离被覆于膀胱表面的腹膜与软组织，暴露膀胱前壁和两侧壁。见图6-6-2~图6-6-7。

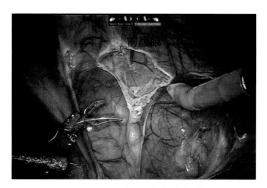

图 6-6-2　切开前盆壁腹膜

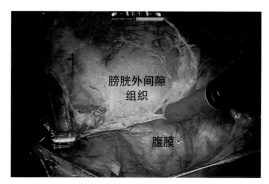

图 6-6-3　扩大腹膜切口

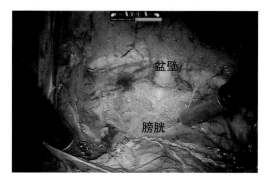

图 6-6-4　游离腹膜外间隙

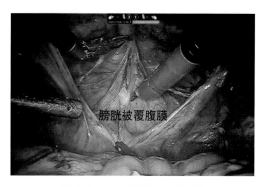

图 6-6-5　打开膀胱正中皱襞

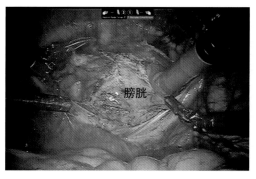

图 6-6-6　剥离被覆于膀胱的腹膜

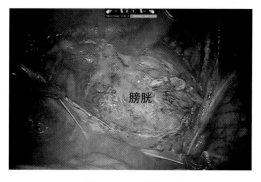

图 6-6-7　暴露膀胱

　　3. 截取适当长度的肠管　在距离回盲部15~20cm处的近侧端，截取长约20cm的末端回肠，保留肠管血供，离断肠管，缝线标记近端及远端回肠，使用直线切割闭合器侧侧吻合肠管两端，恢复肠管的连续性，吻合末端处缝线行一针浆肌层缝合减小侧侧吻合口张力。另取一把直线切割闭合器横向闭合肠管，并采用缝线间断浆肌层缝合加固吻合口。于所取肠管内注入稀碘伏液充分冲洗，直至冲洗液清亮。见图 6-6-8~ 图 6-6-20。

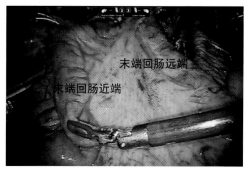

图 6-6-8　选取末端回肠

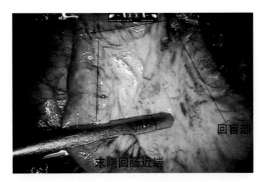

图 6-6-9　截取回肠

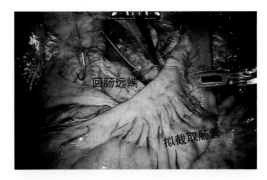

图 6-6-10　远端回肠断端缝线标记

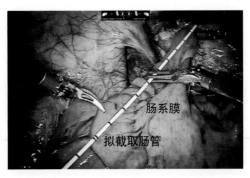

图 6-6-11　精确测量所需长度的肠管

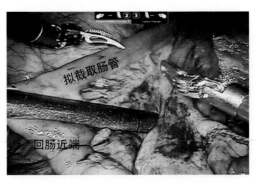

图 6-6-12　截取所需长度的肠管

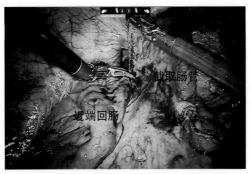

图 6-6-13　保留肠系膜血供，仔细止血

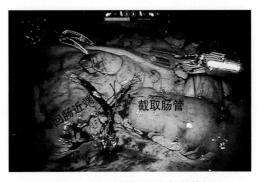

图 6-6-14　近端回肠断端缝线标记

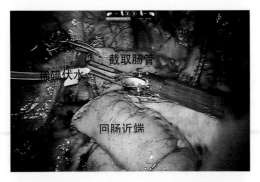

图 6-6-15　稀碘伏水冲洗所取肠管

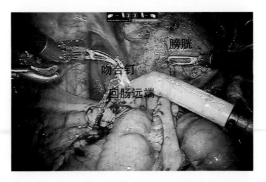

图 6-6-16　于近、远端肠管制作直线切割闭合器枪头伸入的小切口

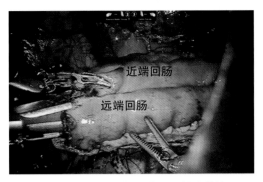

图 6-6-17　侧侧吻合恢复肠管连续性

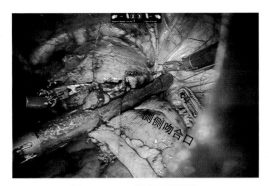

图 6-6-18　横行封闭肠管

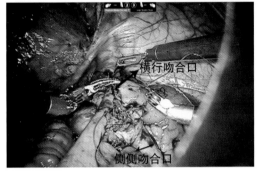

图 6-6-19　浆肌层缝合加固

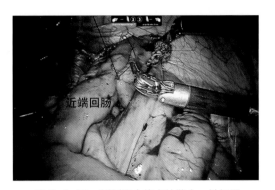

图 6-6-20　侧侧吻合终点处缝合一针加固

4. 肠管去管化　超声刀及剪刀联合去除所截取肠管两端的吻合钉，于对系膜缘 1/3 及 2/3 分界处纵行裁开肠管，注意保护肠系膜血供，可借助质硬的塑料导管作为支撑，便于裁剪。见图 6-6-21～图 6-6-23。

5. 构建碗状补片　将剖开后的肠襻 U 形折叠，以 3-0 倒刺线连续缝合相邻肠管边缘形成扩大补片。同法缝合 U 形补片两外侧缘，形成口径与膀胱横径相当的碗状结构，检查缝合完整无缺口。见图 6-6-24～图 6-6-27。

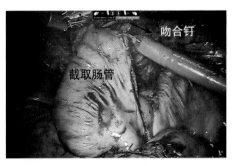

图 6-6-21　去除所截取肠管两端的吻合钉

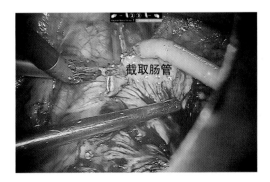

图 6-6-22　裁开所取肠管

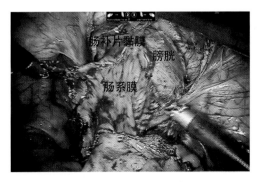

图 6-6-23　肠补片

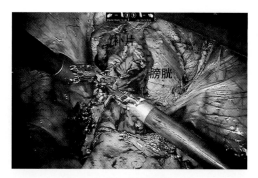

图 6-6-24　U 形折叠补片

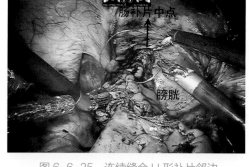

图 6-6-25　连续缝合 U 形补片邻边

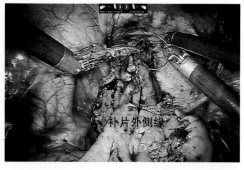

图 6-6-26　同法缝合 U 形补片外侧缘

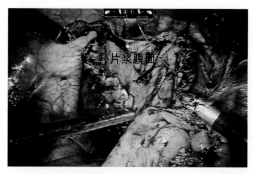

图 6-6-27　碗状补片

6. 切开膀胱　在膀胱顶壁横向切开膀胱（图 6-6-28），长度与膀胱横径相同，并使用带刻度的支架管测量切口长度，以指导后续截取肠管的长度以及制作回肠补片的大小。

7. 缝合补片扩大膀胱　用 3-0 倒刺线连续缝合于膀胱顶壁切口上，以 6 点位置作为吻合起始点，顺时针连续缝合至 9 点处完成膀胱与补片左后壁的吻合。第二针以 6 点位置起始，逆时针连续缝合至 3 点处完成右后壁吻合。最后由 3 点位置起始，完成膀胱与补片前壁的吻合。保证吻合无张力。见图 6-6-29~ 图 6-6-33。

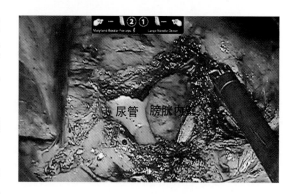

图 6-6-28　切开膀胱

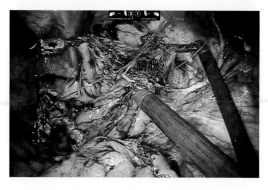

图 6-6-29　膀胱后壁 6 点位置第一针吻合

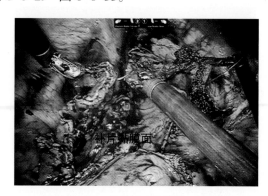

图 6-6-30　补片相应位置第一针吻合

8. 留置膀胱造瘘管 缝合最后留约 2cm 开口，用于放置膀胱造瘘管。在膀胱内留置 F24 蕈样导尿管作为造瘘管，荷包缝合固定。继续缝合关闭造瘘管周围缺口，检查无渗漏，留置伤口引流管。依次缝合各小切口。见图 6-6-34~ 图 6-6-36。

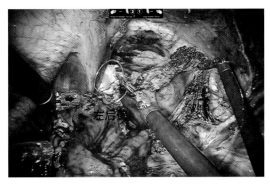

图 6-6-31 顺时针吻合膀胱与补片左后壁

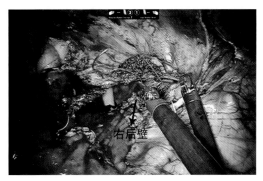

图 6-6-32 吻合膀胱与补片右后壁

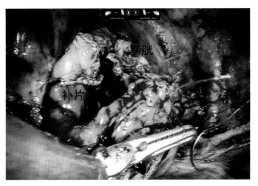

图 6-6-33 吻合膀胱与补片前壁

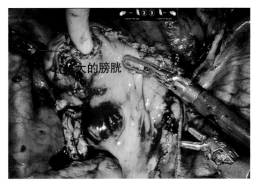

图 6-6-34 放置膀胱造瘘管

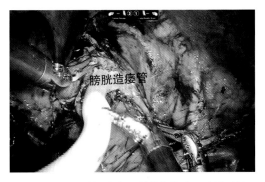

图 6-6-35 关闭吻合口并荷包缝合固定造瘘管

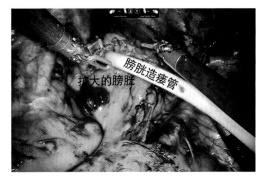

图 6-6-36 手术完成

五、术后处理

1. 饮食 在肛门排气和胃肠道功能恢复后进流质饮食，观察有无腹胀等不适，逐渐过渡至半流质饮食和普通饮食。

2. 引流管的拔除 术后保持引流管通畅，待引流液较少后即可拔除。若出现引流量增多，且

2. 手术经验 基于大量尿路重建的手术经验，我们认为从代谢问题、黏液分泌、顺应性及膀胱相似性等多因素考虑，回肠是最理想的选择。肠段去管化过程中切断了肠壁环形肌，降低了肠壁的收缩性，将选取的回肠"杯状"或者"碗状"重建有利于最终的容量最大化，改善顺应性。短期随访结果显示所有患者术前症状均消失，术后膀胱容量300~450mL，患者术后均自主排尿，生活质量较前明显提高。

机器人辅助回肠膀胱扩大术手术要点总结为：①严格把握手术指征可有效提高成功率。②对于轻度积水合并肾功能受损者，我们认为膀胱扩大术并不是加重肾功能不全的因素。膀胱扩大术可解除肾后梗阻性因素，术后肾功能可得到改善。而积水、肾功能严重受损者，应先行肾造瘘术，待肾功能代偿后方可施行此手术。③术前应排除尿道狭窄及膀胱颈部梗阻的手术禁忌，必要时可行膀胱颈成形术，如有尿道狭窄，则应同时进行尿流改道手术。④体外构建回肠扩大补片较完全腹腔内手术可缩短手术时间，小切口并不增加术后患者疼痛及恢复时间，且理论上能够降低因为肠道污染导致的腹腔感染的发生率。⑤常规不破坏输尿管天然解剖结构，若合并对侧输尿管狭窄或反流，可采用带有抗反流乳头的输尿管膀胱再植。⑥耻骨上膀胱造瘘管应通过膀胱肌层引出，保证拔管后切口能较快愈合。⑦术后坚持每天用生理盐水冲洗膀胱，维持1周以上，防止黏液堵塞膀胱造瘘管和尿管。⑧术后需要长期随访，包括尿常规、泌尿系B超、尿流率、膀胱镜。如术后残余尿较多，可指导患者行间歇性导尿来重新建立尿道阻力和排尿压力之间的平衡。

（李新飞，杨昆霖，李学松）

参考文献

[1] Beecken W D, Wolfram M, Engl T, et al. Robotic-assisted laparoscopic radical cystectomy and intra-abdominal formation of an orthotopic ileal neobladder [J].Eur Urol, 2003, 44（3）: 337-339.

[2] Menon M, Hemal A K, Tewari A, et al. Robot-assisted radical cystectomy and urinary diversion in female patients: technique with preservation of the uterus and vagina [J]. J Am Coll Surg, 2004, 198（3）: 386-393.

[3] Nix J, Smith A, Kurpad R, et al. Prospective randomized controlled trial of robotic versus bladder cancer: perioperative and open radical cystectomy for pathologic results [J].Eur Urol, 2010, 57（2）: 196-201.

[4] Khan M S, Gan C, Ahmed K, et al. A single-centre early phase randomised controlled three-arm trial of open, robotic, and laparoscopic radical cystectomy（CORAL）[J]. Eur Urol, 2016, 69（4）: 613-621.

[5] Novara G, Catto J W, Wilson T, et al. Systematic review and cumulative analysis of perioperative outcomes and complications after robot-ssisted radical cystectomy [J].Eur Urol, 2015, 7（3）: 376-401.

[6] Djaladat H, Bruins H M, Miranda G, et al. Reproductive organ involvement in female patents undergoing radicaI cystectomy for urothelial bladder cancer[J]. J Urol, 2012, 188（4）: 2134-2138.

[7] 徐金山，刘安伟，任乾，等. 机器人辅助与开放式根治性膀胱切除术后早期并发症的对比研究 [J]. 中华泌尿外科杂志，2017，38（2）: 99-102.

[8] 陈光富，张旭，史立新，等. 机器人辅助腹腔镜下根治性膀胱切除加尿流改道术的临床分析 [J]. 中华泌尿外科杂志，2012，33（10）: 744-748.

[9] Chan K G, Guru K, Wiklund P, et al. Robot-assisted radical cystectomy and urinary diversion: technical

recommendations from the pasadena consensus panel ［J］. Eur Urol，2015，67（3）：423-431.

［10］沈周俊，王晓晶，何威，等 . 机器人辅助根治性膀胱切除术＋体内回肠膀胱术手术经验分享（附光盘）［J］. 现代泌尿外科杂志，2014，19（12）：773-776.

［11］Marshall S J，Hayn M H，Stegemann A P，et al. Impact of surgeon and volume on extended lymphadenectomy at the time of robot-assisted radical cystectomy：results from the International Robotic Cystectomy Consortium（IRCC）［J］. BJU Int，2013，111（7）：1075-1080.

［12］Hussein A A，Hinata N，Dibaj S，et al.Development，validation and clinical application of pelvic lymphadenectomy assessment and completion evaluation：intraoperative assessment of lymph node dissection after robot-assisted radical cystectomy for bladder cancer ［J］.BJU Int，2017，119（6）：879-884.

［13］Mottfie A，Buffi N，Lughezzani G，et al. Female robotic radical cystectomy ［J］.BJU Int，2009，104（7）：1024-1035.

［14］陈善闻，高逢彬，沈周俊，等 . 机器人辅助腹腔镜下根治性膀胱切除后完全腹内原位双 U 形回肠新膀胱术及术中手工恢复肠连续性的初步经验［J］. 中华泌尿外科杂志，2017，38（9）：687-691.

［15］Chopra S，de Castro Abreu A L，Berger A K，et al.Evolution of robot-assisted orthotopic ileal neobladder formation：a step-by-step update to the University of Southern California（USC）technique ［J］.BJU Int，2017，119（1）：185-191.

［16］Tan W S，Lamb B W，Kelly J D. Evolution of the neobladder：a critical review of open and intracorporeal neobladder reconstruction techniques ［J］. Scand J Urol，2016，50（2）：95-103.

［17］黄健 . 根治性膀胱切除术——从开放到腹腔镜到机器人 ［J］. 中华泌尿外科杂志，2017，38：564-567.

［18］Borza T，Jacobs B L，Montgomery J S，et al. No differences in population-based readmissions after open and robotic-assisted radical cystectomy：implications for post-discharge care ［J］.Urology，2017，104：77-83.

［19］Collins J W，Patel H，Adding C，et al. Enhanced recovery after robot-assisted radical cystectomy：EAU robotic urology section scientific working group consensus view ［J］. Eur Urol，2016，70：649-660.

［20］刘安伟，贾高臻，陈新，等 . 机器人辅助根治性膀胱切除术的临床研究 ［J］.中华泌尿外科杂志，2016，37（9）：667-671.

［21］Fonseka T，Ahmed K，Froghi S，et al. Comparing robotic，laparoscopic and open cystectomy：a systematic review and meta-analysis ［J］. Arch Ital urol Androl，2015，87（1）：41-48.

［22］Abdollah F，Gandaglia G，Thuret R，et al. Incidence，survival and mortality rates of stage-specific bladder cancer in United States：a trend analysis［J］. Canc Epidemiol，2013，37（3）：219-225.

［23］Chen W，Zheng R，Baade P D，et al. Cancer statistics in China，2015 ［J］. CA：a Canc Clinic，2016，66（2）：115-132.

［24］张海波，张雪培，王声政，等 . 改良整体法机器人辅助腹腔镜根治性膀胱切除术 73 例报告 ［J］. 临床泌尿外科杂志，2016，31（5）：402-405.

［25］Nepple K G，Strope S A，Grubb R L，et al. Early oncologic outcomes of robotic vs open radical cystectomy for urothelial cancer ［J］. Urologic Oncol，2013，31（6）：894-898.

［26］沈周俊，许天源，王先进 . 机器人辅助根治性膀胱切除的经验与体会 ［J］. 临床泌尿外科杂志，2015，30（7）：575-578.

［27］Svatek R S，Hollenbeck B K，Holmang S，et al. The economics of bladder cancer：costs and considerations of caring for this disease［J］.Eur Urol，2014，66（2）：253-262.

［28］Ng C K，Kauffman E C，Lee M M，et al. A comparison of postoperative complications in open versus robotic cystectomy［J］.Eur Urol，2010，57（2）：274-281.

［29］Beecken W D，Wolfram M，Engl T，et al. Robotic-assisted laparoscopic radical cystectomy and intra-abdominal formation of an orthotopic ileal neobladder［J］.Eur Urol，2003，44（3）：337-339.

［30］黄健，姚友生，许可慰，等.腹腔镜下膀胱全切除原位回肠代膀胱术（附15例报告）［J］.中华泌尿外科杂志，2004，25（3）：175-179.

［31］Huang J，Lin T，Liu H，et al. Laparoscopic radical cystectomy with orthotopic ileal neobladder for bladder cancer：oncologic results of 171 cases with a median 3-year follow-up［J］.Eur Urol，2010，58（3）：442-449.

［32］Snow-Lisy D C，Campbell S C，Gill I S，et al. Robotic and laparoscopic radical cystectomy for bladder cancer：long-term oncologic outcomes［J］.Eur Urol，2014，65（1）：193-200.

［33］Huang J，Fan X，Dong W. Current status of laparoscopic and robot-assisted nerve-sparing radical cystectomy in male patients［J］.Asian J Urol，2016，3（3）：150-155.

［34］Niver B E，Daneshmand S，Satkunasivam R. Female reproductive organ-sparing radical cystectomy：contemporary indications，techniques and outcomes［J］.curr opin urol，2015，25（2）：105-110.

［35］Clifton M M，Tollefson M K. Anatomic basis of radical cystectomy and orthotopic urinary diversion in female patients［J］.Clin Anat，2013，26（1）：105-109.

［36］Bi L，Huang H，Fan X，et al. Extended vs non-extended pelvic lymph node dissection and their influence on recurlence-free survial in patients undergoing radical cystectomy for bladder cancer：a systematic review and meta-analysis of comparative studies［J］.BJU Int，2014，113（5b）：E39-48.

［37］Tan W S，Khetrapal P，Tan W P，et al. Robotic assisted radical cystectomy with extracorporeal urinary diversion does not show a benefit over open radical cystecfomy：a systematic review and meta-analysis of randomised controlled trials［J］.PLoS One，2016，11（11）：e0166221.

［38］Raza S J，Wilson T，Peabody J O，et al. Long-term oncologic outcomes following robot-assisted radical cystectomy：results from the International Robotic Cystectomy Consortium［J］.Eur Urol，2015，68（4）：721-728.

［39］Muto G，Collura D，Simone G，et al. Stapled orthotopic ileal neobladder after radical cystectomy for bladder cancer：functional results and complications over a 20-year period［J］.Eur J Surg Oncol，2016，42（3）：412-418.

［40］潘正跃，吴勇，葛根，等.回肠袋膀胱扩大成形术治疗结核性挛缩膀胱［J］.江西医药，2001，48（6）：426-427.

［41］Biers S M，Venn S N，Greenwell T J. The past，present and future of augmentation cystoplasty［J］.BJU Int，2012，109（9）：1280-1293.

［42］Çetinel B，Kocjancic E，Demirdağ Ç. Augmentation cystoplasty in neurogenic bladder［J］.Investig Clin Urol，2016，57（5）：316-323.

［43］祁小龙，徐智慧，刘锋，等．腹腔镜下回肠膀胱扩大术治疗低顺应性膀胱的初步临床结果［J］．中华外科杂志，2015，53（8）：594-598.

［44］Husmann D A. Lessons learned from the management of adults who have undergone augmentation for spina bifida and bladder exstrophy：incidence and management of the non-lethal complications of bladder augmentation［J］. Int J Urol, 2018, 25（2）：94-101.

［45］Herschorn S, Hewitt R J. Patient perspective of long-term outcome of augmentation cystoplasty for neurogenic bladder［J］. Urology, 1998, 52（4）：672-678

［46］Roth J D, Cain M P. Neuropathic bladder and augmentation cystoplasty［J］. Urol Clin N Am, 2018, 45（4）：571-585.

［47］Husmann D A. Long-term complications following bladder augmentations in patients with spina bifida：bladder calculi, perforation of the augmented bladder and upper tract deterioration［J］. Transl Androl Urol, 2016, 5（1）：3-11.

［48］Stein R, Kamal M M, Rubenwolf P, et al. Bladder augmentation using bowel segments（enterocystoplasty）［J］. BJU Int, 2012, 110（7）：1078-1094.

［49］Gupta N P, Kumar A, Sharma S. Reconstructive bladder surgery in genitourinary tuberculosis［J］. Indian J Urol, 2008, 24（3）：382-387.

［50］Singh V, Sinha R J, Sankhwar S N, et al. Reconstructive surgery for tuberculous contracted bladder：experience of a center in northern India［J］. Int Urol Nephrol, 2011, 43（2）：423-430.

［51］Hofmann A F, Poley J R. Role of bile acid malabsorption in pathogenesis of diarrhea and steatorrhea in patients with ileal resection. I. Response to cholestyramine or replacement of dietary long chain triglyceride by medium chain triglyceride［J］. Gastroenterology, 1972, 62（5）：918-934.

［52］Murray K, Nurse D E, Mundy A R. Secreto-motor function of intestinal segments used in lower urinary tract reconstruction［J］. BJU Int, 2008, 60（6）：532-535.

［53］Whitmore W F, Gittes R F. Reconstruction of the urinary tract by cecal and ileocecal cystoplasty：review of a 15-year experience［J］. J Urol, 1983, 129（3）：494-498.

［54］Sidi A A, Reinberg Y, Gonzalez R. Influence of intestinal segment and configuration on the outcome of augmentation cystoplasty［J］. J Urol, 1987, 136（6）：1201-1204.

［55］Fromm D. Ileal resection, or disease, and the blind loop syndrome：current concepts of pathophysiology［J］. Surgery, 1973, 73（5）：639-648.

［56］Ngan J H K, Lau J L T, Lim S T K, et al. Long-term results of antral gastrocystoplasty［J］. J Urol, 1993, 149（4）：731-734.

［57］Adams M C, Mitchell M E, Rink C. Gastrocystoplasty：an alternative solution to the problem of urological reconstruction in the severely compromised patient［J］. J Urol, 1988, 140（5）：1152-1156.

［58］艾克拜尔·吾曼尔，倪泽称，张宇，等．后腹腔镜肾切除术后乙状结肠膀胱扩大术治疗12例晚期肾结核［J］．现代泌尿外科杂志，2012，17（1）：83-85.

［59］马嘉兴，张涛，毕良宽，等．完全腹腔镜下乙状结肠膀胱扩大术治疗小容量低顺应性膀胱的经验总结［J］．中华泌尿外科杂志，2017，38（5）：391-392.

［60］詹鸣，王玲珑，詹炳炎.回肠、乙状结肠扩大膀胱术远期疗效观察（附四例报告）［J］.中华泌尿外科杂志，1999（03）：3-5.

［61］李新飞，程嗣达，孙永明，等.机器人辅助腹腔镜回肠膀胱扩大术治疗结核性膀胱挛缩的初步经验［J］.临床泌尿外科杂志，2020，35（08）：610-614.

［62］张雪培.泌尿外科腹腔镜手术图解［M］.郑州：河南科学技术出版社，2014.

第七章

其他泌尿外科机器人手术

第一节　机器人辅助腹腔镜膀胱阴道瘘修补术

一、概述

膀胱阴道瘘（vesicovaginal fistula，VVF）是指膀胱与阴道之间的异常通道，主要临床表现为不自主的阴道漏尿，症状严重者将极大地影响患病女性的身心健康。VVF发生的主要原因是医源性损伤，其中以经腹全子宫切除术最为常见，次要原因是产妇的产程过长导致膀胱阴道缺血坏死等。随着经济发展和整体医疗条件改善，临床上因分娩损伤导致的VVF数量减少。若膀胱的损伤范围未累及尿道内括约肌，则患者在阴道漏尿的同时仍有自控性排尿。对于瘘孔巨大的VVF患者，膀胱内的尿液大部分漏出体外，表现为完全不能自主排尿。VVF自行愈合的概率极低，大部分需要手术修补，其手术入路包括经阴道、经腹腔或经膀胱等途径。病情严重的VVF有时需要历经多次修补手术，给患者带来了严重的心理压力和经济负担。一般认为，直接损伤导致的膀胱阴道尿瘘应尽可能在伤后72h内修复，否则手术修补的适宜时机应推迟至伤后5~6个月。术前应积极处理原发病，如肿瘤、结石、感染等，待膀胱或尿道黏膜炎症、水肿消退后方可行修补手术。VVF修补术后复发者，再次手术应等待3~6个月。目前尚没有腹腔镜或机器人辅助腹腔镜VVF修补术与传统开放VVF修补术的随机对照研究，但腹腔镜下手术解剖更清晰，通过扩大阴道残端和膀胱之间的游离范围，或有助于提高疗效。机器人手术的操作更精细，对于复杂性和复发性VVF的手术疗效可能优于传统术式。

二、适应证与禁忌证

1.**适应证**　复杂性膀胱阴道瘘；初发VVF单个瘘口直径＞2cm，且瘘口位置偏高，经阴道途径修补困难者；VVF多发瘘口；VVF经1次以上手术治疗失败者。

2. 禁忌证

（1）绝对禁忌证：外阴部皮肤活动性感染未控制；严重的泌尿生殖道感染，伴发热等全身症状；存在不能耐受全麻或较长时间气腹的基础性疾病；难以纠正的严重出血倾向。

（2）相对禁忌证：妇科手术或产伤所致的 VVF 病程在 3 个月以内；单发瘘口位置较低，阴道无缩窄，首次手术更适合于经阴道途径修补者；因经济因素等方面的考虑，患者不愿接受机器人手术，可自主选择其他微创或开放术式；患者高龄体弱，主观上无手术要求。

三、术前准备

入院后常规行泌尿系彩色多普勒超声、IVP 和排尿期膀胱尿道造影等检查，以排除膀胱肿瘤、结石等其他伴发疾病；对于诊断不明确者可加行 CTU 或 MRU，必要时行输尿管逆行插管造影或输尿管镜检查等以排除输尿管阴道瘘（ureterovaginal fistula，UVF）。阴道窥镜和膀胱尿道镜检查可以确定 VVF 瘘口的大小、数目、位置、周围组织情况（水肿、感染、狭窄、瘢痕形成等），以及是否累及膀胱颈部、三角区和输尿管开口。对于放疗及恶性疾病引起的瘘孔，需行瘘管周围多点活检排除局部肿瘤复发。亚甲蓝试验是确诊 VVF 的首选，CTU 是确诊输尿管阴道瘘的首选，需要特别注意膀胱阴道瘘和输尿管阴道瘘两者并发的少见情况。

术前积极治疗外阴部皮肤炎症，对合并尿路感染者根据尿液细菌培养结果选用敏感抗菌药物，待感染控制后再实施手术。术前 3d 自普通饮食逐渐过渡至半流质和无渣流质饮食。术前 3d 开始以 1 : 10 碘伏溶液 300~500mL 冲洗阴道，每日 2 次。术前充分告知手术风险以及需要再次或多次 VVF 修补手术的可能性，签署知情同意协议书。术前晚、术晨以温肥皂水灌肠或口服缓泻剂清洁肠道。术前禁食水 6h，切皮前预防性单剂量应用抗菌药物，手术时间超过 1h 者加用 1 次。

四、手术步骤

1. 麻醉与体位　静吸复合气管插管全身麻醉。平卧位，肩部上方放挡板，双上肢置于躯干两侧并包裹，臀部略垫高，半截石位，双下肢分开置于脚蹬上。会阴部和阴道内彻底消毒并留置半干碘伏纱布团于阴道内，以隔离外部环境并预防腹腔镜手术中的气腹漏气。留置 F18 硅胶尿管，气囊注水 10mL 轻轻向外牵拉。腹部术区常规消毒，铺无菌巾，安装各种管道和连接线，连接机器人手术系统。

2. 建立腹腔镜操作通道　可参见本书第一章第二节"经腹腔入路下尿路手术机器人辅助腹腔镜操作通道的建立"相关部分的内容。5 孔 3 臂法操作通道建立的方法可参照如下：第 1 切口位于脐上缘，Veress 气腹针穿刺建立气腹，维持气腹压力在 12~15mmHg。经该切口置入 12mm 套管，为机器人镜头孔。直视下完成其他 4 个操作通道的建立：第 2、3 孔分别在脐下 2cm 右、左侧腹直肌外缘，距离镜头孔 8~10cm，置入 8mm 机器人专用套管，分别为 1 号和 2 号机械臂通道；左腋前线肋缘下 4cm 处切口，置入 12mm 套管，为第 1 辅助孔；左髂前上棘内上方置入 5mm 套管，为第 2 辅助孔。锚定机器人后，取 20°~30° 头低脚高体位，1 和 2 号机械臂分别连接单极剪和双极分离钳。助手立于或坐在患者身体的左侧操作。

3. 手术过程

（1）游离、切开膀胱后壁：腹腔镜下首先探查腹、盆腔有无肠管等脏器损伤，并判断腹腔内粘连的严重程度，钝加锐性分离大网膜与腹壁的粘连带，充分松解肠道和盆底及其两侧壁的粘连条索，完全松解肠管和膀胱底部之间的异常连接组织，使小肠靠重力作用向头侧移动，显露盆腔底部。见图7-1-1、图7-1-2。

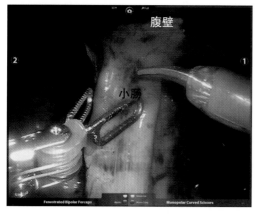
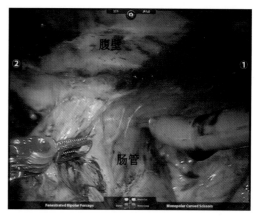

图7-1-1　腹腔镜探查腹腔内粘连的严重程度　　　　图7-1-2　充分松解肠管和腹壁的多处粘连带

向上提起膀胱，从膀胱顶部中线的位置纵行切开，接着向下扩大膀胱体部后壁切口至膀胱底部，可见到尿管气囊和尿道内口等标志物。依靠机器人手术系统的三维立体视野和高清晰度放大作用，在膀胱三角区附近仔细识别膀胱阴道瘘口的部位、大小、形态和数目，其后锐性分离膀胱底部后壁与肠管之间残余的粘连组织，继续朝着阴道瘘口的方向延伸切开膀胱后壁，膀胱壁切口止于阴道瘘口上方约1.0cm。见图7-1-3~图7-1-6。

（2）修剪瘘口瘢痕并横行缝合修补阴道缺损：在距离阴道瘘口边缘0.3~0.5cm处，环形切开膀胱黏膜层和肌层，在该切口的膀胱后壁浆膜层和阴道前（顶）壁之间潜行分离，注意多用冷刀锐性剪开，少用电能做功以保护组织血运。一般分离出瘘口周围的阴道壁边缘在0.5cm以上，条件允许时可超过1.0cm，以利于后续的修剪和缝合操作。充分切除瘘口周围质韧的瘢痕组织，修整阴道缺损的边缘。1号臂更换为大号机器人持针器，取2-0或3-0可吸收倒刺线，连续全层横行缝合瘘口

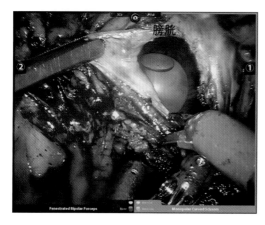
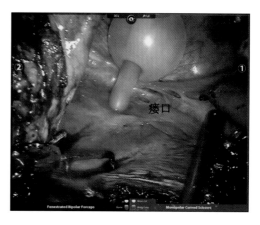

图7-1-3　切开膀胱后壁顶部　　　　　　　　　　图7-1-4　识别膀胱阴道瘘口

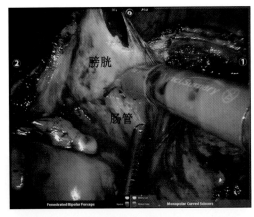

图 7-1-5　充分松解膀胱后壁底部与肠管的粘连

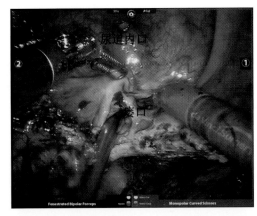

图 7-1-6　延长膀胱后壁切口止于阴道瘘口上方

的阴道壁缺损，注意缝针的边距要均等，逐针收拢缝线，使阴道黏膜内翻并保持吻合口无张力。见图 7-1-7~ 图 7-1-14。

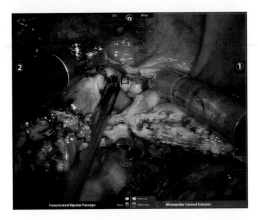

图 7-1-7　修剪阴道瘘口

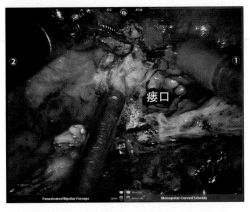

图 7-1-8　切除瘘口周边瘢痕组织

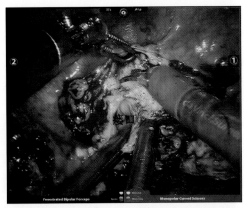

图 7-1-9　潜行分离瘘口周围组织

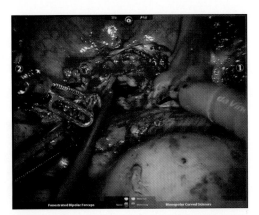

图 7-1-10　阴道瘘口修剪完毕

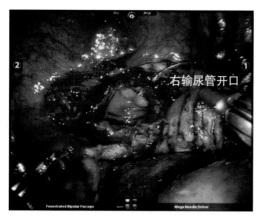

图 7-1-11　右输尿管开口喷尿征

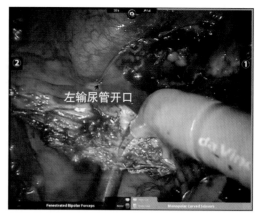

图 7-1-12　左输尿管开口喷尿征

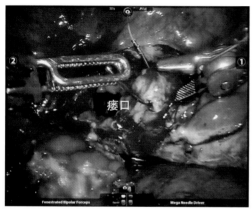

图 7-1-13　全层缝合阴道瘘口

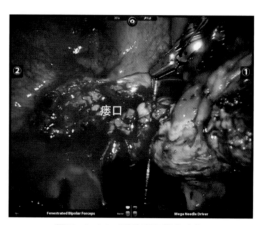

图 7-1-14　阴道瘘口缝合完毕

注意在修剪瘘口时要仔细判断瘘口与双侧输尿管开口的位置关系，若不易辨认，可给予呋塞米 20mg 静脉注射快速利尿，通过观察输尿管开口的束状喷尿征象来准确定位。对于目测阴道瘘口和输尿管开口的距离在 1cm 以内的患者，为避免在后续的分离或缝合过程中损伤到输尿管，建议预先在直视下超滑导丝引导，将 F5 双 J 管置入单侧或双侧输尿管内。

（3）带血运组织覆盖隔离阴道瘘口：

1）膀胱肌瓣转移填塞技术：适用于膀胱顺应性较好，无明显挛缩的病例。根据膀胱阴道的瘘口位置，预先划定瘘口一侧膀胱壁组织较充裕的部位，在浆膜层电凝标记出拟取膀胱肌瓣的范围。具体操作中可根据膀胱容积和阴道缺损区域的大小，酌情设计膀胱肌瓣面积，以能够完全覆盖瘘口创面为标准，目的是应用转移的膀胱肌瓣充分隔离修补后的阴道瘘口。膀胱肌瓣的黏膜层可以保留、剔除或电灼破坏。一般在距离瘘口斜上方 4~5cm 处，纵行裁取宽约 2cm 的膀胱壁全层组织，止于瘘口上方约 1cm。为保证血运，膀胱肌瓣的蒂部可以略宽，达到 2.5cm。将所裁剪的全厚膀胱肌瓣顺向无扭曲转向，覆盖于阴道瘘口表面。取 3-0 或 4-0 可吸收线，将膀胱肌瓣周边缝合于瘘口周围阴道壁肌层，缝 4~5 针，打结固定。见图 7-1-15~ 图 7-1-18。

2）带蒂大网膜瓣转移填塞技术：适用于初次 VVF 修补手术，或腹腔粘连程度较轻，且术中发

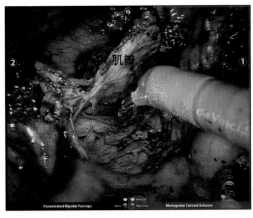

图 7-1-15　裁剪膀胱肌瓣

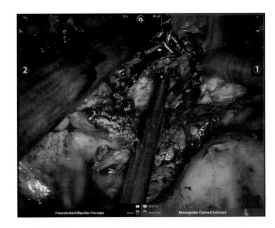

图 7-1-16　将膀胱肌瓣转移覆盖阴道瘘口

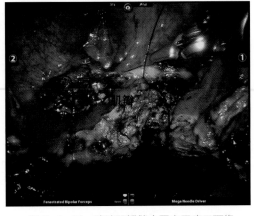

图 7-1-17　膀胱肌瓣缝合固定于瘘口下缘

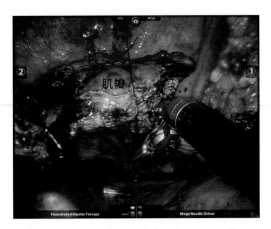

图 7-1-18　膀胱肌瓣缝合固定于瘘口上缘

现大网膜组织丰富易得的病例。根据修补后的阴道瘘口部位和大小，裁取相应面积的带蒂大网膜组织瓣，将其无张力地下拉至盆腔底部，充分覆盖填塞于瘘口表面，并以可吸收线将其缝合固定于瘘口周围阴道壁，缝 5~6 针，完全隔离修补后的阴道瘘口和膀胱底部。

　　3）乙状结肠肠脂垂填塞技术：适用于 VVF 瘘口较小的患者，可将附近乙状结肠的肠脂垂拉拢覆盖修补后的瘘口，并适度缝合固定，起到隔离作用。

　　（4）关闭膀胱后壁：以 2-0 可吸收倒刺线从膀胱底部切口最低位开始缝合，第 1 针采用外进外出的方法全层缝合膀胱壁，线结留在膀胱壁外；其后连续纵行全层缝合膀胱体部后壁切口，在距离切口顶端 4~5cm 处暂停。在腹腔镜直视下留置 F20 蕈状造瘘管于膀胱内，最后连续全层缝合剩余的膀胱顶壁切口。膀胱内注入生理盐水 200~300mL，检查吻合口有无渗漏，必要时加针缝合。创面止血，留置盆腔引流管，经腹壁左侧套管孔引出并固定。见图 7-1-19~ 图 7-1-24。

　　直视下退出各腹壁套管，移开机器人手术系统。按解剖层次关闭腹壁各切口，更换新鲜的碘伏半干纱布块填塞于阴道内。

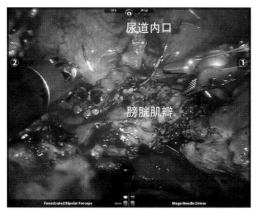

图 7-1-19　缝合膀胱底部后壁切口最低位

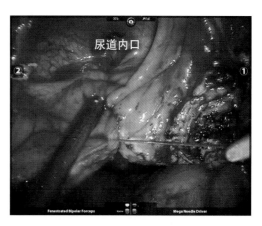

图 7-1-20　连续缝合膀胱后壁切口

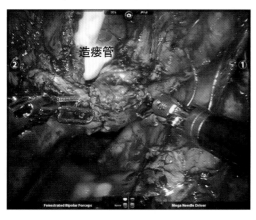

图 7-1-21　留置膀胱造瘘管

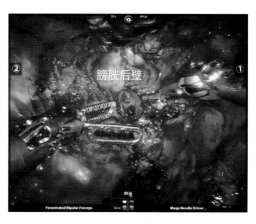

图 7-1-22　膀胱后壁缝合完毕

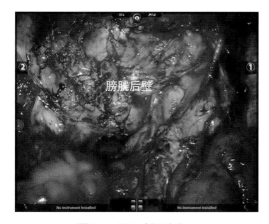

图 7-1-23　创面止血

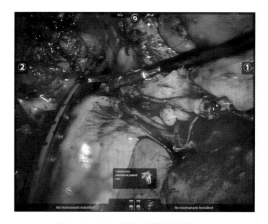

图 7-1-24　留置盆腔引流管

五、术后处理和并发症

1. 术后处理　监测生命体征，根据药敏试验结果或经验性应用抗菌药物。术后可给予抗胆碱药物如索利那新等以减轻膀胱痉挛。及时腹部切口换药，复查血、尿常规等。记录盆腔引流液的量及性状变化，在 24h 引流物少于 30mL 且超声证实无明显盆腔积液时，及早拔除引流管。肛门排气、排便，或听诊肠鸣音恢复，视为胃肠道功能已恢复，试进流质饮食观察有无特殊不适。术后 2 周行膀胱造影，影像学检查证实无 VVF 后，即可拔除尿管，夹闭膀胱造瘘管，嘱患者自行排尿；观察 2~3d，若确证阴道漏尿症状消失，则拔除膀胱造瘘管。对于放疗引起的 VVF，在修补术后可延长导尿管留置时间至 3~6 周。门诊随访 1 年以上。在 VVF 修补术后 3 个月内，禁止阴道检查及性生活；修补手术失败的患者，3 个月内亦不做阴道检查，以防瘘孔扩大。对于年轻的患者，如将来有生育要求，推荐在生产时选择剖宫产。

2. 围手术期并发症 VVF 修补的术中并发症包括脏器损伤、出血等，一旦发生，按照相应外科原则处理。术后近期并发症主要包括切口感染、腹腔或泌尿生殖道感染等，一旦发生，予以对症处理。对于 VVF 修补失败或术后症状复发者，需要重新留置导尿管并保持尿液引流通畅，有不到 1/3 患者的瘘口在 2 周至 2 个月内有自行愈合的可能。若经观察阴道瘘口没有自愈可能，则可能需要再次手术修补。

六、技术现状

1. VVF 的修补时机和手术方式 VVF 手术的最终治疗目的是达到解剖和功能上的恢复，唯有确切修补瘘口才能最大限度地防止术后阴道漏尿的症状复发。一般认为医源性损伤导致的 VVF 需等待 3 个月以上，待局部瘢痕组织软化后再考虑修补治疗。经阴道途径修补术适用于阴道容积足够大且瘘口直径较小的患者。单纯经膀胱途径适用于高位 VVF 或阴道条件较差者，其优势是无需打开腹腔，对肠管等脏器的干扰较轻。腹腔镜的平面放大作用可以清晰地暴露阴道瘘口，近年来腹腔镜技术应用于 VVF 修补并体现出了创伤小、恢复快和并发症少的优点，机器人辅助系统进一步增加了腹腔镜手术的精确性和稳定性。

2. VVF 修补成功的影响要素 分层无张力缝合是保证 VVF 修补成功的关键点，对于复杂瘘、复发性瘘、产科瘘、放疗相关的瘘以及修补难度大的 VVF，可以在最后一层阴道皮瓣关闭前置入血供丰富的自体组织，如经阴道途径可采用小阴唇球海绵体肌脂肪垫、腹膜瓣或带蒂股薄肌皮瓣，经腹腔途径可采用带蒂的大网膜瓣、腹膜瓣、腹直肌瓣等，以改善血供、隔离膀胱和阴道缝合层，充填加固并闭合无效腔，确保良好的愈合。直径 1cm 以上的较大的阴道瘘、产科瘘以及多发瘘可能是 VVF 修补术后复发的危险因素，在手术操作时尤应谨慎，带蒂膀胱瓣转移修补是有效的技术方法之一。

3. 阴道瘘口的大网膜隔离 国内外多部手术著作和文献报道都提及，经腹腔途径 VVF 修补术中，在膀胱和阴道之间插入大网膜可以阻隔瘘道修补后的创面并消除死腔，进而降低 VVF 修复的失败率。血供良好的大网膜可以很好地吸收炎性渗出，并分泌一些生长因子促进阴道瘘口的创面愈合，大网膜组织纤维化后还可加强阴道壁的物理强度，尤其适用于难治性 VVF 的修补。但在实际操作过程中，由于腹腔粘连、大网膜挛缩等因素的客观存在，加上腹腔镜操作中气腹及体位的影响，术中并非总能找到适合使用的血运好、长度足够的大网膜组织下拉至盆腔底部。因此，使用大网膜填塞的手术方法有一定的局限性，该项操作对不同患者的可重复性比较差。此外，大网膜下拉填充于膀胱阴道之间后，在一定程度上改变了腹腔的解剖结构，有研究认为可能会增加术后肠梗阻、慢性盆腔疼痛等并发症的发生率。

4.膀胱全厚肌瓣转移覆盖瘘口 从技术层面分析，因裁取的膀胱肌瓣紧邻瘘口侧上方，故而可以很容易转移并遮盖阴道瘘口创面，该方法取材方便且不改变膀胱周围的解剖结构。膀胱自体肌瓣的填塞进一步覆盖了阴道前壁瘘口腔隙，相当于膀胱后壁形态和功能的增强。在漏尿通道被消除后，即使有少量的漏尿或渗出物也会逐渐被吸收，或引流至体外，减少了盆腔积液感染的发生率。此外，带蒂膀胱瓣不但具备大网膜组织柔软、顺应性好的优势，而且富含肌纤维细胞及血管，容易附着于膀胱后壁并形成炎性粘连，逐渐形成侧支血液循环，进而改善膀胱后壁和阴道的血供，为瘘口愈合提供丰富的养分。因此，膀胱肌瓣在切断漏尿途径的同时，还为阴道瘘口提供了良好的滋养环境，最终促进 VVF 的愈合，提升治愈率。

机器人辅助腹腔镜膀胱阴道瘘修补 + 膀胱全厚肌瓣转移技术在修补较大的瘘口尤其是手术修补失败的复杂性 VVF 方面兼具安全性和有效性，该技术操作简单、可重复性强，亦可以在普通腹腔镜下和开放手术中复制应用。

（王声政，张会朋，任选义，张雪培）

【主编按】大部分 VVF 需要手术修补，其手术途径包括经阴道、腹腔或膀胱等。机器人腹腔镜 VVF 修补术的操作稳定、解剖清晰、缝合精细，对于复杂性 VVF 的疗效优于传统术式。VVF 修补的手术要点是彻底切除瘘口周围瘢痕组织，横行缝合修补阴道壁缺损，转移自体带蒂脂肪瓣、膀胱肌瓣、肠脂垂等周围带血运组织填塞固定于阴道前壁和膀胱后壁之间，再纵行缝合膀胱后壁，确切修补并隔离瘘口，以最大限度地防止术后复发。

第二节　机器人辅助腹腔镜腹膜后淋巴结清扫术

一、概述

原发性睾丸生殖细胞肿瘤最常见于青壮年男性，其中约 60% 为非精原细胞瘤（nonseminomatous germ cell tumor，NSGCT）。NSGCT 的病理类型包括胚胎癌、畸胎癌、卵黄囊瘤和绒毛膜上皮癌、混合性生殖细胞瘤等。NSGCT 的综合诊疗方案包括以现代影像学检查和血清肿瘤标记物监测为基础的术前诊断，外科手术切除，以及术后以铂类药物为基础的联合化疗。NSGCT 是最可能获得临床治愈的实体恶性肿瘤之一，接受规范化综合治疗的 NSGCT 患者死亡率已经降低至 5% 左右。

淋巴结转移在不同临床分期的 NSGCT 中普遍存在，腹膜后淋巴结清扫术（retroperitoneal lymph node dissection，RLND）是 NSGCT 综合治疗的重要内容。由于 RLND 的步骤较繁杂，需要在下腔静脉、腹主动脉等腹部中线大血管周边操作，属于难度大且潜在并发症多的手术。传统的开放性 RLND 切口长、创伤大、恢复慢。随着泌尿外科上尿路腹腔镜技术的逐渐开展，自 1992 年 Rukstalis 首次报道腹腔镜腹膜后淋巴结清扫术（laparoscopic retroperitoneal lymph node dissection，LRLND）以来，LRLND 显示出了其创伤较小、并发症较少和术后恢复较快的技术优势，并且在肿瘤控制和 NSGCT 临床分期准确率等方面等同或近似于开放性 RLND。

建立"的相关内容，以下以右侧 RLRLND 为例：第一个切口设定于脐部的外上方，Veress 气膜针穿刺成功后制备气腹，气腹压力 12~14mmHg，置入 12mm 套管为机器人窥镜通道。分别于脐与剑突、耻骨联合连线中点的外侧距离镜头孔 8~10cm 处切口，直视下置入 8mm 机器人专用套管，分别为第1、2 号机械臂通道。于髂前上棘内侧切口，置入 8mm 套管，连接 3 号臂。另外，于 1 号臂通道的内下方置入 12mm 套管，为助手通道，术中协助脏器或组织的牵拉及显露。RLRLND 腹部套管的具体位置可依照患者体型、手术的实际需要以及术者习惯加以调整，原则上各套管与机械臂或镜头孔的距离要在 6cm 以上。

3. 经腹腔入路 RLRLND 手术过程（右侧）

（1）显露腹膜后大血管：腹腔镜下探查有无脏器或大血管损伤，识别腹、盆腔解剖标志、松解肠管、大网膜与腹壁之间的粘连带。沿升结肠旁沟的 Toldt 线剪开侧腹膜，向下至髂血管平面，向上延长切口绕过结肠右曲上方，横行向内沿肝下缘切开后腹膜至腹部中线。在结肠右曲离断肝结肠韧带，用带自锁装置的持针器上挑肝脏。离断右肾结肠韧带，沿 Gerota 筋膜前层与升结肠融合筋膜之间的少血管平面游离、显露结肠后间隙，使结肠靠重力作用倒向内下方。继续游离 Gerota 筋膜和十二指肠融合筋膜的间隙，使十二指肠降部和结肠都移向内侧，显露肾门区前面和下腔静脉轮廓。在肠系膜根部的右侧游离空、回肠，注意保护肠系膜血管。充分显露肝下区域的下腔静脉前壁，识别生殖静脉、右肾静脉等解剖结构。见图 7-2-3~ 图 7-2-6。

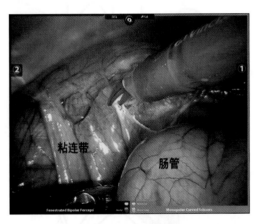

图 7-2-3　分离腹腔粘连

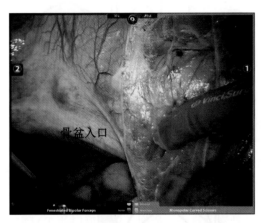

图 7-2-4　切开升结肠外侧腹膜向下至骨盆入口

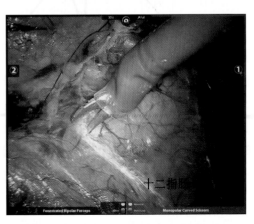

图 7-2-5　将十二指肠翻向腹部中线下方

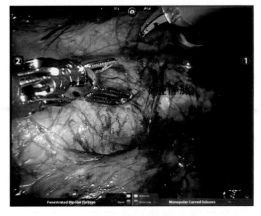

图 7-2-6　暴露下腔静脉前壁

（2）切除精索：在右肾静脉上缘水平向下切开下腔静脉前壁的血管鞘，显露汇入下腔静脉的右侧生殖静脉根部，以 Hem-o-lok 血管夹夹闭、离断生殖静脉。上提生殖静脉断端的远心端向尾侧游离精索及其表面附着的结缔组织，夹闭、离断途中遇到的右侧生殖动脉。朝着内环方向分离精索，充分游离出精索残端，整块切除精索及其周围脂肪组织，装入标本袋取出。见图 7-2-7~图 7-2-10。

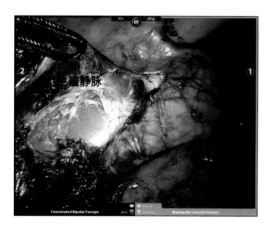

图 7-2-7　切开下腔静脉前壁筋膜

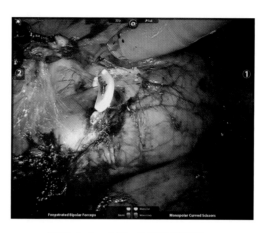

图 7-2-8　夹闭、离断生殖静脉

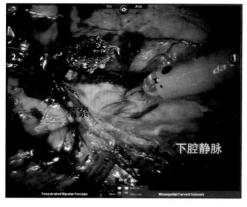

图 7-2-9　上提生殖静脉断端向尾侧游离精索

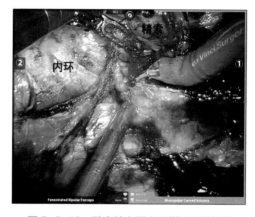

图 7-2-10　游离精索至内环附近予以切除

（3）腹膜后淋巴结清扫：

1）清扫下腔静脉与输尿管之间的淋巴组织：在肾静脉的上缘水平向下钝加锐性分离，推开下腔静脉前壁的脂肪等结缔组织。切开肾动脉和肾静脉血管鞘，向下推移右肾动、静脉周围的淋巴组织。提起游离的肾门结缔组织，沿腰大肌筋膜的浅面分离，向下剥离输尿管内缘和下腔静脉之间的淋巴和脂肪组织，连带清除右侧髂总动、静脉表面附着的淋巴组织，直至输尿管跨越髂血管的交叉处，整块切除下腔静脉前壁、外侧及其与输尿管内缘之间的淋巴结缔组织。操作时注意保护输尿管的筋膜层，以免影响其血运。见图 7-2-11~图 7-2-18。

2）清扫下腔静脉左侧的淋巴组织：以左肾静脉汇入下腔静脉的夹角为标记，向下游离下腔静脉左侧及其后壁附着的淋巴结缔组织。沿腹主动脉表面向下分离，直至肠系膜下动脉水平，切除附着于腹主动脉表面及其与肠系膜下动脉夹角之间的淋巴组织；其后沿腰大肌筋膜向下分离，切除下

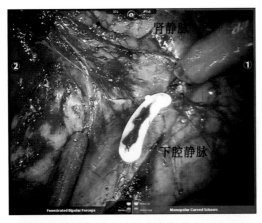

图 7-2-11　切除右肾静脉和下腔静脉夹角的淋巴组织

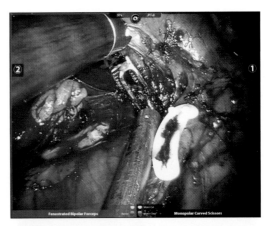

图 7-2-12　清除下腔静脉外侧的淋巴组织

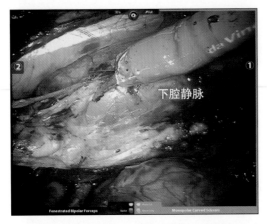

图 7-2-13　切除下腔静脉前壁的淋巴组织

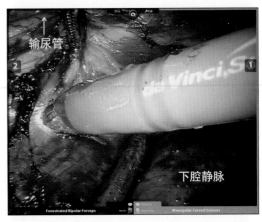

图 7-2-14　清除下腔静脉和输尿管之间的淋巴组织

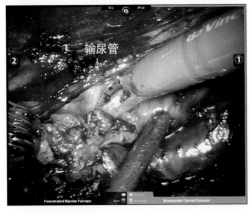

图 7-2-15　清扫外侧界：输尿管

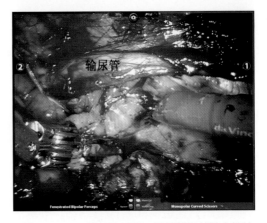

图 7-2-16　清扫右下界：输尿管跨越髂血管处

腔静脉侧后壁与腹主动脉之间的淋巴脂肪组织。见图 7-2-19~ 图 7-2-24。

　　操作过程中注意识别和保护腰动脉，必要时可以 Hem-o-lok 血管夹夹闭后离断，尽可能保留该区域的椎旁交感神经链。对于较粗的结缔组织束，可在施放 Hem-o-lok 血管夹后再离断，以减少术中创面渗血，减少术后淋巴漏的发生。最后整块取出标本。

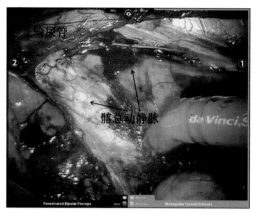

图 7-2-17　清除右侧髂总动、静脉表面的淋巴组织

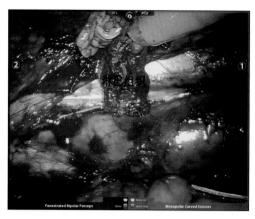

图 7-2-18　整块清除下腔静脉前壁、外侧的淋巴组织

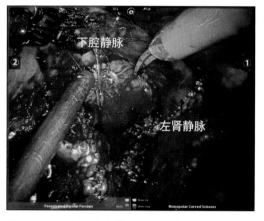

图 7-2-19　切除左肾静脉和下腔静脉夹角的淋巴组织

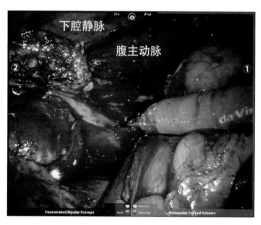

图 7-2-20　清除腹主动脉表面的淋巴组织

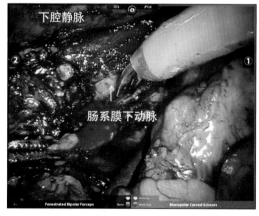

图 7-2-21　清除下界：肠系膜下动脉

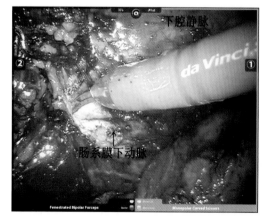

图 7-2-22　清除腹主动脉与肠系膜下动脉夹角的淋巴组织

（4）结束手术：降低气腹压力至 5mmHg，创面彻底止血（图 7-2-25）。检查有无副损伤。留置腹腔引流管，经右侧腹壁套管孔引出固定（图 7-2-26）。

直视下退出各个套管和窥镜，移开机器人手术系统。逐一关闭腹壁切口。

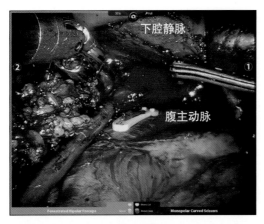

图 7-2-23　切除下腔静脉和腹主动脉之间淋巴组织

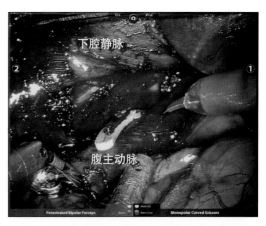

图 7-2-24　下腔静脉和腹主动脉间淋巴组织移除后

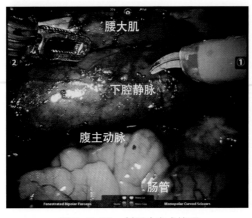

图 7-2-25　创面止血术毕观

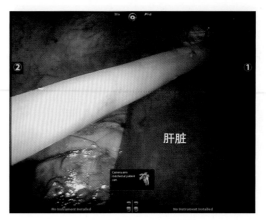

图 7-2-26　留置腹腔引流管

4. 经腹腔入路 RLRLND 手术过程（左侧）

（1）游离和显露腹膜后间隙：松解肠粘连，沿结肠旁沟切开侧腹膜，上起结肠左曲上方，离断脾结肠韧带、脾肾韧带和左侧肾结肠韧带，向下至髂血管水平。游离降结肠，将其推向腹部中线后，继续在 Gerota 筋膜前层和胰腺融合筋膜之间游离，将胰尾和体部推向内侧，显露结肠后间隙和左肾门前表面。见图 7-2-27~ 图 7-2-32。

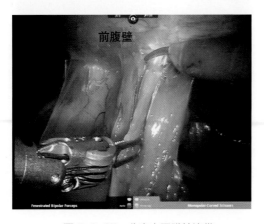

图 7-2-27　分离大网膜粘连带

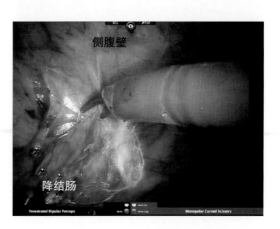

图 7-2-28　切开降结肠外侧腹膜

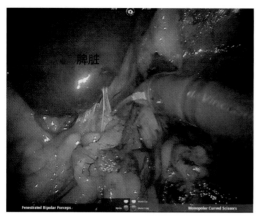

图 7-2-29　离断脾结肠韧带

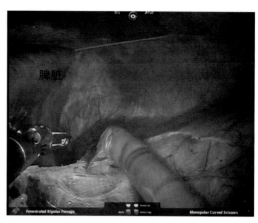

图 7-2-30　离断脾肾韧带

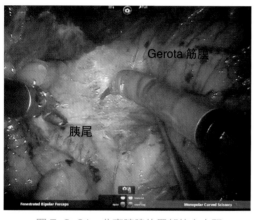

图 7-2-31　分离胰腺体尾部使之内翻

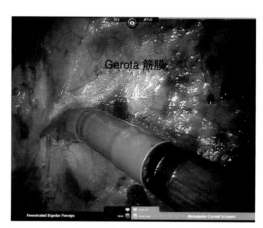

图 7-2-32　显露结肠后间隙和左肾门前表面轮廓

（2）游离生殖静脉：在左肾脏下极水平切开 Gerota 筋膜前层，显露生殖静脉并游离精索。沿精索走行向髂窝方向游离至内环处，切除精索残端。上提精索，循生殖静脉向其近心端游离，直至生殖静脉汇入左肾静脉处，以 Hem-o-lok 血管夹夹闭并离断生殖静脉。整块切除精索及其表面附着的脂肪组织，标本装袋。见图 7-2-33~ 图 7-2-36。

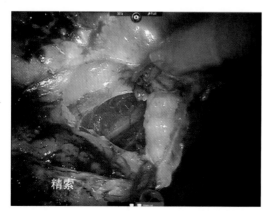

图 7-2-33　识别生殖静脉并向髂窝方向游离精索

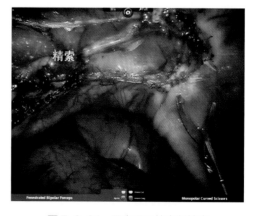

图 7-2-34　于内环口处离断精索

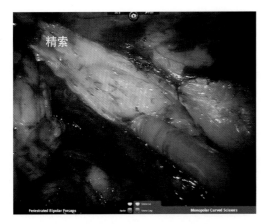
图 7-2-35 向近心端游离精索

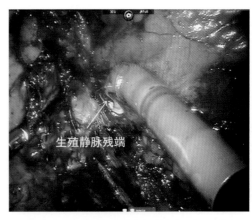
图 7-2-36 夹闭、离断生殖静脉并切除精索

（3）清扫左输尿管和腹主动脉之间的淋巴组织：在左侧髂窝识别输尿管并切开其内侧筋膜，沿输尿管内侧向上游离至肾门下方。抬起肾下极，自左肾静脉上缘水平向下分离其表面的淋巴组织，离断汇入左肾静脉下后壁的腰静脉。在左肾静脉的后下方分离出肾动脉，并剥离左肾动、静脉周围的淋巴组织；提起游离的肾门结缔组织，向下剥离腹主动脉前壁及其与输尿管之间的淋巴结缔组织，连带剥除肠系膜下动脉与腹主动脉夹角内的淋巴组织后，向尾侧清除髂总动脉表面附着的淋巴组织，直至输尿管跨越髂血管的交叉处，整块切除腹主动脉和输尿管之间的淋巴组织。见图 7-2-37~ 图 7-2-44。

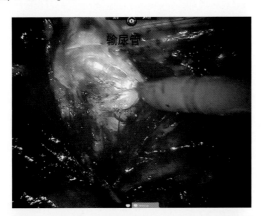
图 7-2-37 在髂窝识别输尿管并切开其内侧筋膜

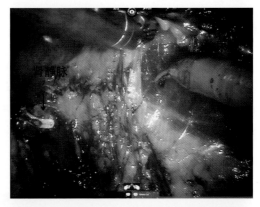
图 7-2-38 沿输尿管内侧向肾门方向游离

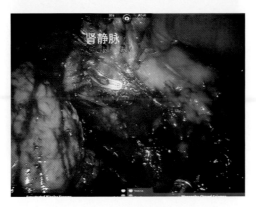
图 7-2-39 游离肾静脉前壁和下缘

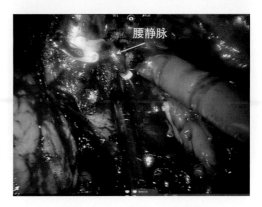
图 7-2-40 夹闭、离断腰静脉

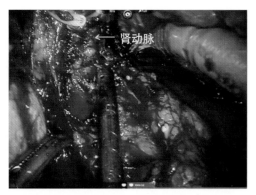

图 7-2-41　在肾静脉后下方分离肾动脉

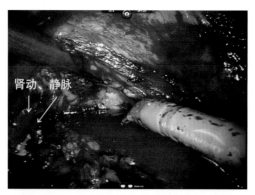

图 7-2-42　切除肾动、静脉周围的淋巴组织

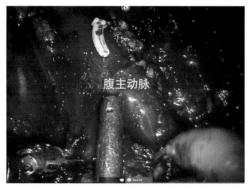

图 7-2-43　切除腹主动脉前壁的淋巴组织

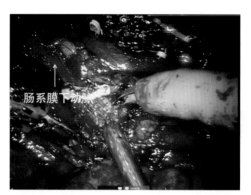

图 7-2-44　切除肠系膜下动脉周围的淋巴组织

（4）清扫下腔静脉和腹主动脉之间的淋巴组织：自肠系膜下动脉水平向上，清除下腔静脉前壁的淋巴组织，直至左肾静脉上缘；向外上方牵开肠系膜上动脉，清扫腹主动脉后方的淋巴组织，注意识别腰动脉，必要时离断之，并保留交感神经干和神经节；上挑腹主动脉，切除腹主动脉后方及其与下腔静脉之间的淋巴组织，注意识别腰静脉，必要时离断之，向上达左肾静脉水平。见图7-2-45~图7-2-50。

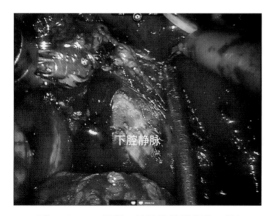

图 7-2-45　切除下腔静脉前壁的淋巴组织

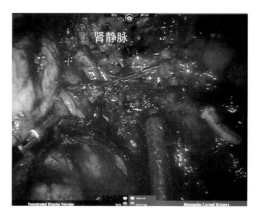

图 7-2-46　切除下腔静脉前壁淋巴组织至肾静脉

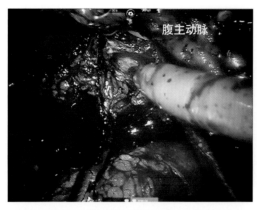

图 7-2-47　切除腹主动脉后方的淋巴组织

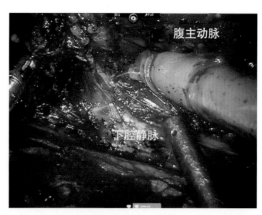

图 7-2-48　切除下腔静脉和腹主动脉间的淋巴组织

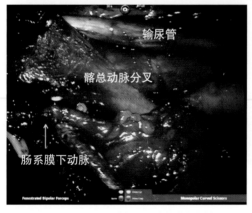

图 7-2-49　左侧清扫的下界和外侧界

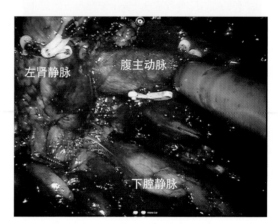

图 7-2-50　左侧清扫的上界

（5）创面彻底止血，放置腹腔引流管于腹主动脉外下方。移开机器人手术系统，去除腹壁套管，逐一关闭腹壁切口。

六、术后处理

（1）预防性应用抗菌药物。

（2）留置导尿管 3~5d，记录 24h 出入水量和尿量。

（3）术后第 1 日可拔除胃管，待肛门排气和胃肠功能恢复后开始进流质饮食。建议术后低脂饮食，以减少淋巴漏等并发症的发生。

（4）术后卧床 2~3d，逐渐增加活动量。四肢主、被动活动以防止下肢深静脉血栓形成。

（5）对于清扫出来的淋巴组织标本，病理报告为淋巴结转移癌阳性的患者，可常规辅助以铂类药物为基础的联合化疗。

七、并发症防治

1. 血管损伤　RLRLND 最常见的出血相关并发症是腰静脉和腰动脉的损伤，其次为肾静脉和下腔静脉等大血管的损伤。腹膜后淋巴结清扫的区域毗邻中线大血管和众多脏器，解剖结构复杂，手术的分离创面大、渗血较多，因此，全程操作要轻柔、精细，尤其是在分离隐蔽于下腔静脉和腹主动脉侧后方短小的腰动、静脉时，更需小心解剖、充分显露，务必于腰血管分支的断端夹闭1~2枚止血夹，以防残端松脱。

对于静脉的活动性出血，可增加气腹压至18~20mmHg，在吸引器清除积血后精准止血。对于小的出血点，可使用2号臂的双极钳电凝止血；对于较大的血管分支损伤，可上Hem-o-lok血管夹夹闭；对于粗大血管如肾静脉或下腔静脉的裂伤，可于腔镜直视下缝合，在缝合技术方面，机械臂具有独特的优势。对于动脉分支损伤引起的活动性出血，可先以分离钳或吸引器压迫止血，在清除积血、看准出血点后以Hem-o-lok血管夹夹闭，或在腔镜下"8"字缝扎止血。鉴于机器人手术操作的稳定性，以及机械腕灵活的特点，大多RLRLND术中的出血相关并发症可在腹腔镜下处理。

2. **逆行射精**　RLRLND术后逆行射精可见于少数患者。预防办法是术中注意保护肠系膜下神经节，以及保留沿腹主动脉下行的内脏神经，精细解剖并完整保留腰交感神经链，可望保留患者的勃起功能，并降低逆行射精等并发症的发生率。

3. **淋巴漏、乳糜腹和淋巴囊肿**　RLRLND术后淋巴漏和乳糜漏与手术分离创面大、淋巴管闭合不全或术后重新开放有关。淋巴漏的有效预防办法是术中仔细辨认并可靠结扎淋巴管。一旦发生淋巴漏或乳糜样腹水，务必低脂饮食，保持腹腔引流通畅。淋巴漏经保守治疗多可自愈。对于已形成的体积较大的淋巴囊肿，可以在超声引导下经皮穿刺引流。

4. **肠粘连、麻痹性肠梗阻**　RLRLND术后肠道并发症的发生原因主要有腹腔脏器如肠管等的大面积游离，潜在内脏神经损伤，腹腔渗血、渗液，淋巴漏以及腹膜后血肿形成等，这些不利因素均会对肠管产生不同程度的刺激。肠道并发症的主要预防办法包括术中彻底止血，术后保持引流通畅。对早期出现的腹胀等麻痹性肠梗阻症状，可给予持续胃肠减压、胃动力药物应用等治疗措施，以促进胃肠蠕动功能的恢复。

5. **其他**　如肺不张、肠瘘、胰腺炎、应激性溃疡、切口感染等，比较少见，一旦发生，按照相应的外科原则予以处理。

八、技术现状

1. **腹膜后淋巴结清扫术的临床价值**　大约70%的Ⅰ期NSGCT没有腹膜后淋巴结转移，部分学者认为对于这类患者可以在根治性睾丸切除术后予以单纯的等待观察处理，有文献报道其生存结果分析和围手术期化疗+RLND的综合疗效相近。部分学者主张对Ⅰ期NSGCT根治性睾丸切除术后实施腹腔镜下RLND，并根据新的病理临床分期结果决定是否选择辅助性化疗。目前，一般不建议在睾丸切除后即刻行治疗性的RLND。

对于转移淋巴结直径小于5cm的Ⅱa~Ⅱb期NSGCT，围手术期化疗+RLND可以取得满意的效果。腹腔镜RLND具有明显的微创优势，在有条件开展RLRLND的单位，可以适度扩展其适应证，充分利用机器人手术高清放大的三维视野和机械腕灵活度高的技术优势，精准施行腹膜后区域的淋巴结清扫，降低手术风险，减少副损伤。

研究显示，RLND 的并发症发生率较高，主要包括肾蒂出血、乳糜腹、肺不张、肠粘连、肠瘘、胰腺炎、应激性溃疡和切口感染等。因此，腹膜后淋巴结清扫要由有经验的手术医生来完成，并且应该在有相应设备条件的医院有序开展。

2. 腹膜后淋巴结清扫的范围和深度 基于 NSGCT 淋巴结转移的规律性，目前学者们对左侧睾丸肿瘤的腹膜后淋巴清扫范围的认识和意见较为一致，但对于右侧睾丸肿瘤是否需要实施双侧腹膜后淋巴结清扫的见解尚不统一。有些学者主张扩大 RLND 的范围，认为双侧清扫的肿瘤控制效果优于单侧手术，可以提高肿瘤特异性生存率，并且没有显著增加手术相关并发症的发生率。

目前的主流观点认为扩大的双侧 RLND 并不能增加 NSGCT 的肿瘤特异性生存率，同时又因为手术范围扩大，手术风险随之升高，围手术期的并发症和死亡率亦相应增加。除非术前的 CT 或MRI 等影像学资料显示对侧的腹膜后淋巴结已发生转移，或检测到的肿瘤标志物进行性升高，否则不建议同期实施双侧 RLND。

不同于诊断性腹膜后淋巴结清扫的深度要求仅仅达到腰血管浅面即可，治疗性 RLND 应当清除位于下腔静脉和（或）腹主动脉深面的淋巴组织。在积累一定的腹腔镜手术经验的基础上，尤其在机器人手术系统的辅助下，RLND 可以准确达到这一治疗目标。

3. RLRLND 在保留神经和解剖血管中的优势 NSGCT 高发人群多为青壮年男性，因此在手术＋综合治疗以保证良好肿瘤控制效果的前提下，还要注意保护患者最基本的生育需求，尽可能地保留患者的性功能，使其获得较高质量的术后性生活。RLRLND 以其精确、稳定和微创特点兼具的技术优势，在充分游离并清除腹膜后淋巴结缔组织的过程中，可以达到对腰交感神经干和神经节的良好显露和精细解剖，避免损伤两侧的交感神经链，因此可以保留患者术后的顺行射精和生育功能。

因为腹膜后转移的肿瘤可能累及腰血管，研究认为仅仅在腰血管表面切除腹膜后淋巴组织可能会增加术后肿瘤的复发率。RLRLND 术中对从下腔静脉和腹主动脉前面及两侧发出的腰静脉和腰动脉均应在精细游离后予以夹闭、离断。但对于清扫范围内向后分支的腰动、静脉，除非明显影响到了术野显露和淋巴组织的清扫，可在仔细游离后加以保留，以免影响脊髓的动脉血液供应和静脉回流。

4. RLRLND 的技术发展 腹膜后淋巴结清扫的技术操作相对复杂，实施难度较大，潜在的严重并发症较多且总是难以完全避免。RLRLND 的操作区域主要在人体大血管的周围，如腹主动脉、下腔静脉、肾蒂大血管以及肠系膜血管等，并且毗邻十二指肠、小肠、结肠和胰腺等重要脏器。RLRLND 操作方式以切开大血管鞘并充分剥离血管周围的淋巴组织为主，对手术的精细、稳定性的要求更高，甚至并不亚于血管重建性手术。目前的研究结果显示，RLRLND 在其安全性、手术时间、术中出血量和住院时间等围手术期参数方面优于普通腹腔镜手术。RLRLND 的后续研究应着重于发挥机器人手术精确和稳定的优势，以及如何获得良好的术野显露，并减少机械臂的撞击干扰，还包括患者的体位摆放和通道建立等诸多方面。得益于良好的三维视野和精确灵活的操作性能，RLRLND 在保留腰交感神经干和神经节方面较开放手术和普通腹腔镜手术更容易做到，但这种优势还需要大样本临床研究和长期随访来确定。随着经验积累，RLRLND 在保留神经方面或会有令人满意的结果。

（朱照伟，范雅峰，任选义，张雪培）

【主编按】NSGCT 的综合治疗方案包括外科手术切除、联合化疗以及 RLND。RLRLND 在腹部中线大血管周围精细解剖，彻底清除清扫范围内的淋巴结缔组织，有利于保护重要的血管和神经，并最大限度地降低手术风险。目前有观点认为，扩大 RLND 并不能增加 NSGCT 的肿瘤特异性存活率，且一般情况下不同期实施双侧 RLND，以减少手术相关并发症。

第三节　机器人辅助腹腔镜输尿管松解腹腔内置术

一、概述

腹膜后纤维化（retroperitoneal fibrosis, RPF）较少见，早期临床症状隐匿。根据病因，RPF 可分为特发性腹膜后纤维化和继发于炎症、恶性肿瘤、感染、创伤、放疗、手术和药物等的继发性腹膜后纤维化。其中，特发性 RPF 占比约 70%，发病率约 1/20 万，发病年龄集中于 40～60 岁，男女比例约为 3∶1。RPF 的全身症状主要包括乏力、低热、恶心、厌食、体重减轻和肌肉痛等，局部症状以腰痛、背痛和腹痛常见。RPF 较多以腹腔内空腔脏器受压所致梗阻症状起病，典型特征是腹主动脉和髂总动脉周围广泛腹膜后纤维化伴炎症细胞浸润，累及输尿管并导致梗阻性尿路改变，双侧输尿管梗阻会出现少尿甚至表现为尿毒症。腹膜后纤维化团块压迫淋巴和静脉系统还可引起下肢水肿、阴囊水肿和精索静脉曲张等。

RPF 的诊断主要依靠临床表现和影像学检查。CT 或（和）MRI 是诊断 RPF 伴上尿路梗阻的首选方法，IVP 显示 RPF 的三联征，包括肾积水、输尿管外源性压迫、输尿管向中心移位。血沉和 C 反应蛋白能进一步证实 RPF，病理活检是诊断的金标准。糖皮质激素是治疗特发性 RPF 的一线药物，对于激素难治性 RPF，可联合免疫抑制剂（硫唑嘌呤、环孢素和麦考酚酸酯等）和他莫昔芬治疗。当 RPF 急性起病或患者一般情况较差无法耐受较大手术时，为缓解上尿路梗阻，首选方法是输尿管内置管术，在输尿管支架管无法成功置入的情况下，可考虑 B 超引导下经皮肾穿刺置管引流术。通过外科手术将输尿管松解后内置移至腹腔内，或以带血管蒂的大网膜包裹，是治疗 RPF 的有效方式。

二、适应证与禁忌证

1. 适应证

（1）单侧肾积水，症状较重，联合药物治疗效果差，或长期服用免疫抑制剂存在禁忌，患者要求手术。

（2）双侧严重肾积水或已有肾功能衰竭，经保守治疗（经皮肾造瘘或放置输尿管支架管）失败者。

（3）影像学检查不能排除继发性 RPF，合并肾积水有手术指征，术中需探查腹腔及腹膜后的脏器及组织，并做肿块的深部活检送快速冰冻病理检查和常规石蜡切片以排除恶性肿瘤等疾病。

2. 禁忌证

（1）继发性 RPF 的病因比较明确，如恶性肿瘤，一般不再手术。

（2）患者的一般情况差，不能耐受全麻和在较长时间的气腹下手术。

三、术前准备

入院后行常规泌尿系多普勒彩色超声和 IVP 检查，CT 和 MRI 能够综合评价腹膜后纤维化的范围、位置，以及对邻近器官和血管结构的影响，对于诊断不明确者可加行 CTU 或 MRU。典型的 RPF 影像学表现见图 7-3-1~ 图 7-3-4。

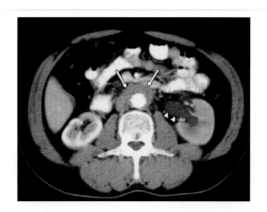

图 7-3-1　增强 CT 示主动脉周围纤维化团块

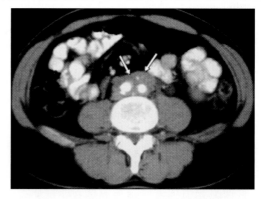

图 7-3-2　增强 CT 示腹主动脉分叉处纤维化团块

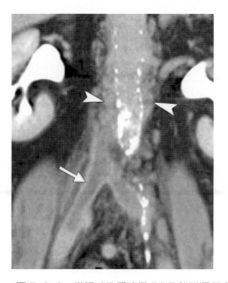

图 7-3-3　增强 CT 重建示 RPF 伴双肾积水

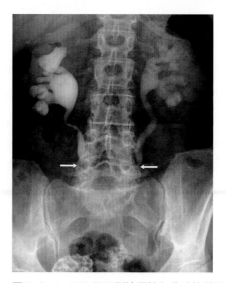

图 7-3-4　IVP 示双侧输尿管入盆腔处受阻

其他术前常规准备包括：完善心肺功能评估、备血和手术区备皮（包括脐部清洁、下腹部和会阴部皮肤）。术前晚、术晨以温肥皂水灌肠或口服缓泻剂清洁肠道。术前禁食水 6h。切皮前预防性应用单剂量抗菌药物，手术时间超过 1h 者可加用 1 次。

四、手术步骤

1. 麻醉与体位 静吸复合气管插管全身麻醉。若术前未留置输尿管双 J 管，可先取截石位，于膀胱镜下留置单侧或双侧双 J 管。留置导尿管和胃管。再改为 70°~90° 侧卧位，适度隆起腰桥以扩展肋部和髂嵴间隙，但不过分升高。腋下垫软枕。骶尾部和肩背部软垫托撑，髋部以宽约束带固定，保护四肢关节和骨隆突部位。常规准备剖腹探查器械包、可吸收缝线和血管缝合线等物品。

2. 制备机器人气腹操作空间 可参考"经腹腔入路上尿路手术机器人辅助腹腔镜操作通道的建立"的相关内容。

以右侧手术为例，第一个切口设定于平脐部的腹直肌外缘，Veress 气腹针穿刺成功后制备气腹，气腹压力 12~14mmHg，置入 12mm 套管为机器人窥镜通道。分别于镜头孔右、左侧稍偏上方的 8~10cm 处切口，直视下置入 8mm 机器人专用套管，为第 1、2 号机械臂通道。于 2 号臂和镜头孔连线中点的左偏下方 8cm 处切口，置入 12mm 套管，于剑突下切口置入 5mm 套管，为助手通道，术中协助完成脏器或组织的牵拉、显露等操作。腹部套管的具体位置可依照患者体型、手术需要以及术者习惯加以调整。锚定机器人后，1 号和 2 号机械臂分别连接单极电剪和双极分离钳。助手立或坐于患者身体的腹侧操作。

3. 右侧输尿管松解腹腔内置术手术过程

（1）松解肠管，显露腹膜后间隙：1 号臂单极剪切开升结肠旁沟的侧腹膜，切开范围下至盆腔入口处，上至结肠右曲，将升结肠、十二指肠和腹膜外脂肪沿着 Gerota 筋膜表面进一步推向内侧，直至显露下腔静脉。见图 7-3-5 和图 7-3-6。

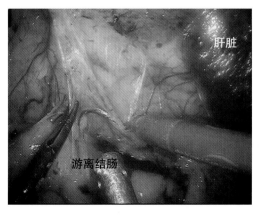

图 7-3-5　游离、下翻升结肠

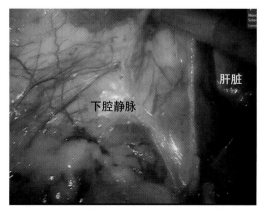

图 7-3-6　显露下腔静脉

（2）游离、松解被包裹的输尿管：在肾下极内缘切开 Gerota 筋膜，以生殖静脉为标志寻找输尿管。上段输尿管一般位于生殖静脉的下方深处，松解输尿管上段至其正常柔软的部分。提起输尿管，向尾侧钝性加锐性分离，直至越过被纤维化团块包裹的输尿管节段。游离过程中注意不要张力过大，以免造成输尿管破损甚至离断。见图 7-3-7 ~ 图 7-3-10。

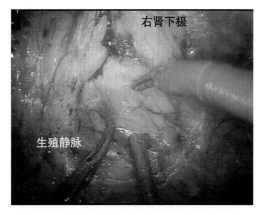
图 7-3-7　切开右肾下极内侧 Gerota 筋膜

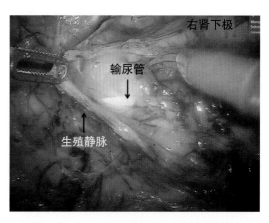
图 7-3-8　游离右输尿管上段至正常处

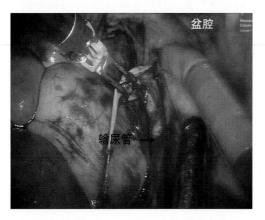
图 7-3-9　游离右输尿管中段至盆腔入口

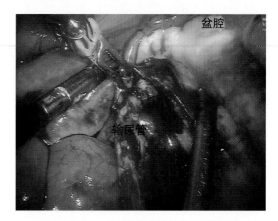
图 7-3-10　游离右输尿管盆腔段至其正常处

（3）输尿管内置腹腔化：将被纤维化包裹部分的右侧输尿管充分游离后，内置移至腹腔内，在输尿管后面间断或连续缝合关闭腹膜切口。注意在输尿管的入、出口处保持宽松状态，避免卡压。将游离的大网膜覆盖输尿管或在后方折返绕过包裹输尿管，以可吸收线缝合固定于周边组织，留置腹腔引流管。见图 7-3-11 ~ 图 7-3-14。

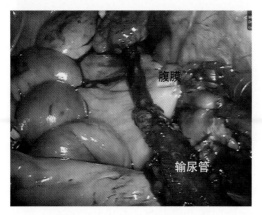
图 7-3-11　右输尿管腹膜内化

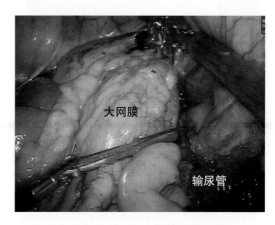
图 7-3-12　游离的大网膜包裹输尿管

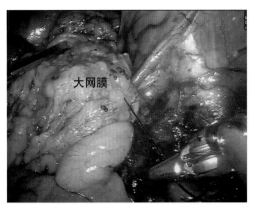

图 7-3-13 固定大网膜

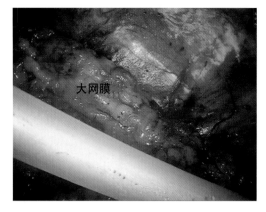

图 7-3-14 术毕观，留置引流管

4. 左侧输尿管松解腹腔内置术手术过程

（1）松解肠管，显露腹膜后间隙：1号臂单极剪切开降结肠旁沟的侧腹膜，切开范围下至入盆腔处，上至结肠左曲，将降结肠沿着 Gerota 筋膜表面进一步推向对侧，显露腹膜后间隙和肾脏中下部轮廓，可视及腹主动脉搏动。

（2）游离、松解被包裹的输尿管：在左肾下极内缘切开 Gerota 筋膜，以生殖静脉为标志寻找左输尿管，松解输尿管上段至正常部分，继续游离被纤维化包裹输尿管的中段和（或）盆腔段，受累输尿管周围纤维组织有时类似葱皮样，可钝性加锐性轻柔剥离，直至正常段输尿管（图 7-3-15 ~ 图 7-3-17）。术中如怀疑有恶性病变，应取少量深部的腹膜后纤维化组织送病理检查（图 7-3-18）。

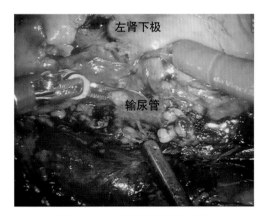

图 7-3-15 游离左输尿管上段

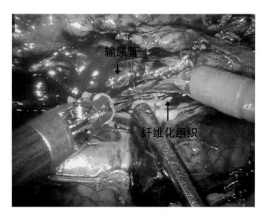

图 7-3-16 游离左输尿管中段

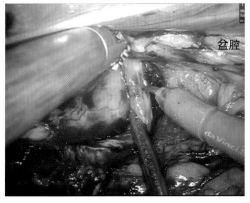

图 7-3-17 游离左输尿管下段

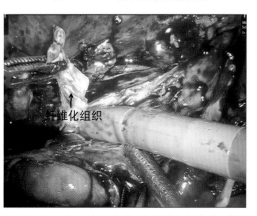

图 7-3-18 切取少量腹膜后纤维化组织送病理检查

（3）输尿管内置腹腔化：将充分游离后的左侧输尿管移至腹腔内，在输尿管后面关闭腹膜。注意在输尿管的入、出口处保持宽松状态，避免卡压。见图 7-3-19~ 图 7-3-22。

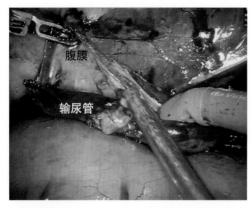

图 7-3-19　将左输尿管置于腹腔

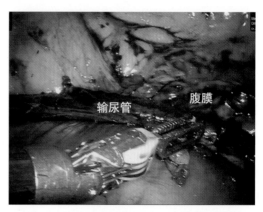

图 7-3-20　在左输尿管后方连续缝合腹膜

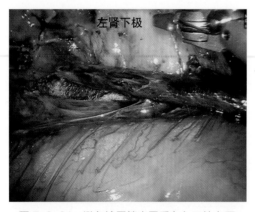

图 7-3-21　避免输尿管内置后在入口处卡压

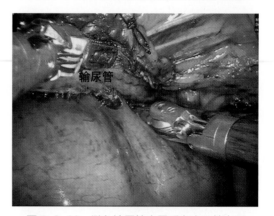

图 7-3-22　避免输尿管内置后在出口处卡压

（4）结束手术：降低气腹压力至 5~8mmHg，创面彻底止血，留置腹腔引流管从左下腹部套管孔引出固定。移除机器人手术系统，依次缝合腹壁各个切口。

五、术后注意事项

（1）监测生命体征变化，静脉补液，预防性应用抗菌药物。

（2）留置导尿管 3~5d，记录尿量。

（3）术后第 1 日可拔除胃管，待肛门排气和胃肠功能恢复后开始进流质饮食。

（4）术后按摩下肢以防止深静脉血栓形成，早期下床以避免肠粘连。

（5）定期复查，根据病情恢复情况决定是否继续应用免疫抑制剂类药物。留置的输尿管内双 J 管待 3 个月后拔除，必要时更换 1~2 次。

六、并发症防治

1. 输尿管损伤　腹膜后纤维化导致手术中寻找输尿管相对困难，其长时间受压的输尿管比正常组织脆，在游离过程中存在输尿管撕裂的可能。预先留置的双 J 管有助于输尿管定位，且在损伤后容易被发现。如果术前未留置双 J 管，一旦术中输尿管损伤，可在直视下留置内支架管，并以细的可吸收线缝合修补输尿管裂口。预防办法是术中注意保护输尿管，轻柔牵拉，小心分离。

2. 术中出血 由于周围增生的纤维组织将受累输尿管紧紧包裹，加上周围大量慢性炎细胞浸润导致广泛粘连，在分离的过程中容易发生创面活动性渗血。较少见的情况是损伤到输尿管周围的髂血管而引起大出血，需要腔镜下予以血管修复或中转开放手术。预防办法是准确定位输尿管，少用钝性剥离动作，多行精细锐性分离，及时应用双极钳电凝止血。

3. 输尿管狭窄或肾积水症状复发 可能与手术导致的输尿管缺血、组织坏死等有关，或原发性病因未能得到有效控制，术后需要严密观察，对症处理。

七、技术现状

关于腹膜后纤维化的手术治疗，目前主要采用的手术方案是输尿管松解术，包括开放手术、腹腔镜手术或机器人手术等方式。输尿管松解腹腔内置手术需要从腹膜后纤维团块中游离出受累的输尿管全长，并把松解后的输尿管重新定位后放置于腹腔内，以腹膜相隔离，防止术后纤维团块再次包裹输尿管。对于范围较广的 RPF，在输尿管腹腔内置后，可以裁取大网膜组织包裹、隔离输尿管，既能为剥脱的输尿管提供血供，又能防止其受到外来压迫，防止术后输尿管壁缺血、坏死导致管腔狭窄或症状复发。比较少见的情况，输尿管周围的纤维化包块质地硬、范围广，靠外科手段无法充分松解和解压，这时自体肾移植术或许是一种可供选择的术式。

（朱阿丽，刘磊，闫泽晨，任选义，张雪培）

【主编按】相对于传统术式，机器人辅助腹腔镜输尿管松解腹腔内置术充分利用三维放大视野和操作灵活的优势，有利于充分松解被腹膜后纤维化包块包裹的输尿管并将其腹腔内化。经腹腔入路的手术空间开阔，解剖标志清晰，能准确定位并钝加锐性精细分离受累的输尿管，还便于牵拉周围的大网膜组织覆盖输尿管以增加其血运，且可以同期处理双侧输尿管外压性病变。腹膜后纤维化输尿管松解手术前后应重视糖皮质激素的应用，术前 3 个月开始激素治疗可以使手术变得容易，术后继续应用激素可以降低因肿块复发而导致手术失败的概率，这是一个长期观察的过程，需要密切随访。

第四节　机器人辅助腹腔镜双侧腹股沟淋巴结清扫术

一、概述

腹股沟淋巴结清扫主要适用于阴茎癌、女性外阴癌、会阴部黑色素瘤及部分尿道癌患者，在切除原发病灶的基础上，为了阻断肿瘤淋巴结转移和明确淋巴结分期而采取腹股沟淋巴结清扫术。在泌尿外科最常见的是阴茎癌腹股沟淋巴结清扫，因此，我们此处主要探讨阴茎癌腹股沟淋巴结清扫术。阴茎癌发生腹股沟淋巴结转移总体预后较差，但积极的腹股沟淋巴结清扫可以提高生存率，一半以上患者有望获得治愈。然而腹股沟淋巴结清扫的相关并发症，如淋巴漏、皮瓣坏死、下肢淋巴水肿及切口延迟愈合等，是长期以来困扰泌尿外科医生的难题。

传统腹股沟淋巴结清扫术主要采取开放手术，随着微创手术设备和器械的日益完善，腹腔镜手术和机器人辅助腔镜手术在腹股沟淋巴结清扫术中的应用得到了初步发展。更加精准的三维立体视野、灵活的多自由度机械臂以及舒适的操作体验，使得机器人手术逐渐被患者和手术医生所接受。2009 年，Josephson 首先报道了机器人辅助的腹股沟淋巴结清扫术。2018 年，国内高江平教授团队总结了 7 例阴茎癌机器人辅助腹腔镜顺行腹股沟淋巴结清扫术的手术方法，术中无需移动机械臂，并可以利用原套管直接进入腹腔行盆腔淋巴结清扫，缩短了手术时间，减少了创伤。在总结已有经验的基础上，刘谦教授团队将荧光材料吲哚菁绿应用于 da Vinci Xi 手术系统，术中更加清晰地显示了淋巴结和淋巴管，在保证不遗漏淋巴结的基础上，避免了过度切除脂肪组织，并有效降低了淋巴漏和皮瓣坏死等并发症的发生率。

二、适应证与禁忌证

1. 适应证

（1）针吸活检结果为阳性时应进行腹股沟淋巴结清扫。

（2）腹股沟淋巴结活检证实有转移者应进行腹股沟淋巴结清扫。

（3）高危阴茎癌患者（ $\geqslant pT_{1b}$ ）。

（4）身体状况良好，没有严重的心、肺等重要器官疾病的患者。

2. 禁忌证

（1）患有显著增加手术危险性的疾病，如严重的心血管疾病、肺功能不良等。

（2）患有严重出血倾向或血液凝固性疾病，如下肢深静脉血栓形成等。

（3）局部感染未得到良好控制。

三、术前准备

推荐在 I 期阴茎部分切除明确病理且局部感染治愈后，II 期行腹股沟淋巴结清扫术。根据病理结果明确肿瘤分期，根据体格检查、腹股沟淋巴结超声、盆腔 CT 或 MRI 等检查评估淋巴结分期。其他术前常规准备包括：完善心肺功能评估、备血和手术区备皮（包括脐部清洁、下腹部、会阴部和大腿皮肤）。术前预防性使用抗菌药物。

四、机器人辅助腔镜下顺行双侧腹股沟淋巴结清扫术手术步骤

1. **麻醉与体位** 静吸复合气管插管全身麻醉，有创动脉压检测，深静脉插管保持静脉通道通畅。取 Trendelenburg 体位，平卧位，两下肢分开并放平，穿弹力袜防止下肢深静脉血栓形成，眼睛

闭合贴膜保护。

2. 套管位置 如图 7-4-1 所示。其中 a 为脐，b 为耻骨联合，套管 1 位于脐下 1cm 处，套管 2 位于脐和耻骨联合中点，套管 3 孔位于麦氏点，套管 4 与 3 呈中线对称，套管 5 和 6 分别位于右侧和左侧腋前线平套管 3 或 4 孔的位置。当清扫右侧腹股沟淋巴结时，镜头套管使用套管 1 孔，左机械臂套管使用套管 2 孔，连接有孔双极镊；右侧机械臂使用套管 3 孔，连接单极剪，套管 5 为助手孔。当清扫左侧腹股沟淋巴结时，镜头套管仍然使用套管 1 孔，左机械臂套管使用套管 4 孔，连接有孔双极镊；右侧机械臂使用套管 2 孔，连接单极剪，套管 6 为助手孔。套管布局、套管位点和淋巴结清扫范围体表投影见图 7-4-1 和图 7-4-2。

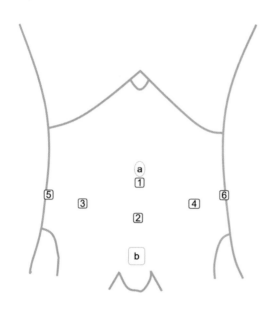

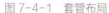

图 7-4-1　套管布局

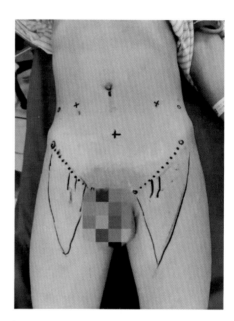

图 7-4-2　套管位点和淋巴结清扫范围体表投影

3. 机器人和机械臂布局 自标识 1 处切开皮肤，中弯血管钳扩张皮下组织并向一侧术区扩张通道，至 Scarpa 筋膜层面，置入气囊扩张器扩张浅筋膜空间。置入各套管完成后，机器人车自患者双下肢之间靠近手术床，待指示光十字点与套管孔 1 重合时，转动机械臂至适当位置，分别将各机械臂与各穿刺点的套管连接，连接镜头后，直视下将左侧有孔双极镊和右侧单极剪置入手术区域并固定妥当。助手孔备腔镜吸引器或无损伤抓钳辅助操作。

4. 手术过程（以右侧为例）

（1）辨认腹股沟韧带：助手在台上按压事先标记的腹股沟韧带皮肤投影（图 7-4-2 虚线所示），术者在助手指示下向足侧分离下腹部皮下浅筋膜深层（图 7-4-3）与腹外斜肌腱膜层面（图 7-4-4），找到腹股沟韧带。此时台上助手向阴茎根部皮下及阴茎海绵体内注射吲哚菁绿注射液 10mL，以备后续步骤中淋巴结荧光显影。

（2）辨认缝匠肌和长收肌：越过腹股沟韧带后继续向足侧游离，注意保持游离层面，避免向上方突破浅筋膜引起真皮层热损伤或缺血坏死。淋巴结清扫外侧界和内侧界标记分别为缝匠肌和长收肌（图7-4-5），台上助手可以按压肌肉体表投影协助术者指示游离方向。

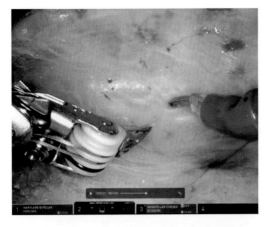

图7-4-3　分离下腹部皮下浅筋膜深层

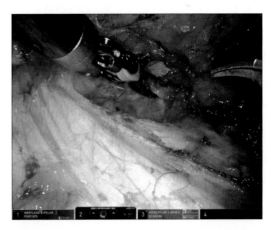

图7-4-4　分离腹外斜肌腱膜和腹股沟韧带

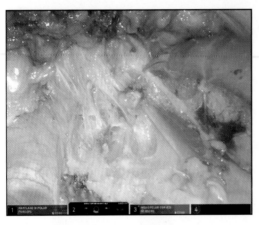

图7-4-5　暴露长收肌

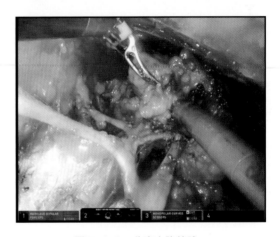

图7-4-6　分离大隐静脉

（3）寻找大隐静脉及各属支，清扫浅组淋巴结：大隐静脉位于股动脉内侧，可先辨认股动脉搏动位置，或先将股动脉充分游离，再向内侧游离寻找大隐静脉（图7-4-6）。尽量保留大隐静脉各属支，防止术后下肢水肿。在荧光显影辅助下清扫大隐静脉表面的浅组淋巴组织（图7-4-7）。

（4）游离股动脉、股静脉，清扫深组淋巴结：继续向深面游离股动脉、股静脉，清扫血管周围的深组淋巴结（图7-4-8）。注意避免损伤股神经、股动脉和股静脉。

（5）必要时清扫盆腔淋巴结：对于高危阴茎癌或高度怀疑腹股沟淋巴结转移患者，可进一步清扫盆腔淋巴结。如需清扫盆腔淋巴结，可在气腹针建立腹腔气腹后，将1号、3号和4号套管直接于原位置向深面置入腹腔，连接机械臂后即可按常规方法清扫盆腔淋巴结。

（6）留置引流管接负压球，结束手术：标本装袋取出，创面仔细止血，留置双侧腹股沟皮下F14硅胶引流管，末端连接负压引流球。缝合各切口，包扎妥当。因股三角区为淋巴结清扫区域，须加压包扎以避免淋巴瘘。具体方法为：用多层纱布覆盖于股三角处皮肤，外层应用自粘弹性绷带缠绕大腿近端加压包扎。包扎压力应适中，既要起到压迫作用，又要避免褥疮和下肢血液回流不畅甚至下肢静脉血栓形成等并发症。

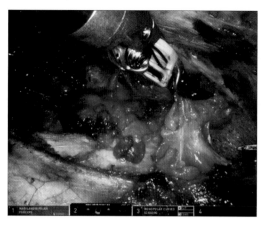
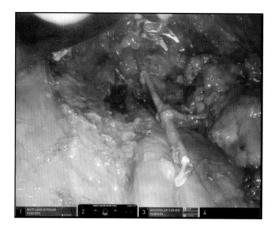

图 7-4-7 荧光模式下显示浅组淋巴组织（绿色）　　图 7-4-8 游离股动、静脉周围深组淋巴结

五、术后处理

（1）监测血压、脉搏、呼吸，仔细观察患者的一般情况。

（2）观察两侧腹股沟皮下引流管的引流量和引流液的性质，必要时完善引流液乳糜试验等。

（3）术后常规预防性应用抗菌药物。

（4）鼓励患者床上活动下肢，预防深静脉血栓形成；鼓励患者咳嗽、咳痰，预防肺部感染。

六、并发症的防治

1. 术中并发症

（1）术中出血：术中游离股动脉、股静脉和大隐静脉时易引起出血。应注意观察动脉搏动情况，仔细操作，避免损伤大血管。如损伤大血管，须立即中转开放并妥善修补损伤的动脉或静脉。大隐静脉属支如出现损伤出血情况，可酌情予以结扎。

（2）皮肤热损伤、坏死：术中应保持正确的游离层面，避免过度向术野上方游离至皮下脂肪层甚至真皮层而导致皮瓣缺血、热损伤等，以及出现术后皮肤烫伤、缺血坏死等并发症。

2. 术后并发症及处理

（1）淋巴漏：腹股沟淋巴结清扫术后极易出现淋巴漏，表现为术后引流管引流出淡黄色引流液，一侧引流量常超过 100mL。局部加压包扎和保持引流通畅是主要的应对措施。有报道足背注射泛影葡胺可改善淋巴漏，机制可能是泛影葡胺通过淋巴液吸收，在淋巴管瘘处堵塞瘘口，从而减少淋巴液渗出。

（2）下肢淋巴水肿：术后可适当抬高下肢，降低静脉静水压，减少淋巴液产生。

（3）腹股沟皮肤缺血、坏死：术中预防为主，避免过度游离皮下脂肪组织，避免电剪等能量器械过度靠近真皮操作。

七、技术要点和进展

顺行性机器人辅助腹股沟淋巴结清扫术主要优势在于：①镜头戳孔位置固定，先后做两侧腹股沟淋巴结清扫时，机器人设备的位置无需大范围移动，从而减少手术步骤，缩短手术时间；②腹壁较大腿的空间大，放置戳孔较容易，术中机械臂不会相互干扰；③顺行入路依次分离 Scarpa 筋膜、腹外斜肌腱膜、腹股沟韧带及股血管，解剖层次相对清晰；④术中冰冻病理检查腹股沟淋巴结阳性者≥4个，或出现淋巴结外侵犯时，须行双侧盆腔淋巴结清扫，此时可建立气腹并将原腹壁戳孔直接垂直置入腹腔，避免再次调整机器人位置和重新腹壁戳孔，减少手术创伤；⑤手术切口远离淋巴结清扫位置，便于术后清扫部位持续加压包扎，更有利于控制淋巴漏。

在 da Vinci Xi 机器人平台中，荧光造影剂的应用在淋巴结清扫手术中显示出了巨大优势。术中将吲哚菁绿注射于阴茎根部，约 30min 后即可清晰显示腹股沟淋巴结和淋巴管，能够避免清扫范围过大或清扫范围不足，并通过充分电凝淋巴管，有效减少术后淋巴漏的发生。分别清扫两侧腹股沟淋巴结时，吲哚菁绿宜分两次分别应用，以保证两侧淋巴结均有良好的显影效果。

因机器人机械臂的操作足够灵活而精细，应将大隐静脉的各个属支充分游离暴露并尽量保留，以改善术后下肢浅静脉的血液回流，降低下肢肿胀、淋巴水肿等并发症的发生率。

在总结比较了开放手术、腹腔镜手术和机器人辅助的腹股沟淋巴结清扫术的经验后发现，顺行性机器人辅助腔镜双侧腹股沟淋巴结清扫术在减少手术创伤、节省手术时间、保证清扫范围和方便学习推广等方面有较大的优势，是一种值得广泛学习和开展的术式。

（刘谦，邢绍强）

参考文献

[1]吴建辉，杨世强，徐勇，等.妇产科手术致泌尿生殖道瘘的临床分析［J］.中华泌尿外科杂志，2014，35（9）：686-690.

[2]陈宇珂，杨洋，虞巍，等.经阴道和经腹术式治疗复杂型膀胱阴道瘘的经验总结［J］.中华泌尿外科杂志，2017，38（10）：737-740.

[3]张斌，何海填，罗锦斌，等.复杂性膀胱阴道瘘的诊断与治疗（附23例报告）［J］.国际泌尿系统杂志，2018，38（5）：833-835.

[4]蒋晨，傅琦博，方伟林，等.改良腹腔镜技术在高位复杂膀胱阴道瘘修补术中的应用［J］.中华泌尿外科杂志，2018，39（8）：565-568.

[5]李亚飞，杨彦峰，魏金星，等.医源性膀胱阴道瘘53例临床分析［J］.临床泌尿外科杂志，2015，30（4）：322-324.

[6]汪长琴，梁朝朝，施浩强，等.膀胱阴道瘘的治疗体会（附13例报告）［J］.临床泌尿外科杂志，2016，31（2）：143-144.

[7]Michael S, Constantina S, Theodora S, et al. Vesicovaginal fistula: diagnosis and management［J］.Indian J Surg, 2014, 76（2）：131-136.

[8]中华医学会泌尿外科学分会女性泌尿学组.膀胱及输尿管阴道瘘诊治专家共识［J］.中华泌尿外科杂志，2018，39（9）：641-643.

［9］丁虹璐，刘柏隆，杨飞，等 . 经膀胱途径修补膀胱阴道瘘的临床分析［J］. 中华腔镜泌尿外科杂志（电子版），2018，12（5）：314-318.

［10］Barbara B A，Engelbert H，Eleonore P，et al. Management of vesicovaginal fistulas（VVFs）in women following benign gynaecologic surgery：A systematic review and meta-analysis［J］. PLOS One，2017，12（2）：e0171554.

［11］Watts K L，Ghavamian R，Abraham N. Robot-assisted extravesical vesicovaginal fistulla repair utilizing laparoscopically mobilized omental flap interposition［J］.Int Urogynecol J，2017，28（4）：641-644.

［12］Sharifiaghdas F，Taheri M. The use of a rotational bladder flap for the repair of recurrent mixed trigonal-supratrigonal vesicovaginal fistulas［J］. Int J Gynaecol Obstet，2012，119（1）：18-20.

［13］Miklos J R，Moore R D. Failed omental flap vesicovaginal fistula repair subsequently repaired laparoscopically without an omental flap［J］.Female Pelvic Med Reconstr Surg，2012，18（6）：372-373.

［14］Bhayani S B，Allaf M E，Kavoussi LR. Laparoscopic RPLND for clinical stage I nonseminomatous germ cell testieular cancer：current status［J］. Urol Oncol，2004，22（2）：145-148.

［15］Stephenson A J，Klein E A. Surgical management of low-stage nonseminomatous germ cell testicular cancer［J］. BJU Int，2009，104（9 Pt B）：1362-1368.

［16］Pectasides D，Pectasides E，Constantinidou A，et al. Current management of stage I testicular non-seminomatous germ cell tumours［J］. Crit Rev Oncol Hematol，2009，70（2）：114-123.

［17］Pettus J A，Carver B S，Masterson T，et al. Preservation of ejaculation in patients undergoing nerve-sparing postchemotherapy retroperitoneal lymph node dissection for metastatic testicular cancer［J］. Urology，2009，73（2）：328-331，discussion 331-332.

［18］Steiner H，Zangerl F，Stohr B，et al. Result of bilateral nerve sparing laparoscopic retroperitoneal lymph node dissection for testicular cancer［J］. J Urol，2008，180（4）：1348-1352，discussion 1352-1353.

［19］Gilligan T，Lin D W，Aggarwal R，et al. NCCN clinical practice guidelines in oncology：testicular cancer［J］. J Natl Compr Canc Netw，2019，17（12）：1529-1554.

［20］Davol P，Sumfest J，Rukstalis D. Robotic-assisted laparoscopic retroperitoneal lymph node dissection［J］. Urology，2006，67（1）：199.

［21］Cheney S M，Andrews P E，Leibovich B C，et al. Robot assisted retroperitoneal lymph node dissection：Technique and initial case series of 18 patients［J］. BJU Int，2015，115（1）：114-120.

［22］Williams S B，Lau C S，Josephson D Y. Initial series of robot-assisted laparoscopic retroperitoneal lymph node dissection for clinical-stage I nonseminomatous germ cell testicular cancer［J］. Eur Urol，2011，60（6）：1299-1302.

［23］杨国强，陈光富，张旭，等 . 机器人辅助腹腔镜腹膜后淋巴结清扫术 13 例报告［J］. 临床泌尿外科杂志，2016，31（10）：911-914.

［24］Pearce S M，Golan S，Gorin M A，et al. Safety and early oncologic effectiveness of primary robotic retroperitoneal lymph node dissection for nonseminomatous germ cell testicular cancer［J］. Eur Urol，2017，71（3）：476-482.

［25］Urban M L，Palmisano A，Nicastro M，et al. Idiopathic and secondary forms of retroperitoneal fibrosis：a diagnostic approach［J］. Rev Med Interne，2015，36（1）：15-21.

［26］Cristian S，Cristian M, Cristian P，et al. Management of idiopathic retroperitoneal fibrosis from the urologist's perspective［J］.Therap Adv Urol，2015，7（2）：85-99.

［27］武睿毅，王国民. 腹膜后纤维化(RPF)诊治的研究进展[J]. 复旦学报（医学版），2020，47（1）：47-52.

［28］郁华亮，卢永良，肖毅，等. 机器人辅助腹腔镜顺行腹股沟淋巴结清扫术的临床研究［J］. 中华泌尿外科杂志，2018，39（1）：38-41.

［29］叶明珠，邓新粮，贺斯黎，等. 机器人腹腔镜下腹股沟淋巴结切除术在外阴癌治疗中的近期疗效研究［J］. 机器人外科杂志，2020，1（1）：26-33.

［30］张雪培. 泌尿外科腹腔镜手术图解［M］. 郑州：河南科学技术出版社，2014.

［31］Josephson D Y, Jacobsohn K M, Link B A, et al. Robotic-assisted endoscopic inguinal lymphadenectomy［J］. Urology, 2009, 73(1): 167-170，discussion 170-171.